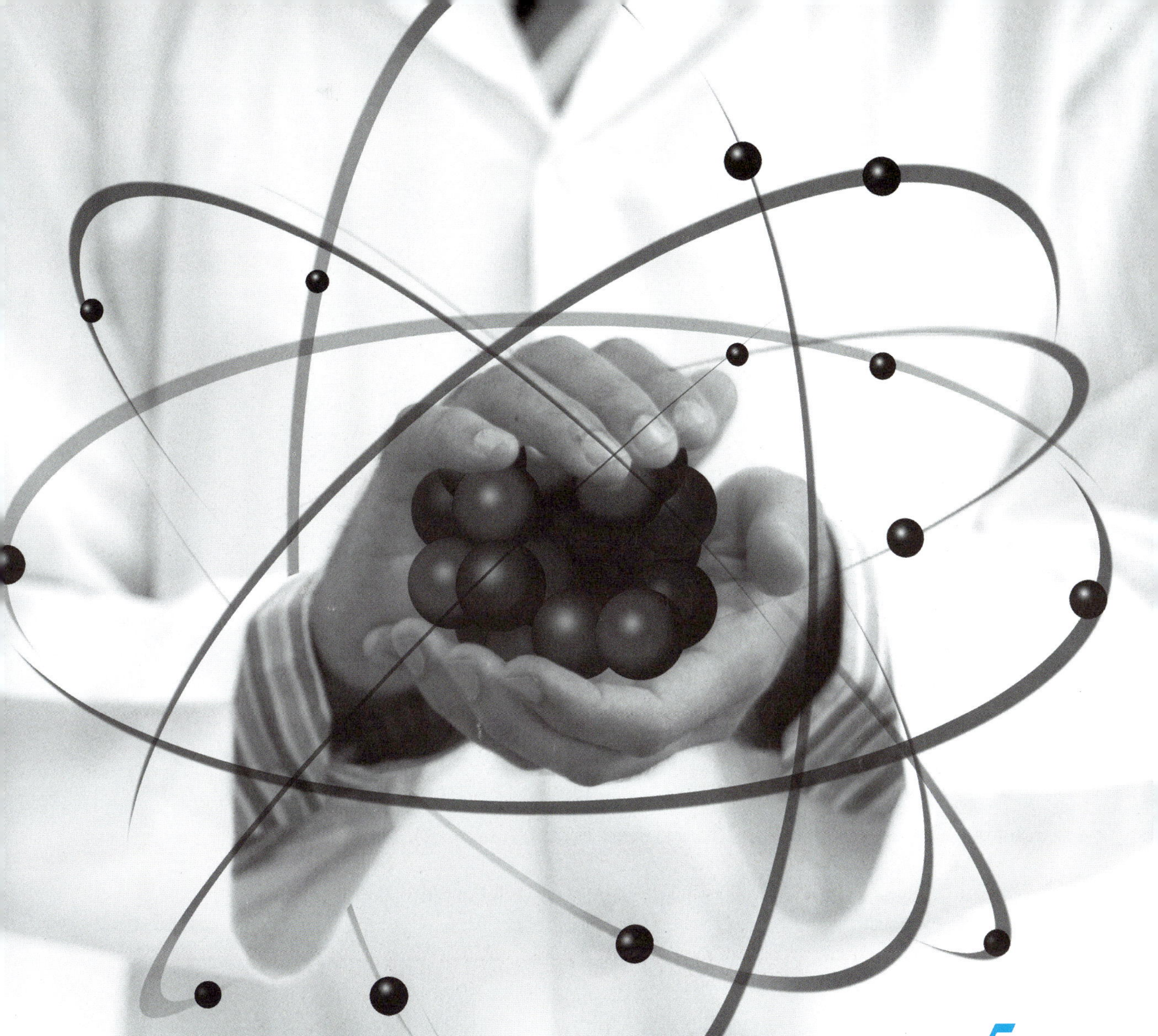

5판

Introduction to Health Physics

보건물리개론

Thomas E. Johnson 지음

문주현 옮김

McGraw Hill Education

한티미디어

Introduction to Health Physics, 5th Edition (Brief Edition)

1 2 3 4 5 6 7 8 9 10 HM 20 18

Original: Introduction to Health Physics, 5th Edition © 2017
By Thomas E. Johnson
ISBN 978-0-07-183527-5

This authorized Korean translation edition is jointly published by McGraw-Hill Education Korea, Ltd. and Hantee Media. This edition is authorized for sale in the Republic of Korea

This book is exclusively distributed by Hantee Media.

When ordering this title, please use ISBN 978-89-6421-322-3

Printed in Korea

Introduction to
Health Physics

Fifth Edition

Thomas E. Johnson, PhD

역자 소개

문주현 동국대학교 원자력에너지시스템공학과 교수

jhmoon86@naver.com

Introduction to Health Physics

보건물리개론 5판

발행일 2018년 2월 15일 초판 1쇄
지은이 Thomas E. Johnson
옮긴이 문주현
펴낸이 김준호
펴낸곳 한티미디어 | **주 소** 서울시 마포구 연남동 570-20
등 록 제 15-571호 2006년 5월 15일
전 화 02)332-7993~4 | **팩 스** 02)332-7995
ISBN 978-89-6421-322-3 (93420)

정 가 32,000원

인 쇄 우일프린테크

이 책에 대한 의견이나 잘못된 내용에 대한 수정정보는 한티미디어 홈페이지나 이메일로 알려주십시오.
독자님의 의견을 충분히 반영하도록 늘 노력하겠습니다.
홈페이지 www.hanteemedia.co.kr | **이메일** hantee@hanteemedia.co.kr

Contents

Preface

방사선 안전 업무는 끊임없이 진화하는 행위다. Introduction to Health Physics 이전판을 발행한 이후 생긴 전리 및 비전리 방사선 안전 업무, 계산 방법론, 그리고 안전기준 준수를 입증하기 위한 방법의 많은 변화를 5판에 반영하였다.

1928년 창설 이래, 국제방사선방호위원회(International Commission on Radiological Protection) 권고는 전 세계 규제기관이 발행한 전리 방사선 안전기준의 과학적 기초가 되었다. 통상 앞선 권고들은 그 이전의 권고보다 엄격해져 왔다. 그러나 2008과 2015 권고들은 1990년 권고와 본질적으로 같다. 중요한 차이점은 2008과 2015 권고들은 1990년 이후 획득한 지식 증가에 바탕을 두고 있으며, 최초로 환경 보호를 명시적으로 다루었다는 것이다. 선량이 이전 권고의 한도 이내로 유지된 방사선작업자 집단에서 어떠한 유해한 방사선 영향도 관측되지 않았으므로, 이는 놀라운 것은 아니다. 새로운 권고는 모든 불필요한 피폭은 피해야 하고, 모든 피폭을 경제적 그리고 사회적 인자를 고려하여 합리적으로 달성 가능한 한 낮게 유지해야 한다고 계속해서 강조하고 있다. 따라서 ICRP 권고가 제기한 합리적 질문은 "얼마나 안전해야 안전한가?(How safe is safe?)"이다. 이 질문은 오크리지 국립연구소 전 소장인 Alvin Weinberg 박사가 초과학(transscience)이라고 칭한 분야에 속한다. 초과학적 질문은 과학적 근거는 있으나, 과학만으로 답을 할 수는 없다. 안전은 그것을 적용하는 맥락 안에서만 해석할 수 있는 주관적 개념이다. 보건과 안전 문제에 대한 정책결정은 공중보건 차원에서 결정돼야 한다. 공중 보건을 실행하는 과정에서, 우리는 수많은 질병과 건강상 위협이 모든 공동체에 항상 존재한다는 것을 발견한다. 이런 건강상 위협을 통제하는 비용은 공동체가 부담한다. 공동체는 제한된 재원을 갖고 있으므로, 수

많은 실질적 또는 인지된 건강상 위협 중 어떤 것을 통제해야 하는지에 대해 우선순위를 정해야 한다. 잠재 위험의 발현 가능성을 정량화하는 기법 중 하나를 정량적 위험 평가(quantitative risk assessment)라고 한다. 방사선 안전 분야에서, 이것은 통상 두 가지 주요 위험, (1) 원자력발전소와 같은 대형 기술 시스템의 고장과 (2) 저준위 방사선의 장기 영향을 다룬다. 발생 확률 계산 값이 얼마나 작은가에 상관없이, 정량적 위험 평가 결과를 종종 생명이나 수족에 대한 실제 위험을 확정한 것으로 간주한다. 그러나 정량적 위험 평가는 몇 가지 불확실성을 포함한 변수에 대해 거의 항상 가장 비관적이고, 많은 경우 완전히 비현실적인 값을 가정하여 수행한 계산에 불과하다. 예를 들어, 통계적 불확실성뿐만 아니라, 똑같이 합리적인 몇 개 모델 중 하나를 통계 데이터에 적용하기 위해 선택해야만 한다. 이번 5판의 목적 중 하나는 우리의 제한된 재원을 배분하는 데 도움이 되도록 방사선 위험에 대한 정량적 위험 평가 계산과 활용을 이해하는 데 필요한 기술적 배경지식을 제공하는 데 있다.

ICRP가 보건물리 관련 양을 centimeter-gram-second (cgs) 단위에 기반을 둔 전통 단위계 대신 meter-kilogram-second (MKS) 단위로 이루어진 SI 단위계로 표기할 것을 권고한 이후 수많은 시간이 흘렀지만, 미국은 SI 단위계로 전면 변경하는 것을 여전히 미루고 있다. 예를 들어, 미국 원자력규제위원회는 자신들 규정에 전통 단위계를 계속 사용하고 있다. 이런 이유 때문에, 5판에서는 한 단위계를 쓰고 괄호 안에 그와 동등한 다른 단위계의 값을 쓰는 식으로 두 단위계를 함께 사용하고 있다.

나는 이 책에 내가 참여하게 허락해 준 Herman Cember에게 심심한 감사를 표한다. 나는 Alex Brandl, Sanaz Hairi Tabrizi, Yuanlin Peng, 그리고 너무 많아 이름을 일일이 거론할 수 없는 수많은 사람에게 그들의 유용한 제안에 감사를 표하고 싶다.

Thomas E. Johnson

역자 서문

방사선 안전관리의 핵심은 원자력을 이용하는 과정에서 방출되어 사람과 환경에 영향을 주는 방사선을 안전하게 관리하고 방호하는 것입니다. 이를 위해서는 방사선이 무엇인지, 방사선은 어디서, 어떻게 발생하는지, 방사선은 물질과 어떤 상호작용을 하여 에너지를 전달하는지, 방사선이 인체에 미치는 영향은 무엇인지 등을 정확하게 이해하는 것이 필요합니다. 이러한 이해를 토대로 방사선 방호 전략과 계획을 수립하고 이행해야 안전을 제대로 확보할 수 있습니다.

『Introduction to Health Physics』는 방사선 안전관리를 위한 기본 개념과 원리를 포함하고 있으며, 그 개념과 원리가 실무에 어떻게 적용되는가를 풍부한 예제와 문제를 통해 잘 보여주고 있습니다. 이 때문에, 이 책은 수 십 년간 국내외 원자력공학과에서 방사선물리나 보건물리 교재로 사용돼 왔습니다.

이 책은 『Introduction to Health Physics, 5th Ed.』 제1장부터 제7장까지 번역한 것입니다. 방사선 안전관리를 위해 필요한 기본 원리와 개념을 담고 있기 때문에, 국내 원자력공학과나 방사선학과에 개설된 보건물리나 방사선물리 교재로 사용할 수 있을 것입니다. 원자력공학과 대학원이나 원자력기관에 들어온 타 전공 졸업생들이 방사선 기초를 공부하기 위한 교재로서 활용할 수도 있을 것입니다. 아무쪼록 이 책이 관련 전공학생과 종사자들이 방사선안전에 대한 이해의 폭을 넓히는 데 조금이나마 기여하길 기대합니다.

마지막으로 이 책을 출판하는 데 도움을 주신 한티미디어 관계자 분들께 감사의 말씀을 드립니다.

2018년 2월

문주현

1 개요

보건물리, 방사선 방호, 방사선 보건, 방사선 안전 및 방사선 공학은 개인, 인구 집단과 생태계에 대한 방사선의 해로운 영향을 방지하기 위해, 전리 및 비전리(non-ionizing) 방사선의 안전한 이용을 다루는 공중 및 환경 보건 공학 분야를 일컫는 유사한 용어들이다. 보건물리학자는 개인에 대한 방사선 피폭을 최소화하고 항상 허용한도 이내로 유지하기 위해, 방사선원을 이용하는 공정, 장비 및 시설 설계의 안전성 문제와 방사성 폐기물의 안전한 처분을 책임진다. 보건물리학자는 이들 설계가 실제 타당한지를 확인하기 위해, 사람과 환경을 상시 감시해야 한다. 통제 수단이 효과적이지 않다고 밝혀지거나 실패하면, 보건물리학자는 위험 정도를 평가하여 시정조치를 권고할 수 있어야 한다.

방사선 안전에 대한 공공 정책은 과학 및 공학 원리뿐만 아니라 정치, 경제, 도덕 및 윤리적 이해에 바탕을 둔다. 이 교재는 보건물리 업무를 위한 과학 및 공학적 기초만 다룬다.

보건물리의 과학 및 공학적 시각은 주로 (1) 여러 종류 방사선과 방사성 물질의 물리적 측정, (2) 방사선 피폭과 생물학적 피해 간 정량적 관계 수립, (3) 환경 내에서 방사능 이동, 그리고 (4) 방사학적으로 안전한 장비, 공정 및 환경 설계에 관심을 둔다. 분명히 보건물리는 독성학, 산업위생, 의학, 공중 보건 및 공학과 같은 응용 분야뿐만 아니라 기초 물리, 생명 및 지구과학에까지 걸쳐 있는 전문분야 중 하나이다. 따라서 전문 보건물리학자는 일을 효과적으로 하기 위해, 인간과 환경의 물리적, 화학적, 생물학적 그리고 심지어 사회적 구성요소 간 복잡한 상호관계를 이해해야만 한다. 보건물리학자는 한편으로는 기업 운영과 기술, 다른 한편으로는 전염병학을 포함한 보건과학 사이의 분야를 잇는 다양한 학문 분야에 능통해야 한다. 이런 일반적 조건 이외에, 보건물리학자는 보건물리 고유 주제에도 기술적으로 능통해야만 한다.

이 책의 주된 목적은 보건물리 분야의 기술적 능력을 획득하기 위한 토대를 마련해주는 데 있다. 방사선 안전 기준은 새로운 지식이 축적되고 방사선 이득과 위험에 대한 일반인의 인식이 변함에 따라 지속적으로 변한다. 변하는 기준을 수용하기 위해 방사선 안전 용어도 바뀐다.

다루는 사안과 주제의 특징 때문에, 이 책이 방사선을 도구로 사용할 작업자뿐만 아니라 환경보건 분야 작업자에게 유용한 정보의 출처가 되길 바란다. 이 책을 통해 방사선작업자가 환경보건 철학을 이해하고 방사선 안전의 중요성을 인식하길 희망한다.

2 물리 법칙 개관

역학

단위와 차원

보건물리는 과학이며, 방사선과 유기 및 무기 물질 간 상호작용에 대한 지식의 체계적 구성이다. 보건물리학회는 보건물리(*health physics*)를 "전리 방사선의 안전한 사용과 응용을 위한 건강상 위협에 대한 인식, 평가 및 통제에 관한 과학"으로 정의하고 있다. 방사선 위험 통제는 방사선 피폭과 방사선의 생물학적 영향 사이의 선량–반응 관계를 알고 있다는 것을 암시하는 것이기 때문에, 확실히 보건물리 체제는 정성적일뿐만 아니라 정량적이어야 한다.

정량적 관계는 측정에 바탕을 두며, 이 측정은 실제로는 조사 중인 속성을 기준과 비교하는 것이다. 측정은 두 가지 성분, 수와 단위를 포함한다. 예를 들어, 어떤 사람의 키를 측정할 때, 그 결과를 영국 단위계로는 70 inch로, 미터 단위계로는 177.8 cm로 표현한다. 첫 번째 경우의 인치와 두 번째 경우의 센터미터 단위는 비교 기준이 무엇인가를 알려주고, 수는 측정하는 양에 이들 단위가 얼마나 많이 포함되어 있는가를 알려준다. 70 inch와 177.8 cm는 정확히 같지만, 단위에 대한 이해가 없다면 앞의 숫자에 포함된 정보가 무의미하다는 것은 분명하다. 미국 공학 분야에서는 영국 단위계를 흔히 사용하고, 과학 분야에서는 미터 단위계를 널리 사용한다.

국제측정학용어집에서는 양(quantity)을 "어떤 현상, 물체 또는 물질의 속성으로, 그 속성이 숫자와 단위로 표시될 수 있는 크기를 갖는다."라고 정의하고 있다. 물리적 양의 크기는 숫자이고, 단위나 표준은 측정 단위, 측정 절차 또는 기준 물질이 될 것이다. 영국 단위계에서, 이들 양은 각각 피트(feet), 슬러그(slug) (1슬러그는 1파운드 힘에 의해 1 ft/s^2로 가속되는 질량의 양이다; 1슬러그는 32.2파운드이다), 그리고 초로 측정한다. 반면 미터 단위계는 길이, 질량 및 시간을 미터, 킬로그램 및 초로 명시하는 mks 단위계와 이 세 개의 양을 센티미터, 그램 및 초로 표기하는 cgs 단위계와 같이 두 개의 하위 단위계로 구분한다.

국제 협정에 의해, 미터법은 제3의 새로운 단위계—국제단위계(Systeme International, the International System of Units), 즉 SI 단위계로 대체되고 있다. SI 단위계는 다수의 친숙한 미터법 단위를 채택하고 있기는 하지만, SI는 새로운 단위계이며, 미터법의 새로운 형태로 간주해서는 안 된다. 국제도량형법(International System of Quantities, ISQ, ISO/IEC 80000)은 7개의 기본 양을 한 세트로 갖고 있으며, 이로부터 SI 단위계의 모든 다른 양을 유도한다. 힘, 에너지, 일률 등과 같은 모든 다른 단위는 기본 단위인 길이(미터), 질량(킬로그램), 시간(초), 전류(암페어), 열역학적 온도(켈빈 또는 섭씨), 물질의 양(몰), 그리고 광도(칸델라)로부터 유도된다. 측정 단위는 기본 단위나 유도 단위로 표현할 수 있는 실제의 스칼라 양이다. 상황에 따라 주어질 수도 그렇지 않을 수도 있지만, 모든 측정에는 불확정성(uncertainty)이 연관돼 있다. 제9장에서 불확정성을 다룰 것이며, 불확정성은 편의상 대부분의 계산에서 생략한다.

길이에 대한 기본 단위인 미터는 변위(displacement)와 같은 파라미터를 결정하는 데도 사용된다. 변위는 어떤 지점 x_1에서 다른 지점 x_2까지 위치의 변화다.

$$\Delta x = x_2 - x_1. \tag{2.1}$$

시간 간격(Δt)에 대한 변위(Δx)는 m/s 단위의 평균 속도($\vec{v}_{\text{avg}}$)를 나타낸다.

$$\frac{x_2 - x_1}{t_2 - t_1} = \frac{\Delta x}{\Delta t} = \vec{v}_{\text{avg}}.$$

여기서 속도는 크기(속력)와 방향을 갖는 벡터이다. 속력은 단순히 어떤 시간 간격 동안 지나간 총 거리이고, 순간 속도(즉, 속도)는 다음과 같이 주어진다.

$$\vec{v} = \lim_{\Delta t \to 0} \frac{\Delta x}{\Delta t} = \frac{\mathrm{d}\vec{x}}{\mathrm{d}t}.$$

시간에 대한 속도의 변화율은 가속도(acceleration)이고, 초의 제곱당 미터($m \cdot s^{-2}$)의 단위를 사용한다.

$$\vec{a}_{\text{avg}} = \frac{\Delta \vec{v}}{\Delta t}; \text{ 그리고 } a = \frac{\mathrm{d}\vec{v}}{\mathrm{d}t}$$

$$\vec{a} = \frac{\mathrm{d}\vec{v}}{\mathrm{d}t} = \frac{\mathrm{d}}{\mathrm{d}t}\left(\frac{\mathrm{d}x}{\mathrm{d}t}\right) = \frac{\mathrm{d}^2 x}{\mathrm{d}t^2}.$$

감속도(deceleration)는 음의 가속도 값을 갖게 될 것이다.

힘에 대한 유도 단위, 뉴턴 (N)은 다음과 같이 정의된다.

1뉴턴(*newton*)은 1 kg의 질량을 1 m/sec^{2}의 속도로 가속시키는 불균형적 힘이다.

이를 수학적으로 표현한 결과가 뉴턴의 제2법칙이다.

힘 = 질량 × 가속도,

즉,

$$\vec{F}_{\text{net}} = m\vec{a}, \tag{2.2}$$

여기서 어떤 물체에 대한 순힘은 그 물체에 작용하는 모든 힘의 벡터합이다.

뉴턴 단위의 힘에 연관된 단위들은 다음과 같다.

$$\vec{F} = \text{kg} \cdot \frac{\text{m/s}}{\text{s}}.$$

차원은 숫자와 마찬가지로 대수학적으로 다룰 수 있으므로, 가속도에 대한 차원을 m/s^{2}으로 쓴다. 따라서 뉴턴 단위 힘의 차원은 다음과 같다.

$$\text{N} = \frac{\text{kg} \cdot \text{m}}{\text{s}^2}.$$

cgs 단위계에서, 힘의 단위는 다인(*dyne*, 1 dyne = 10^{-5} N)이라고 부른다. 1다인은 1 g을 초의 제곱당 1 cm의 비율로 가속시키는 데 필요한 힘으로 정의한다. 모든 보건 물리 측정이 SI 단위로 쉽게 표현되지만, 미국 원자력규제위원회는 규제 행위를 하며 전통적인 cgs 단위를 계속 사용하고 있기 때문에, 본 교재 전반에 걸쳐 다양한 개념을 설명하기 위해 cgs 단위를 종종 사용할 것이다.

일과 에너지

에너지는 *일을 할 수 있는 능력*으로 정의된다. 모든 일은 에너지 소비를 필요로 하므로, 이 두 개 용어는 같은 단위로 표현되며 따라서 차원이 같다. 거리 x만큼 힘 f을 가했을 때, 일 W을 한다. 즉, 에너지를 소비한다.

$$W = \int \vec{F} \cdot d\vec{x}. \tag{2.3}$$

SI 단위계에서, 주울(*joule*, J; 열에너지의 기계적 등가량을 측정한 영국인 과학자 이름을 따서 명명함)은 일과 에너지의 단위이고, 다음과 같이 정의된다.

> 1뉴턴의 힘을 1 m 거리 동안 가했을 때 1*주울*의 일을 한다. 일은 힘과 거리의 곱으로 정의되므로, 일과 에너지에 대한 차원은 다음과 같다.
>
> $$\text{Joule} = \text{newton} \cdot \text{meter} = \frac{\text{kg} \cdot \text{m}}{\text{s}^2} \cdot \text{m} = \frac{\text{kg} \cdot \text{m}^2}{\text{s}^2}.$$

cgs 단위계에서 일 또는 에너지 단위는 에르그(erg)라 하며 다음과 같이 정의된다.

> 1다인의 힘을 1 cm 거리 동안 가했을 때 1*에르그*의 일을 한다. 주울은 에르그보다 상당히 큰 양이다.
>
> $$1 \text{ joule} = 10^7 \text{ ergs}.$$

에르그는 주울보다 매우 작지만, 원자와 같은 미시 세계에서 접하는 에너지보다는 대단히 크다. 원자 규모에 적용할 때, 전자볼트(*electron volt*, eV)라고 불리는 보다 실용적인 단위를 사용한다.

전자볼트는 에너지 단위이고 다음과 같이 정의한다.

$$1 \text{ eV} = 1.6 \times 10^{-19} \text{ J} = 1.6 \times 10^{-12} \text{ erg}.$$

어떤 물체에 일을 하면, 그 일을 하면서 소비한 에너지는 그 물체의 에너지에 더해진다. 어떤 물체를 가속하는데 일(W)을 하면, 소비된 에너지는 운동하는 물체의 운동에너지로 나타난다.

$$W=\int \vec{F}\cdot d\vec{x}=\int \vec{F}\cdot \vec{v}\cdot dt=\int \vec{v}\cdot d\vec{p}=\int \vec{v}\cdot d(m\cdot \vec{v}) \tag{2.4}$$

질량 m이 상수라고 가정하면,

$$W=m\int \vec{v}\cdot d(\vec{v})=\frac{1}{2}m\int d(\vec{v}\cdot \vec{v})=\frac{1}{2}m\int dv^2=\frac{1}{2}mv^2. \tag{2.5}$$

운동에너지(*kinetic energy*, E_k)는 운동하는 물체가 운동함으로써 얻는 에너지 또는 어떤 물체를 가속하면서 행한 일로 정의한다.

$$W=\Delta E_k=E_{k,f}-E_{k,i} \tag{2.6}$$

물체가 초기에 정지되어 있다면, $E_{k,i}=0$이고, 불변의 질량 m을 갖는 물체가 약 3×10^7 m/s 보다 느린 속도 v로 운동할 때, 운동에너지 E_k는 다음과 같이 주어진다.

$$E_k=E_{k,f}=W=\frac{1}{2}mv^2. \tag{2.7}$$

위치에너지(*potential energy*)는 어떤 물체가 힘의 장(force field)에서 자신의 위치 때문에 갖는 에너지로 정의된다. 어떤 물체를 들어 올리면서 일을 하는 경우, 더 높은 곳에 위치한 물체는 들려지기 전에 가졌던 것보다 더 큰 위치에너지를 갖는다. 이 경우, 중력에 거슬러 일을 한 것이고 그 물체의 위치에너지 총 증가량은, 그 물체가 지구에 의해 끌리는 힘인 중량에 그 물체가 들려진 높이를 곱한 것과 같다.

예를 들어, 어떤 물체를 한 높이에서 다른 높이까지 들어 올릴 때, 그 일을 하는 동안 소비된 에너지는 위치에너지(E_p)로 변환된다.

$$\Delta E_p=-W=\int \vec{F}\cdot d\vec{x}. \tag{2.8}$$

그 계에 대해 어떠한 외부 힘도 작용하지 않고 (마찰과 같은) 내부 힘도 없다고 가정할 때, 그 물체의 총 에너지는 자신의 위치에너지와 운동에너지의 합과 같다.

$$E_t=E_p+E_k. \tag{2.9}$$

어떤 계의 총 에너지 E는 그 계에 전달되거나 그 계로부터 전달받은 에너지 양에 의해서만 변할 수 있다.

$$W = \Delta E_p + \Delta E_k + \Delta E_{thermal} + \Delta E_{internal} \tag{2.10}$$

어떤 고립계에 대해,

$$\Delta E = \Delta E_p + \Delta E_k + \Delta E_{thermal} + \Delta E_{internal} = 0 \tag{2.11}$$

운동하는 물체 속력이 약 3×10^7 m/sec 이상으로 빨라지면, 물체 거동에 흥미로운 변화 – 앨버트 아인슈타인이 설명한 변화를 관측할 수 있다.

상대성 효과 개관

뉴턴과 르네상스 시대 위대한 사상가들이 발전시킨 고전 역학 시스템에 의하면, 질량은 물질의 변하지 않는 속성이다. 즉, 물질은 크기, 모양, 또는 상태가 변할 수는 있지만, 생성이나 파괴될 수 없다. 우리 감각으로 지각할 수 있는 세계에서는 질량보존법칙이 참인 것처럼 보이지만, 실제로 이는 큰 질량과 느린 속도 조건에 대한 특수한 경우에 불과하다. 질량을 10^{-27} kg 수준에서, 거리를 10^{-10} m 수준에서 측정하며, 속도를 광속에 비교하여 측정하는 미시 세계에서는 고전 역학을 적용할 수 없다. 앨버트 아인슈타인의 특수상대성이론은 이런 상황을 설명할 수 있다.

아인슈타인 특수상대성이론의 세 가지 주요 가정이 있다.

1. 진공에서 빛의 속도는 모든 관성 기준틀 내 모든 관측자에 대해 299,792,458 m/s (관례적으로 3.00×10^8 값을 사용한다)로 일정하다.
2. 아인슈타인은 빛의 속력은 유형체가 점근적으로 접근할 수는 있지만, 결코 달성할 수 없는 속력의 상한이라고 가정하였다. 광자는 질량이 없기 때문에 진공과 모든 관성계에서 빛의 속력으로 운동한다.
3. 모든 관성 기준틀 속 관측자에게 물리 법칙은 같다. 고전 역학, 광학, 그리고 다른 물리학 기초는 임의의 관성 기준틀 내 모든 관측자에게 동일하다. 다른 관성 기준틀로부터 측정할 때는 상대성을 고려해야 한다.

물리 법칙이 관성계 내 모든 관측자에게 동일하지만, 측정값은 모든 관측자에게 같지 않을 수 있다. 예를 들어 두 개의 관성 좌표계에서 측정한 시간 간격들은 공간과 시간 분리에 따라 달라질 것이다. 예를 들어, 빛의 속도에 가까운 속도로 운동하는 사람을 본 관측자는 시간 팽창을 관측하게 될 것이다. (고정 관측자 관점에서) 이동 좌표계에서 관측한 시간 간격 t'는 정지 좌표계에 있는 관측자에 의해 관측된 시간 간격(t)보다 더 길 것이다. 시간 팽창 t'는 다음 식들을 사용하여 계산할 수 있다.

$$\Delta t' = \frac{1}{\sqrt{1-\frac{v^2}{c^2}}}\Delta t. \tag{2.12a}$$

다음과 같이 치환을 하면,

$$\beta^2 = \frac{v^2}{c^2}, \tag{2.13}$$

$$\gamma = \frac{1}{\sqrt{1-\frac{v^2}{c^2}}} = \frac{1}{\sqrt{1-\beta^2}}, \tag{2.14}$$

아래의 식을 얻을 수 있다.

$$\Delta t' = \gamma \Delta t. \tag{2.12b}$$

예제 2.1(a)

뮤온의 평균 수명(t)이 2.2×10^{-6}초이고 속도가 빛의 속도의 99.88%라면, 정지 기준틀 내 사람에게 평균 수명(t')은 얼마처럼 보이는가?

풀이

식 (2.14)를 식 (2.12b)에 대입을 하면,

$$\Delta t' = \gamma \Delta t.$$

$$\gamma = \frac{1}{\sqrt{1-\left(\frac{v}{c}\right)^2}} = \frac{1}{\sqrt{1-(0.9988)^2}} = 20.42,$$

$$\Delta t' = 20.42\times(2.2\times10^{-6}\text{s}) = 4.49\times10^{-5}\ \text{s}.$$

두 기준틀 사이에서 시간 팽창을 관측할 수 있을 뿐만 아니라 정지 기준틀에서 어떤 궤도의 길이(정지 길이 L)는 이동 기준틀에서 운동 방향을 따라 측정한 길이(L')보다 길 것이다. 이는 시간 팽창에 직접 기인하는 것이다. 고전적인 경우, 이동 길이 L은 다음으로 구할 수 있다.

$$L = v \cdot \Delta t. \tag{2.15a}$$

이동 기준틀에서 이동한 길이 L'을 구하기 위해, 시간 팽창에 대한 이전의 추론을 뒤집어야 한다. "관측자"는 지금 이동 기준틀에 있지만, 참 길이(L)는 관측자에 대해 (반대 방향으로) 이동하는 고정 기준틀에서 측정한다. 고정 관측자는 이동 관측자가 단축된 참 시간 간격을 경험하게 되는 참 시간과 참 길이를 측정한다. 실제로, 두 기준틀 사이의 표시들은 자리가 바뀌어 이제 식 (2.12b)은 다음과 같이 된다.

$$\Delta t = \gamma \Delta t'. \tag{2.12c}$$

그러면 이동 기준틀에서 이동한 거리는 다음과 같아진다.

$$L' = v \cdot \Delta t'. \tag{2.15b}$$

위 식을 $\Delta t'$에 대해 풀고 이동 기준틀에 대한 식 (2.12c)에 대입을 하면,

$$L' = v \cdot \Delta t' = v\frac{\Delta t}{\gamma} = \frac{L}{\gamma}, \tag{2.15c}$$

$$L = \gamma \cdot L', \tag{2.15d}$$

여기서 이동한 거리는 정지 기준틀에서 더 길기 때문에 $\gamma > 1$, $L > L'$이다.

예제 2.1(b)

예제 2.1(a)의 뮤온이 정지 기준틀에서 이동한 거리, L을 구하라.(이 예제에서는 이동 기준틀인) 정지 기준틀에서 뮤온은 평균 수명을 갖는다. t와 t'에 대한 표시는 바뀐다.

풀이

예제 2.1(a)로부터,

$\gamma = 20.42,$

$\Delta t' = 2.2 \times 10^{-6}\text{s}$ (뮤온이 경험하는 평균 수명)

식 (2.15b)와 (2.15d)를 결합하면,

$$L' = v \cdot \Delta t'.$$

$$L = \gamma \cdot L' = \gamma \cdot v \cdot \Delta t',$$

$$L = 20.42 \cdot \left(0.9988 \cdot 3 \times 10^{8}\ \frac{\text{m}}{\text{s}}\right) \cdot 2.2 \times 10^{-6}\ \text{s},$$

$$L = 1.35 \times 10^{4}\ \text{m}.$$

뮤온이 상대성 효과 없이 이동할 거라고 우리가 예상하는 거리는 우리가 실제 관측한 거리보다 20.42배 짧다.

속도 변환도 일어난다. u는 정지 기준틀 속도이고, u'는 프라임(′) 부호가 있는 기준틀 속도다. 프라임 부호가 있는 기준틀은 정지 기준틀에 대해 속도 v로 이동한다.

$$u = \frac{u' + v}{\left(1 + u'\frac{v}{c^2}\right)}. \tag{2.16}$$

상대성 운동량은 다음과 같이 구할 수 있다.

$$\vec{p} = \gamma m \vec{v}, \tag{2.17}$$

그리고 가속도는 (가속도는 속도가 증가함에 따라 감소한다는 것을 알아야 한다) 다음과 같이 구할 수 있다.

$$a = \frac{F}{m}\left(1 - \frac{u^2}{c^2}\right)^{3/2}. \tag{2.18}$$

질량과 에너지의 등가성은 아인슈타인 특수상대성이론의 가장 중요한 결과 중 하나다. 아인슈타인에 따르면, 질량과 에너지 간 관계는 다음과 같다.

$$E = mc^2, \tag{2.19}$$

여기서 E는 질량이 m인 물질의 총 에너지이고 c는 진공 중 빛의 속도이다. mc^2는 속도에 무관하고 종종 "정지 에너지"라고 불린다. 식 (2.20a)와 (2.20b)는 운동에너지에 대한 식이며, 이동하는 물체가 관측 가능한 상대성 효과를 겪을 때마다 사용해야 하며, 그럴 때는 정지에너지를 빼야 한다.

$$E_k = \gamma mc^2 - mc^2,$$

$$E_k = mc^2(\gamma - 1), \tag{2.20a}$$

$$E_k = mc^2\left[\frac{1}{\left(1-\beta^2\right)^{1/2}} - 1\right]. \tag{2.20b}$$

식 (2.20b)로 주어진 운동에너지에 대한 상대론적 식은 모든 속도로 이동하는 입자들에 대해 적용한다. 반면 운동에너지에 대한 비상대론적 식인 식 (2.7)은 이동하는 입자 속도가 빛의 속도보다 훨씬 작은 경우에만 적용할 수 있다. 식 (2.20b)의 $(1-\beta^2)^{-1/2}$ 항을 이항정리에 따라 전개하고 $v \ll c$일 때 값이 미미해지는 고차 항들을 소거하면 상대론적 식이 느린 속도에 대한 비상대론적 식으로 된다는 것을 보일 수 있다. 이항정리에 따르면,

$$\left(a+b\right)^n = a^n + na^{n-1}b + \frac{n\left(n-1\right)a^{n-2}b^2}{2!} + \cdots. \tag{2.21}$$

식 (2.21)에 따라, $a=1$, $b=-\beta^2$, 그리고 $n=-1/2$이라고 놓고 $(1-\beta^2)^{-1/2}$을 전개할 수 있다.

$$\left(1-\beta^2\right)^{-1/2} = 1 + \frac{1}{2}\beta^2 + \frac{3}{8}\beta^4 + \cdots \tag{2.22}$$

$\beta = v/c$ 이므로, $v \ll c$이면, β^4 이상의 고차 항들은 무시할 수 있을 만큼 작아져 버릴 수 있다. 식 (2.22)의 첫 두 개 항을 식 (2.20b)에 대입하면, 다음 식을 얻는다.

$$E_k = m_0c^2\left(1 + \frac{1}{2}\frac{v^2}{c^2} - 1\right) = \frac{1}{2}m_0v^2,$$

이 식은 비상대론적 경우의 식이다. 식 (2.7)은 $v \ll c$일 때 적용할 수 있다.

예제 2.2

(a) 빛의 속도의 99%로 이동하는 전자의 운동에너지는 얼마인가?

풀이

$$E_k = m_0 c^2 \left[\frac{1}{\left(1-\beta^2\right)^{1/2}} - 1 \right]$$

$$= 9.11 \times 10^{-31} \text{ kg} \left(3 \times 10^8 \frac{\text{m}}{\text{s}}\right)^2 \left\{ \frac{1}{\left[1-(0.99)^2\right]^{1/2}} - 1 \right\} = 4.99 \times 10^{-13} \text{ J}.$$

(b) 이 전자 속도를 빛의 속도의 99.9%까지, 즉 전자 속도를 0.9% 증가시키는 데 필요한 추가 에너지는 얼마인가?

풀이

속도가 빛의 속도의 99.9%인 전자의 운동에너지는 다음과 같다.

$$E_k = 9.11 \times 10^{-31} \text{ kg} \left(3 \times 10^8 \frac{\text{m}}{\text{s}}\right)^2 \left\{ \frac{1}{\left[1-(0.999)^2\right]^{1/2}} - 1 \right\} = 17.52 \times 10^{-13} \text{ J}.$$

빛의 속도의 99%에서 99.9%까지 높여 전자의 운동에너지를 증가시키는 데 필요한 추가 에너지는 다음과 같다.

$$\Delta W = (17.52 - 4.99) \times 10^{-13} \text{ J}$$
$$= 12.53 \times 10^{-13} \text{ J}.$$

예제 2.2에서 매우 빠른 속도(β=0.99)에서 운동에너지를 253% 증가시켜도 이동하는 물체의 속도는 겨우 0.9% 증가한다는 알 수 있다. 비상대론적인 경우, 속도 증가는 이동하는 물체에 대한 일, 즉 그 물체 운동에너지의 제곱근에 직접 비례한다. 상대론적인 경우, 추가 에너지에 의한 속도 증가는 비상대론적인 경우에 비해 더 작다.

상대성 원리는 모든 물체는 자신의 질량에 의한 잠재 에너지를 갖고 있다는 것을 말해주고 있다. 바로 이 에너지를 이용하여 원자력을 얻는다. 이 에너지의 주요 장점은 소량의 핵연료를 변환해도 막대한 에너지를 얻을 수 있다는 데 있다.

예제 2.3

(a) 핵연료 1 g으로부터 얼마의 에너지를 얻을 수 있는가?

풀이

$$E = mc^2 = 1\times10^{-3}\ \text{kg}\cdot\left(3\times10^8\ \frac{\text{m}}{\text{s}}\right)^2 = 9\times10^{13}\ \text{J}$$

1 Joule은 2.78×10^{-7} kWh이므로, 핵연료 1 g은 아래의 에너지를 산출한다.

$$E = 9\times10^{13}\ \frac{\text{J}}{\text{g}}\cdot 2.78\times10^{-7}\ \frac{\text{kW}\cdot\text{h}}{\text{J}} = 2.5\times10^7\ \frac{\text{kW}\cdot\text{h}}{\text{g}}.$$

(b) 핵연료 1 g과 동일한 양의 에너지를 발생시키기 위해 열량이 13,000 Btu/lb인 석탄을 얼마나 연소시켜야 하는가?

풀이

$$1\ \text{Btu} = 2.93\times10^{-4}\ \text{kW}\cdot\text{h}$$

따라서 필요한 석탄의 양은

$$2.5\times10^7\ \text{kW}\cdot\text{h} = 1.3\times10^4\ \frac{\text{Btu}}{\text{lb}}\left(2.93\times10^{-4}\ \frac{\text{kW}\cdot\text{h}}{\text{Btu}}\right)2\times10^3\ \frac{\text{lb}}{\text{ton}}\cdot C\ \text{tons}.$$

따라서

C = 3280 tons (2981 metric tons).

단위 질량당 방출되는 막대한 에너지 양과 일상적 반응 시 질량 변화가 매우 작기 때문에 일상적 에너지 변환에 수반하는 질량 감소는 감지할 수 없다. 예를 들어 앞의 예제에서, 석탄의 경우, 3280톤당 1 g의 질량 감소가 일어난다는 것을 알 수 있다.

질량 손실률은 다음과 같다.

$$f = \frac{\Delta m}{m} = \frac{1\ \text{g}}{3.28 \times 10^{3}\ \text{tons}\left(2 \times 10^{3}\ \dfrac{\text{lb}}{\text{ton}}\right)4.54 \times 10^{2}\ \dfrac{\text{g}}{\text{lb}}} = 3.3 \times 10^{-10}.$$

이렇게 작은 질량 손실률은 일상적 계량 기법으로는 감지할 수 없다.

전기

전하: 쿨롬(Coulomb)

모든 원소는 전기적으로 중성이며, 수소를 제외하고, 두 개의 하전 입자와 한 개의 비하전 입자의 배수로 구성돼 있다. 원소의 전기적 성질은 양성자(*protons*)와 전자(*electrons*)라는 극히 작은 하전입자에 기인한다. 양성자 질량은 1.6726×10^{-27} kg (1.6726×10^{-24} g)이고, 전자 질량은 9.1094×10^{-31} kg (9.1094×10^{-28} g)이다(반올림하지 않은 값들은 부록 A를 참조하라). 이 두 입자는 그 크기는 정확히 같지만 성질이 다른 전하를 가지고 있다.

양성자는 양전하를, 전자는 음전하를 갖고 있다. 정상 조건에서 물질은 순전하가 0이 되도록 (거시적 차원에서) 같은 수의 양전하와 음전하가 균일하게 분포되어 있기 때문에 전기적으로 중성이다. 그러나 적절하게 처리하면, 물체의 순전하가 양 또는 음의 값을 갖게 할 수 있다. 예를 들어, 딱딱한 고무빗으로 머리카락을 빗으면 전자가 머리카락에서 빗으로 이동하고, 이에 따라 빗의 순전하는 음의 값을 갖게 된다.

원소의 비하전 성분을 중성자(neutron)라고 부른다. 중성자 질량은 1.6749×10^{-27} kg (1.6749×10^{-24} g)이다. (중성자와 양성자는 쿼크(quarks)라 불리는 더 작은 소립자들로 구성돼 있지만) 보건물리에서는 이들 세 개 입자—전자, 양성자, 그리고 중성자—를 물질을 구성하는 기본 요소로 간주한다. 여기서 고에너지 가속기는 양성자, 중성자 및 전자 이외에 수많은 초단수명 불안정 입자를 만들어낸다는 것을 언급해야만 한다. 보건물리 측면에서, 이들 입자 중 가장 중요한 것은 붕괴할 때 매우 큰 에너지의 전자와 감마선을 방출하는 하전 및 비하전 파이온(*pions*)과 뮤온(*muons*)이다. 뮤온은 우주선에 의해서도 생성되며, 우주방사선에 의한 선량에 기여한다.

대전체들은 전기장을 통해 서로에게 힘을 미친다. 같은 전하를 가진 물체들은 서로 밀치며, 다른 전하를 가진 물체들은 서로 끌어당긴다. 점전하(Point charge)인 경우, 이들 전기력 크기는 전하량 곱에 비례하고 대전체 간 거리의 제곱에 반비례한다. 이 관계를 쿨롬이 설명하여, 쿨롬의 법칙(Coulomb's law)으로 알려져 있다. 이 관계를 대수학적으로 표현하면 다음과 같다.

$$F_e = k\frac{q_1 q_2}{r^2}, \tag{2.23}$$

여기서 비례상수 k는 전하 q들이 떨어져 있는 매질의 성질에 종속적이다. SI 단위계에서, 쿨롬(*coulomb*, C)이라 부르는 전하 단위는 쿨롬의 법칙대신 전류를 이용하여 정의된다. 이 때문에, 전하 두 개가 진공 또는 공기 (대기압 공기는 두 전하에 의해 발생된 힘에 거의 영향을 미치지 못하기 때문에 진공으로 간주할 수 있다) 중에 있을 때, 비례상수는 1이 아닌 다른 값을 갖는다.

$$k_0 = 9.00 \times 10^9 \frac{\mathrm{N \cdot m^2}}{\mathrm{C^2}}, \tag{2.24}$$

아래 첨자 0는 진공에서 k값임을 의미한다. 전하가 공기 외에 전기 전도도가 좋지 않은 매질(그런 물질을 유전체(*dielectrics*)라고 부른다)에 의해 떨어져 있다면, k값은 달라지며, 그 물질에 종속적이다.

유전율(*permittivity*)이라고 부르는 또 다른 상수 ϵ_0을 이용하여 k_0을 정의하는 것이 편리하다.

$$k_0 = \frac{1}{4\pi\epsilon_0} = 9.00 \times 10^9 \frac{\mathrm{N \cdot m^2}}{\mathrm{C^2}}, \tag{2.25}$$

$$\epsilon_0 = \frac{1}{4\pi k_0} = \frac{1}{4\pi \cdot 9.00 \times 10^9 \dfrac{\mathrm{N \cdot m^2}}{\mathrm{C^2}}} = 8.85 \times 10^{-12} \frac{\mathrm{C^2}}{\mathrm{N \cdot m^2}}.$$

다른 매질의 유전율을 ϵ으로 표시한다. 어떤 물질의 비유전율(relative permittivity) K_e은 다음과 같이 정의된다.

$$K_e = \frac{\epsilon}{\epsilon_0} \tag{2.26}$$

비유전율을 유전 계수(*dielectric coefficient*)라고 부른다.

모든 유전체에 대해, 유전 계수는 1보다 큰 값을 갖는다. 다른 모든 것이 일정하다고 할 때, 유전 계수가 클수록 저장된 전기에너지 양이 커진다.

자연계 최소 전하량은 전자 또는 양성자의 전하량인 $\pm 1.6\times 10^{-19}$ C이다. 전자 전하량의 역수인 6.25×10^{18}은 총 전하량이 1 C이 되는 전자 수이다. cgs 단위계에서, 전하의 단위는 정전쿨롬(*statcoulomb* sC)이고, 전자 전하량은 4.8×10^{-10} sC이다. 1 C은 3×10^{9} sC이다(정확한 값은 부록 A를 참조하라).

예제 2.4

5×10^{-11}m 떨어진 전자와 양성자 간 전기적 인력과 중력을 비교하시오.

풀이

전기력은 식 (2.23)에 따라 정해진다.

$$f = k_0 \frac{q_1 q_2}{r^2} = 9.00\times 10^9 \frac{\mathrm{N\cdot m^2}}{\mathrm{C^2}} \cdot \frac{1.6\times 10^{-19}\,\mathrm{C}\cdot 1.6\times 10^{-19}\,\mathrm{C}}{\left(5\times 10^{-11}\,\mathrm{m}\right)^2}$$
$$= 9.2\times 10^{-8}\ \mathrm{N}.$$

두 물체사이 중력은 전기력에 대한 쿨롬의 법칙과 같은 수학 공식을 따른다. 중력의 경우, 그 힘은 항상 인력이다. 중력은 다음과 같이 정해진다.

$$F = \frac{Gm_1 m_2}{r^2}. \tag{2.27}$$

G는 $6.67\times 10^{-11}\ \mathrm{N\cdot m^2/kg^2}$의 값을 갖는 만유인력 상수이며, 이 값은 힘의 단위인 뉴턴이 식 (2.2)로 주어진 뉴턴의 제2운동법칙에 따라 "관성(inertial)" 질량을 이용하여 정의되었기 때문에 반드시 사용해야 한다. 식 (2.27)의 질량을 보통 "중력(gravitational)" 질량이라고 부른다. 두 개의 다른 명칭에도 불구하고, 관성 질량과 중력 질량은 등가이다. m_2가 지구의 질량, r이 물체로부터 지구 중심까지 거리라고 할 때, 식 (2.27)의 F는 질량 m_1 인 물체의 무게를 알려준다. 무게는 물체와 지구 간 끌어당기는 중력에 대한 단순한 척도이며, 지구 표면 위치에 따라 그 위치에서 지구 중심까지 거리가 달라지므로 그 값도 달라진다. 행성의 다른 크기와 질량 그리고 이에 따라 달라지는 인력 때문에, 동일한 물체라도 다른 행성 표면에서의 무게는 지구에서의 무게와 달라질 것이다. 외계에서, 그 물체가 어떤 천

체의 중력 영향을 받지 않는다면, 그 물체는 무게가 없는 것이다. 반면 질량은 물질의 양에 대한 척도이므로 그 값은 그것이 측정되는 우주 속 위치와는 무관하다.

전자와 양성자 간 중력은 다음과 같다.

$$F = \frac{6.67\times10^{-11}\dfrac{\mathrm{N\cdot m^2}}{\mathrm{kg^2}}\cdot 9.11\times10^{-31}\,\mathrm{kg}\cdot 1.67\times10^{-27}\,\mathrm{kg}}{\left(5\times10^{-11}\,\mathrm{m}\right)^2}$$
$$= 4.1\times10^{-47}\,\mathrm{N}.$$

하전 입자들 간 반응에서, 중력은 그 입자 사이에 작용하는 전기력에 비해 아주 작으며, 대부분의 경우 완전히 무시할 수 있다.

전위: 볼트

한 전하는 단단히 고정하고 그 전하의 전기장 내부에 다른 전하를 놓는다면, 이 전하는 전기장 내부 다른 어떤 지점에 대해 일정한 크기의 위치에너지를 갖게 될 것이다. 전기적 위치에너지의 경우, 전기장을 형성하는 전하로부터 무한 거리, 즉 그 전하로부터의 영향을 무시할 만큼 상당히 멀리 있는 지점을 기준점으로 한다. 멀리 떨어져 있기 때문에, 이들 전하는 전기적으로 상호작용하지 않는다. 따라서 이 전하 시스템에 대한 위치에너지 값으로 0을 임의로 부여한다. 즉, 전기장을 형성하는 전하로부터 무한히 떨어져 있는 전하는 전기적 위치에너지가 0이다. 두 개 전하가 동일한 부호라면, 이들 전하를 가깝게 접근시키기 위해서는 두 전하 간 척력을 극복하기 위한 일(또는 에너지 소비)이 필요하다. 이 두 전하를 근접시키는 데 일이 필요하므로, 지금 이 전하 시스템의 위치에너지는 초기 위치에너지보다 크다. 반면, 두 전하가 반대 부호라면, 인력 때문에 두 전하 간 거리가 짧아지게 되고, 이는 시스템에 의해 일이 수행된 것이다. 따라서 이 시스템의 위치에너지는 감소한다. 즉, 고정된 전하에 대해 자유롭게 이동하는 전하의 위치에너지가 감소한다. 이는 자유 낙하하는 물체의 위치에너지가 지구 표면에 가까워질수록 감소하는 것과 매우 흡사하다. 그러나 지구 중력장에 있는 물체의 경우, 그 물체 위치에너지에 대한 기준점을 임의로 지구 표면으로 정한다. 이는 물체가 지구 표면에 놓여 있으면 위치에너지가 0이라는 것을 의미한

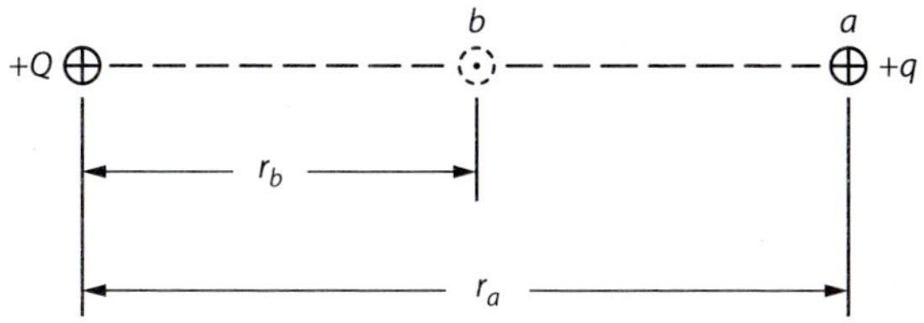

그림 2-1. 전기장에서 위치에너지가 다른 두 지점 사이를 전하가 이동하면서 한 일을 보여주는 그림.

다. 따라서 물체 위치에너지에 대한 모든 값은 양의 값을 갖는다. 그러나 전기적 위치에너지의 경우, 0의 값을 갖는 지점을 전기장을 형성하는 전하로부터 무한대 거리에 있다고 가정하고 있기 때문에, 전기적 인력에 의한 한 전하의 위치에너지는 음의 값을 가져야만 한다.

모든 방향으로 균일하게 뻗어나가는 전기장을 형성하는 전하 $+Q$을 보여주는 그림 2-1을 이용하여 전기적 위치에너지의 정량적 속성을 살펴볼 수 있다. 또 다른 전하 $+q$는 Q에 의해 형성된 전기장을 탐구하기 위해 사용한다. 탐구 전하가 Q로부터 r_a cm 떨어진 지점 a에 있을 때, 이 전하는 Q, q 그리고 r_a 크기에 종속적인 위치에너지를 갖는다. 이제 전하 q을 Q에 더 가까운 지점 b로 이동하면, 두 전하 간 척력 때문에 지점 a에서 지점 b로 전하를 이동하면서 일을 하게 된다. 지점 a에서 지점 b까지 전하 q을 이동하면서 한 일의 양은 식 (2.2)에 따라, 전하 q에 가한 힘에 전하가 이동한 거리를 곱하여 계산할 수 있다. 그러나 식 (2.23)으로부터, 힘은 일정하지 않고 두 전하 간 거리의 제곱에 반비례하여 변한다는 것을 알 수 있다. 따라서 전하 q가 Q에 다가갈수록 그 힘의 크기가 급격히 커지고, 탐구 전하 q가 단위 거리를 이동할 때, 더 많은 일을 해야 한다. 탐구 전하 이동은 일련의 극히 작은 이동들에 의해 이루어지며, 각각의 이동기간 중 극히 적은 양의 일을 한다. 총 에너지 소비, 즉 탐구 전하의 위치에너지 증가는 일의 모든 극소 증가량의 합이 된다. 극소 에너지 증가는 식 (2.3)에 의해 정해진다.

$$dW = -f\,dr$$

(위치에너지 증가는 두 전하 간 거리 감소에 의한 것이기 때문에 음의 부호를 사용한다) 그리고 식 (2.23)에서 구한 f 값을 식 (2.3)에 대입하면, 다음 식을 얻는다.

$$dW = -k_0 \frac{Qq}{r^2} dr, \tag{2.28}$$

$$W = -k_0\, Qq \int_{r_a}^{r_b} \frac{dr}{r^2}. \tag{2.29}$$

식 (2.29)를 적분하면, 다음과 같이 된다.

$$W = k_0 Qq \left(\frac{1}{r_b} - \frac{1}{r_a} \right). \tag{2.30}$$

거리 a와 b을 미터 단위로 측정하고, 전하가 쿨롬 단위로 주어지면, 에너지 W는 주울 단위가 된다.

예제 2.5

그림 2-1에서, Q가 +44.4 μC, q는 +5 μC이고 r_a와 r_b가 각각 2 m와 1 m라고 할 때, 5 μC 전하를 지점 a에서 b까지 이동시킬 때 한 일을 계산하라.

풀이

식 (2.30)에 따라, 수행한 일을 구하면 다음과 같다.

$$W = 9.00 \times 10^9 \frac{\mathrm{N \cdot m^2}}{\mathrm{C^2}} \cdot (44.4 \times 10^{-6}\,\mathrm{C}) \cdot 5 \times 10^{-6}\,\mathrm{C} \left(\frac{1}{1\,\mathrm{m}} - \frac{1}{2\,\mathrm{m}} \right)$$
$$= 1\,\mathrm{N \cdot m} = 1\,\mathrm{J}.$$

이 예제에서, 5 μC 전하를 지점 a에서 b까지 이동시킬 때 1 J의 에너지가 소비된다. 단위 전하당 일은 다음과 같다.

$$\frac{W}{q} = \frac{1\,\mathrm{J}}{5 \times 10^{-6}\,\mathrm{C}} = 200{,}000\,\frac{\mathrm{J}}{\mathrm{C}}.$$

따라서 아래 정의에 따라, 지점 a와 b 사이의 전위차는 200,000 V라고 말한다.

만약 1쿨롬의 전하를 두 지점 간 이동시킬 때 1주울의 에너지를 소비한다면, 이 두 지점 사이에는 1볼트(*volt*)의 전위차가 존재한다.

더 간결하게 표현하면, 1볼트에 대한 정의는 다음과 같다.

$$1\ \mathrm{V} = 1\frac{\mathrm{J}}{\mathrm{C}}.$$

예제 2.5에서 지점 a에서 점 b까지 전하를 이동시킬 때 일을 해야 하므로, 지점 b가 지점 a보다 전위가 더 높다.

점전하 Q에 의해 형성된 전기장 속 어떤 지점에서의 전위는 Q로부터 무한대 떨어진 지점에서 해당 지점까지 양의 단위 탐구 전하 $+q$을 이동시켰을 때, $+q$가 갖게 되는 위치에너지로 정의한다. 그림 2-1에서 b지점에서 전위는 식 (2.29)에서 r_a을 무한대로 놓으면 계산할 수 있다. 따라서 b에서 단위 양전하당 위치에너지로 정의되는 지점 b에서의 전위 V_b는 다음과 같다.

$$V_b = \frac{W}{q} = k_0\frac{Q}{r_b}. \tag{2.31}$$

예제 2.6

(a) 양성자로부터 5×10^{-11} m 떨어진 지점에서 전위는 얼마인가?

풀이

$$V = k_0\frac{Q}{r} = 9.00\times10^9\frac{\mathrm{N\cdot m^2}}{\mathrm{C^2}}\cdot\frac{1.6\times10^{-19}\,\mathrm{C}}{5\times10^{-11}\,\mathrm{m}} = 28.8\frac{\mathrm{N\cdot m}}{\mathrm{C}}$$
$$= 28.8\frac{\mathrm{J}}{\mathrm{C}} = 28.8\ \mathrm{V}$$

(b) 이 지점에 있는 다른 양성자의 위치에너지는 얼마인가?

풀이

식 (2.31)에 따라, 이 양성자의 위치에너지는 전하량과 그 지점에서의 전위를 곱한 것과 같다. 따라서

$$E_\mathrm{p} = qV = 1.6\times10^{-19}\ \mathrm{C}\cdot 28.8\ \mathrm{V} = 4.6\times10^{-18}\ \mathrm{J}.$$

전류: 암페어

전기적으로 대전된 입자 흐름이 전류를 구성한다. 전류량 단위는 암페어(*ampere*, A)이며, 이는 전하 유량에 대한 척도이다. 암페어는 SI 단위계에서 도체를 흐르는 전류와 자기장 간 상호작용에 의해 정의된다. 그러나 유용한 기본 정의는 1암페어가 1초당 1쿨롬의 전하 유량에 해당한다는 것이다. 통상적으로, 전류에서 전하 운반자는 전자다. 전자 하나의 전하량은 1.6×10^{-19} C이므로, 전류 1 A는 전자 유량이 다음과 같음을 의미한다.

$$\frac{1\,\text{C/s}}{\text{A}}\cdot\frac{1}{1.6\times10^{-19}\,\frac{\text{C}}{\text{electron}}}=6.25\times10^{18}\,\frac{\text{electrons/s}}{\text{A}}.$$

X선관의 100 μA 전자빔은 다음과 같은 전자 유량에 해당한다.

$$100\times10^{-6}\,\text{A}\cdot6.25\times10^{18}\,\frac{\text{electrons/s}}{\text{A}}=6.25\times10^{14}\ \text{electrons/s}.$$

전류는 전하 유량에 의해서만 결정된다. 예를 들어, 전하량이 $2(1.6\times10^{-19}\ \text{C}) = 3.2\times10^{-19}$ C인 알파 입자빔인 경우, 1 A는 3.125×10^{18} 알파 입자에 해당한다.

전자가 발견되기 전, 전류 흐름의 방향을 폐회로의 양극에서 음극으로 간다고 임의로 결정했다. 실제 전자는 이와는 반대 방향으로 흐른다. 그러나 관습적인 전류 흐름은 양극에서 음극으로 간다. 흐름의 실제 방향에 관심이 있다면, 우리는 "전자 전류(electron current)"라는 용어를 사용하여, 전류 흐름이 음극에서 양극으로 간다고 표시한다.

전자볼트: 에너지 단위

그림 2-2에서처럼 두 개의 전극이 어떤 전압원에 연결돼 있다면, 두 전극판 사이 전기장 내 임의 지점에 있는 하전 입자는 식 (2.31)에 의해 정해지는 위치에너지를 갖게 될 것이다.

$$W=qV,$$

여기서 V는 하전 입자가 차지한 지점에서의 전위이다. 예를 들어, 그림 2-2에서 음

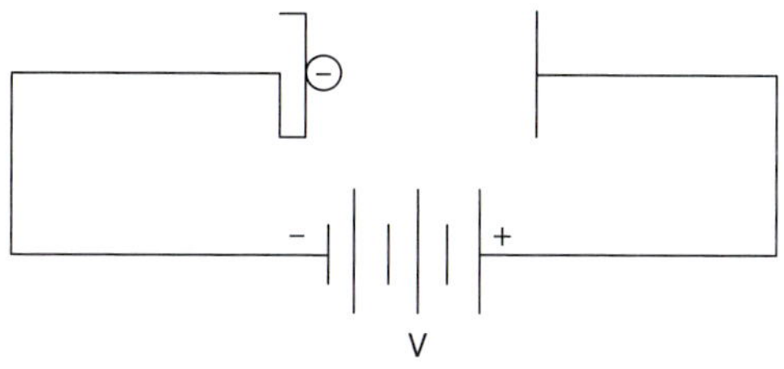

그림 2-2. 전기장 내 전자의 위치에너지를 보여주는 그림.

극이 양극에 대해 −1 V이고 하전 입자가 음극 표면에 있는 전자라면, 양극에 대한 전자의 위치에너지는 다음과 같다.

$$W = qV = -1.6 \times 10^{-19}\,\mathrm{C} \cdot (-1\,\mathrm{V})$$
$$= 1.6 \times 10^{-19}\ \mathrm{J}.$$

이 에너지 양, 1.6×10^{-19} J을 전자볼트(*electron volt*)라고 부르며, eV라고 표기한다. 전자볼트 크기는 원자 및 핵물리의 에너지 역학을 취급하는데 편하기 때문에, 이 에너지 양을 단위로 택하여 보건물리에서 자주 사용한다. 전자볼트의 배수로는 keV (10^3 eV), MeV (10^6 eV), 그리고 GeV (10^9 eV) 등이 있다.

예제 2.7

정지된 전자 질량에 상응하는 에너지는 몇 전자볼트인가?

풀이

$$E = mc^2$$
$$= 9.11 \times 10^{-31}\,\mathrm{kg} \cdot \left(3.00 \times 10^{8}\,\frac{\mathrm{m}}{\mathrm{s}}\right)^2$$
$$= 81.99 \times 10^{-15}\ \mathrm{J}.$$

$1.6 \times 10^{-19}\,\dfrac{\mathrm{J}}{\mathrm{eV}}$, 이므로,

$$E = \frac{81.99 \times 10^{-15}\ \mathrm{J}}{1.6 \times 10^{-19}\,\dfrac{\mathrm{J}}{\mathrm{eV}}} = 0.51 \times 10^{6}\ \mathrm{eV}.$$

전자볼트 값을 전위 1 V에서 전자의 위치에너지로 계산하였지만, 전자볼트는 전자나 전압의 단위가 아님을 알아야 한다. 전자볼트는 에너지 단위이고 다른 에너지 단위와 (수치 보정 후) 번갈아 쓸 수 있다.

예제 2.8

온도가 50℃인 물 1 L을 완전히 건증기로 변환시키기 위해 몇 전자볼트의 열을 가해야 하는가?

풀이

물의 비열이 $1\ \frac{\text{cal}}{\text{g}}$이고, 물의 기화열은 $539\ \frac{\text{cal}}{\text{g}}$이다. 따라서

$$\text{추가되는 열에너지} = 1000\ \text{g}\left[1\frac{\text{cal}}{\text{g}\cdot\text{deg}}\cdot(100-50)\text{deg} + 539\frac{\text{cal}}{\text{g}}\right] = 589{,}000\ \text{cal}.$$

$4.186\ \frac{\text{J}}{\text{cal}}$과 $1.6\times10^{-19}\ \frac{\text{J}}{\text{eV}}$ 이므로,

$$\text{추가되는 열에너지} = \frac{5.89\times10^{5}\ \text{cal}\cdot 4.186\frac{\text{J}}{\text{cal}}}{1.6\times10^{-19}\frac{\text{J}}{\text{eV}}} = 1.54\times10^{25}\ \text{eV}.$$

예제 2.8의 정답은 천문학적으로 큰 (그러나 일반 물리와 화학반응 척도로 보면 그렇게 크지 않은) 숫자이고 왜 전자볼트가 원자 세계에서의 반응에 대해서만 유용한 에너지 단위인지를 보여주고 있다.

예제 2.9

전하량이 $+[2(1.6\times10^{-19})]$C이고 질량이 6.645×10^{-27} kg인 알파 입자가 100,000 V의 전위차로 가속되었다. 알파 입자의 운동에너지는 주울과 전자볼트 단위로 얼마이고, 얼마나 빨리 운동하는가?

풀이

가속되기 시작하는 순간 알파 입자의 위치에너지는 식 (2.31)로부터 다음과 같이 계산된다.

$$W = qV = \left[2\cdot\left(1.6\times10^{-19}\ \mathrm{C}\right)\right]\cdot10^{5}\ \mathrm{V}$$
$$= 3.2\times10^{-14}\ \mathrm{J}.$$

전자볼트 단위로 환산하면,

$$W = \frac{3.2\times10^{-14}\ \mathrm{J}}{1.6\times10^{-19}\ \dfrac{\mathrm{J}}{\mathrm{eV}}} = 2\times10^{5}\ \mathrm{eV}.$$

100,000 V (100 kV)의 전위차가 걸린 후 모든 알파 입자의 위치에너지는 운동에너지로 변환되므로, 운동에너지는 200,000 eV (200 keV)이 된다.

알파 입자 속도는 위치에너지와 운동에너지를 같다고 놓음으로써 풀 수 있다.

$$qV = \frac{1}{2}mv^{2}, \tag{2.32}$$

v에 대해 풀면,

$$v = \left(\frac{2qV}{m}\right)^{1/2} = \left(\frac{2\cdot\left(3.2\times10^{-19}\ \mathrm{C}\right)\cdot\left(10^{5}\ \mathrm{V}\right)}{6.645\times10^{-27}\ \mathrm{kg}}\right)^{1/2}$$
$$= 3.1\times10^{6}\ \frac{\mathrm{m}}{\mathrm{s}}.$$

전기장

전기장(*electric field*)이라는 용어는 앞 절에서 명확하게 정의하지 않고 사용했다. 그러나 그 용어를 사용할 때, 전기장은 전기력이 작용하는 공간이라는 의미가 함축돼

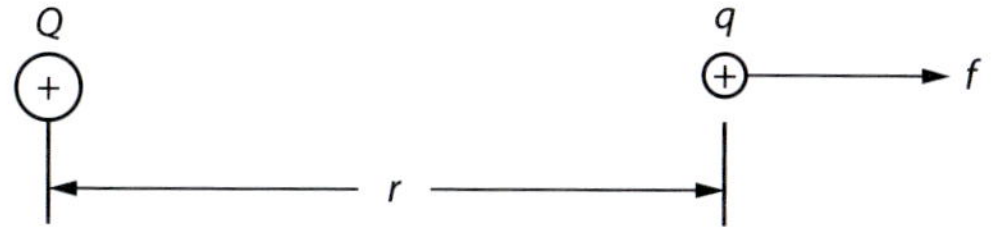

그림 2-3. 전하 $+Q$의 전기장에서 탐구 전하 $+q$에 미치는 힘.

있다. “전기장”은 단순한 서술적 용어가 아니다. 전기장을 정의할 때, 전기장에 작용하는 전기력 크기를 명시하는 숫자와 이 힘이 작용하는 방향이 필요하므로 전기장은 벡터량이다. 전기장 세기를 전계강도(*electric field intensity*)라고 부르고, 전기장에 놓여 있는 단위 탐색 전하에 작용하는 힘(크기와 방향)으로 정의할 수 있다. 그림 2-3에서처럼, 전기장을 형성하는 고립된 전하 $+Q$와 전기장을 탐구하는 데 사용하는 탐구 전하 $+q$을 생각하자. 탐구 전하는 식 (2.23)에 의해 정해지는 크기와 방향의 힘을 경험하게 될 것이다.

$$f = k_0 \frac{Qq}{r^2}.$$

전하 Q에서 r 미터 떨어진 지점에서 단위 전하당 힘은 그 지점에서의 전계강도이고 다음 식으로 주어진다.

$$\varepsilon = \frac{f}{q}\frac{\text{N}}{\text{C}} = k_0 \frac{\text{N}\cdot\text{m}^2}{\text{C}^2}\cdot\frac{Q}{r^2}\frac{\text{C}}{\text{m}^2}. \tag{2.33}$$

식 (2.33)에 따라, 전계강도는 단위 전하당 힘, 즉 쿨롬당 뉴턴 (N/C) 단위로 표시한다. ε은 벡터량, 즉 크기뿐만 아니라 방향을 갖고 있다.

예제 2.10

(a) 그림 2-4(A)에서처럼, 두 개 전하 +6 C과 +3 C에 의한 지점 P에서의 전계강도는 얼마인가?

풀이

지점 P에서 +6 C에 의한 전계강도는

$$\varepsilon_1 = k_0 \frac{Q_1}{r_1^2} = 9.00\times 10^9 \frac{\text{N}\cdot\text{m}^2}{\text{C}^2}\cdot\frac{6\,\text{C}}{(2\,\text{m})^2} = 1.35\times 10^{10}\frac{\text{N}}{\text{C}},$$

이고 그림 2-4(A)에서 보는 방향으로 작용한다. [전계강도 크기는 전계강도에 비례하는 길이를 갖도록 벡터를 그린다. 그림 2-4(A)에서 척도는 1 cm=1×10^{10} N/C이다. 따라서 ε_1은 1.35 cm 길이로 그린다.] 지점 P에서 +3 C에 의한 전계강도 ε_2는

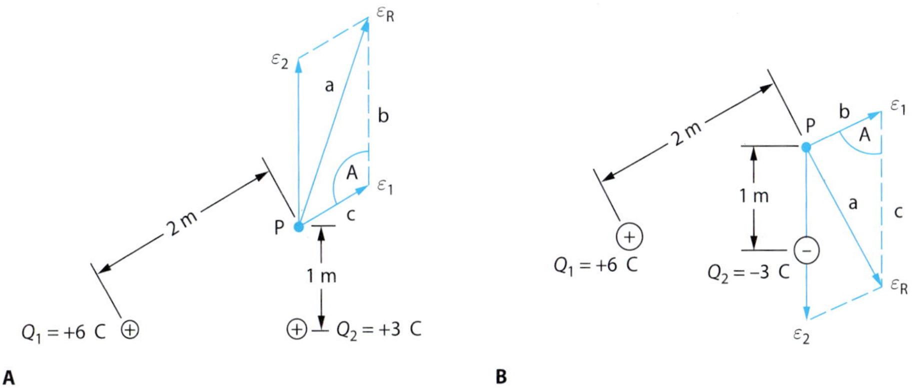

그림 2-4. (A) 두 개의 양 전하와 (B) 극이 다른 두 개의 전하에 의한 전기장.

$$\varepsilon_2 = k_0 \frac{Q_2}{r_2^2} = 9.00 \times 10^9 \frac{\mathrm{N \cdot m^2}}{\mathrm{C^2}} \cdot \frac{3\,\mathrm{C}}{(1\,\mathrm{m})^2} = 2.7 \times 10^{10} \frac{\mathrm{N}}{\mathrm{C}},$$

이고 그림에서처럼 선 Q_2P을 따라 작용한다. 지점 P에서 합성 전계강도는 ε_1과 ε_2의 벡터 합이다. 이들 두 벡터를 크기와 방향을 정확하게 그리면, 합성 벡터를 힘의 평행사변형을 완성하고 대각선 ε_R을 그려서 구할 수 있다. 대각선 길이는 합성 전계강도 크기에 비례하고 그 방향은 지점 P에서 전기장 방향을 보여준다. 이 경우, 1×10^{10} N/C을 1 cm로 표현하므로, 합성 전계강도는 약 4×10^{10} N/C이고 수직에서 시계방향으로 30° 회전한 방향으로 작용한다. ε_R 값은 코사인 법칙으로 구할 수 있다.

$$a^2 = b^2 + c^2 - 2bc \cos A, \tag{2.34}$$

여기서 b와 c는 삼각형의 인접한 두 변이고, A는 두 변의 끼인각이며, a는 각 A의 맞은편 변이다. 이 경우, b는 2.7×10^{10}, c는 1.35×10^{10}, 각 A는 120°, 그리고 a는 크기를 계산하려는 전계강도 합성 벡터 ε_R이다. 식 (2.34)로부터, 다음을 구할 수 있다.

$$\varepsilon_R^2 = \left(2.7 \times 10^{10}\right)^2 + \left(1.35 \times 10^{10}\right)^2 - 2\left(2.7 \times 10^{10}\right)\left(1.35 \times 10^{10}\right) \cos 120°$$

$$\varepsilon_R = 3.57 \times 10^{10} \frac{\mathrm{N}}{\mathrm{C}}.$$

(b) 3 C이 음전하이고 6 C은 양전하일 때, ε_R의 크기와 방향은?

풀이

이 경우, ε_1과 ε_2의 크기는 예제 (a)에서와 정확히 같다. ε_1의 방향은 변하지 않고 그대로다. 그러나 ε_2의 방향은 그림 2-4(B)에서처럼 −3 C 전하를 향한다. 기하학적 배치를 통해, 합성 전계강도는 수직에서 시계방향으로 120° 회전한 방향으로 작용한다. 식 (2.34)로부터, ε_R의 크기는 다음과 같다.

$$\varepsilon_R^2 = \left(2.7\times10^{10}\right)^2 + \left(1.35\times10^{10}\right)^2 - 2\left(2.7\times10^{10}\right)\left(1.35\times10^{10}\right)\cos 60^\circ$$

$$\varepsilon_R = 2.34\times10^{10}\,\frac{\text{N}}{\text{C}}.$$

점전하는 비균질적 전기장을 만든다. 균질한 전기장은 그림 2-5에서 보는 것처럼, 절연체에 의해 분리돼 있고 전도체로 만들어진 두 개의 큰 평행 판 사이에 전위차를 걸어 만들 수 있다.

두 판 사이 영역 전반에 걸친 전계강도는 쿨롬당 ε 뉴턴이다. 따라서 이 전기장 내 임의의 전하에 작용하는 힘은 다음과 같다,

$$f = \varepsilon q \text{ N}. \tag{2.35}$$

전하 q가 양전하라면, 균질한 전기장의 전기력을 거슬러 음극판에서 양극판까지 거리 d을 이동하기 위해서는 다음 식으로 주어지는 에너지 소비가 필요하다.

$$W = fd = \varepsilon qd. \tag{2.36}$$

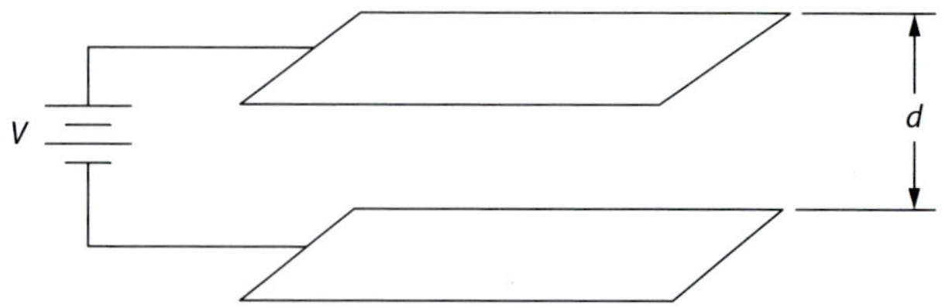

그림 2-5. 상대적으로 균일한 전기장을 만들기 위한 조건. 전기장은 두 판 사이의 영역 전반에 걸쳐 꽤 균일할 것이다. 그러나 판들 모서리에서는 왜곡될 것이다.

그러나 전위차(V)는 단위 전하당 일로 정의되므로, 식 (2.36)을 다음과 같이 쓸 수 있다.

$$V = \frac{W}{q} = \varepsilon d \tag{2.37}$$

또는

$$\varepsilon = \frac{V}{d}\frac{\text{V}}{\text{m}}. \tag{2.38}$$

식 (2.38)은 전계강도를 가장 흔하게 사용하는 단위, 즉 미터당 볼트로 표현한다.

그림 2-6에서처럼, (기기 설계 시) 보건물리학자에게 관심이 되는 비균질적 전기장은 두 개의 동축(coaxial) 도체에 걸린 전위차에 기인한다. 안쪽 도체의 반경을 a 미터, 바깥쪽 도체의 반경을 b 미터라고 하면, 중심에서 r 미터 떨어진 두 도체 사이 임의의 점에서 전계강도는 다음과 같이 주어진다.

$$\varepsilon = \frac{1}{r}\cdot\frac{V}{\ln\left(\dfrac{b}{a}\right)}\frac{\text{V}}{\text{m}}, \tag{2.39}$$

여기서 V는 두 도체 사이의 전위차다.

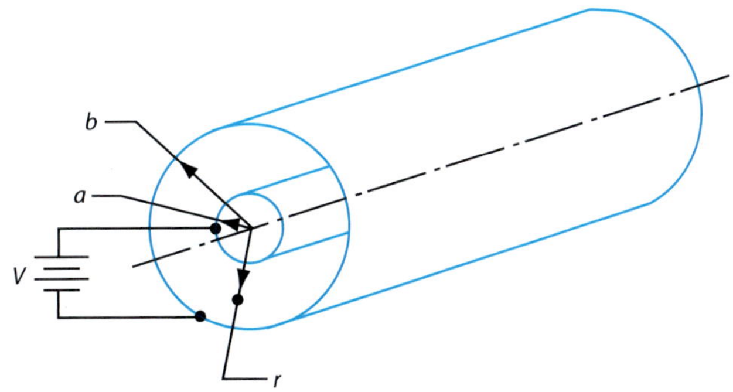

그림 2-6. 식 (2.39)에 의해 정해지는 두 개의 동축 도체 사이 비균질적 전기장에 대한 조건.

예제 2.11

가이거-뮐러(Geiger-Müller) 계수기는 지름 0.1 mm 양극선과, 양극과 동축인 지름 2 cm 음극으로 구성되어 있다. 관에 걸린 전압이 1000 V라고 하면, 다음 지점에서 전계강도는 얼마인가?

(a) 양극 표면으로부터 0.03 mm 떨어진 지점

(b) 관의 중심과 음극 사이 중간 지점

풀이

(a) 우리는 다음을 알고 있다.

$$\varepsilon = \frac{1}{r} \cdot \frac{V}{\ln\left(\frac{b}{a}\right)}.$$

$r = \frac{1}{2}(0.01) + 0.003 = 0.008\ \text{cm} = 8 \times 10^{-5}\ \text{m}$ 이라고 하면, 다음을 얻는다.

$$\varepsilon = \frac{1}{8 \times 10^{-5}\ \text{m}} \cdot \frac{1000\ \text{V}}{\ln\left(\frac{1}{0.005}\right)} = 2.36 \times 10^{6}\ \frac{\text{V}}{\text{m}}.$$

(b) $r = 0.005\ \text{m}$ 에서

$$\varepsilon = \frac{1}{0.005\ \text{m}} \cdot \frac{1000\ \text{V}}{\ln\left(\frac{1}{0.005}\right)} = 3.78 \times 10^{4}\ \frac{\text{V}}{\text{m}}.$$

동축의 기하학적 구조에서는 비교적 작은 전위차로도 매우 강한 전기장을 얻을 수 있다는 것을 주목해야 한다. 이처럼 큰 전기장을 얻기 위해서는 안쪽 전극 반지름에 대한 바깥쪽 전극 반지름의 비가 작아야 한다.

에너지 전달

정량적 관점에서, 방사선의 생물학적 영향은 방사선장으로부터 생체가 흡수한 에너지 양과, 흡수된 에너지의 조직 내 공간 분포에 종속적이다. 조직 조사(irradiation)와 관련한 물리적 현상을 이해하기 위해서는 몇 가지 에너지 전달 메커니즘을 이해해야만 한다.

탄성 충돌

탄성 충돌(elastic collision)은 운동에너지와 운동량이 보존되는 두 물체 간 충돌로 정의된다. 즉, 충돌 전 두 물체 운동에너지의 합과 충돌 후 그것들의 합이 같고, 충돌 전후 두 물체 운동량의 합도 같다. 탄성 충돌 시, 총 운동에너지는 충돌하는 물체들에 재분배된다. 한 물체는 다른 물체가 잃은 에너지를 얻는다. 아래 예제는 간단한 사례를 보여주고 있다.

예제 2.12

완전 탄성 물질로 만들어진 질량 10 kg의 블록이 마찰이 없는 표면을 2 m/s 속도로 미끄러져, 질량 2 kg의 멈춰 있는 탄성 블록을 때렸다(그림 2-7). 충돌 중 큰 블록(M)에서 작은 블록(m)으로 전달된 에너지는 얼마인가?

풀이

V_1, v_1과 V_2, v_2을 충돌 전후 크고 작은 블록들의 속도라고 하면, 에너지와 운동량 보존법칙에 따라, 다음 식을 얻는다.

$$\frac{1}{2}MV_1^2 + \frac{1}{2}mv_1^2 = \frac{1}{2}MV_2^2 + \frac{1}{2}mv_2^2 \tag{2.40}$$

그리고

$$MV_1 + mv_1 = MV_2 + mv_2. \tag{2.41}$$

$v_1 = 0$ 이므로, 식 (2.40)과 (2.41)을 동시에 풀면, 다음 값을 얻는다.

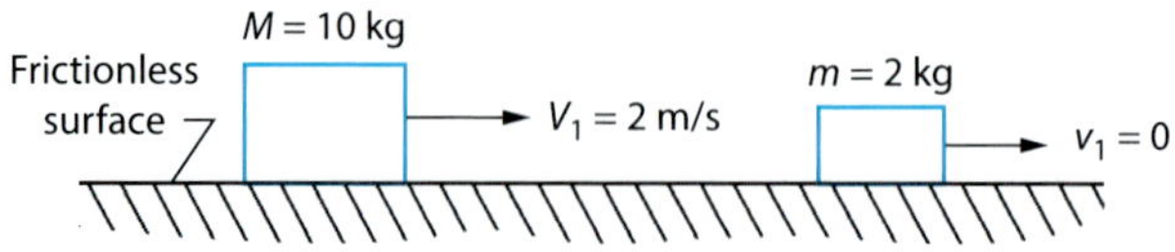

그림 2-7. 블록 M과 m 사이의 탄성 충돌, 이 과정에서 충돌 전후 두 블록의 운동에너지와 운동량 합은 같다.

$$V_2 = 1\tfrac{1}{3}\frac{\text{m}}{\text{s}} \text{ and } v_2 = 3\tfrac{1}{3}\frac{\text{m}}{\text{s}}.$$

충돌 중 전달된 운동에너지는 다음과 같다.

$$\frac{1}{2}MV_1^2 - \frac{1}{2}MV_2^2 = \frac{1}{2}\cdot 10\left(4 - \frac{16}{9}\right) = 11\frac{1}{9}\text{ J},$$

물론 더 작은 블록이 얻은 에너지는 다음과 같다.

$$\frac{1}{2}mv^2 = \frac{1}{2}\cdot 2\cdot\frac{100}{9} = 11\frac{1}{9}\text{ J}.$$

예제 2.12 풀이에서 충돌 중 더 큰 블록이 더 작은 블록에 가한 힘의 크기는 고려하지 않았다. 풀이에서 이 힘을 명시적으로 고려하지 않는 이유는 다음 식과 같이 힘이 블록에 작용하는 시간을 알 수 없기 때문이다.

$$\bar{F} \times \Delta t = m \times \Delta v.$$

한 블록의 운동량을 변경하기 위해 필요한 힘은 그 힘이 작용하는 시간에 좌우된다. 이 경우 중요한 변수는 힘과 시간의 곱이다. 이 변수를 충격량(impulse)이라고 부르고 다음과 같이 쓸 수 있다.

충격량 = 운동량의 변화.

힘이 작용하는 시간의 길이는 운동하는 물체들의 상대 속도와 그 물체의 성질에 종속적이다. 통상 충돌하는 블록들이 더 오래 접촉할수록, 힘을 가하는 시간이 더 길어지고, 따라서 힘의 크기는 더 작아진다. 이런 이유 때문에, 예를 들어, 볼을 잡는 야구선수는 충돌 순간에 손을 뒤로 움직여, 정지력(stopping force)이 작용하는 시간을 길게 하여 그의 손에 대한 충격을 줄인다. 똑같은 이유로, 도약 선수가 그의 발이

땅에 닿는 순간 무릎을 구부려, 그의 몸이 정지되는 시간을 늘려서 그의 몸에 가해지는 힘을 줄인다. 예를 들어 1 m 높이에서 뛰어내리는 사람이 지면에 닿는 순간 속도는 4.43 m/s이다. 그의 체중이 70 kg이고 뻣뻣하게 착지를 하여 0.01초 만에 완전히 정지한다면, 정지력은 3.1×10^4 N, 즉 6980 lb이다. 그러나 발가락부터 착지하고 그 다음 발뒤꿈치를 내리면서 무릎을 굽히면, 실제 정지시간은 0.5초까지 길어지면서, 평균 정지력은 겨우 140 lb 정도가 된다.

예제 2.12에서 두 개 블록의 경우, 접촉 시간이 0.01초라면, 이 기간 중 충돌에 의한 평균 힘은 다음과 같다.

$$\bar{F}=\frac{10\text{ kg}\cdot 0.0067\dfrac{\text{m}}{\text{s}}}{0.01\text{ s}}=6.7\text{ N}$$

두 개의 블록에 작용하는 순간적 힘은 충돌하는 순간 0부터 충돌 과정 중 어떤 시점에 최댓값까지 변하고, 그 후 두 번째 블록이 첫 번째 블록을 떠나면서 다시 0으로 변한다. 이를 충돌 과정 중 시간 대 힘의 곡선인 그림 2-8에서 볼 수 있다. 충돌 과정 중 평균 힘은 곡선 밑의 면적을 두 개의 블록이 접촉하는 시간으로 나눈 것이다.

앞서 기술한 바와 같이 두 개 물체끼리 충돌하는 경우, 두 개 블록이 접촉하는 동안에만 한 블록이 나머지 블록에 힘을 행사한다. "접촉"하는 동안, 두 개 블록은 물리적으로 서로 접촉하는 것처럼 보인다. 그러나 실제로는 두 개 블록이 단지 매우 가까이, 우리가 두 물체 사이의 틈을 분간할 수 없을 만큼 아주 가까이 있는 것이다. 이런 조건에서, 두 개 블록은 사실상 전기적 성질을 띤다고 간주할 수 있는 초단거리 힘에 의해 서로를 밀어낸다. (이들 힘에 대해서는 제3장에서 다시 논의하기로 한다.) 충돌

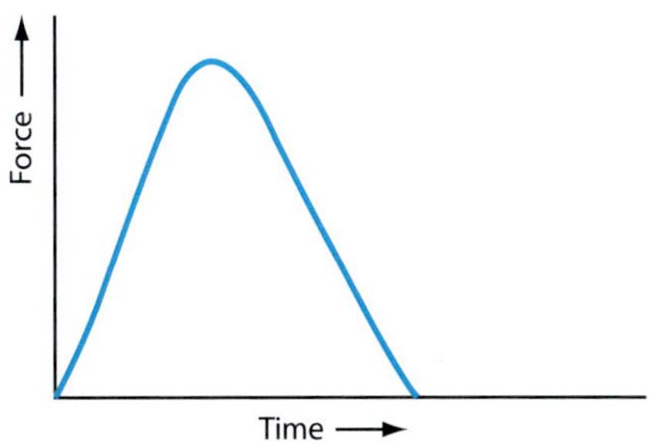

그림 2-8. 충돌하는 물체들 간 힘의 시간에 따른 변화.

하는 물체끼리 실제로는 접촉하지 않는다는 "충돌" 개념은 자석을 이용해 쉽게 설명할 수 있다. 예제 2.12의 두 개 블록에 자석을 붙인다면, 비교적 긴 거리에 걸쳐 작용하는 자기력은 두 개 블록을 밀어내고, 더 작은 블록은 움직일 것이다. 그림 2.9에서 보듯이, 자석을 포함한 각 블록의 총질량이 예제 2.12와 같다고 한다면, 예제 2.12의 계산법과 결과를 그대로 적용할 수 있다. 물리적 "충돌"과 자기적 "충돌" 간 유일한 차이는 물리적 충돌의 힘의 크기가 자기적 충돌의 힘의 크기보다 크지만, 힘이 유효하게 작용하는 시간은 자기적 "충돌"의 경우가 더 길다는 것이다. 두 가지 경우에 있어, 평균 힘과 시간의 곱은 정확히 같다.

비탄성 충돌

2 kg 블록인 블록 B를 고무 밴드로 마루에 묶어 놓는 것으로 그림 2-7의 조건을 변경하면, 그 블록이 고무 밴드를 끊고 자유롭게 미끄러지게 하기 위해서는 10 kg 블록인 블록 A는 최소한 고무 밴드를 끊을 수 있을 만큼 충분한 에너지를 전달해야만 한다. 전달된 얼마간의 추가 에너지는 블록 B의 운동에너지로 나타난다. 고무 밴드를 끊는데 필요한 에너지를 블록 B의 결합에너지(*binding energy*)라고 한다면, 블록 A와 부딪힌 후 블록 B의 운동에너지는 A가 잃은 에너지와 B의 결합에너지 간 차이와 같다. 이를 수학적으로 다음과 같이 쓸 수 있다.

$$E_B = E_A - \phi, \tag{2.42}$$

여기서 E_A는 블록 A가 잃은 에너지, ϕ는 블록 B의 결합에너지이다. 충돌하는 물체 중 하나를 자유롭게 하는 데 에너지를 사용하는 이러한 유형의 충돌에서는 운동에너지가 보존되지 않으므로 이 충돌은 탄성 충돌이 아니다. 즉 비탄성 충돌이다.

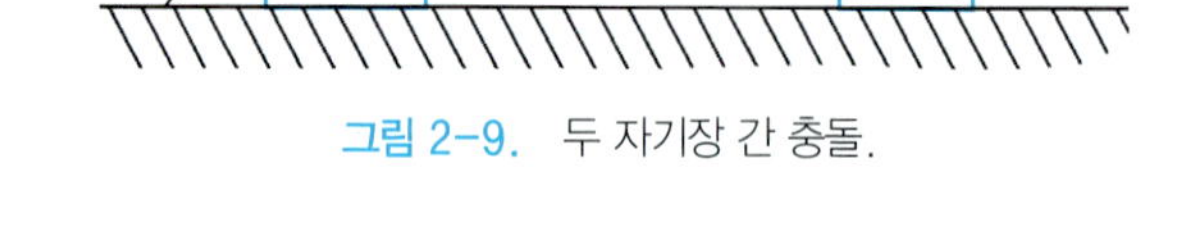

그림 2-9. 두 자기장 간 충돌.

예제 2.13

질량 2 kg인 정지된 블록 B가 탄성계수가 10 N/m이고 극한 강도가 5 N인 고무줄로 묶여 있다. 질량 10 kg인 다른 블록 A는 마찰이 없는 표면 위를 2 m/s 속도로 운동하고 있다. 블록 A가 블록 B와 부딪힐 때, 충돌 후 블록 B의 속도는 얼마인가?

풀이

예제 2.12로부터, 이 충돌에서 블록 A가 잃는 에너지가 $11\frac{1}{9}$ J임을 알 수 있다. 고무줄을 끊는 데 소요되는 에너지는 줄을 끊는데 필요한 힘과 줄이 끊어지기 전에 늘어나는 거리의 곱으로 계산할 수 있다. 스프링, 고무줄 또는 탄력적으로 변형되는 다른 재질에 대해, 변형력은 그 크기가 변형에 비례하는 복원력과 같다. 즉,

$$\bar{F} = k \times r, \tag{2.43}$$

여기서 f는 탄성체를 r만큼 변형시키는 데 필요한 힘이고 k은 "용수철 상수(spring constant)" 즉, 단위 변형당 힘이다. 이 힘은 상수가 아니라 고무줄 변형에 비례한다는 것을 식 (2.43)이 보여주고 있으므로, 고무줄이 늘어나면서 한 일은 적분을 적용하여 계산해야 한다. 극소일, dW는 다음과 같다.

$$\mathrm{d}W = \bar{F}\,\mathrm{d}r,$$

그리고 고무줄이 r = 0에서 r까지 늘어나면서 한 전체 일은 다음과 같다.

$$W = \int_0^r \bar{F}\,\mathrm{d}r$$

$\bar{F}$에 식 (2.43)을 대입하면, 다음 식을 얻을 수 있다.

$$W = \int_0^r kr\,\mathrm{d}r \tag{2.44}$$

식 (2.44)를 풀어 고무줄이 늘어나면서 한 일은 다음과 같음을 보일 수 있다.

$$W = \frac{kr^2}{2}. \tag{2.45}$$

이 예제에서 k는 10 N/m이므로, 고무줄이 0.5 m까지 늘어났을 때 줄의 극한 강도인 5 N에 도달한다. 이 값들을 대입하면, 식 (2.45)는 다음과 같이 된다.

$$W = \frac{10\frac{\text{N}}{\text{m}} \cdot (0.5\ \text{m})^2}{2} = 1.25\ \text{N} \cdot \text{m} = 1.25\ \text{J}.$$

따라서 블록 B와 충돌하면서 블록 A가 잃은 $11\frac{1}{9}$ J 중, 1.25 J은 블록 B를 잡고 있는 고무줄을 끊는 데 사용된다. 식 (2.42)을 이용하여 블록 B의 운동에너지를 구하면, 다음과 같다.

$$E_B = 11.11 - 1.25 = 9.86\ \text{J}.$$

$$9.86\ \text{J} = \frac{1}{2}mv^2$$

$$9.86\ \text{J} = \frac{1}{2}(2\ \text{kg})v^2$$

$$v = 3.14\frac{\text{m}}{\text{s}}$$

블록 A의 운동에너지가 1.25 J 보다 작으면, 고무줄은 끊어지지 않을 것이다. 고무줄의 복원력에 의해 블록 B는 거의 평형 위치까지 뒤로 잡아당겨졌다가 진동하게 될 것이다. (실제 이러한 진동이 일어나려면, 블록 A는 충돌 후 즉시 물러나야 한다. 그렇지 않으면, 블록 B는 에너지를 블록 A에 다시 전달하여, 블록 A를 첫 번째 충돌 전과 같은 속도로 되돌려 보낼 것이다. 이 두 번의 충돌의 순효과는 블록 A가 운동한 방향의 반대 방향으로 향한다는 것이다.)

파동

어떤 매질을 교란하고, 그 교란이 그 매질을 통해 이동한 후 적절한 수신기로 그 에너지를 수집함으로써, 에너지를 전달할 수 있다. 예를 들어, 일을 하여 돌을 들어 올리고, 그 돌을 물에 던진다면, 그 돌이 떨어지기 전 돌의 위치에너지는 운동에너지로 변환되고, 그 운동에너지는 돌이 물에 닿았을 때 물에 전달된다. 물이 얻은 에너지는 물을 교란하여 물을 위아래로 움직인다. 이 교란은 최초 교란이 일어난 지점으로부터 매질(이 경우, 물) 고유의 속도로 퍼져나간다. 에너지는 최초 교란이 일어난 지점에서

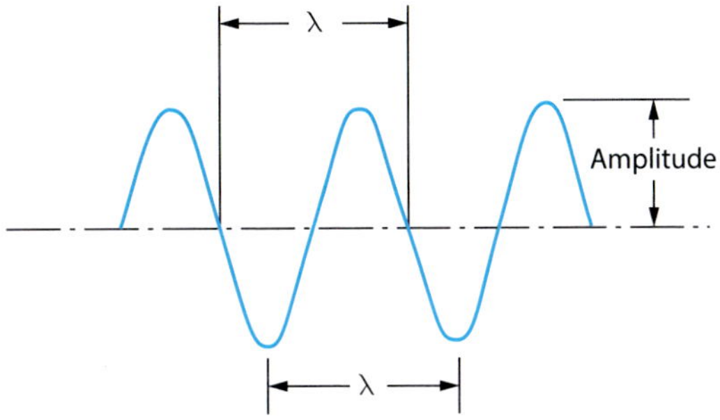

그림 2-10. 파동에 대한 시각적 표현.

멀리 떨어진 물 위에 떠있는 추가 받을 수 있다. 추를 지나치는 파동은 추를 위아래로 운동시키면서 에너지를 나누어준다. 여기에서 물은 수직 방향으로만 운동하지만, 교란은 수평방향으로 운동한다는 것을 주목해야 한다.

교란되지 않은 표면 위로 올라간 물의 변위는 물마루(crest)를 만드는 반면 아래로 내려간 변위는 골(trough)을 만든다. 어떤 파동의 진폭(amplitude)은 그 수직 변위의 크기이고, 인근 교란들 위 대응점들 간 거리를 파장(wavelength)이라고 부른다(그림 2-10). (파장은 보통 그리스 문자 람다 λ로 표기한다.) 매질 속 임의의 점에서 1초당 교란의 수를 주파수(frequency)라고 부른다. 파동(교란)이 운동하는 속도는 파장과 주파수의 곱과 같다.

$$v = f \cdot \lambda \tag{2.46}$$

예제 2.14

공기 중 교란인 음파는 344 m/s 속도로 공기 중을 운동한다. 중앙 '다' 음(Middle C)의 주파수는 264 Hz (1초당 주기)이다. 이 음표의 파장을 계산하시오.

풀이

$$\lambda = \frac{v}{f} = \frac{344\,\frac{\text{m}}{\text{s}}}{264\,\frac{1}{\text{s}}} = 1.3\ \text{m}.$$

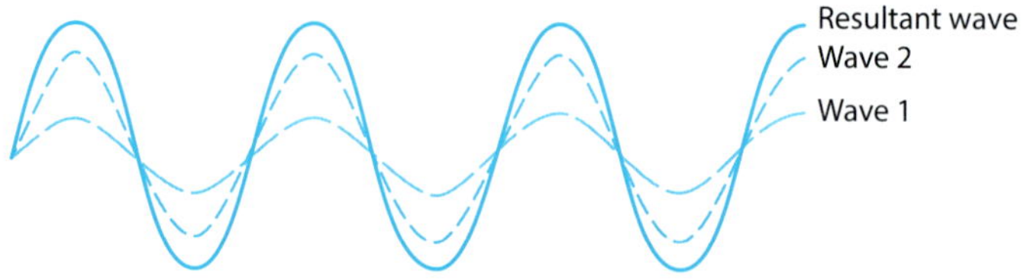

그림 2-11. 주파수와 위상이 같은 두 파동의 중첩.

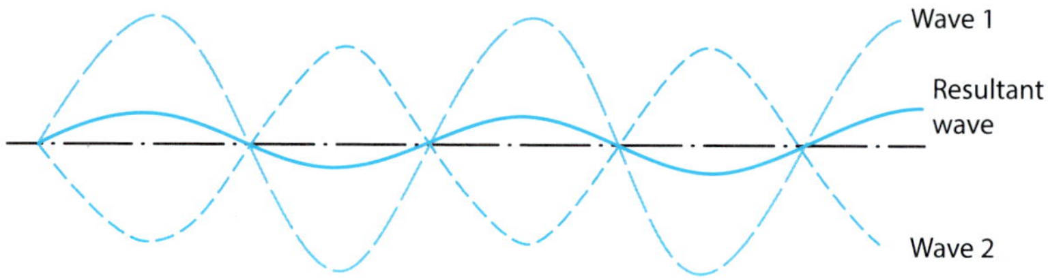

그림 2-12. 주파수는 같지만 진폭이 다르고 위상차가 180°인 두 파동의 중첩.

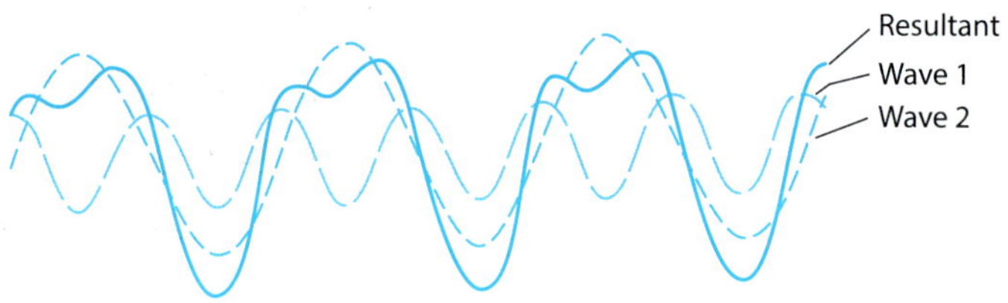

그림 2-13. 두 개의 다른 순수 파동의 대수합으로 형성된 복잡한 파동.

하나 이상의 교란이 동시에 매질을 통과하면, 각 파동이 만나는 곳에서 그 매질의 총 변위는 두 파장의 대수합과 같다. 예를 들어, 두 개의 바위를 연못에 빠트렸을 때, 파동들이 서로를 지나치면서 두 파동의 물마루가 일치한다면, 그 결과로 발생한 물마루는 그림 2-11에서 보는 것처럼 두 개 물마루 높이의 합과 같아지고, 골도 두 개 골 깊이의 합만큼 깊어진다. 반면 두 개의 파동이 완전히 위상이 다르면, 즉 한 파동의 물마루가 다른 파동의 골과 일치한다면, 그림 2-12에서 보는 바와 같이 양과 음의 변위가 서로를 상쇄한다. 그림 2-12에서 파동 1과 파동 2의 진폭이 정확히 같고 주파수도 같다면, 순교란은 없게 될 것이다. 각 파동이 다른 주파수와 다른 진폭을 갖고 있고 오로지 위상이 부분적으로만 다른 더 일반적인 경우에는 그림 2-13과 같이 복잡한 형태의 파동이 형성될 수 있다.

전자기파

1820년, 덴마크 물리학자 크리스천 외르스테드(Christian Oersted)는 나침반이 전류가 흐르는 전선 주변에 놓일 때마다 나침반 바늘이 움직이는 것을 목격하였다. 그는 전기와 자기 사이의 본질적 관계를 발견하고, 전류가 흐르는 전선 주변 공간에 전선과 축이 같은 자속(magnetic flux)이 항상 유도된다는 것을 알았다. 뿐만 아니라 나침반 바늘이 움직이는 방향은 전류 방향에 좌우되며, 따라서 유도 자속이 크기와 방향을 갖고 있다는 것을 발견하였다. 유도 자속 방향은 오른손 법칙(right-hand rule)으로 결정할 수 있다. 마치 오른손으로 전선을 잡듯이, 오른손 손가락으로 전선 주변을 감싸고, 엄지손가락은 관습적으로 전류가 흐르는 방향으로 뻗으면, 굽혀진 손가락들이 유도 자속 방향을 가리킨다. 전류가 흐르는 두 개의 평행한 전선이 가까이 있다면, 이들 전선은 전류가 같은 방향 또는 반대 방향으로 흐르느냐에 따라 서로 잡아당기거나 밀쳐낼 수 있다. 그림 2-14에서 보는 것처럼, 전선의 단위 길이 l 당 인력 또는 척력 $\vec{F}$는 두 전류의 곱에 비례하고 두 전선 간 거리(r)에 반비례한다.

$$\frac{\vec{F}}{l} \propto \frac{i_1 \times i_2}{r} = k_m \cdot \frac{i_1 \times i_2}{r} \tag{2.47}$$

전류가 흐르는 전선이 자유 공간(또는 공기 중)에 있고, i_1과 i_2가 각각 1 A이며 두 전선간 거리 r이 1 m라면, 전선의 단위 길이당 힘은 다음과 같다.

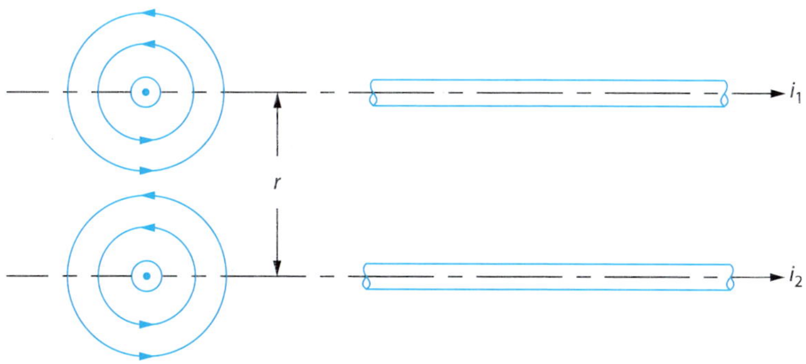

그림 2-14. 전류가 흐르는 두 개의 평행한 전선 사이의 힘. 위 그림의 경우 인력은 전류에 의해 발생한 (단면도의 둥근 선으로 표현된) 자기장에 의한 것이다.

$$\frac{\vec{F}}{l} = 2 \times 10^{-7} \frac{\text{N}}{\text{m}}.$$

따라서 비례상수 k_m은 2×10^{-7} N/A^{2}이다. k_m을 다른 상수 μ_0을 사용하여 정의하는 것이 편리하다.

$$k_m = \frac{\mu_0}{2\pi} = 2 \times 10^{-7} \frac{\text{N}}{\text{A}^2} \tag{2.48a}$$

$$\mu_0 = 4\pi \times 10^{-7} \frac{\text{N}}{\text{A}^2}. \tag{2.48b}$$

μ_0을 자유 공간의 투자율(*permeability*)이라고 부른다. 투자율은 자속이 형성되는 매질의 성질이다. 자유 공간 이외 매질의 투자율을 μ라고 표시한다. 어떤 매질의 비투자율(*relative permeability*) K_m은 다음과 같이 정의된다.

$$K_m = \frac{\mu}{\mu_0}. \tag{2.49}$$

철, 코발트, 니켈, 그리고 가돌리늄은 비투자율이 크다. 즉 $K_m \gg 1$이다. 이들 물질을 강자성(*ferromagnetic*)이라고 부른다. 비투자율이 1보다 작은 은, 구리 그리고 비스무트와 같은 물질을 반자성(*diamagnetic*)이라고 부른다. 모든 생체 물질을 포함한 대부분 물질은 비투자율이 1 또는 그보다 약간 크다. 이들 물질을 상자성(*paramagnetic*)이라고 부른다.

자속의 단위를 웨버(*weber*, Wb)라고 한다.

$$1\,\text{Wb} = 1\,\frac{\text{J}}{\text{A}} \tag{2.50}$$

그리고 자속 세기(magnetic intensity)의 척도인 자속 밀도(flux density) 단위는 크로아티아 태생 미국 전기공학자인 니콜라 테슬라(Nikola Tesla) 이름을 따서 테슬라(*tesla*)라고 부르며, T로 표기한다.

$$1\,\text{T} = 1\,\frac{\text{Wb}}{\text{m}^2}. \tag{2.51}$$

cgs 단위계에서 자속 단위는 맥스웰(*maxwell*), 자속 밀도 단위는 가우스(*gauss*)라고 부른다.

1 T = 10,000 gauss.

joule = newton × meters이므로, μ_0의 단위를 다음과 같이 쓸 수 있다.

$$\mu_0 = 4\pi \times 10^{-7} \frac{\mathrm{J}}{\mathrm{A^2 \cdot m}}.$$

또한 weber × ampere = joule이므로, μ_0을 다음과 같이 표현할 수도 있다.

$$\mu_0 = 4\pi \times 10^{-7} \frac{\mathrm{Wb}}{\mathrm{A \cdot m}}.$$

전류 i가 흐르는 도선에서 거리 r만큼 떨어진 곳에서 자속 밀도 B는 다음과 같이 정해진다.

$$B = \frac{\mu_0}{2\pi} \cdot \frac{i}{r} = \frac{\mathrm{Wb}}{\mathrm{m^2}}. \tag{2.52}$$

예제 2.15

0.25 A의 전류가 흐르는 도선에서 0.1 m 떨어진 지점에서 자속 밀도는 얼마인가?

풀이

수치들을 식 (2.52)에 대입하면 다음을 얻는다.

$$B = \frac{4\pi \times 10^{-7} \dfrac{\mathrm{Wb}}{\mathrm{A \cdot m}}}{2\pi} \cdot \frac{0.25\ \mathrm{A}}{0.1\ \mathrm{m}}$$

$$= 5 \times 10^{-7} \frac{\mathrm{Wb}}{\mathrm{m^2}} = 5 \times 10^{-7}\ \mathrm{T}.$$

이와 비교하여, 적도에서 자속 밀도는 약 3×10^{-5} T이다.

자속이 존재하는 임의의 영역을 자기장이라 부르고, 자기장 세기(또는 자기장 강도)는 자속 밀도와 직접 비례한다. 자속은 크기와 방향을 가지므로, 자기장 세기는 벡터량이다. 스코틀랜드 물리학자인 마이클 패러데이(Michael Faraday)는 1831년 전기를 자기장에서 발생시킬 수 있고 전기와 자기가 관계가 있다는 것을 발견하였다.

1873년, 제임스 클럭 맥스웰(James Clerk Maxwell)은 외르스테드와 패러데이의 실험 결과들 사이의 관계를 설명하는 일반 이론을 발표하였다. 그는 운동하는 전하, 자기장 및 전기장 사이의 정량적 관계를 추론하였고, 운동하는 전하와 자기장 간 상호작용을 정량적으로 설명하는 전자기 이론(electromagnetic theory)을 만들어냈다. 그의 이론은 변하는 전기장은 변하는 자기장과 항상 관련이 있고, 변하는 자기장은 변하는 전기장과 항상 관련이 있다고 말하고 있다. 그는 진동하는 전기회로는 회로를 흐르는 전자들이 연속적으로 가·감속을 겪으면서 전자기파를 만들어 낼 것임을 보여주었다. 이것이 일어나면, 하전 입자 에너지의 일부가 전자기 방사선으로 발산된다. 이 현상은 전자가 진동자와 연결된 안테나를 오르내리며 가속되는 라디오 전송의 바탕이 된다. 따라서 발생된 전자기파는 진동자와 같은 주파수를 가지며, 자유 공간에서 3×10^8 m/s의 속도를 갖는다. 전자기파는 서로 직각이면서, 파동의 진행방향에도 직각인 진동 전기장과 자기장으로 이뤄져 있다(그림 2-15). 전자기파가 운반하는 에너지는 관련 전기장 및 자기장 세기에 종속적이다.

전자기파를 다룰 때, 자기 성분을 자속 밀도 B 대신 자기장 세기 H로 설명하는 것이 더 편리하다. H는 자속 밀도 B의 자기장을 유도하는 자화력(magnetizing force)으로 간주할 수 있다. 자유 공간에서, 자기장 세기 H는 자속 밀도 B와 다음의 관계를 갖고 있다.

$$\vec{H} = \frac{B\,\dfrac{\mathrm{Wb}}{\mathrm{m}^2}}{\mu_0\,\dfrac{\mathrm{Wb}}{\mathrm{A.m}}} = \frac{B}{\mu_0}\frac{\mathrm{A}}{\mathrm{m}}. \tag{2.53}$$

B의 단위는 $\mathrm{Wb/m^2}$이고 μ_0의 단위는 Wb/(A · m)이므로, 자기장 세기 H의 단위는 A/m이다. 공기 이외 다른 매질에서 자속 밀도는 자기장 세기 H와 그 매질의 자기 투자율 μ의 곱과 같다. 자기장 세기에 대한 안전기준은 A/m단위로 기재돼 있다. 따라

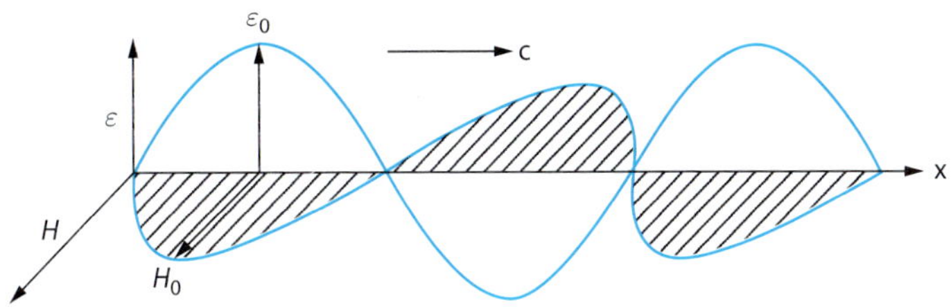

그림 2-15. 전자기파에 대한 개략적 표현. 전기장 세기 ε과 자기장 세기 H는 서로 직각이고, 이 두 개의 장은 파의 진행 방향에 상호 직각이다. 전파 속도는 c이다. 전기장 세기 $\varepsilon = \varepsilon_0 \sin 2\pi/\lambda(x-ct)$, 자기장 세기 $H = H_0 \sin 2\pi/\lambda(x-ct)$이다. 편광 평면은 전기장 벡터를 포함한 평면이다.

서 예제 2.15의 자속밀도 5×10^{-7} T는 자기장 세기 0.4 A/m에 해당한다.

첨두 자기장 및 전기장 세기 H_0와 ε_0 사이의 관계는 전자기파가 전파되는 매질의 자기 투자율 μ와 전기 유전율 E에 의존한다. 이 관계는 다음과 같다.

$$\vec{H}_0 \sqrt{\mu} = \vec{\varepsilon}_0 \sqrt{\epsilon}. \tag{2.54}$$

유전율은 주파수 종속적이며, 일반적으로 주파수가 커질수록 감소한다. 파동이 자유 공간 속을 이동하고 있다면,

$$\vec{H}_0 \sqrt{\mu_0} = \vec{\varepsilon}_0 \sqrt{\epsilon_0}. \tag{2.55}$$

라디오파, 마이크로파(레이더), 적외선, 가시광선, 자외선, 그리고 X선 모두 전자기 방사선이다. 이들 파는 본질적으로 같지만, 파장이 달라지며 연속적인 전자기 스펙트럼을 구성한다.

이 모든 방사선은 (자유 공간으로 간주될 수 있는) 대기 속을 거의 3×10^8 m/s의 속도로 통과한다. 자유 공간에서 모든 전자기파의 속도는 상수이므로, 식 (2.46)을 자유 공간의 전자기파에 적용하면 다음과 같이 된다.

$$c = 3 \times 10^8 \text{ m/s} = f \cdot \lambda. \tag{2.56}$$

자유 공간 내 어떤 전자기파의 주파수나 파장을 특정하는 것은 이 둘 다를 특정하는 것과 마찬가지다. 자유 공간 파장은 60 Hz 전파의 5×10^6 m에서부터 가시광선

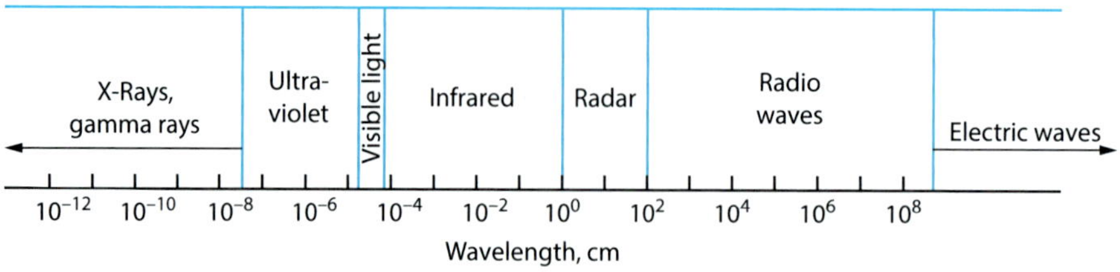

그림 2-16. 전자기 스펙트럼.

(녹색 빛은 약 500 나노미터, 6 × 10^{14} Hz의 주파수를 갖는다)을 거쳐 (파장이 10 나노미터 이하인) 단파장 X 및 감마 방사선까지 걸쳐 있을 수 있다. 스펙트럼 양쪽 끝에 파장의 한계도 없고, 전자기 스펙트럼의 여러 영역 사이에 뚜렷한 구분 선도 없다. 각 영역은 그 다음 영역과 뒤섞여 있고, 그림 2-16에 있는 경계선들은 전자기 스펙트럼 영역의 대략적인 파장 범위를 보여주기 위해 임의로 그어놓은 것이다.

일반적으로, 임의의 매질에서 전자기파 속력은 그 매질의 전기 및 자기적 성질, 즉 유전율과 투자율에 종속적이다. 속력은 다음과 같이 정해진다.

$$v = \sqrt{\frac{1}{\epsilon \mu}}. \tag{2.57}$$

자유 공간에서,

$$\mu = \mu_0 = 4\pi \times 10^{-7}\ \frac{\mathrm{N}}{\mathrm{A}}$$

$$\epsilon = \epsilon_0 = \frac{1}{4\pi \cdot 9 \times 10^9\ \frac{\mathrm{N \cdot m^2}}{\mathrm{C^2}}}.$$

위의 값들을 식 (2.57)에 대입하면 자유 공간에서 전자기파의 속력 c을 알 수 있다.

$$v = c = \left(\frac{4\pi \cdot 9 \times 10^9\ \frac{\mathrm{N \cdot m^2}}{\mathrm{C^2}}}{4\pi \times 10^{-7}\ \frac{\mathrm{N}}{\mathrm{A^2}}} \right)^{1/2} = 3 \times 10^8\ \frac{\mathrm{m}}{\mathrm{s}}.$$

전자기파는 어떤 매질에서 자유 공간에서보다 더 늦게 이동을 한다. 전자기파의 주파수는 전자기파가 운동하는 매질과 무관하다. 그러나 파장이 감소하기 때문에, 다음 관계[식 (2.46)]가 유지된다.

$$v = f\lambda$$

어떤 매질에서의 파장은 다음과 같이 주어진다.

$$\lambda = \lambda_0 \sqrt{\frac{1}{K_e K_m}}, \tag{2.58}$$

여기서 λ_0는 자유–공간 파장이고, K_e와 K_m은 각각 그 매질의 비유전율(유전율 계수)과 비투자율이다. 대부분의 생체 물질과 절연체에 대한 비투자율은 ≈ 1이기 때문에, 대부분의 생체에 대해 식 (2.58)을 다음과 같이 근사할 수 있다.

$$\lambda = \lambda_0 \sqrt{\frac{1}{K_e}}. \tag{2.59}$$

그 매질이 손실 절연체(*lossy dielectric*; 손실 절연체는 전자기장으로부터 에너지를 흡수하는 절연체다. 모든 생물학적 매질은 손실 절연체다)라면, 그 매질에서 전자기파의 파장은 다음과 같이 정해진다.

$$\lambda = \frac{\lambda_0}{\sqrt{k_e}} \left[\frac{1}{2} + \frac{1}{2}\sqrt{1 + \left(\frac{\sigma}{\omega\epsilon}\right)^2} \right]^{-1/2} \tag{2.60}$$

또는, 손실 탄젠트(*loss tangent*)로 표현하면,

$$\lambda = \frac{\lambda_0}{\sqrt{k_e}} \left[\frac{1}{2} + \frac{1}{2}\sqrt{1 + \tan^2\delta} \right]^{-1/2}, \tag{2.61}$$

여기서

λ_0 = 자유 공간 파장,

K_e = 유전 계수(dielectric coefficient),

σ = 전도도, 옴-미터의 역수 또는 미터당 지멘스(siemens),

$\omega = 2\pi \times$ 주파수,

$\epsilon = K_e \epsilon_0$, 그리고

$$\tan^2\delta = \left(\frac{\sigma}{\omega\epsilon}\right)^2 = \text{손실 탄젠트} \tag{2.62}$$

예제 2.16

100 MHz에서 뇌 조직에 대한 유전 계수 K_e = 82, 그리고 비저항(resistivity) ρ = 1.88이다. 뇌에서 이 방사선의 파장은 얼마인가?

풀이

$$\lambda_0 = \frac{c}{f} = \frac{3\times10^8 \text{ m/s}}{100\times10^6 \frac{1}{\text{s}}} = 3 \text{ m}.$$

$$\tan^2\delta = \left(\frac{\sigma}{\omega\epsilon}\right)^2 = \left(\frac{\sigma}{\omega K_e \epsilon_0}\right)^2$$

$$= \left(\frac{\left(\frac{1}{1.88}\right)}{2\pi\cdot\left(100\times10^6\right)\cdot 82\cdot\frac{1}{4\pi\cdot 9\times10^9}}\right)^2 = 1.36.$$

$$\lambda = \frac{\lambda_0}{\sqrt{K_e}}\left(\frac{1}{2}+\frac{1}{2}\sqrt{1+\tan^2\delta}\right)^{-1/2}$$

$$\lambda = \frac{3}{\sqrt{82}}\left(\frac{1}{2}+\frac{1}{2}\sqrt{2.36}\right)^{-1/2} = 0.3 \text{ m}.$$

손실 탄젠트는 전자기파가 통과하는 매질에 의한 에너지 흡수를 나타내는 척도이다. 매질에 의한 에너지 흡수는 손실 탄젠트에 직접 비례한다. 손실 탄젠트는 다음과 같이 정의된다.

$$\text{손실 탄젠트} = \frac{\text{전도 전류(conduction current)}}{\text{변위 전류(displacement current)}} \tag{2.63}$$

전도 전류는 회로 내 전위차를 가로지르는 전자의 흐름으로 구성된 통상적인 전류다. 어떠한 유전체도 완전한 절연체가 아니므로, 전위차의 영향을 받는 절연체 속을 약간의 전도 전류가 흐를 것이다. 변위 전류는 맥스웰이 제안한 것으로, 완전한 절연체일지라도 변하는 전압의 영향에 의해 절연체 속을 명백하게 흐르는 전류를 설명하기 위한 개념이다.

(유전체가 완벽한 절연체인) 축전기, 저항기, 스위치, 그리고 전지가 직렬로 연결된 그림 2-17과 같은 회로를 생각하자. 스위치를 열면, 축전기 판 a는 저항기를 통해 연결되어 있는 전지의 양극과 전위가 같다. 스위치를 닫으면, 축전기 판 b와 전지의 음극이 연결되면서 판들 사이의 전위에 의해 축전기 충전이 시작된다. 이 회로의 유전체가 완벽한 절연체라면, 어떠한 전류도 유전체 속을 흐를 수 없다. 그러나 축전기 판들을 전극에 연결하면 음극판에 전자가 쌓이게 되고, 양극판으로부터 전자가 빠져나가게 된다. 즉, 전하가 더 이상 흐르지 않는 평형상태에 도달할 때까지, 전자는 음극에 연결된 판 쪽으로, 그리고 다른 판에서 양극으로 흐른다. 따라서 축전기가 충전되는 동안, 회로는 마치 전류가 회로의 모든 부분을 통과해 흐르는 것처럼 거동한다. 유전체를 통과하는 이 명백한 전류를 변위 전류라고 부른다. 실제로 유전체 중 어떠한 것도 완전한 절연체가 아니므로, 변위 전류 이외에 유전체를 통과하는 전도 전류가 있다. 더욱이, 전도 전류는 저항열(Joule heating)에 의한 에너지 손실이 항상 수반되기 때문에, 유전체를 전기장에 놓아두면 얼마간의 에너지 손실이 항상 일어난다.

축전기가 충전되는 동안, 회로 내 변위 전류는 다음과 같이 주어진다.

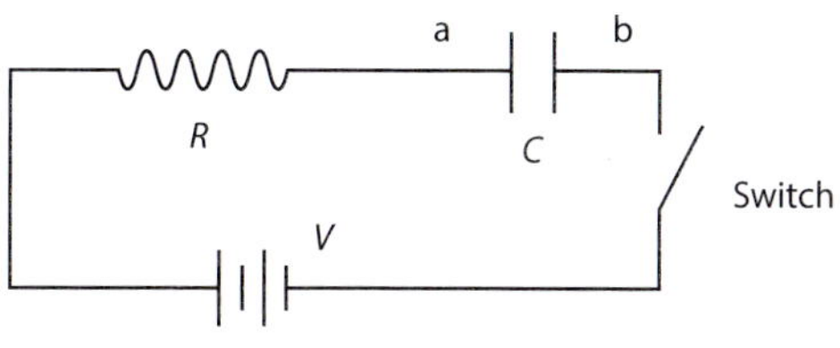

그림 2-17. 전압원 V와 콘덴서 C 그리고 저항 R이 직렬로 연결된 회로.

$$i = \frac{V}{R} e^{-t/RC} \tag{2.64}$$

그리고 축전기에 걸린 전압은 다음과 같이 정해진다.

$$V_C = V\left(1 - e^{-t/RC}\right), \tag{2.65}$$

여기서 t = 스위치를 닫은 후 시간(초), R = 저항(옴), C = 콘덴서(패럿), V_C = 축전기에 걸린 전압, 그리고 V =전지의 전압.

두 변수의 곱 RC는 그 회로의 시정수(time constant)라고 부르고, 스위치를 닫은 후 전류가 초기 전류의 $1/e$, 즉 37%까지 감소하고, 전압이 최종 전압의 $V_0(1 - 1/e)$, 즉 63%까지 증가하는 데 걸리는 시간을 의미한다. 일련의 저항기를 가진 회로에 있는 충전된 축전기는 축전기 전압이 V_i인 전지와 같다고 볼 수 있다. 이러한 회로를 닫을 때, 축전기는 저항기를 통해 방전을 하고, 축전기 전압 V_C는 다음 식에 따라 줄어든다.

$$V_C = V_i e^{-t/RC}, \tag{2.66}$$

그리고 축전기 각 판의 전하량은 다음과 같이 주어진다.

$$Q = CV_C. \tag{2.67}$$

임피던스

전자가 도선을 흐르면서 회로 속 전류가 전송되는 동안, 진공(자유공간)을 포함한 다양한 매질에서 형성된 전자기장 내 교란으로서 전자기파가 전송된다. 전자기장의 전기 및 자기적 성분은 전기 회로 전압 및 전류와 유사하다고 볼 수 있다. 교류의 임피던스 $\bar{Z}$ 는 옴의 법칙(Ohm's law)에 의해 다음과 같이 주어진다.

$$\bar{Z} = \frac{V}{i}, \tag{2.68}$$

여기서 i는 전압 V에 의한 전류 흐름이다. 유추를 통해, 전자기파가 전파되는 매질의 임피던스는 다음 식으로 주어진다.

$$\vec{Z} = \frac{\vec{\varepsilon}_0}{\vec{H}_0}, \tag{2.69}$$

여기서 $\vec{\varepsilon}_0$와 $\vec{H}_0$는 각각 전기장 및 자기장 세기이다. 식 (2.54)에 의해 주어진 관계를 이용하면,

$$\vec{H}_0\sqrt{\mu} = \vec{\varepsilon}_0\sqrt{\epsilon},$$

식 (2.69)를 다음과 같이 다시 쓸 수 있다.

$$\vec{Z} = \sqrt{\frac{\mu}{\epsilon}}. \tag{2.70}$$

자유 공간에서,

$$\mu = \mu_0 = 4\pi \times 10^{-7}\,\frac{\mathrm{N}}{\mathrm{A}^2}$$
$$\epsilon = \epsilon_0 = \frac{1}{4\pi \times 9 \times 10^9\,\dfrac{\mathrm{N \cdot m^2}}{\mathrm{C}^2}}.$$

이들 값을 식 (2.70)에 사용하면, 다음을 얻는다.

$$\vec{Z} = \left[\frac{4\pi \times 10^{-7}\,\dfrac{\mathrm{N}}{\mathrm{A}^2}}{\left(\dfrac{1}{4\pi \cdot 9 \times 10^9\,\dfrac{\mathrm{N \cdot m^2}}{\mathrm{C}^2}}\right)}\right]^{1/2} = 377\,\Omega,$$

이것이 자유 공간의 임피던스이다.

전기 회로에서, 임피던스가 Z 옴이고, 그 임피던스에 걸친 전압 강하가 V 볼트이며 전류가 i 암페어인 부하에서 방산되는 출력은 다음과 같이 주어진다.

$$P = \frac{V^2}{\bar{Z}} = i^2 \bar{Z}. \tag{2.71}$$

평균 출력 밀도 $P \frac{\text{W}}{\text{m}^2}$ 와 유효 전기장 세기 $\bar{\varepsilon} \frac{\text{V}}{\text{m}}$인 전자기장에서 유사한 양 사이의 관계는 다음과 같다.

$$\vec{P} = \frac{\left(\frac{1}{\sqrt{2}}\right)^2}{377} = 1.33 \times 10^{-3} \frac{\text{W}}{\text{m}^2} = 1.33 \times 10^{-4} \frac{\text{mW}}{\text{cm}^2},$$

여기서 $\bar{\varepsilon}_0$ 는 사인함수에 따라 변하는 전기장 세기의 최댓값이고, $\bar{\varepsilon}_0/\sqrt{2}$ 는 전기장 세기의 유효 또는 실효값(root-mean-square, rms)이다. Z = 377 옴인 자유 공간에서, $\bar{\varepsilon}_0 = 1 \frac{\text{V}}{\text{m}}$ 에 해당하는 유효 출력 밀도는

$$\vec{P} = \frac{\left(\frac{1}{\sqrt{2}}\right)^2}{377} = 1.33 \times 10^{-3} \frac{\text{W}}{\text{m}^2} = 1.33 \times 10^{-4} \frac{\text{mW}}{\text{cm}^2}.$$

전자기파 에너지는 그림 2-15에서와 같이 전기장 및 자기장 벡터에 상호 수직 방향으로 운반된다. 진행 방향에 수직인 단위 면적을 통과하는 전자기파의 순간 에너지 유량은 벡터곱으로 주어진다.

$$\vec{P} = \vec{\varepsilon} \times \vec{H}. \tag{2.72}$$

에너지 흐름을 나타내는 벡터 $\vec{P}$ 을 포인팅 벡터(*Poynting vector*)라고 부른다. $\vec{\varepsilon}$ 과 $\vec{H}$ 의 순간값은 0부터 최댓값까지 사인함수적으로 변하므로, 그들 실효값은 $\varepsilon_0/\sqrt{2}$ 와 $\vec{H}_0/\sqrt{2}$.이다. 자기 벡터와 전기 벡터는 항상 서로 90°이므로, 식 (2.71)을 다음과 같이 쓸 수 있다.

$$\vec{P} = \frac{\vec{\varepsilon}_0}{\sqrt{2}} \cdot \frac{\vec{H}_0}{\sqrt{2}} = \frac{1}{2} \vec{\varepsilon}_0 \vec{H}_0. \tag{2.73}$$

예제 2.17

평면 전자기파의 전기장 세기 $\vec{\varepsilon}_0$는 $1\,\frac{\mathrm{V}}{\mathrm{m}}$이다. 파동 진행 방향에 수직인 평균 출력밀도는 얼마인가?

풀이

식 (2.73)으로부터, 평균 출력밀도는

$$\vec{P} = \frac{1}{2}\vec{\varepsilon}_0 \vec{H}_0,$$

그리고 식 (2.56)으로부터 H_0는 다음과 같다는 것을 알 수 있다.

$$\vec{H}_0 = \vec{\varepsilon}_0 \sqrt{\frac{\varepsilon_0}{\mu_0}}.$$

H_0에 대한 위 식을 식 (2.73)에 대입하고, E_0와 μ_0에 대한 값을 대입하면, 다음을 얻는다.

$$\begin{aligned}\vec{P} &= \frac{1}{2}\left(1\,\frac{\mathrm{V}}{\mathrm{m}}\right)\left(1\,\frac{\mathrm{V}}{\mathrm{m}^2}\right)\sqrt{\frac{\left(\dfrac{1}{4\pi\cdot 9\times 10^{9}\,\dfrac{\mathrm{N\cdot m^2}}{\mathrm{C^2}}}\right)}{4\pi\times 10^{-7}\,\frac{\mathrm{N}}{\mathrm{A^2}}}}\\ &= 1.33\times 10^{-3}\,\frac{\mathrm{W}}{\mathrm{m}^2}\\ &= 1.33\times 10^{-4}\,\frac{\mathrm{mW}}{\mathrm{cm}^2}.\end{aligned}$$

보건물리 목적상, 전자기 스펙트럼은 두 개의 주요 부분으로 구분할 수 있다. 전리 방사선(*ionizing radiation*)이라 부르는 한 부분은 최단 파장부터 수 나노미터까지이다. 이 파장을 가진 전자기 방사선으로는 X선과 감마선이 있다.(X선과 감마선은 완전히 같은 방사선이다. 이 두 방사선은 오로지 발생원만 다르다. 생성된 이후에는 이 두 개의 방사선을 구분할 수 없다.) 전리 방사선 파장보다 긴 파장을 가진 전자기 방사선을 비전리 방사선(*nonionizing radiation*)이라고 부른다. 이 영역에서, 보건물리학자는 주로 자외선, 가시광선과 적외선을 포함한 레이저 광선과 약 3 MHz에서 300 GHz까지 고주파수 대역에 관심을 갖는다. 자외선은 이온을 생성시킬 수 있지만, 방사선 안전 측면에서 비전리 방사선으로 간주한다.

양자론

빛과 기타 전자기 방사선을 전자기장 내에서 연속적인 주기적 교란 또는 "파동열(wave train)"로 표현하는 것은 다수의 물리적 현상을 설명하는 데 사용할 수 있고 전자기 에너지 송 · 수신 장치 설계의 기초로서 도움이 되는 만족스런 모델이다. 이 파동이론, 즉 고전 이론에 따르면, 파동에 의해 전송되는 에너지 양은 파동 진폭의 제곱에 비례한다. 그 유용성에도 불구하고, 이 모델은 현대 물리학 분야의 어떤 현상들을 예측하지 못한다. 따라서 파동 이론으로는 설명하기 어려운 현상을 설명할 수 있는 모델, 즉 전자기 방사선에 대한 새로운 모델이 상정되었다. 새로운 이론을 세운다는 것이 기존 이론의 포기를 의미하는 것은 아니다. 모델이나 이론은 관측된 현상을 설명하고 어떤 행위의 결과를 예측할 수 있는 한 유용하다. 철학적으로, 대부분의 과학자들은 "논리적 실증주의(logical positivism)"로 알려진 학설을 지지한다. 이 철학에 따르면, 절대적 진리를 발견하거나 입증할 수 있는 방법은 없다. 과학은 절대적 진리나 사실에 관심을 두지 않고, 가능한 많은 실험 결과들을 가장 단순하고 통합적으로 묘사하는데 관심을 둔다. 따라서 각각의 이론이 다른 이론은 설명할 수 없는 실험적 관찰 사실들을 설명할 수 있다면, 전자기 방사선 성질(또는 물질, 에너지, 전기의 성질 등)에 대한 몇 가지 다른 이론을 전적으로 수용할 수 있다는 결론에 도달한다.

고전 파동이론으로는 가열된 물체에서 방출되는 복사선, 광전 효과 그리고 콤프턴 산란 같은 전자기 방사선에 대한 실험적 관찰을 설명할 수 없다. 이 때문에 양자 이론(*quantum theory*)이라 불리는 전자기 방사선에 대한 현대 이론이 개발되었다. 이 이론에 따르면, 전자기 방사선은 공간에서 3×10^8 m/s로 운동하는 에너지의 불연속적 "미립자(corpuscles)" 또는 "소립자(particles)"로 구성되어 있다. 각 입자, 즉 "양자(quantum)"는 그 이름처럼 불연속적인 양의 전자기 에너지를 갖는다. 양자를 파동으로 간주할 때, 양자 하나의 에너지 함량은 주파수에 비례하고, 다음 관계식으로 주어진다.

$$E = hf. \tag{2.74}$$

기호 h는 플랑크 상수(*Planck's constant*)이며 SI 단위계에서 그 크기가 6.6×10^{-34} J · s인 자연계 기본 상수이다. 따라서 식 (2.72)에서 에너지 E는 주울 단위이고 주파수는 헤르츠(hertz) 단위이다.

식 (2.56)으로부터 구한 f 값을 식 (2.72)에 대입하면, 다음을 얻는다.

$$E = h\frac{c}{\lambda}. \tag{2.75}$$

전자기 에너지의 양자를 광자(*photon*)라고도 부른다. 식 (2.74)와 (2.75)는 에너지, 주파수 또는 파장이 주어졌을 때, 광자를 완전하게 묘사할 수 있음을 보여준다.

예제 2.18

(a) 펜실베이니아, 피츠버그의 KDKA 라디오방송국은 반송주파수 1020 Hz로 방송을 한다.

(1) 이 반송주파수의 파장은 얼마인가?

풀이

$$\lambda f = c$$

$$\lambda = \frac{c}{f} = \frac{3 \times 10^8 \dfrac{\mathrm{m}}{\mathrm{s}}}{\left(1.02 \times 10^3\ \mathrm{kHz}\right) \cdot 10^3 \dfrac{\mathrm{Hz}}{\mathrm{kHz}}} = 294\ \mathrm{m}.$$

(2) KDKA 광자의 에너지는 주울 및 전자볼트 단위로 얼마인가?

풀이

$$\begin{aligned} E &= hf \\ &= \left(6.626 \times 10^{-34}\ \mathrm{J \cdot s}\right) \cdot 1.02 \times 10^6 \frac{1}{\mathrm{s}} \\ &= 6.8 \times 10^{-28}\ \mathrm{J} \end{aligned}$$

그리고,

$$E = \frac{6.8 \times 10^{-28}\,\mathrm{J}}{1.6 \times 10^{-19}\,\dfrac{\mathrm{J}}{\mathrm{eV}}} = 4.2 \times 10^{-9}\,\mathrm{eV}$$

(b) 파장이 1 × 10^{-10} m인 X선 광자의 에너지는 전자볼트 단위로 얼마인가?

풀이

$$E = h\frac{c}{\lambda}$$
$$= 6.626 \times 10^{-34}\ \mathrm{J \cdot s} \cdot \left(\frac{3 \times 10^{8}\,\dfrac{\mathrm{m}}{\mathrm{s}}}{10^{-10}\,\mathrm{m}}\right) \cdot \frac{6.24 \times 10^{18}\ \mathrm{eV}}{\mathrm{J}}$$
$$= 1.24 \times 10^{4}\,\mathrm{eV}$$

X선과 감마선 파장은 10^{-10} m 이하로 매우 짧다. 이 때문에, 인수 10^{-10}을 반복해 쓰는 것을 피하기 위해, X선 작업 및 보건물리 분야에서는 옹스트롬 단위(*angstrom unit*)라고 하는 또 다른 길이 단위를 자주 사용한다. Å라 표기하는 옹스트롬 단위는 1 × 10^{-10} m 또는 1 × 10^{-8} cm와 같다. 자주 사용하는 또 다른 길이 단위는 나노미터(nanometer, nm)이다. 1 nm은 1 × 10^{-9} m, 즉 10 Å이다.

전자기 방사선 파동이론이 어떤 관측된 물리적 현상을 설명하는 데 부적절하기 때문에, 파동 모델 일부를 전자기 방사선 양자모델에 포함시켜야 한다는 것이 이상하게 보일 수 있다. 그러나 이러한 이중성(dualism)은 원자 및 핵물리학 설명에 내재되어 있는 듯하다. 질량과 에너지 – 전자기 방사선의 경우, 입자와 파동 – 그리고 아래에서 보게 될 아원자 입자의 경우, 파동과 입자 모두가 사실상 이중성의 일부이다. 이런 이중성의 한 측면을 적절한 실험을 통해 실험실에서 입증할 수 있다. 입자를 확인하기 위한 실험을 설계하면, 입자를 발견할 것이다. 반면 동일한 선원에서 방출된 방사선을 파동으로 확인하기 위한 실험을 설계하면, 그 실험 결과는 이전에는 사실

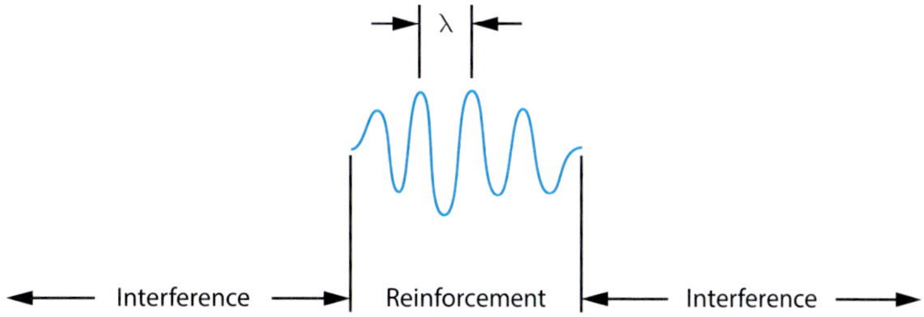

그림 2-18. 광자라 부르는 전자기 에너지의 양자, 즉 파속을 생성하는 전자기파들의 가능한 결합. 광자의 에너지 함량은 $E = hc/\lambda$ 이다.

상 입자로 확인된 동일한 방사선이 지금은 파동임을 보여줄 것이다.

광자의 경우, 전자기 방사선에 대한 고전적 표현과 어느 정도 일치하는가를 간단한 사고 실험을 통해 입증할 수 있다. 주파수와 진폭이 다른 수많은 파동이 있을 때, 파속(wave packet), 즉, 양자는 매우 제한된 영역에서 파동들이 강화되고 그 강화 영역 앞뒤로는 완전한 간섭이 일어나면서 발생한다고 생각할 수 있다. 그림 2-18은 이러한 현상을 그림으로 표현해 놓은 것이다.

그림 2-18의 광자 모델은 파동 성질과 입자 성질을 결합한 것이다. 뿐만 아니라, 이 모델은 광자를 운동하는 입자로 간주할 수 있고, 입자 생성을 위해 결합되는 파동들에 의해 그 입자의 경로가 인도된다는 것을 암시하고 있다. 광자의 "운동량"은 광자 에너지와 운동하는 입자의 상대론적 에너지를 같다고 놓아 구할 수 있다.

$$E = hf = mc^2, \tag{2.76a}$$

따라서

$$m = \frac{hf}{c^2}. \tag{2.76b}$$

광자 운동량 p는 다음과 같다.

$$p = mc = \frac{hf}{c}. \tag{2.77}$$

식 (2.56)에서 구한 f 값을 식 (2.77)에 대입하면, 다음을 얻는다.

$$p = \frac{h}{\lambda}, \tag{2.78}$$

그리고 운동량을 이용해 광자의 에너지를 표현하면 다음과 같다.

$$E = pc \tag{2.79}$$

물질파

1924년 프랑스 물리학자 루이 드브로이(Louis de Broglie)는 모든 운동하는 입자는 파동 성질과 관련이 있다고 제안하였다. 드브로이에 의하면, 이 파동의 길이는 운동하는 입자 운동량에 반비례하고, 비례상수는 플랑크 상수 h이었다. 이 물질파의 길이는 식 (2.75b)로 정해진다. 운동량 p는 mv와 같으므로, 식 (2.75b)는 다음과 같이 쓸 수 있다.

$$\lambda = \frac{h}{m\bar{v}}. \tag{2.80}$$

여기에서도, 광자의 경우처럼, 동일한 방정식에 입자 특성인 성질과 파동 특성인 성질이 같이 있다. 식 (2.77)에서 운동하는 입자 질량 m은 입자를 의미하며, 운동하는 입자와 연관된 "물질파" 파장 λ는 분명히 파동 개념이다.

운동하는 입자가 파동 성질을 갖는다는 사실은 전자현미경의 기초이다. 광파의 빔이나 드브로이 물질파의 빔을 이용하는 모든 현미경의 분해능(가까이 있는 두 점을 구분할 수 있는 능력 또는 매우 작은 물체의 모서리를 뚜렷하게 그리고 분명하게 볼 수 있는 능력)은 탐침 빔 파장의 역함수이다. 짧은 파장이 더 긴 파장보다 분해능이 좋다. 파란색이 가시광선 스펙트럼의 단파장 영역 끝부분에 있기 때문에 광학 현미경은 통상적으로 파란 빛으로 비춘다. 최적 조건에서, 파장이 약 4000 Å인 파란 빛을 사용하는 광학 현미경의 분해능 한계는 100 nm 정도다. 고속 전자는 파란 빛보다 파장이 매우 짧기 때문에, 가시광선 대신 전자빔을 이용하는 전자현미경은 최상의 광학 현미경보다 분해능이 훨씬 더 좋다. 배율은 분해능에 의해 제한되기 때문에, 분해능이 향상된 전자현미경은 광학현미경 보다 훨씬 더 큰 배율을 얻을 수 있다.

예제 2.19

전위차 100,000 V로 가속된 전자의 드브로이 파장은 얼마인가?

풀이

식 (2.20b)에 따라, $v = \beta c$ 로 운동하는 입자의 운동에너지는 다음과 같다.

$$E_k = m_0 c^2 \left(\frac{1}{\sqrt{1-\beta^2}} - 1 \right),$$

이로부터, 다음 식을 얻는다.

$$\frac{m_0 c^2}{E_k + m_0 c^2} = \sqrt{1-\beta^2}. \tag{2.81}$$

예제 2.7에서, 전자에 대한 m_0c^2은 5.1 × 10^5 eV이다. 따라서 적절한 값들을 식 (2.78)에 대입하면 다음을 얻는다.

$$\frac{5.1\times10^5\,\text{eV}}{1\times10^5\,\text{eV} + 5.1\times10^5\,\text{eV}} = \sqrt{1-\beta^2}$$

$$0.836 = \sqrt{1-\beta^2}$$

$$(0.836)^2 = 1-\beta^2$$

$$\beta = 0.55$$

전자의 운동량은 식 (2.14)와 식 (2.17)을 이용해 구할 수 있다.

$$\gamma = \frac{1}{\sqrt{1-\beta^2}} = \frac{1}{0.836} = 1.196,$$

$$\vec{v} = \beta c = 0.55 \cdot 3\times10^8 \,\frac{\text{m}}{\text{s}} = 1.65\times10^8 \,\frac{\text{m}}{\text{s}},$$

$$\vec{p} = \gamma m \vec{v} = 1.196\left(9.11\times10^{-31}\,\text{kg}\right)1.65\times10^8 \,\frac{\text{m}}{\text{s}} = 1.8\times10^{-22}\,\frac{\text{kg}\cdot\text{m}}{\text{s}},$$

따라서, 드브로이 파장은 다음과 같다.

$$\lambda = \frac{h}{\bar{p}} = \frac{6.626 \times 10^{-34}\ \mathrm{J \cdot s}}{1.8 \times 10^{-22}\ \dfrac{\mathrm{kg \cdot m}}{\mathrm{s}}}$$
$$= 3.7 \times 10^{-12}\,\mathrm{m} = 0.037\,\text{Å}.$$

우리의 경험, 감각 그리고 직관에 의해 그 존재를 확인할 수 있는 물질의 입자까지 포함하도록 확장을 하면, 파동–입자의 이중성은 유난히 추상적으로 보일 수 있다. 처음에는 입자의 파동 성질은, 그 유일한 목적이 이론적 해석이 어려운 실험 현상을 정량적으로 기술하려는 순수한 수학적 상상의 산물처럼 보일 수 있다. 오히려 이런 점에서, 파동–입자의 이중성은 유용하다. 물질파에 대한 물리적 해석이 가능하다. 파동 이론에 따르면, 파동의 세기는 파동 진폭의 제곱에 비례한다.

1926년, 막스 보른(Max Born)은 이 개념을 물질의 파동 성질에 적용하였다. 전자빔의 경우, 전자 파동 진폭의 제곱은 전자빔의 세기, 즉 빔의 방향에 수직인 평면으로 cm^2 당, 1초당 입사하는 전자 수에 비례한다고 가정하였다. 이 빔이 그림 2–19의 경우에서처럼 결정과 부딪히면, 굴절된 전자 파동은 서로 보강 또는 간섭을 하여 간섭 패턴을 만들어낸다. 파동은 어떤 지점에서는 가장 강하게 보강을 하고 어떤 지점에서는 위상이 완전히 달라 서로 상쇄되어 없어진다. 보강이 일어나면, 최대 밀도의 전자가 관측되고, 간섭이 일어나면 전자 밀도가 감소한다. 간섭 패턴의 정확한 분포는 산란체 결정 구조에 의해 결정이 되고, 따라서 산란체 고유 특성이 된다.

벨 전화연구소의 두 실험자 데이비슨과 저머가 전자빔이 파동과 같이 거동한다는 것을 밝힌 1927년, 자연의 이중성이 더욱 입증되었다(그림 2–19). 그들이 니켈 결정에 운동에너지가 54 eV인 약한 빔을 조사했을 때, 예상처럼 전자가 등방성으로 반사되지 않고 어떤 방향으로만 반사되는 것을 발견하였다. 50°와 0°(바로 후방 산란되는 경우)에서만 산란 전자가 관측되었다. 이러한 거동은 쏘아대는 전자를 입자라고 간주하면 설명할 수 없는 것이었다. 그러나 전자를 파동으로 가정함으로써, 산란된 전자의 관측된 분포를 쉽게 설명할 수 있었다. 전자가 관측된, 즉 전자 파동이 서로 보강된 각도를 제외한 모든 나머지 각도에서 전자 파동이 파멸적 간섭을 겪었다는 것이

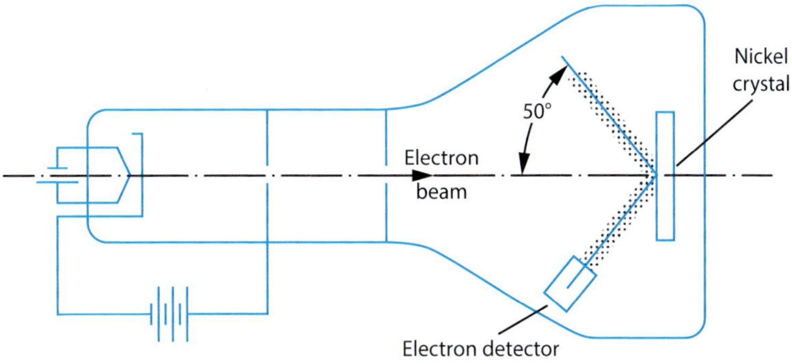

그림 2-19. 전자의 파동 성질을 보여주는 데이비슨과 저먼의 실험.

그들의 설명이었다. 이와 동시에 애버딘 대학에서 근무했던 영국 물리학자 G. P. 톰슨(1906년 노벨물리학상 수상자인 J. J. 톰슨의 아들)은 고에너지 전자빔이 얇은 금속 포일에 의해 회절될 수 있다는 것을 발견하고, 이를 통해 전자의 파동성을 입증하였다. 파동-입자의 이중성을 입증한 그들의 업적을 기려, 1937년 데이비슨, 저머와 톰슨은 노벨상을 수상하였다. 그보다 앞선 1927년, A. H. 콤프턴은 전자기파의 입자 성질을 입증하여 노벨상을 수상하였다. 이들 실험은 물리화학자들이 미지의 물질을 규명하기 위해 사용하는 전자 회절방법 개발로 이어졌다.

전자빔에 대해, 이러한 파동과 입자 성질 사이의 관계는 타당한 듯 보인다. 그러나 전자가 하나인 경우, 전자 파동을 달리 해석해야 한다. 그림 2-19에 있는 결정을 전자빔으로 조사하는 대신, 그 결정에 대고 전자를 한 번에 하나씩 쏘아, 산란된 전자 각각을 관측한다면, 전자 하나가 전자빔과 똑같은 각도로 산란되는 것을 확인할 것이다. 그러나 어떤 특정 전자의 정확한 위치는 전자 검출기로 볼 때까지 알 수 없다. 전자빔의 전자수와 같은 전자를 하나씩 쏘고 산란 전자의 위치를 그림으로 그려보면, 전자빔의 경우와 정확하게 같은 간섭 패턴을 관측할 수 있을 것이다. 이 실험은 단일 전자의 거동을 정확하게 예측할 수는 없지만, 일군의 전자 거동은 예측할 수 있다는 것을 보여준다. 이것으로부터, 단일 전자의 산란은 확률적 사건이고, 전자 세기 대 위치를 그린 곡선 위에 있는 임의의 점에서 진폭의 제곱은 단일 전자가 산란되어 그 지점을 지나칠 확률이라고 추론하였다.

불확정성 원리

물질의 파동 성질에 대한 보른의 확률적 해석이 갖는 함축적 의미는 정말 혁신적인 것이었다. 고전 물리에 따르면, 입자에 대한 위치, 질량, 속도, 그리고 모든 외부의 힘을 알면, 원론적으로 입자의 모든 미래 거동을 정확하게 예측할 수 있었다. 그러나 파동 역학 모델에 따르면, 정확한 예측은 가능하지 않으며, 확률이 확신을 대체한다. 1927년, 베르너 하이젠베르크(Werner Heisenberg)는 이 생각들을 더욱 발전시켜, 임의의 시점에 운동하는 한 입자의 정확한 위치와 운동량 둘 다를 아는 것은 원칙적으로 불가능하다는 불확정성 원리(uncertainty principle)를 주장하였다. 이 두 개의 양 중 하나는 원하는 수준의 정확성까지 결정할 수 있다. 그러나 하나의 정밀도가 커질수록 나머지 것의 정확성은 줄어든다. 하이젠베르크는 두 불확정성의 곱은 플랑크 상수 h에 비례하고 다음과 같은 관계가 있다는 것을 보여주었다.

$$\Delta x \times \Delta \bar{p} \geq \frac{h}{2\pi}. \tag{2.82}$$

하이젠베르크가 표현한 불확정성은 불완전한 측정도구나 기법 또는 실험적 오류 때문에 발생하는 것이 아님을 알아야 한다. 이는 자연의 근본적 한계로서, 모든 측정은 측정되는 물체를 교란시킨다는 사실에 기인한다. 따라서 어떤 것에 대한 정확한 지식은 결코 얻을 수 없다. 많은 경우에서, 이러한 고유의 불확정성을 직관적으로 이해할 수 있다. 예를 들어 학생들이 시험을 볼 때, 그들이 긴장이나 다른 정신적 스트레스를 겪어 시험 결과의 정확성에 의구심을 가질 수 있다는 것은 주지의 사실이다. 어떤 경우, 시험관은 시험에 대한 심리적 스트레스가 시험결과에 영향을 미치지 않았다고 절대적으로 확신할 수 없다. 식 (2.82)로 표현한 불확정성은 우리가 입자를 주시하여 위치를 찾고자 하는 예제를 통해 설명할 수 있다. 어떤 입자를 본다는 것은 빛이 입자에 반사되어 눈에 들어온다는 것을 의미한다. 빛의 광자가 그 입자를 때리고 눈 쪽으로 반사될 때, 일부 에너지가 광자에서 입자로 전달되고, 이를 통해 입자의 위치와 운동량이 변한다. 반사된 광자는 관측자에게 입자가 현재 어디 있는가가 아니라 이전에 어디에 있었는지를 알려준다.

요약

보건물리의 과학적 기초는 방사선장으로부터 생물학적 시스템이나 비생체 매질로의 에너지 전달이다. 방사선의 생물학적 영향은 생체가 흡수한 에너지 양에 종속적이기 때문에, 에너지 전달의 정량적 측면이 중요하다. 모든 측정은 질량 측정 시 그램과 같이 측정하는 양의 기준량(또는 단위량)과 그런 단위의 수를 포함하고 있다. 보건물리에서는 당초 센티미터–그램–초(*centimeter–gram–second, cgs*) 단위계를 사용하였다. 이 단위계에서 에너지와 일은 에르그(*erg*)로 측정되고, 흡수 에너지 농도는 그램당 에르그(*ergs per gram*)로 측정된다. 미국 원자력규제위원회는 자체 규정에서 cgs 단위계를 사용하지만, 국제방사선방호위원회(*International Commission on Radiological Protection*)와 국제방사선단위측정위원회(*International Commission on Radiological Units and Measurements*)는 *cgs* 단위계 사용에서 통상 *SI* 단위계라 부르는 국제단위계(*International System of Units*) 사용으로 변경하였다. *SI* 단위계는 킬로그램–미터–초(*kilogram–meter–second, mks*) 단위에 바탕을 두고 있다. 이 단위계에서 에너지 단위는 주울(*joules*, J)이고 에너지 농도는 킬로그램당 주울(*joules per kilogram*)로 표현한다. 에너지 소비율(*rate of energy expenditure*)로 정의되는 출력(Power)은 와트(*watts*, W)로 표현하고 1 W = 1 J/s로 정의된다.

에너지는 위치(*potential*) 또는 운동(*kinetic*) 에너지로 구분되거나, 전기, 기계, 화학, 열, 전자기 또는 핵에너지와 같은 물리적 형태에 따라 구분될 수 있다. 위치에너지는 저장되고 어떤 일도 하고 있지 않다. 위치에너지는 운동에너지로 변환될 수 있다. 운동에너지는 운동하는 물체의 에너지로 정의된다. 운동에너지는 일을 하면서 소비된다. 어떤 계의 총에너지는 위치에너지와 운동에너지의 합이다. 고전 물리학에 따르면, 질량과 에너지는 독립적 개체이고, 둘 다 생성되거나 파괴되지 않는다. 이들은 한 형태에서 다른 형태로 변경될 뿐이다. 따라서 석탄 화력발전소에서 전기를 생산하는 것처럼, 에너지는 화학 에너지에서 열에너지, 전기에너지 그리고 운동에너지로 변할 수 있다. 물질은 화학 반응에서처럼 고체에서 액체로, 그리고 기체로 변화될 수 있고, 한 물질에서 다른 물질로 변할 수 있다. 현대 물리학에 따르면, 질량과 에너지는 동일한 사물의 다른 표현이다. 아인슈타인의 상대성 원리 중 하나는 질량의 에너지 등가량은 광속의 제곱에 비례한다, 즉 $E = mc^2$.

원소는 세 개의 기본 입자, 중성자(*neutron*)라 부르는 전기적으로 중성인 입자, 양성자(proton)와 전자(electron)라 부르는 전기적으로 대전된 두 개 입자로 구성되어 있다. (중성자와 양성자는 쿼크라 부르는 더 기본적인 입자로 이루어져 있다고 알려져 있다.) 양성자와 전자는 같은 전하량을 갖고 있지만, 질적으로는 다르다. 양성자는 양으로 대전되어 있고 전자는 음으로 대전되어 있다. 전하량을 측정하는 단위는 쿨롬(coulomb, C)이고 전자와 양성자의 전하량은 1.6×10^{-19} C이다. 하전 입자는 같은 하전 입자끼리는 척력을, 다른 하전 입자끼리는 인력을 가하는 전기장을 형성한다. 볼트(*volts*, V)로 표시되는, 전기장 내 임의의 지점에서 전위는 그 지점에서 하전 입자의 위치에너지 크기이다. 전위가 1 V인 전기장에서 전자의 위치에너지는 다음과 같다.

$$1\ \text{V} \cdot 1.6 \times 10^{-19}\text{C} = 1.6 \times 10^{-19}\ \text{J}$$

이 관계를 바탕으로, 에너지에 대한 특수 단위, 전자볼트(*electron volt*, eV)가 다음과 같이 정의된다.

$$1\ \text{eV} = 1.6 \times 10^{-19}\ \text{J}$$

두 지점 사이에 1 C의 전하를 이동시킬 때 1 J의 에너지가 필요하다면, 그 전기장 내 두 지점 사이에 1 V의 전위차가 존재한다. 전류는 하전 입자의 흐름이고, 암페어(*ampere*, A)로 측정한다. 1 A는 1 C/s의 흐름에 해당한다. 이동하는 하전 입자나 도선을 흐르는 전류는 자기장을 발생시킨다. 따라서 이동하는 전하와 전류는 전자기장(*electromagnetic fields*)이나 전자기 방사선(*electromagnetic radiation*)이라 부르는 전기장 및 자기장과 연관되어 있다. 전자기장 크기는 V/m 단위로 표현되고, 자기장은 A/m 단위로 표현된다. 이들 장의 세기는 시간에 따라 사인함수적으로 변한다. 따라서 전기장은 특정 시점에서 파의 최대 변위가 그 시점에서 전기장이나 자기장의 순간적 크기를 나타내는 사인파로 설명될 수 있다. 이 설명에서, 전자기파의 에너지 함량은 사인파 최대 변위의 제곱에 비례한다. 전자기 방사선은 일단 발생하면 3×10^8 m/s에 근접한 속도 c로 공간을 이동한다. 전자기장에 대한 사인파의 주파수 f와 파장 λ는 다음과 같은 관계를 갖는다.

$$f \cdot \lambda = c$$

라디오파, 마이크로파, 가시광선, 자외선, X선 그리고 감마선은 연속적인 전자기 스펙트럼의 모든 성분이다. 이들 파는 단지 파장과 주파수만 다를 뿐이다.

빛의 에너지 함량이 빛의 세기 대신 빛의 파장에 종속적임을 발견한 실험에서 관측됐던 어떤 현상은 전자기 방사선 파동 이론으로는 설명할 수 없었다. 이런 관측을 설명하기 위해 양자 이론(*quantum theory*)이 제기되었다. 이 이론은 전자기 방사선이 불연속적인 에너지 양자로 이루어져 있고, 어떤 전자기장의 에너지 함량은 이 양자의 밀도와 에너지 함량에 비례한다고 주장하고 있다. 양자 하나의 에너지 함량은 파동 모델에 의해 측정되는 그 양자의 주파수에 직접 비례하고, 다음과 같이 주어진다.

$$E = hf$$

여기서 h는 플랑크 상수라 부르고 6.6262×10^{-34} J · s와 같다.

양자 이론에 따르면, 고속 입자는 파동 성질을 갖는다. 물질파 파장은 발견한 사람의 이름을 본 따서 드브로이 파장이라고 부른다. 속도 $\bar{v}$로 운동하는 질량 m의 입자에 대해, 드브로이 파장은 다음과 같다.

$$\lambda = \frac{h}{m\bar{v}}.$$

광학 현미경에서처럼, 이 드브로이 파는 빛의 파동 대신 물질파에 의해 이미지가 형성되는 전자 현미경의 토대가 된다.

양자 이론의 또 다른 결론은 한 입자의 정확한 위치와 정확한 운동량을 동시에 결정할 수 없다는 것이다. 이는 두 변수 중 하나를 측정하는 행위가 입자를 교란시켜 다른 변수를 정밀하게 측정할 수 없다는 사실에 기인한다. 입자 운동량 불확정성 $\Delta\bar{p}$와 그 입자 위치 불확정성 Δx의 곱은 하이젠베르크의 불확정성 원리에 의해 다음과 같이 주어진다.

$$\Delta\bar{p} \times \Delta x \geq \frac{h}{2\pi}.$$

문제

2.1 질량 0.1, 0.2 kg인 두 개의 블록이 마찰이 없는 표면에서 각각 0.4, 1 m/s의 속도로 서로 접근하고 있다. 이들 블록이 충돌한 후 같이 이동을 한다면, 충돌 후 이들 블록의 공동 속도(joint velocity)는 얼마인가?

2.2 질량 50 g인 탄알이 500 m/s의 속도로 운동을 한다. 이 탄알이 단단히 묶여 있는 목재 블록과 충돌하여 완전히 멈출 때까지 20 cm 거리를 통과하였다.

(a) 이 탄알의 감속률(deceleration rate)은 얼마인가?

(b) 감속력(deceleration force)은 얼마인가?

(c) 이 탄알의 초기 운동량은 얼마였는가?

(d) 이 충돌의 충격량은 얼마였는가?

2.3 지구가 둘레가 25,000마일인 구이고, 그 표면에 있는 1 g인 질량을 980 dynes으로 끌어당긴다고 가정할 때, 이 지구의 질량을 계산하시오.

2.4 무게 2000 kg, 속력 60 km/h로 이동하는 자동차가 이 자동차 방향과 수직으로 4 km/h 속력으로 이동하는 5톤 트럭과 충돌하였다. 이 두 대의 차량이 충돌 시 합쳐졌다면, 자동차의 원래 방향에 대해 이들의 속도 크기는 얼마이며, 방향은 어디인가?

2.5 6 cm 떨어진 두 개의 평행한 수직 판 사이에 질량 0.1 g의 대전된 작은 구가 100 cm 길이 끈에 의해 매달려 있다. 두 판 사이에 100 V 전압이 걸리고, 그 구의 전하량이 10^{-9} C이라면, 이 끈이 수직 방향과 이루는 각도는 얼마인가?

2.6 축전기 용량이 10 μF이다. 축전기 전압을 20 V 떨어뜨리려면 전하를 얼마만큼 이동시켜야 하는가?

2.7 위쪽으로 향하는 세기 10 V/cm 전기장에 질량 0.01 g의 작은 하전 입자를 놓았을 때 공간에 멈춰 있었다. 이 입자의 전하량은 얼마인가?

2.8 5 mm 떨어진 두 개의 수평 판 사이에 전위 V 볼트가 걸린 전기장 속으로, 비중 0.9이고 직경 1 마이크론인 기름방울이 들어왔다. 이 기름방울이 전자 100개의 순전하량을 운반한다면, 기름방울을 두 판 사이 공간에 떠있는 채 머물러 있게 하려면, 두 판 사이에 얼마의 전압을 걸어줘야 하는가?

2.9 다이오드 진공관은 5 mm 떨어진 음극과 양극으로 구성되어 있다. 이 판 사이에 전압

300 V가 걸리면,

(a) 전자가 음극에서 속도 0로 방출될 때, 전극 사이 중간 지점에서, 그리고 전자가 판을 때리는 순간 이 전자의 속도는 얼마인가?

(b) 판 전류가 20 mA일 때, 양극에 가해지는 평균 힘은 얼마인가?

2.10 1 MeV 전자와 1 MeV 양성자에 대해, v/c와 m/m_0 비를 계산하시오.

2.11 전자의 운동량 불확정성이 그 운동량의 절반이라고 가정할 때, 1 MeV 전자 위치에 대한 불확정성을 계산하시오.

2.12 광양자가 질량을 갖는다면, 그것은 지구 중력에 의해 끌어당겨져야 할 것이다. 이 가설을 검증하기 위해, 평행한 광 빔을 10마일 떨어진 수신기를 향해 수평으로 쏘았다. 정말 광양자가 질량을 갖고 있다면, 수신기까지 날아가는 동안 얼마나 많은 광자가 아래로 떨어지겠는가?

2.13 텅스텐에서 광전자 효과를 발생시킬 수 있는 UV 빛의 최대 파장은 2730 Å이다. 1500 Å UV 방사선에 의해 발생한 광전자들의 운동에너지는 얼마인가?

2.14 100,000 ± 100 V 전위차에 의해 가속된 전자의 위치 불확정성을 계산하시오.

2.15 (a) 양성자를 속도 0에서 드브로이 파장 0.01Å에 해당하는 속도까지 가속시키기 위해 필요한 전압은 얼마인가?

(b) 이 파장을 갖는 전자의 운동에너지는 얼마인가?

(c) 파장이 0.01 Å인 전자의 운동에너지는 얼마인가?

2.16 직경 0.0179인치(17.9밀스)인 25 gauge 도선에 전류 25 mA가 흐르고 있다. 구리 1 cm^3 당 5×10^{22}개의 자유전자가 있다고 하면, 이 도선을 흐르는 전자의 평균 속도를 계산하시오.

2.17 전자가 평행판 축전기 음극판 위에 정지돼 있다가 1 cm 틈 사이에 걸린 전위 1000볼트에 의해 가속되었다.

(a) 전자가 양극판에 충돌할 때 속도는 얼마인가?

(b) 전자가 1 cm 거리를 이동하는데 걸리는 시간은 얼마인가?

2.18 원통형 축전기는 두 개의 동축 도체로 만들어진다. 외부 도체 직경은 20.2 mm, 내부 도체 직경은 0.2 mm이다. 내부 도체는 외부 도체에 비해 전위가 1000 V 높다. 이 경우에 대해, 문제 2.17 (a)과 (b) 문제를 반복 계산하고, 이 계산 결과를 문제 2.17의 계산 결과와 비교하시오.

2.19 두 개의 전자가 처음에는 0.1 nm 떨어져 정지하고 있다. 두 전자가 방출된 후, 이들은 서로 밀어낸다. 두 전자가 1.0 nm 떨어졌을 때, 각 전자의 운동에너지는 얼마인가?

2.20 어떤 사이클로트론이 15 MeV 중양자로 100 μA 빔을 발생한다. 이 사이클로트론이 100% 효율로 전기에너지를 중양자 운동에너지로 변환시킨다고 할 때, 최소 필요 입력전력(power input)은 (kilowatts 단위) 얼마인가?

2.21 1 μF 축전기를 100 V 전지 전극에 연결하여 100 V까지 완전 충전하였다. 그 후 충전된 축전기를 전지에서 제거하고, 아래 그림과 같이 충전되지 않은 2 μF 축전기에 병렬로 연결하였다.

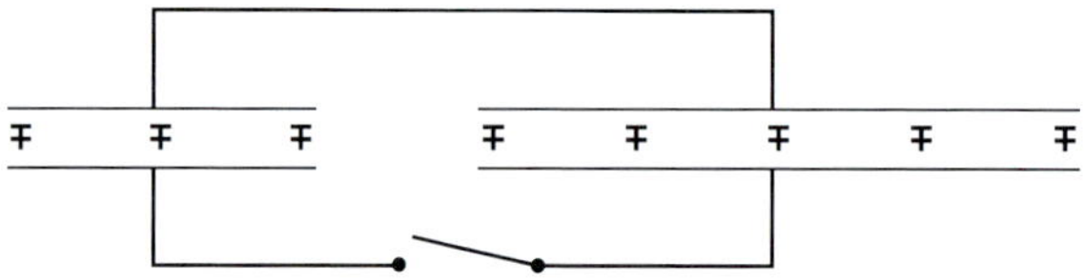

(a) 스위치를 닫은 후 각 축전기에 대한 전하량은 얼마인가?

(b) 전하량이 재분배된 후 축전기들에 인가된 전압은 얼마인가?

2.22 (a) 음극에 정지되어 있던 전자를 출발시켜 10^{-8}초 만에 양극판에 충돌을 시키기 위해, 2 cm 고진공으로 분리되어 있는 두 개 전극에 전압을 얼마나 걸어줘야 하는가?

(b) 전자가 양극판에 충돌할 때 속력은 얼마인가?

2.23 수소가 연소할 때, 수소는 다음과 같이 산소와 결합한다.

$$2H_2 + O_2 \rightarrow 2H_2O$$

물 1몰을 생성하는데 열에너지 약 2.3×10^5 J이 필요하다. 이 반응에서 반응물질들의 질량 감소율은 얼마인가?

2.24 (a) 1000 MW(e) 원자력발전소가 열효율 33%와 1년간 이용률(capacity factor) 75%로 운전된다. 한 해 동안 소모되는 핵연료는 몇 kg인가?

(b) 동일한 효율과 이용률로 석탄화력 발전소를 운전한다고 할 때, 석탄 열용량이 27 MJ/kg (11,700 Btu/lb)이라고 하면, 한 해 동안 연소시켜야 하는 석탄은 몇 kg인가?

2.25 태양상수(solar constant)는 태양 복사에너지가 입사 복사선에 수직인 지구 대기 표면으로 떨어지는 비율로 정의된다. 태양상수 평균값은 1353 W/m^{2}이고, 태양으로부터 지구까지 평균 거리는 1.5×10^8 km이다.

(a) 태양으로부터 방출되는 에너지 방출률은 얼마인가?

(b) 태양 질량이 에너지로 변환되는 비율은 1초당 미터톤 단위로 얼마인가?

2.26 운동량이 10 MeV 전자 운동량과 같은 광자 에너지는 얼마인가?

2.27 다음 입자의 파장은 얼마인가?

(a) 운동에너지가 1000 eV인 전자

(b) 0.01 m/s의 속도로 떨어지는 10^{-8} kg의 기름방울

(c) 1 MeV 중성자

2.28 물의 비열은 영국 단위계로 1 Btu/lb · ℉이고, cgs 단위계로는 1 cal/g · ℃이다.

(a) 4.186 J/cal의 관계가 있다면, 영국 열단위당 줄(joules) 수를 계산하시오.

(b) 물의 비열은 J/kg · ℃ 단위로 얼마인가?

2.29 자유공간 속 평면파에서 전기 벡터의 최대 진폭은 275 V/m이다.

(a) 자기장 벡터의 진폭은 얼마인가?

(b) 전기 벡터의 rms 값은 얼마인가?

(c) 이 전자기장에서 출력밀도, mW/cm^{2}는 얼마인가?

2.30 전자기파의 주파수가 2450 MHz이고 최대 전기장 세기는 100 mV/m이다. 다음의 값은 얼마인가?

(a) 이 장의 출력밀도, mV/cm^2

(b) 이 파동의 최대 자기장 세기

2.31 라디오 방송국이 출력 50,000 W로 방송한다. 전자기 에너지가 등방성으로 방사된다고 가정할 때(실제 라디오 송신기의 경우, 등방성으로 방출되지 않는다.)

(a) 거리 50 km 떨어진 곳에서 평균 출력 밀도(mW/cm^2)는 얼마인가?

(b) 그 거리에서 최대 전기장 세기는 얼마인가?

(c) 그 거리에서 최대 자기장 세기는 얼마인가?

2.32 태양상수 평균값은 1.94 cal/min · cm^{2}이다. 태양상수에 상응하는 전기 및 자기장 세기를 계산하시오.

2.33 수력발전소 전체 효율이 20%라고 하면, 100 W 전구를 1년 동안 켜는 데 필요한 전기를 생산하기 위해서 10 m 높이 댐에서 얼마나 많은 물(m^3)을 떨어뜨려야 하는가?

2.34 (a) 25 MeV 양성자 속도를 계산하시오.

(b) 이 양성자는 정지질량에 비해 질량이 몇 % 증가하는가?

2.35 중성자가 10.0 m 떨어진 두 지점을 10 μs 만에 지나간다. 다음의 단위로 중성자 에너지를 계산하시오.

(a) 줄(joules)

(b) 에르그(ergs) 그리고

(c) 전자볼트(electron volts)

2.36 10 MeV 양성자가 2-T 자기장에 30° 각도로 주입되었다. 다음을 계산하시오.

(a) 10 MeV 양성자 속도, 그리고

(b) 양성자에 작용하는 자기력 크기

2.37 다음 전자의 속도를 계산하시오.

(a) 0.5 MeV 전자

(b) 25 MeV 전자

2.38 어떤 발전소의 전 효율이 30%라고 할 때, 100 W 전구 하나를 1년 동안 켜는데 필요한 전기를 생산하기 위해 아역청탄(20,000 kJ/kg)이 얼마나 필요한가?

2.39 한 패널의 전 효율이 20%라고 할 때, 100 W 전구를 1년 동안 계속 켜는데 필요한 전기를 생산하기 위해 태양광 패널은 얼마나 커야 하는가? 대기 조건은 25 ℃, 기단(air mass) 1.5 (AM 1.5) 스펙트럼과 고도 41.81° 태양에 대해 37° 기울여진 태양광 패널로 태양빛이 입사되는 맑은 날이 300일일 때 복사조도(irradiance)는 1000 W/m^2이라고 가정한다. 하루 12시간과 100% 효율 배터리를 가정한다.

2.40 발전소의 전 효율이 40%라고 할 때, 100 W 전구 하나를 1년 동안 계속 켜는데 필요한 전기를 생산하기 위해 천연가스(1019 Btu/ft^3)는 얼마나 필요한가?

2.41 발전소의 전 효율이 30%라고 할 때, 100 W 전구 하나를 1년 동안 계속 켜는데 필요한 전기를 생산하기 위해 석유(138,690 Btu/gal)는 얼마나 필요한가?

2.42 (a) 6 GeV 뮤온의 속도(m/s)를 계산하시오.

(b) 해발 15,000 m에서 뮤온이 발생하였다고 가정하자. 뮤온이 해수면에 도착하는 시간을 계산하시오.

2.43 물질 1 AMU의 에너지 등가량(MeV)은 얼마인가?

2.44 다음 에너지를 갖는 빛의 파장(nm)은 얼마인가?

(a) 13.6 eV, 그리고

(b) 2 eV

2.45 2.45 GHz 마이크로파의 파장(m)은 얼마인가?

2.46 10.6 μm 레이저에서 나온 광자 에너지(eV, joules, 그리고 ergs 단위로)는 얼마인가?

2.47 5.8 GHz 파장을 가진 광자 에너지(eV, joules, 그리고 ergs 단위로)는 얼마인가?

2.48 0.025 eV 중성자가 양성자와 완전한 탄성 충돌을 하였다. 산란된 양성자 에너지를 계산하시오.

2.49 전자를 20 MeV로 가속하는 데 필요한 에너지(joules)를 계산하시오. 전자 속도는 얼마인가?

3 원자 및 핵의 구조

원자 구조

우리가 평소 알고 있듯이, 물질은 전기적으로 중성이다. 고무창을 댄 신발을 신고 카펫 위를 걷고, 습도가 낮을 때 차량의 플라스틱 좌석 커버 위를 미끄러지고, 또 수많은 다른 평범한 수단을 이용해 물질을 쉽게 대전시킬 수 있다는 사실은 물질의 전기적 성질을 알려주고 있다. 양과 음의 전하를 함께 붙잡고 있는 방식은 21세기 초 물리학자들에게 관심사였다.

러더포드의 핵원자

1911년 영국 물리학자 러더포드는 원자의 양전하가 원자핵(*nucleus*)이라고 불리는 질량 중심점에 모여 있고, 음전하를 띤 전자는 원자핵으로부터 1옹스트롬쯤 떨어진 몇 개 지점에 위치하고 있다고 가정하였다. 물리학 사상 최고의 고전 실험 중 하나인 이 실험에서, 러더포드의 두 제자인 가이거(Geiger)와 마스덴(Marsden)은 1913년 매우 얇은(6×10^{-5} cm) 금박에 알파 입자(*alpha particles*)라고 불리는 에너지가 크고, 무거우며, 양전하를 띤 입자를 조사하여 이 가설의 유효성을 시험하였다. 이 입자는 운동에너지가 7.69 MeV이며, 방사성 폴로늄에서 방출된 것이었다. 러더포드의 생각이 맞다면, 대부분의 알파 입자는 얇은 금박을 뚫고 지나갈 것으로 예상되었다. 그러나 일부 알파 입자 즉, 알파 입자와 금의 원자핵 속 양의 점전하 사이에 강한 상호작용이 일어날 만큼 금의 원자핵 가까이 지나는 알파 입자들은 알파 입자와 금의 원자핵 간 척력에 때문에 굴절될 것이라고 생각했다. 그림 3-1에서와 같이, 알파 입자 빔이 금박을 통과하는 지점 근처에서 알파 입자 검출기를 이용하여 각도 스캔을 함으로써, 가이거와 마스텐은 다양한 산란각에서 알파 입자 세기를 측정할 수 있었다.

실험결과는 러더포드의 가설을 입증하였다. 알파 입자 대부분은 굴절되지 않고 금박을 통과하였지만, 알파 입자 검출기를 산란각 0°에서 150°까지 이동하면서 측정했을 때, 산란된 알파 입자의 연속 분포를 관측하였다. 다른 산란체에 대해서도 유사한 결과를 얻었다. 산란된 알파 입자의 각 분포를 관측한 결과는 러더포드 이론이 예측한 것과 일치하였으며, 이것이 핵 원자(nuclear atom)에 대한 실험적 증거이다. 물질은 주로 빈 공간으로 이루어져 있다는 것이 밝혀졌다. 산란 데이터로부터, 원자들의 격자구조는 직경 약 5×10^{-15} m의 양으로 대전된 원자핵들이 약 10^{-10} m만큼씩 떨어져 이뤄져 있다고 추측되었다. 나중에 많은 실험 결과를 상세 분석하여, 원자핵 반지름이 다음과 같다는 것이 밝혀졌다.

$$r = 1.2 \times 10^{-15} \cdot A^{1/3} \text{ m}, \tag{3.1}$$

여기서 A는 원자질량수(atomic mass number)이다. 원자핵 속 단위 전하(1 단위 전하는 1.6×10^{-19} C) 수는 원자의 원자번호와 거의 같으며, 원자 질량의 약 1/2이라는

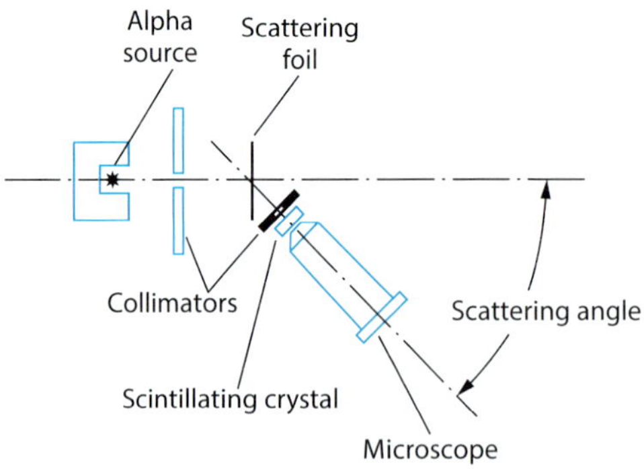

그림 3-1. 알파입자 산란을 이용한 러더포드 실험 원리를 보여주는 그림. 알파 선원, 콜리메이터, 산란 금박(scattering foil)은 고정되어 있다. 콜리메이터, ZnS 섬광 결정, 현미경으로 구성되어 있는 알파 입자 검출기는 알파 빔이 산란 금박을 때리는 지점 주위를 회전한다.

것이 밝혀졌다.

1920년 모즐리(Moseley)와 채드윅(Chadwick)이 러더포드 연구소에서 수행한 후속 연구를 통해, 원자핵의 양전하 수는 원자번호와 정확히 일치한다는 것이 밝혀졌다. 이 데이터는 하나의 단위 전하를 갖고 있는 양성자가 자연계 기본 구성입자라는 것을 암시하였다. 나중에, 양성자는 쿼크(quarks)라 불리는 기본 입자들로 구성돼 있다는 것이 밝혀졌다. (중성자 뿐만 아니라) 양성자는 더 작은 입자들 결합체지만, 보건물리에서는 양성자와 중성자를 기본 입자로 간주한다.

원자핵으로부터 약 5×10^{-11} m 떨어진, 원자의 외곽은 원자핵 속 양성자 수와 같은 수의 전자로 이루어져 있으며, 원자핵 주변에 분포되어 있다고 간주하였다. 그러나 러더포드는 이러한 원자 구조를 설명할 수 있는 만족할만한 이론을 제시하지 못했다. 어떤 용인 가능한 이론이라도 다음 두 가지 문제에 대한 답을 내놔야만 했다. 첫째, 전기적 인력에도 불구하고 전자가 원자핵 바깥에 존재할 수 있는가, 그리고 둘째, 전기적 척력에도 불구하고 무엇이 양전하들을 원자핵 속에 묶어 놓는가?

보어의 원자 모델

양전하로 대전된 원자핵 주위를 음전자가 돌고 있는 태양계 유형의 간단한 모델은 솔깃하다. 그런 모델에 따르면, 전자와 원자핵 간 인력은 전자의 원운동에 의한 원심력과 균형을 이룰 수 있다. 그러나 고전 전자기학 이론에 따르면, 그러한 전자는 불안정하다. 궤도를 따라 회전하는 전자는 연속적으로 지름방향 가속도(radial acceleration)를 겪는다. 고전 이론에 의하면, 하전 입자는 속도(속력 또는 방향의) 변화를 겪게 될 때마다 전자기 에너지를 방출하므로, 궤도전자는 방사선을 방출하며 자신의 운동에너지를 잃게 되고, 결국에는 나선형을 그리며 원자핵 속으로 빨려 들어가게 될 것이다. [이러한 메커니즘에 의한 운동에너지 손실로 생성되는 방사선을 제동복사(*bremsstrahlung*)라고 하고, 보건물리에서 매우 중요하게 다룬다. 이에 대해서는 나중에 자세히 다루기로 한다.] 지름방향 가속도에 의한 에너지 손실이라는 태양계 유형 원자모델의 결함은 1913년 덴마크 과학자 닐스 보어(Niels Bohr)가 궤도전자 운동에 대한 고전 전자기학 이론의 유효성을 단순히 거부함으로써 극복되었다.

이것은 극단적 조치였지만, 결코 전례가 없었던 것은 아니다. 독일 물리학자 막스 플랑크(Max Planck)는 고전 이론으로는 흑체(black body) 방사선을 완전히 설명할 수 없다는 것을 이미 증명하였다. 이를 위해, 그는 전자기 방사선 에너지가 그 방사선 진동수에만 종속적이라고 가정하는 방사선 양자 이론을 가정했었다. 보어는 플랑크의 양자 이론을 채택하고, 이를 이용하여 이미 알려진 원자 현상과 일치하는 전자 모델을 개발하였다. 보어가 자기의 모델을 추론하는 데 사용했던 실험 데이터의 주요 출처는 원자 스펙트럼이었다. 에너지가 더해져 여기 될 때마다, 각 원소는 자기 고유의 색깔만을 방출한다. (이는 네온사인과 HeNe 레이저의 기본 원리이다. 유리관에 밀봉된 네온은, 네온 가스가 전기적으로 여기된 결과로, 빨간 빛을 방출한다. 동일한 방법으로 수은 증기는 청회색 빛을 만드는 데 사용한다.) 이들 색깔의 불연속적 성질 때문에, 원자 스펙트럼을 연속 스펙트럼인 백색광 또는 흑체 방사선과 구분하여 "예리한 선(sharp-line)" 스펙트럼이라고 한다. 예를 들어, 수소는 여기 되었을 때 주파수가 다른 몇 개의 전자기 방사선을 방출한다.

이들 방사선 중 일부는 자외선 영역, 일부는 가시광선 영역, 그리고 일부는 적외선 영역에 있다. 수소 스펙트럼은 19세기 후반 물리학자들이 다음과 같은 실험식으로 파장을 정의한 몇 개의 잘 구분된 일련의 선들로 구성돼 있다.

$$\frac{1}{\lambda} = R\left(\frac{1}{n_1^2} - \frac{1}{n_2^2}\right), \tag{3.2}$$

여기서 R은 [스웨덴 과학자 요하네스 리드베르그(Johannes Rydberg)의 이름을 본 딴] 상수이며, 그 값은 1.097×10^{-2} 1/nm이다. n_1은 1 이상인 임의의 정수이며, n_2는 $n_1 + 1$ 이상의 정수다. 선들이 자외선 영역에 있는 라이만 계열(Lyman series)은 $n_1 = 1$, $n_2 = 2, 3, 4, \cdots$인 계열이다. 이 계열에서 가장 긴 파장은 식 (3.2)에 $n_2 = 2$를 대입하여 얻은 121.5 nm이다. $n_2 = 3$, 4일 때 선의 파장은 각각 102.6 nm와 97.2 nm이다. 계열 경계(series limit)라 부르는, 최단 파장의 선은 식 (3.2)에 $n_2 = \infty$를 대입하고 풀어 구할 수 있다. 이 경우 에너지가 가장 큰 광자의 파장은 91.1 nm이다.

보어의 원자모델(그림 3−2)은 두 개의 기본 가정에 바탕을 두고 있다.

1. 궤도전자는 정상 상태(stationary states)라고 부르는 고정 궤도에서만 원자핵 주변을 돌 수 있다. 특별히, 이 궤도 반지름은 회전하는 전자의 궤도 각운동량이 $h/2\pi$의 정수배가 되게 하는 크기여야 한다.

$$mvr = \frac{nh}{2\pi}, \tag{3.3}$$

여기서 m은 전자 질량, v는 선속도, r은 회전 반지름, h는 플랑크 상수, 그리고 n은 임의의 양의 정수이다.

2. 전자가 한 궤도에서 그보다 에너지가 낮은 다른 궤도로 떨어질 때만 광자(photon)가 방출된다. 그 광자 에너지는 두 궤도에 있는 전자들 에너지 준위의 차와 같다.

$$hf = E_2 - E_1 \tag{3.4a}$$

$$f = \frac{E_2}{h} - \frac{E_1}{h}, \tag{3.4b}$$

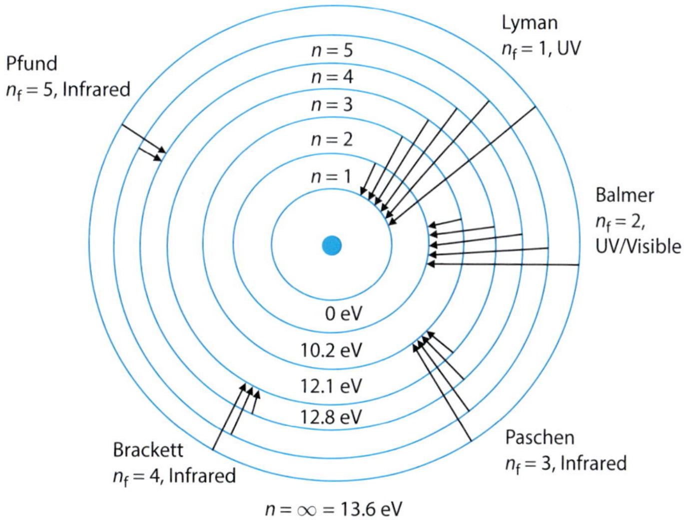

그림 3−2. 수소 스펙트럼에서 볼 수 있는 다양한 계열 선들의 기원을 보여주는 보어의 수소 원자 모델.

여기서 f는 방출된 광자의 진동수이며, E_2와 E_1은 각각 높은 에너지와 낮은 에너지 궤도이다.

전자가 원자핵 주위를 돌 때, 전자와 원자핵 간 전기적 인력과 전자의 회전에 의한 원심력이 균형을 이루고 있다.

$$k_0 \frac{Z_e \cdot e}{r^2} = \frac{mv^2}{r}, \tag{3.5}$$

여기서

k_0는 쿨롬 상수, 9.00 × 10^9 $(\mathrm{N \cdot m^2})/\mathrm{C}^2$ (정확한 값은 부록 A를 참조하라), Z는 원자의 원자번호이다. 그리고 e는 전자와 양성자 전하량이다. 따라서 Ze는 원자핵 전하량이다.

식 (3.3)에서 구한 v 값을 식 (3.5)에 대입하고 r에 대해 풀면, 다음 식을 얻는다.

$$r = \frac{n^2 h^2}{4\pi^2 m e^2 Z k_0}. \tag{3.6}$$

식 (3.6)은 n에 정수를 대입하면 정상 상태 조건을 만족하는 전자궤도의 반지름을 알려준다. 전자의 정상 조건, 즉 기저 상태(ground state)는 n이 1인 상태이다. 기저 상태에 있을 때, 원자는 가장 낮은 에너지 상태에 있으며, 따라서 가장 안정된 상태에 있다. 기저 상태에서 에너지가 더 높은 궤도로의 천이(transition)는 전자를 더 높은 궤도로 올릴 수 있을 만큼 충분한 에너지를 흡수했을 때 가능하다.

어떤 궤도의 에너지는 원자핵 주위를 운동하는 전자의 운동에너지와 원자핵에 의한 전기장 내 전자 위치에 따른 위치에너지를 고려하여 계산할 수 있다. 금과 세슘(전자 속도는 전자의 상호 차폐 때문에 Z와 직접적인 관련이 없다)과 같은 몇 개의 원소를 제외하고, 전자는 상대성 효과를 고려할 만큼 매우 빨리 회전하지 않는다. 전자의 운동에너지는 1/2 mv^2 이므로, 식 (3.5)로부터 다음 식을 얻는다.

$$E_k = \frac{1}{2} mv^2 = k_0 \frac{Ze^2}{2r}. \tag{3.7}$$

식 (2.32)로부터 위치에너지는 다음과 같다.

$$E_{\mathrm{p}} = k_0 \frac{Ze}{r}(-e) = -k_0 \frac{Ze^2}{r}. \tag{3.8}$$

총에너지는 운동에너지와 위치에너지의 합이다.

$$\begin{aligned} E &= E_{\mathrm{k}} + E_{\mathrm{p}} \\ &= \frac{k_0 Ze^2}{2r} - \frac{k_0 Ze^2}{r} = -\frac{k_0 Ze^2}{2r}. \end{aligned} \tag{3.9}$$

식 (3.9)에 의해 주어진 총에너지는 제2장에서 논의된 관례에 따라 음의 값을 갖는다. 정의에 의해, 위치에너지가 0인 점은 원자핵으로부터 무한히 떨어진 곳으로 설정했다. 원자핵과 전자 사이의 힘은 인력이므로, 무한대보다 가까운 지점에서 위치에너지는 무한대 지점에서 에너지보다 작아야 하므로 음의 값을 갖는다.

어떤 허용된 궤도에서 총에너지는 식 (3.6)에서 얻은 반지름 값을 식 (3.9)에 대입하여 구할 수 있다.

$$E = \frac{-2\pi^2 k_0^2 m Z^2 e^4}{h^2} \cdot \frac{1}{n^2}. \tag{3.10}$$

여기 상태 전자가 에너지가 더 낮은 상태로 떨어질 때 원자에서 방출되는 빛의 진동수를 구하려면, 식 (3.10)을 식 (3.4b)에 대입하면 된다. n_f와 n_i을 각각 에너지가 더 낮은 궤도수와 에너지가 더 높은 궤도수라고 할 때, 방출된 방사선의 진동수는 다음과 같다.

$$f = \frac{2\pi^2 k_0^2 m Z^2 e^4}{h^3}\left(\frac{1}{n_f^2} - \frac{1}{n_i^2}\right). \tag{3.11}$$

$\lambda = \frac{c}{f}$ 이므로, 이 방사선 파장의 역수는 다음과 같이 된다.

$$\frac{1}{\lambda} = \frac{2\pi^2 k_0^2 m Z^2 e^4}{ch^3}\left(\frac{1}{n_f^2} - \frac{1}{n_i^2}\right). \tag{3.12}$$

식 (3.12) 우변 첫 번째 항에 값을 대입하면, $Z = 1$일 때, 리드베르그 상수(정확한 값은 부록 A를 참조하라)를 구할 수 있다.

여기 및 전리

보어 모델에 $Z = 1$을 대입하면, 수소 사례를 입증할 수 있다. 전자가 첫 번째 여기 상태 $n_i = 2$에서 기저 상태 $n_f = 1$로 떨어질 때 방출되는 빛의 파장은 식 (3.2)에 이들 값을 대입하여 계산할 수 있다.

$$\frac{1}{\lambda} = 1.097 \times 10^{-2} \frac{1}{\text{nm}} \left(\frac{1}{1^2} - \frac{1}{2^2} \right)$$
$$\lambda = 121.5 \text{ nm.}$$

이 광자 에너지는 다음과 같다.

$$E = \frac{hc}{\lambda} = \frac{6.626 \times 10^{-34} \text{ J} \cdot \text{s} \cdot 3 \times 10^{8} \frac{\text{m}}{\text{s}}}{121.5 \times 10^{-9} \text{ m} \cdot 1.6 \times 10^{-19} \frac{\text{J}}{\text{eV}}} = 10.2 \text{ eV.}$$

수소를 첫 번째 여기 상태로 여기 시키는 데 이와 동일한 양의 에너지, 즉 10.2 eV가 필요하다(그림 3-2를 참조하라). 더도 덜도 말고, 정확하게 이 에너지 양을 사용할 수 있다(이 경우, 단순화를 위해, 미세 및 초미세 구조뿐만 아니라 선폭 증대를 유발하는 인자들은 무시한다).

전자를 무한대 궤도까지 올릴 수 있을 만큼, 즉 원자핵의 전기장으로부터 벗어날 만큼 충분한 양의 에너지를 전해주었을 때, 그 원자는 이온화(*ionized*) 되었다고 말하고, 음전자와 나머지 양으로 대전된 원자를 묶어 **이온쌍**(*ion pair*)이라고 부른다. 이 과정을 **이온화** 또는 **전리**(*ionization*)라고 한다. 광자나, 전자, 양성자 또는 알파 입자 같은 하전 입자가 궤도전자와 충돌하여 자신의 운동에너지 일부를 궤도전자에 전달할 때, 전리나 여기가 일어날 수 있다. 전리나 여기는 방사선으로부터 물질로 에너지를 전달하는 수단이 되기 때문에 보건물리에서 매우 중요하게 여긴다. 생체가 방사선에 조사되었을 때, 생물학적 피해까지 이르는 일련의 사건 중 주요 사건은 여기나 전리다. 어떤 원소의 이온화 퍼텐셜(*ionization potential*)은 그 원소의 원자 속에 가장 느슨하게 묶여있는 전자를 전리시키는 데 필요한 에너지 양이다. 두 번째 전자를 제거할 때는 첫 번째 전자를 제거할 때보다 상당히 더 큰 에너지가 필요하다. 대부분 원소의 첫 번째 이온화 퍼텐셜은 몇 전자볼트다. 수소의 경우, 식 (3.11)에서 n_i을 무한대로 놓음으로써 이온화 퍼텐셜 I를 구할 수 있다.

$$I = hf = \frac{2\pi^2 mZ^2 e^4 k_0^2}{1.6\times 10^{-19}\,\frac{\mathrm{J}}{\mathrm{eV}}\cdot h^2}\left(\frac{1}{1}-\frac{1}{\infty}\right)$$

$$= \frac{2\pi^2\cdot 9.11\times 10^{-31}\,\mathrm{kg}\cdot 1\cdot\left(1.6\times 10^{-19}\,\mathrm{C}\right)^4\cdot\left(9.0\times 10^9\,\frac{\mathrm{N}\cdot\mathrm{m}^2}{\mathrm{C}^2}\right)^2}{1.6\times 10^{-19}\,\frac{\mathrm{J}}{\mathrm{eV}}\cdot\left(6.626\times 10^{-34}\,\mathrm{J}\cdot\mathrm{s}\right)^2}$$

$$= 13.6\ \mathrm{eV}. \tag{3.13}$$

빠르게 운동하는 입자가 수소 궤도전자에게 13.6 eV 이상을 전달하는 반응이 일어나면 수소의 이온화가 발생한다(그림 3-2). 이 반응에서 전달된 13.6 eV를 초과한 잉여 에너지는 운동량 보존법칙에 따라 전자와 이 반응의 영향으로 반동된 양이온의 운동에너지로 나타난다. 이런 반응은 입사 입자가 이 조건을 만족할 만큼 충분히 에너지를 갖고 있을 때, 약 100 eV 이상일 때만 일어난다. 입자 에너지가 이 조건을 만족할 만큼 충분치 않으면, 전체로서 원자와 탄성충돌이 일어난다.

아인슈타인은 경이로운 해인 1905년에 발표한 4개의 선구적 논문 중 첫 번째 논문에서 빛의 양자와 구속 전자 간 상호작용을 기술하였다. 원자를 이온화시킬 만큼 충분히 에너지가 큰 광자가 단단하게 구속된 궤도전자와 충돌했을 때, 광자는 흡수되어 사라지고, 그 전자가 광자 에너지와 이온화 퍼텐셜 간 차이와 같은 운동에너지를 갖고 원자로부터 방출된다. 이 메커니즘을 광전 효과(*photoelectric effect*)라고 하고, 다음 식으로 표현할 수 있다.

$$E_{\mathrm{pe}} = hf - \phi, \tag{3.14}$$

여기서 E_{pe}는 광전자(방출된 전자)의 운동에너지, hf는 광자 에너지, 그리고 ϕ는 이온화 퍼텐셜[통상 일함수(*work function*)라 부른다]이다. 아인슈타인은 광전 효과에 대한 이론적 정립으로 1921년 노벨상을 수상하였다. 경이적인 그 해에 출판된 다른 논문들에는 아보가드로 수와 분자 하나 크기에 대한 그의 박사학위 논문뿐만 아니라 브라운 운동, 특수 상대성 그리고 관성 질량의 에너지에 대한 의존성에 관한 이론들이 포함돼 있다.

예제 3.1

파장이 2000 Å인 자외선 광자가 나트륨의 외곽 궤도전자를 때렸다. 이 원자의 이온화 퍼텐셜은 5.14 eV이다. 광전자의 운동에너지는 얼마인가?

풀이

입사 광자 에너지는 다음과 같다(단순화를 위해 반올림한 값들을 보여주고 있으나, 계산 과정에서는 반올림하지 않은 값들을 볼 수 있다). (반올림하지 않는 값들은 부록 A를 참조하라.)

$$\frac{hf\,\mathrm{J}}{1.6\times10^{-19}\,\frac{\mathrm{J}}{\mathrm{eV}}}=\frac{hc}{1.6\times10^{-19}\cdot\lambda}$$

$$=\frac{6.626\times10^{-34}\,\mathrm{J\cdot s}\cdot3.00\times10^{8}\,\mathrm{m/s}}{1.6\times10^{-19}\,\frac{\mathrm{J}}{\mathrm{eV}}\cdot2\times10^{-7}\,\mathrm{m}}$$

$$=6.20\ \mathrm{eV}.$$

식 (3.13)으로부터, 광전자의 운동에너지는 다음과 같다는 것을 알 수 있다.

$$E_{\mathrm{pe}}=6.20-5.14=1.06\,\mathrm{eV}.$$

보어 원자의 변형

보어가 제안한 원자모델은 수소와, 단일 이온화된 헬륨(He^{+}) 또는 이중 이온화된 리튬(Li^{2+})과 같이 수소와 유사한 원자에 대한 원자 현상을 설명한다. 보어 모델을 이용해 다른 원자에 대한 스펙트럼을 계산하는 것은 원자핵의 전기장을 사실상 감소시키는 전자들의 차폐 효과와 전자 간 전기적 상호작용 때문에 복잡하다. 앞서 기술한 보어의 단순 모델은 심지어 수소 원자에 대해서도 부적당하다. 고분해능 분광기로 수소 스펙트럼 선을 조사하면, 그 선이 미세 구조를 갖고 있다는 것을 알 수 있다. 스펙트럼 선 각각은 실제 매우 근접해 있는 몇 개의 선으로 이뤄져 있다. 이러한 관측은 주에너지궤도 내에 부궤도들이 존재한다는 것을 암시한다.

원자 하나를 완전하게 설명하기 위해서는 4개의 양자수를 이용해야 한다: 주양자수, 방위양자수, 자기양자수, 스핀양자수. 전자의 각운동량은 주양자수(*principal quantum number*)라고 불리는 양자수로 기술하고, 기호 n으로 주어진다. 주양자수는 전자껍질을 나타내며 원자의 에너지준위를 알려준다. n 값은 최외각 전자껍질 수에 따라 1 이상의 정수가 될 수 있다. 방위양자수(*azimuthal quantum number*, l)로 더 잘 알려진 각운동량 양자수는 전자 궤도 각운동량(또는 전자와 관련된 "구름의 모양")을 나타낸다. 방위양자수 l이 0일 때, 이것을 화학에서는 s 오비탈이라고 한다. 방위양자수는 0과 $n-1$을 포함하여, 이 둘 사이의 정수를 갖는다. 어떤 부껍질 내 전자의 특정 오비탈은 자기양자수(*magnetic quantum number*, m)에 의해 정해진다. 자기양자수는 $-l$에서 $+l$까지 (0을 포함하여) 임의의 정수를 가질 수 있다. 각 궤도전자는 관련 스핀(S)을 갖는다고 가정하며, 이 스핀은 분광학에서 볼 수 있는 초미세 구조를 유발한다. 이 스핀에 의한 각운동량은 양자화 되며, 단위 각운동량 절반(+1/2 또는 −1/2)과 같은 값만을 갖는다. 이 수는 문자 S로 표시한다.

$$S = \pm\frac{1}{2}\left(\frac{h}{2\pi}\right). \tag{3.15}$$

궤도전자는 "스핀 업" 또는 "스핀 다운"이라 불리는 두 개 방향 중 한쪽으로만 스핀을 할 수 있다. 이 때문에 식 (3.15)가 양과 음의 기호를 갖는다.

기호	이름	값
n	주양자수	1, 2, ⋯
l	방위양자수	$0 \sim n-1$
m	자기양자수	$-l \sim 0 \sim +l$
s	스핀양자수	$-\frac{1}{2}, +\frac{1}{2}$

원자에 대한 설명을 끝내기 전, 원자의 자기적 성질을 고려해야 한다. 원자핵 주변 궤도를 도는 전자는 폐쇄 루프를 흐르는 전류로 간주할 수 있다. 전자기 이론에 따르면, 이런 전류 흐름은 자기장을 생성한다. 따라서 회전하는 전자를 작은 자석으로 간

주할 수 있다. 막대자석은 자극 세기와 자극간 거리의 곱으로 주어지는 자기 모멘트(magnetic moment)를 갖는다. 그런 막대자석이 자기장 내에 있을 때, 그 자석을 회전시키기 위해서는 자기장 세기에 따라, 어떤 양의 일을 해야만 한다. 따라서 자기 모멘트는 SI 단위로는 테슬라 당 주울, cgs 단위로는 가우스 당 에르그로 표현된다. 모멘트는 방향과 크기를 가지므로 벡터량이다.

총 자기 모멘트는 궤도와 스핀 자기 모멘트의 벡터합과 같다. 어떤 물질의 원자들이 강한 자기장에 놓인다면, 궤도전자들은 그들 자기 모멘트 때문에 자기장에 대해 특정 방향으로 향할 것이다. 이 방향은, 자기장과 평행한 궤도 각운동량을 나타내는 벡터 성분과 같은 방향이며, 정수 값의 각운동량을 가져야만 한다. 궤도전자의 자기적 성질과 파생된 자기장의 상호작용은 전자스핀공명(*electron spin resonance*)이라 부르는 분석 기법의 기본 원리가 된다.

보어의 전자모델을 사용하고, 규칙에 따라 4개 양자수에 모든 가능한 값을 할당함으로써, 원소 주기율표를 만들 수 있다.

원소 주기율표

보어의 원자 모델에 파울리의 배타원리(*Pauli exclusion principle*)를 적용하여 원소 주기율표를 만들 수 있다. 이 원리는 원자 속 어떠한 두 개의 전자도 4개 양자수가 동일한 세트를 가질 수 없다고 주장한다. 첫 번째 원소인 수소 원자핵은 +1 전하를 갖고 있으므로, 전자 하나만을 갖는다. 이 전자의 주양자수가 1이므로, l과 m은 0이어야 하고, 스핀양자수 s는 +1/2 또는 −1/2 중 하나를 갖는다. 두 번째 원소 헬륨을 보면, 헬륨 원자핵이 +2 전하를 가지므로 궤도전자 2개를 갖는다. 헬륨 원자의 첫 번째 전자는 수소 원자의 전자와 동일한 양자수 세트를 가질 수 있다. 그러나 두 번째 전자는 달라야 한다. $n = 1$, $l = 0$, $m = 0$인 양자수 세트에 대해, 두 가지 다른 스핀을 가질 수 있으므로, 그 차이는 스핀에서만 생길 수 있다. 이 두 번째 전자는 $n = 1$에 대한 모든 가능성을 다 써버린다. 원자번호 3인 리튬의 경우, 세 번째 전자를 추가하려면, 리튬은 주양자수 2를 가져야만 한다. 이 주에너지궤도에서, 방위양자수 l은 0이나 1이 될 수 있다. $l = 0$인 경우, 자기양자수 m은 오직 0만을 갖는다. $l = 1$일 때, 자기양자수 m은 −1, 0 또는 +1을 가질 수 있다. 이 양자 상태 각각은 +1/2 스핀 전자와 −1/2 스핀 전자, 두 가지 전자를 가질 수 있다. 따라서 두 번째 주에너지궤도에는 고유 양자수 세트를 갖는 8개의 다른 전자가 존재할 수 있다. 이 8개의 다른 가능성은 Li, Be, B. C. N, O, F 그리고 Ne 원소(원자번호 3~10인 원소)에 의해 사용된다. 나트륨(원자번호 11)의 추가 전자는 주양자수 n = 3을 가져야 한다. 세 번째 주에너지궤도에 4개 양자수의 모든 가능한 조합을 할당하면, 18개의 전자가 가능하다는 것을 알 수 있다. 이 에너지궤도는 *K*와 *L* 껍질과 같이 연속해서 채워지지 않는다. (n = 1, 2, 3, 4, 5, 6 그리고 7에 각각 대응하는 주 양자궤도를 *K*, *L*, *M*, *N*, *O*, *P* 그리고 *Q* 껍질이라고 부른다.) 최외각 전자 껍질은 8개 이상의 전자를 가질 수 없다. 아르곤처럼 *M* 껍질에 8개 전자가 채워진 이후, 주기율표 상 그 다음 원소인 칼륨(원자번호 20)은 또 다른 주에너지궤도 *N*껍질에 전자가 배치되기 시작한다. 그 이후 원소들은 *M*껍질에 18개 전자가 다 채워질 때까지 *M*이나 *N* 껍질에 전자가 추가된다. *N* 껍질이 8개 전자를 가질 때까지 *O*껍질에는 전자가 나타나지 않는다. 어떤 주에너지궤도에 존재할 수 있는 전자의 최댓값은 $2n^2$으로 주어지며, 여기서 n은 주양자수이다. 따라서 *O*껍질은 최대 $2 \times 5^2 = 50$개 전자를 가질 수 있다.

최외각 전자껍질이 8개 이상 전자를 가질 수 없다는 사실은 원소들 화학적 성질의 주기성을 설명하며, 주기율표의 물리적 기초가 된다. 화학 반응에는 외곽 전자가 참여하므로, 외곽 전자 구조가 유사한 원자들이 유사한 화학적 성질을 띤다는 것은 놀랍지 않다. 예를 들어, Li, Na, K, Rb 그리고 Cs는 최외각 궤도에 전자 한 개만을 갖고 있어 화학적으로 유사한 거동을 한다. He, Ne, Ar, Kr, Xe 및 Rn 같은 기체는 최외각 전자껍질이 채워져 있어 화학적으로 비활성이다. 따라서 이들 원소는 화학 반응을 겪지 않는다. 첫 20개 원소는 그것들 최외각 껍질에 전자를 연속적으로 추가한다. 그 다음 8개 원소, Sc에서 Ni까지는 전자껍질 4개를 갖고 있지만, 세 번째 전자껍질에 최대 18개 전자가 찰 때까지, 전자를 세 번째 껍질에 채운다. 이들 원소를 전이 원소(*transition elements*)라고 한다. 이와 동일한 현상이 39~46번 원소에서 나타난다. 네 번째 전자껍질에 18개가 찰 때까지 전자가 추가되고, 그 다음 다섯 번째 전자껍질에 8개 전자가 찰 때까지 전자가 추가된다. 원소번호 55번인 Cs는 여섯 번째 전자궤도인 *P*껍질에 전자가 배치되기 시작한다. 그러나 이것이 계속 이어지지는 않고 *N*껍질이 채워지기 시작한다. Ce부터 시작하여 Lu까지는 두 개 최외각 전자 궤도가 거의 동일한 상태를 유지하면서, 네 번째 전자껍질에 전자가 계속 추가된다. 이 그룹의 원소를 통상 희토류(*rare earths*)라고 부르고, 가끔은 La 바로 다음부터 시작되는 원소이기 때문에 란탄족(*lanthanides*)이라고 부른다. 희토류 원소는 채워지는 전자궤도 깊이에서 전이 원소와 차이가 있다. 전이 원소는 두 번째 외곽 궤도가 채워지지만, 희토류 원소는 원자 내에서 더 깊은 세 번째 외곽 궤도를 채운다. 희토류의 경우, 두 개의 최외각 전자궤도가 비슷하기 때문에, 화학적 방법으로 이들 원소를 분리하는 것은 매우 어렵다. 핵분열 생성물 중 상당수가 이들 원소이기 때문에 보건물리에서 중요하게 여기고 있다. 희토류에 대한 분석 화학이 매우 어렵다는 사실과 이들 원소의 신진대사 경로와 독물학적 특성 지식이 상대적으로 부족하기 때문에, 보건물리학자는 희토류에 대해 심히 우려하고 있다. 희토류는 그 이름과 달리 희귀하지는 않다. 이들 원소는 낮은 농도지만 자연에 폭넓게 분포돼 있다. Th부터 시작하는 원소들에게서 *P*, *Q* 껍질은 거의 같은 상태로 있으면서 *O* 껍질이 계속 채워지는 또 다른 희토류 그룹을 발견할 수 있다. 이들 희토류 원소를 악티니드(actinide)라고 부른다. 이들 원소는 자연적으로 방사성을 띠고 있으며, 원자로에 사용되는 핵연료 물질을 포함하고 있기 때문에 보건물리학자에게 중요하다.

특성 X선

전자가 고유 에너지 준위에 해당하는 반경을 갖고 원자핵 주위를 회전한다는 보어의 원자 모델은 장점이 있다. 이 모델 장점에는 여기와 전리에 의해 에너지를 물질로 전달, 광전 효과, 특성 X선(*characteristic X-rays*)이라 부르는 X선의 기원을 간단히 설명할 수 있는 것이 포함돼 있다. 원소의 광학 및 자외선 스펙트럼은 외곽 전자가 몇 eV 높은 준위로 여기 되면서 생기는 것이고, 스펙트럼 선들은 여기 상태들 간 에너지 차이를 나타낸다. 전자껍질이 더 추가될수록, 주에너지 궤도들 간 에너지 차이는 훨씬 커진다. 원자번호가 큰 원소에서, 주에너지 궤도는 수 만 eV에 달한다. 예를 들어, Pb의 *K*와 *L* 껍질 간 에너지 차이는 74,970 eV이다. 그림 3-3에서처럼, 이 *K* 전자가 88.004 keV(*K* 전자의 구속 에너지)를 초과하는 에너지를 가진 광자에 부딪히면, 이 전자는 원자로부터 떨어져나가고, *K* 껍질에는 빈자리가 생긴다.

그 즉시, 외곽 전자들 중 하나가 광전자가 떠난 빈자리로 떨어진다. 이 현상이 일어나면, 식 (3.4a)에 따라 최초 및 최종 에너지궤도 간 차이에 해당하는 에너지를 가

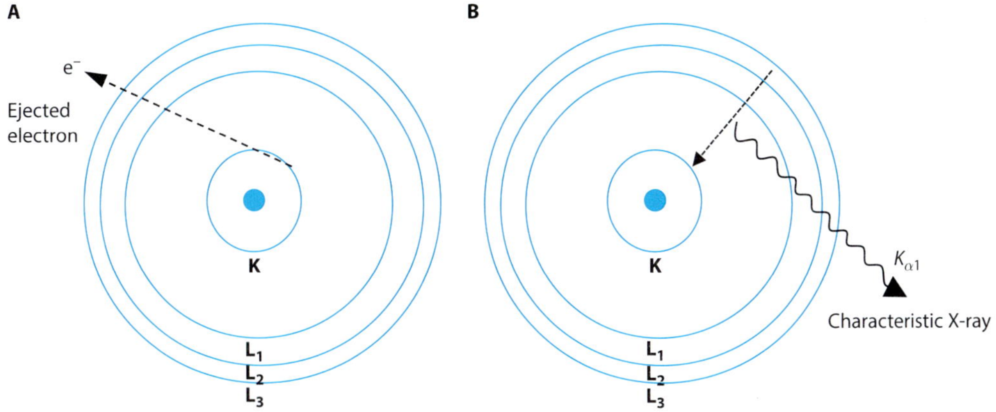

그림 3-3. 특성 X선 발생원에 대한 도식적 표현. K 궤도전자가 전리(A)에 의해 제거되고, 뒤이어 L_3 전자가 빈 궤도를 채운다. 이와 동시에 특성 X선($K_{\alpha 1}$)을 방출한다(B). 단순하게 하기 위해 K와 L 궤도만 그렸다.

진 광자가 방출된다. Pb 원자의 경우, 전자가 L 궤도(L_3) 중 하나에서 K 궤도로 떨어질 때, 방출된 광자($K_{\alpha 1}$) 에너지는 74,970 eV이다. 이러한 고에너지 광자는 X선이다. 전자궤도 간 에너지 차이는 원자에 고유하고, 이 차이가 나타난 X선은 이 X선이 발생한 원소의 특성이기 때문에, 이런 식으로 생성된 광자를 특성 X선이라고 부른다. 이 과정은 모든 내곽 전자궤도가 다 채워질 때까지 반복된다. 물론 M 껍질이나 심지어 그 보다 더 바깥쪽 전자궤도에서 첫 번째 천이가 발생할 수도 있다. 그러나 첫 번째 전자 천이가 일어날 가능성이 가장 높은 곳은 L 껍질이다. 이것이 일어났을 때. 그 결과로 생기는 X선을 K_α 광자라고 부른다. 전자가 M 궤도에서 K 궤도로 떨어지면, K_β 광자가 나온다. L 궤도 빈자리를 M 궤도에서 떨어지는 전자가 채울 때, L_α X선이 나온다. L 궤도 빈자리를 N 궤도에 있던 전자가 채우면, L_β X선이 나온다. 몇 가지 특성 X선 에너지 궤도와 천이를 그림 3-4와 표 3-1에 표시했다.

물질을 X선으로 조사했을 때 특성 X선이 방출되기 때문에, 이 특성 X선을 이따금 형광 방사선(*fluorescent radiation*)이라고 부른다. 특성 방사선은 미지의 원소를 확인하는 수단으로서 분석화학자에게 유용하다. 방사선 흡수제에서, 그리고 원자번호가 큰 원소들로부터 내부 전자가 방출되는 경우에 생성될 수 있는 형광 방사선을 고려해야만 하는 보건물리학자들에게 특성 방사선은 중요하다.

특성 X선은 같은 원자 속 다른 전자에 전달되어 그 전자를 방출시킬 수 있다. 이렇게 두 번째 방출된 전자를 오제(*Auger*) 전자라고 부른다. K 궤도에서 L 궤도로의 전자 천이는 오제 전자를 방출시킬 수 있다(그리고 L 궤도에 두 번째 빈자리를 만든다). 그렇게 생긴 오제 전자를 Auger KLL로 표시한다(표 3–2). 오제 전자 운동에너지(E_{kA})는 다음과 같이 주어진다.

$$E_{kA} = \phi_i - 2\phi_o, \tag{3.16}$$

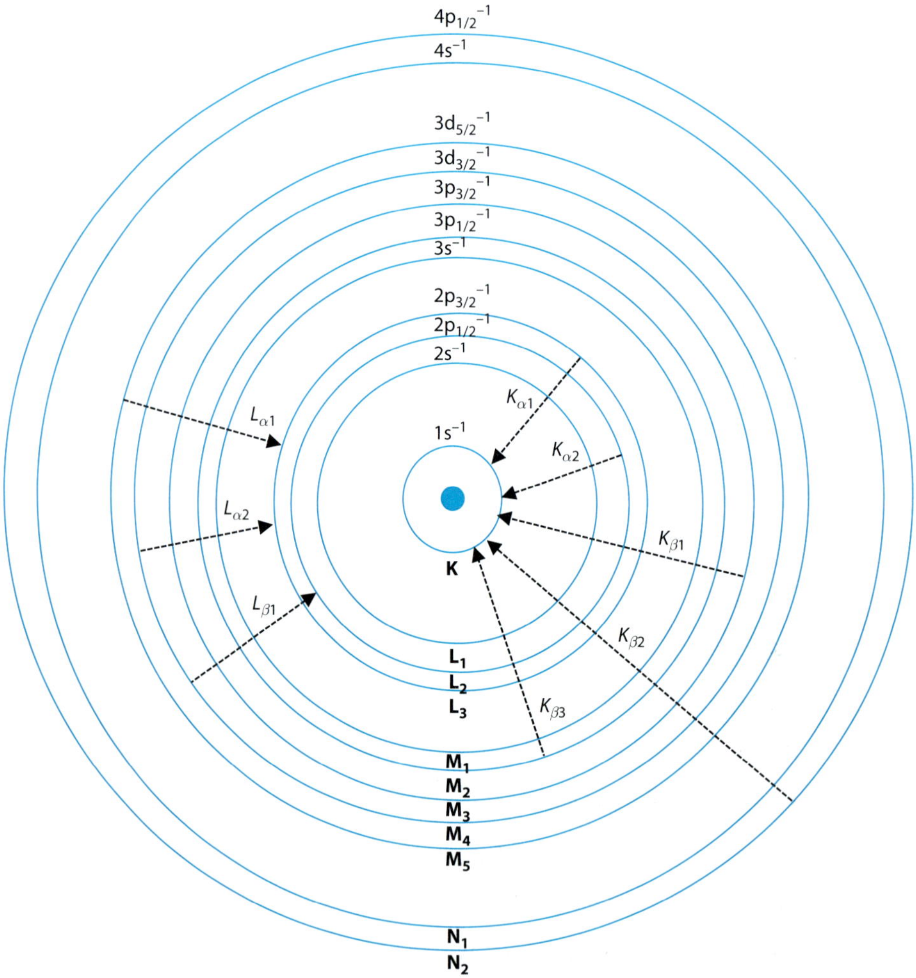

그림 3–4. 원자의 에너지 준위 및 그와 관련된 궤도 명칭. 완전한 N 궤도와 그보다 높은 궤도는 나타나 있지 않다.

여기서

ϕ_i = 내각 궤도 결합 에너지, 그리고
ϕ_o = 외각 궤도 결합 에너지.

전자 궤도 간 천이로부터 에너지가 발생하고, 그 에너지가 같은 궤도 대신 그보다 높은(더 낮은 에너지) 궤도의 전자에 전달되는 경우, 이를 Coster–Kronig 효과라고 부른다.

표 3-1 그림 3-4에서 표기한 것과 같은 특성 X-선 표기법

SIEGBAHN 표기	IUPAC 표기
$K_{\alpha1}$	K–L_3
$K_{\alpha2}$	K–L_2
$K_{\beta1}$	K–M_3
$K_{\beta2}$	K–N_2
$K_{\beta3}$	K–M_2
$L_{\alpha1}$	L_3–M_5
$L_{\alpha2}$	L_3–M_4
$L_{\beta1}$	L_2–M_4

표 3-2 오제 전자 명칭

기호	궤도전자 천이	결과
Auger KLL	L에서 K 궤도로 전자 천이	오제 전자 및 L 궤도에 두 개 빈자리
Auger KLX	L에서 K 궤도로 전자 천이	오제 전자 및 L 궤도와 다른 궤도에 빈자리
Auger LMM	M에서 L 궤도로 전자 천이	오제 전자 및 M 궤도에 두 개 빈자리
Aguer LMX	M에서 L 궤도로 전자 천이	오제 전자 및 M 궤도와 다른 궤도에 빈자리

파동 역학 원자 모델

앞서 기술한 원자 모델은 보건물리에서 마주치는 현상 대부분을 설명하기에 충분히 유용하다. 그러나 원자물리 연구를 위해 오스트리아 물리학자 슈뢰딩거(Schrödinger)

는 좀 더 추상적인 원자 개념을 제안했다. (이것으로 그와 영국 물리학자 디락(Dirac)은 1933년 노벨상을 수상하였다). 보어가 했던 것처럼 미립자로서 전자를 연구대상으로 삼는 대신, 슈뢰딩거는 전자를 드브로이(De Broglie) 파로 간주하고 "파동 역학(wave mechanics)"이라 알려진 물리학의 한 분야를 발전시켰다. 슈뢰딩거는 관련된 전자 파동에 대한 드브로이 방정식으로부터 원자 내 전자가 만족해야만 하는 일반 미분방정식을 유도하였다. 현대 원자이론은 어떤 조건에 대한 이 방정식의 해들로 이루어져 있다. 다른 에너지궤도에 해당하는 수많은 다른 해도 가능하다. 보어는 원자핵으로부터 정확히 측정할 수 있는 거리에 전자들이 있는 원자를 상상했지만, 슈뢰딩거 파동 방정식 해는 원자핵으로부터 어떤 주어진 거리에서의 전자 확률밀도와 관련있다. 이 두 원자 모델은 수소 전자에 대해 가장 가능성 높은 반지름은 첫 번째 보어 반지름과 정확하게 같다는데 까지는 일치한다. 마찬가지로, 두 번째 보어 반지름은 원자핵으로부터 첫 번째 여기 상태에 있는 전자가 있을 확률이 가장 큰 거리에 해당한다. 이론적 고려 때문에 파동 모델이 보어의 원자 역학 시스템을 대체했지만, 더 오래된 보어의 원자 모델도 원자 현상 해석을 도와주는 매우 유용한 도구로 여전히 간주되고 있다.

원자핵

중성자와 핵력

원자핵의 양전하는 양성자 때문이고 수소는 양성자 하나로 구성된 가장 단순한 원자핵이라는 것이 이미 알려져 왔다. 그 다음 원자핵들이 그 양성자의 배수라면, 양성자 질량수를 1이라고 했을 때, 원자핵 질량수는 원자핵 원자번호와 같을 것이다. 이는 사실이 아님이 밝혀졌다. 수소를 제외하고, 원자핵 질량수는 해당 원자번호의 거의 2배이고, 원자번호가 커질수록 상대적으로 더 커지는 것이 밝혀졌다. 더욱이 양성자 간 전기적 척력에도 불구하고 원자핵이 안정적임을 설명해야 했다. 예제 2.4를 보면, 중력의 끌어당기는 힘은 전기적 척력을 극복하기에는 불충분하다. 1932년, 영국 물리학자 채드윅(Chadwick)이 자연계 세 번째 기본 구성입자라고 생각하는 중성자를 발견함으로써, 이 두 문제가 해결되었다. (채드윅은 이 발견으로 1935년 노벨상을 수상하였다.) 질량이 $1.674927351 \times 10^{-27}$ kg으로 양성자와 거의 같은 이 입자는 전기적으로 중성이다. 원자핵 속에 중성자가 존재한다는 것으로 원자번호와 원자질량수 간 차이를 설명할 수 있다. 또한 중성자는 원자핵을 결합하는 응집력을 제공한다. 이 힘을 강핵력(*strong nuclear force*) 또는 핵력이라고 한다. 핵력은 약 2×10^{-15}에서 3×10^{-15} m까지 매우 짧은 거리에 작용하는 것으로 본다. 모든 핵력은 인력이고 핵력장 사이 상호작용이 전기적 척력을 극복하는 응집력을 제공한다. 그러나 핵력 범위가 전기력 범위보다 매우 짧기 때문에, 중성자는 바로 옆에 있는 핵자와만 상호작용할 수 있는 반면, 양성자들은 원자핵 속에서 멀리 떨어져 있을지라도 그것들끼리 상호작용을 한다. 이런 이유 때문에 중성자 수는 양성자 수보다 더 빨리 증가해야만 한다.

쿼크

입자물리학은 양성자와 중성자가 기본 입자가 아니라는 것을 보여주었다. 이들 입자는 현재 기본 입자라고 여겨지는, 쿼크(*quarks*)라 불리는 입자들의 결합체로 구성돼 있다. 쿼크는 하전 입자이며, 전자 전하의 $\pm 2/3$ 또는 $\pm 1/3$ 전하를 갖고 있다. 양성자는 양의 업 쿼크(up quarks, 2/3 전하) 두 개와 음의 다운 쿼크(down quark, $-1/3$ 전하) 하나로 이루어져, 양전하 하나가 된다. 중성자는 양의 업 쿼크 하나와 음의 다운 쿼크 두 개로로 구성되어 순전하량이 0이 된다. 입자 안에 있는 쿼크들은 강력(*strong force*)이라 부르는 매우 강한 힘으로 결합돼 있다. 강력은 색력(*color force*)으로도 알려져 있다. (색력에 관한 연구 분야를 양자 색역학(*quantum chromodynamics*)이라고 한다.) 이 힘은 너무나 강해 현 시점에서 양성자나 중성자를 그들의 구성요소인 쿼크로 분리하는 것은 어렵다. 입자 분리를 위한 실험적 시도에서, 양성자와 중성자를 그것들의 구성요소인 쿼크로 분리하는 데 필요한 엄청난 에너지가 중입자로 변환되는 것을 확인하였다. 이들 중입자 질량은 쿼크를 분리하는 데 사용되기보다는 아인슈타인의 질량–에너지 등가법칙을 따른다.

동위원소

특정 원소의 원자핵 속 중성자 수가 일정하지 않다는 것이 알려져 왔다. 예를 들어, 산소는 8개 중성자를 가진 핵종, 9개 중성자를 가진 핵종, 그리고 10개 중성자를 가진 핵종 등 3가지 핵종으로 구성돼 있다. 이 세 가지 핵종의 원자질량수는 각각 16,

17 그리고 18이다. 이 동일한 원소의 세 가지 핵종을 산소의 동위원소(isotopes)라고 부른다. 어떤 원소의 동위원소는 양의 핵전하 수가 같고 핵외 전자구조도 같지만 중성자 수는 다르다. 대부분 원소는 몇 가지 동위원소를 갖고 있다. 원소의 원자량은 그 원소를 구성하고 있는 동위원소들 질량을 가중 평균한 것이다. 동위원소들은 전자구조가 같아서 동일한 화학반응을 겪기 때문에, 화학적으로 분리할 수 없다. 동위원소는 화학기호 왼쪽 하단에 원자번호를, 왼쪽 상단에 원자질량수, 즉 총 핵자수를 적어서 구별한다. 따라서 산소의 세 가지 동위원소는 ${}^{16}_{8}O$, ${}^{17}_{8}O$, 그리고 ${}^{18}_{8}O$로 쓸 수 있다. 원자번호는 화학기호와 같은 의미를 갖기 때문에, 아래첨자는 통상 생략하고 ${}^{16}O$과 같이 쓴다. 모든 동위원소의 존재비가 똑같지는 않다. 산소의 경우, 자연에 존재하는 원자의 99.757%는 ${}^{16}O$인 반면, ${}^{17}_{8}O$과 ${}^{18}_{8}O$은 각각 0.038%와 0.205% 존재한다. 다른 원소의 동위원소 분포는 이와 다를 수 있다. 예를 들어, 염소는 두 가지 천연 동위원소, ${}^{35}Cl$와 ${}^{37}Cl$로 구성돼 있으며, 각각의 존재비는 75.76%와 24.24%이다. 나트륨과 금은 오직 한 가지 천연 동위원소, ${}^{23}Na$과 ${}^{197}Au$로만 이루어져 있다.

원자질량단위

무게와 질량은 자주 번갈아 사용하는 용어다. 무게는 질량이 중력에 의해 끌어당겨지는 힘이다. 질량 1 g은 지구 표면에서 무게 1 g이다. 1g 힘은 980 dyne이다. 마찬가지로 질량 1 kg은 무게 1 kg이며, 1 kg 힘은 9.8 N과 같다.

원자 질량은 그램 또는 통합원자질량(*unified atomic mass units*, u)이라 부르는 비례수로 주어질 수 있다. 어떤 물질 1몰은 6.02×10^{23}개 분자(아보가드로의 수, 정확한 값은 부록 A를 참조하라)를 포함하고 있고 그램 단위의 1몰 질량은 분자량과 같으므로, 원자 한 개의 질량을 쉽게 계산할 수 있다. 단일 원자 분자인 ${}^{12}C$ 1몰은 (정의에 따라) 12g이다. 따라서 원자 한 개의 질량은 다음과 같다. (이 경우, 질량 차가 매우 작기 때문에 아보가드로의 수를 반올림해서는 안 된다.)

$$\frac{12\,\text{g/mol}}{6.0221413 \times 10^{23}\ \text{atoms/mol}} = 1.993 \times 10^{-23}\,\text{g}.$$

원자질량으로 알려진 상대적 질량체계의 참조기준으로 탄소가 선정되었고 ${}^{12}C$ 1몰의 질량이 정수로 정의되었다. (실제로, 어떤 원소의 원자질량은 모든 동위원소 질량들을 가중 평균한 것이다. 물리적 척도는 ^{12}C 질량에만 기반을 둔다.) ^{12}C에 (정확하게) 원자질량 12를 부여했으므로, 1원자질량단위(atomic mass unit), u (*dalton*이라고도 부르며, Da라는 기호를 쓴다)는 다음과 같다.

$$1\,\mathrm{u} = \frac{1.9923 \times 10^{-23}\,\mathrm{g}}{12} = 1.6605 \times 10^{-24}\,\mathrm{g}.$$

이를 근거로, 중성자 질량 m_n은 1.008665 u, 양성자 질량 m_p는 1.007276 u 그리고 전자 질량은 0.0005486 u이다(정확한 값은 부록 A를 참조하라). 1원자질량단위의 에너지 등가량은 다음과 같다(단순화를 위해, 식에는 반올림한 값을 썼지만, 계산할 때는 정확한 값을 사용했다는 것을 주의하라).

$$\begin{aligned} E(1\,\mathrm{u}) &= \frac{mc^2\,\mathrm{J}}{1.6 \times 10^{-13}\,\dfrac{\mathrm{J}}{\mathrm{MeV}}} \\ &= \frac{1\mathrm{u} \cdot 1.6605 \times 10^{-27}\,\dfrac{\mathrm{kg}}{\mathrm{amu}} \cdot \left(3 \times 10^{8}\,\dfrac{\mathrm{m}}{\mathrm{s}}\right)^2}{1.6 \times 10^{-13}\,\dfrac{\mathrm{J}}{\mathrm{MeV}}} \\ &= 931\,\mathrm{MeV}. \end{aligned}$$

(931 MeV/u 값은 정확한 값은 아니지만, 대부분 계산에 대해 적당한 값이다. 정확한 값은 부록 A에 있다.)

결합에너지

이 시점에서, 어떤 동위원소 구성요소들의 질량 합 W와 그 동위원소의 측정질량 M을 비교해보면 흥미롭다. 원자질량이 16.9991317 u인 ^{17}O에 대해, 다음과 같은 식을 쓸 수 있다.

$$W = (Z)m_\mathrm{p} + (A - Z)m_\mathrm{n}, \tag{3.17}$$

여기서 Z는 원자번호이고, A는 원자핵 속 핵자들 수와 같은 원자질량수이며, m_p는 양성자 질량, 그리고 m_n은 중성자 질량이다.

$$W = 8(1.007276) + (17 - 8)(1.008665)$$
$$= 17.1362\ \text{u}.$$

구성요소들 질량 합이 온전한 원자 하나의 실제 질량보다 훨씬 더 커 보인다. 이는 ^{17}O만 아니라 모든 원자핵에 대해 사실이다. 원자질량과 구성요소들 질량 합 사이의 차이를 질량결손(*mass defect*)이라고 부르며, 다음과 같이 δ로 정의한다.

$$\delta = W - M. \tag{3.18}$$

질량결손은 원자핵을 개별 구성요소인 핵자들로 분리하기 위해 해야 하는 일, 소위 결합에너지(*binding energy*)의 질량 등가량에 해당한다. 에너지 단위로, 결합에너지 E_B는 다음과 같다.

$$E_B = (W - M)\text{u} \cdot 931\,\frac{\text{MeV}}{\text{u}}. \tag{3.19}$$

여기서 E_B는 총 결합에너지이다.

결합에너지는 원자핵의 응집력 척도이다. 어떤 원자핵의 총 결합에너지는 그 원자핵 내부 핵자 수에 종속적이므로, 더 유용한 응집력 척도는 다음과 같은 핵자당 평균 결합에너지이다.

$$E_b = \frac{931(W - M)}{A}\,\frac{\text{MeV}}{\text{nucleon}}, \tag{3.20}$$

여기서 원자질량수 A는 원자핵 내부 핵자 수이다. ^{17}O의 결합에너지는 131.7 MeV이며, 핵자당 평균 결합에너지는 7.75 MeV이다. 작은 질량 차이가 큰 에너지 차이를 유발하므로, 이런 종류의 계산을 수행할 때, 참조 값을 구하기 위해 정확한 질량 값을 사용해야만 한다.

핵자당 결합에너지는 원자번호가 작은 원소에 대해 매우 작지만, 8 MeV/nucleon 이상의 결합에너지에서 그 폭이 넓은 피크까지 급격하게 증가를 하다가, 그 이후에는 ^{238}U 에 대한 값 7.6 MeV/nucleon에 이를 때까지 서서히 감소한다. 다양한 동위원소의 핵자 수에 대해 핵자당 결합에너지를 그린 그림 3-5는 일부 예외를 제외하고, 원자핵의 핵자 수에 따라 핵자당 결합에너지가 규칙적으로 변하는 것을 보여주고 있다.

매끄러운 곡선으로부터 가장 눈에 띄는 이탈은 ^{4}He, ^{12}C와 ^{16}O이다. 이들 핵종은 곡선 위에 있는데, 이는 이들 핵종이 매우 강하게 결합되어 있다는 것을 의미한다. 핵자당 결합에너지가 그 좌우에 있는 핵종보다 더 큰 ^{12}C, ^{16}O와 ^{20}Ne은 ^{4}He 아단위(subunit)를 각각 3, 4, 5개 갖고 있다고 생각할 수 있다. 알파 입자인 ^{4}He 원자핵이 방사성변환 중 어떤 방식으로 방출된다는 사실과 함께, 이들 핵종의 예외적인 결합에너지는 원자핵 내부에서 핵자들이 양성자 2개와 중성자 2개로 이뤄진 안정적인 하위 그룹을 형성하려는 경향이 있음을 시사한다.

결합에너지 곡선(그림 3–5) 모양은 매우 무거운 원소가 쪼개지면서, 그리고 두 개의 매우 가벼운 원소가 융합하면서 에너지를 방출하는 것이 가능한지 그 이유를 설명해주고 있다. 곡선 중심에 있는 핵종의 핵자당 결합에너지가 양 끝에 있는 핵종의 핵자당 결합에너지보다 크기 때문에, 핵자들을 곡선 중심으로 몰아가는 핵 구조의 어떠한 변화도 최종 상태와 최초 상태 간 에너지 차이를 방출해야만 한다.

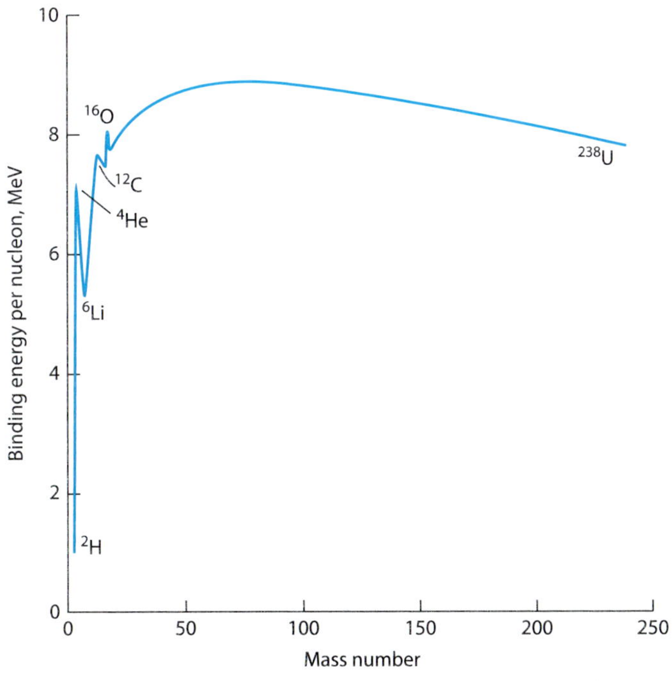

그림 3–5. 원자질량수에 따른 핵자당 결합에너지 변화.

원자핵 모델

(a) *물방울 모델*

물리학자는 두 개의 다른 원자핵 모델을 갖고 일을 한다. 이 중 하나에 의하면, 원자핵은 핵자가 균질하게 섞인 혼합체이며, 거기서 모든 핵자가 서로 강하게 상호작용한다고 간주한다. 그 결과, 원자핵의 내부 에너지가 구성요소인 핵자들 사이에 거의 균등하게 분포돼 있지만, 표면장력에 의해 원자핵은 둥근 형태를 유지한다. 이는 물방울과 유사하기 때문에 원자핵의 물방울 모델(*liquid drop model*)이라고 부른다. 보어와 휠러(Wheeler)가 제안한 이 모델은 특히 핵분열을 성공적으로 설명하고, 원자질량 측정이 매우 어려운 다양한 핵종의 원자질량 계산을 가능케 하였다.

앞서의 논의로부터, 원자번호 Z, 원자질량수 A인 원자핵 질량은 다음과 같음을 알 수 있다.

$$M = (A - Z)m_{\mathrm{n}} + Zm_{\mathrm{p}} - \delta. \tag{3.21}$$

그림 3-5로부터, 핵자당 평균 결합에너지, 그리고 총 결합에너지는 Z와 A의 함수라는 것을 알 수 있다. 물방울 모델을 이용해 핵의 질량과 결합에너지를 A 및 Z와 관계 짓는 반경험적(semiempirical) 방정식을 만들 수 있다. 물방울 모델에 의하면, 핵 내부의 힘과 이 힘에 의해 발생하는 퍼텐셜 에너지는 인근 핵자들 간 단거리 인력, 양성자들 간 장거리 척력, 그리고 원자핵 표면에 있는 핵자가 원자핵 내부에 있는 핵자에 비해 덜 단단하게 결합돼 있는 표면장력 효과에 기인한다. 이 모델에서, 이들 힘에 의한 결합에너지는 중성자와 양성자 수가 짝수냐 홀수냐에 따라 보정된다.

(b) *껍질 모델*

또 다른 원자핵 모델을 껍질 모델(*shell model*)이라고 부른다. 이 핵 모델에 의하면, 다양한 핵자가 원자핵 내부 어떤 에너지 준위에 존재하고 핵자끼리 약하게 상호작용한다. 많은 관측결과와 실험 자료가 이러한 핵 구조를 뒷받침하고 있다. 안정된 핵종 중, "짝수–짝수" 핵종(양성자 수와 중성자 수가 짝수인 핵종)이 총 162개로 가장 많다. 핵자 중 하나 – 양성자나 중성자 중 하나가 짝수고 나머지는 홀수인 짝수-홀수 핵종은 108개로 두 번째로 많다. 홀수-홀수 핵종은 그 수가 가장 작으며, 자연에서 겨우 4개만이 안정 핵종이다. 안정 동위원소 중에서 "마법의 수(magic number)"가 반복되는 것을 확인할 수 있다. 이 마법의 수에는 2, 8, 20, 28, 50, 82 그리고 126이 포함돼 있다. 이 개수의 양성자나 중성자 또는 두 핵자를 모두 가진 원자가 자연에 가장 많이 있으며, 이는 그들 원자가 유달리 구조적을 안정적이라는 것을 시사한다. 이 마법의 수를 포함한 핵종은 핵적 관점에서 상대적으로 비활성이다. 즉, 이 핵종을 중성자로 조사했을 때 쉽게 반응하지 않는다. 이는 전자 에너지궤도가 채워져 화학적으로 비활성인 원소의 경우와 유사하다.

궤도전자와 비슷한 방식으로 핵자도 자기장과 상호작용한다. 궤도전자가 그러하듯이, 양성자는 두 가지 스핀 상태를 가지고, 따라서 작은 자석처럼 거동하며 자기 모멘트와 관련이 있다. 양성자 전하는 양성자가 +2/3 전하를 갖는 업 쿼크 2개와 −1/3 전하를 갖는 다운 쿼크 1개 등, 하전 쿼크 3개로 구성돼 있다는 사실에 기인한다. 양성자의 자기 모멘트는 핵외 전자의 자기 모멘트보다 훨씬 작다. 그러나 이 두 경우에 있어, 서로 반대 방향으로 스핀하는 입자 쌍은 상대방 입자의 자기 모멘트를 상쇄하여, 순 자기 모멘트는 쌍을 이루지 못한 입자에 의한 것만 남게 된다. 중성자가 전기적으로 중성이라는 사실에도 불구하고, 중성자는 +2/3 전하를 갖는 업 쿼크 하나와 −1/3 전하를 갖는 다운 쿼크 2개로 이루어져 있기 때문에, 중성자는 자기 모멘트를 갖는다. 순 전하량은 0이지만, 중성자 내부 전하 분포 때문에 전기적 분극(polarization)이 생기고, 이에 따라 자기장을 형성할 수 있는 능력을 갖게 된다. 양성자, 특히 수소 양성자의 자기 모멘트는 핵자기공명(nuclear magnetic resonance)을 이용한 분석과 의료 분야의 자기공명 영상의 기초가 된다.

모든 관측 사실은 원자의 전자 에너지궤도 모델과 비슷한 원자핵의 에너지궤도 모델과 일치한다. 어떤 원자핵 속 핵자 하나하나는 핵외 전자와 마찬가지로, 고유의 4개 양자수 세트에 의해 구분된다. 핵자에 파울리의 배타원리를 적용하면, 연속해서 2, 8, 20, 28, 50, 82 그리고 126개 핵자를 포함하는 에너지궤도를 구성할 수 있다.

핵외 전자와 마찬가지로, 핵자를 더 높은 에너지궤도로 끌어올려 여기 시킬 수 있다. 여기가 일어나면, 핵자는 기저 상태로 떨어지며 여기 상태와 기저 상태 간 에너지 차이와 같은 에너지를 갖는 광자를 방출한다. 이는 광학 및 특성 X선 스펙트럼에서 본 것과 동일한 현상이다. 이 경우, 광자를 감마선(*gamma ray*)이라고 부른다. 보통 핵의 에너지궤도가 전자의 에너지궤도보다 크게 벌어져 있으므로, 감마선이 (반드시 그런 것은 아니지만) X선 광자보다 에너지가 더 크다. 보건물리의 실용적 관점에서, X선과 감마선은 똑같다. 두 광자가 유일하게 다른 점은 발생원이 다르다는 것이다. X선은 핵외 구조에서, 감마선은 원자핵 안에서 발생한다. 두 광자가 발생되고 나면, X선과 감마선을 구별할 수 없다.

원자핵 안정성

안정 동위원소에 대해 양성자 수와 중성자 수를 그림으로 그려보면, 그림 3-6과 같은 곡선을 얻을 수 있다. 안정 동위원소는 비교적 좁은 범위에 있으며, 이는 어떤 원자핵이 안정적이라면, 중성자-대-양성자 비가 어떤 제한치 범위 안에 있어야 한다는 것을 의미한다. 방사성 원자핵 대부분은 이 안정 범위 바깥에 있다. 이 그림은 원자번호가 증가함에 따라, 처음에는 값이 1이었던 곡선의 기울기, 즉 양성자에 대한 중성자 비가 점차 증가하고 있다는 것을 보여준다.

모든 핵력은 인력이기 때문에, 중성자 수가 과도한 불안정 원자핵을 발견하는 것이 놀라울 수 있다. 이러한 뚜렷한 예외는 원자핵 껍질 모델로 설명할 수 있다. 파울리의 배타원리에 의하면, 스핀 양자수를 제외한 모든 양자수가 같은 핵자끼리 쌍을 이룬다. 에너지궤도가 완전히 채워진 원자핵이 내부 궤도가 덜 채워진 원자핵보다 더 안정적이므로, 양성자 궤도는 덜 채워졌으나 중성자 궤도는 다 채워진 원자핵의 경우, 중성자가 하나 추가되면 불안정한 원자핵이 된다. 안정을 얻기 위해, 원자핵은 추가된 중성자 자체가 전자를 방출하며 양성자로 변환하는 내부 재배치를 겪을 수 있다. 그 다음 이 새로운 양성자는 채워지지 않은 양성자 궤도에 있는 양성자와 쌍을 이룬다. 이런 가능한 메커니즘의 한 예로, ${}^{31}_{15}P$에 중성자 하나가 추가됐을 때 그 결과를 생각해 보자. 이 핵종은 인의 안정 동위원소다. 껍질 모델에 따르면, 원자핵 속 양성자 15개는 7개 쌍과 짝 없는 양성자 하나로 분포되어 있는 반면, 중성자는 8개 쌍을 이루고 있다. 이 원자핵에 중성자를 하나 추가하여 ${}^{32}_{15}P$을 만들면, 추가된 중성자

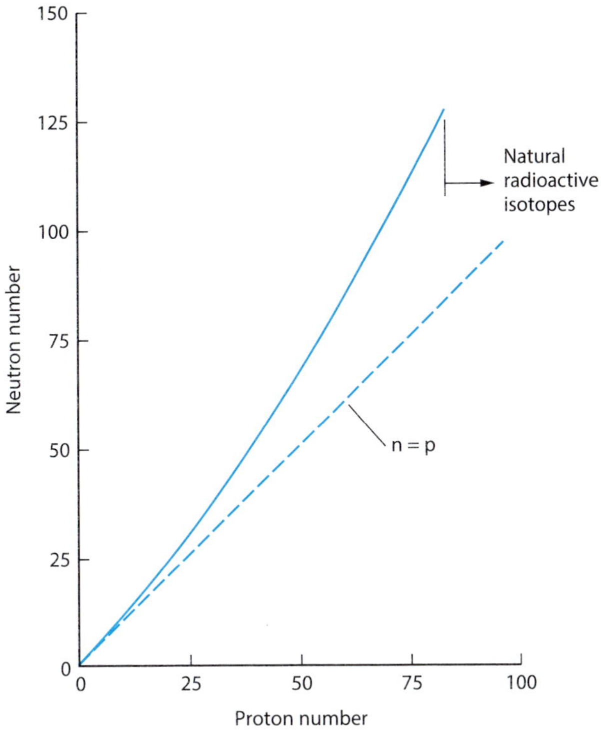

그림 3-6. 원자핵 안정성 곡선. 선은 안정 동위원소의 중성자-양성자 좌표에 대한 최적선을 나타낸다.

는 다른 에너지 준위로 갈 수 있다. 그러나 이 조건은 불안정하다. 따라서 추가된 중성자는 원자핵으로부터 전자를 방출하면서 양성자와 전자가 되고, 이 양성자는 짝이 없는 양성자와 쌍을 이루면서 안정 $^{32}_{16}S$가 된다. 이러한 내부 핵변환을 방사성 변환(*radioactive transformation*) 또는 방사성 붕괴(*radioactive decay*)라고 부른다.

요약

원자(atom)라는 단어가 나뉠 수 없다는 뜻의 그리스 단어 *atomos*에서 유래됐지만, 현대 과학은 원자가 양으로 대전된 원자핵과 그 주위를 음전하를 가진 전자가 둘러싸고 있는 복합 구조임을 발견하였다. 원자핵은 두 가지 다른 입자 – 양으로 대전된 양성자와 전기적으로 중성인 중성자로 구성돼 있다. 양성자와 중성자는 쿼크라 불리는 더 작은 입자들의 결합체이다. 쿼크는 자연계 기본 구성입자 중 하나로 여겨지고 있다. 강하고 끌어당기는 단거리 핵력이 핵자(원자핵 내부 입자) 간 작용하여 양성자 사이에 작용하는 전기적 척력을 극복한다. 중성 원자에서, 핵외 전자 수는 핵 내부 양성자 수와 같다. 원자의 전체 지름은 10^{-8} cm 정도이지만, 원자핵 지름은 10^{-13} cm 정도이다.

보어의 원자모델은 원자핵 주위를 4개 양자수 세트로 표현되는 허용된 궤도만을 회전하는 전자를 갖고 있다. 파동역학 원자모델은 원자를 중심 원자핵이 전자구름에 의해 둘러싸여 있는 것으로 묘사하고 있다. 보어 모델에서처럼, 원자핵으로부터 전자까지 거리가 정확히 정의되지는 않지만 파동 같은 확률 함수에 의해 기술된다. 이 두 개의 원자모델은 파동역학 모델에서 최빈(most probable) 반지름이 보어 모델에서 정확하게 양자화된 반지름과 일치하는 수준까지 비슷하다. 이론적 고려 때문에 파동역학 모델이 보어 모델을 대체했지만, 보어 모델은 많은 보건물리 측정과 응용에 기초가 되는 현상을 설명하는 데 충분하다.

원소의 원자번호와 화학적 성질은 원자핵 내부 양성자 수에 의해 결정된다. 그러나 동일한 원소의 다른 원자는 그 핵 내부에 다른 개수의 중성자를 가지고 있을 수 있다. 동일한 원소의 다른 형태를 동위원소(*isotopes*)라고 부른다. 원자핵 내부 핵자의 총 개수를 원자질량번호(*atomic mass number*)라고 한다. 통상 동위원소는 원소 이름과 그것의 원자질량번호로 구분한다. 우리는 자주 동위원소를 그 원소 화학기호 왼쪽 하단에 원자번호를, 왼쪽 상단에 원자질량번호를 써서 표현한다. 따라서 원자번호 92인 우라늄 238에 대해, ${}^{238}_{92}\mathrm{U}$라고 쓴다. 원자핵의 질량은 그 원자핵 구성입자들의 질량 합보다 작다. 이 질량 차이는 원자핵을 결합하는 데 사용되는 에너지의 질량 등가량(결합에너지)이다. 어떤 입자가 원자핵으로부터 방출될 때 또는 원자가 핵분열을 겪을 때, 이 퍼텐셜 에너지는 방출된 입자 또는 핵분열생성물 운동에너지 그리고 이들 반응에 수반되는 방사선 에너지로 재등장한다. 안정 원자는 원자핵 내부의 양성자에 대한 중성자 비가 어떤 제한치 범위 안에 있어야 한다. 이 비가 너무 크거나 작으면, 원자핵은 불안정해지고, 원자핵은 즉시 방사선 변환을 통해 안정되려고 한다.

문제

3.1 5.3 MeV 알파 입자가 금의 원자핵에 가장 가깝게 다갈 수 있는 거리는 얼마인가?

3.2 납의 비중이 11.3 g/cm^{3}이고 원자질량이 207.21일 때, 납의 cm^3 당 원자 수를 계산하시오.

3.3 μ^- 메손(meson)은 전하 -4.8×10^{-10} sC와 정지 전자 질량의 207배에 달하는 질량을 갖고 있다. 양성자가 μ^-을 포획하여 중간자 원자(mesic atom)가 된다고 할 때, 다음을 계산하시오.

(a) 첫 번째 보어 궤도 반지름 그리고

(b) 이온화 퍼텐셜

3.4 단일 이온화된(singly ionized) ^{4}He 원자의 이온화 퍼텐셜을 구하시오.

3.5 기저 상태 수소 전자에 의한 전류를 계산하시오.

3.6 광속에 대한 기저 상태 수소 전자의 속도 비를 계산하시오.

3.7 중소수(deuterium)에 대한 리드베르그(Rydberg) 상수를 계산하시오.

3.8 ^{27}A1 원자핵 내부 양성자 운동량의 불확정성은 얼마인가? 이 양성자의 운동에너지는 얼마인가?

3.9 나트륨 이온은 1 eV 전자를 포획하여 중성화된다. 나트륨 이온화 퍼텐셜이 5.41 eV 라고 하면, 방출된 방사선 파장은 얼마인가?

3.10 (a) 식 ^{2}H + ^{2}H → ^{4}He + Q에 따라 중수소 1 g이 융합하여 헬륨이 될 때 방출되는 에너지 양은 얼마인가?

(b) 중수소 원자핵 두 개를 융합하려면 에너지가 얼마나 필요한가?

3.11 베릴륨(원자번호 4) 밀도는 1.84 g/cm^{3}이고 납(원자번호 82) 밀도는 11.3 g/cm^{3}이다. ^{9}Be와 ^{208}Pb 원자핵의 밀도를 계산하시오.

3.12 알루미늄(원자번호 13)에 대한 전자껍질 배치를 결정하시오.

3.13 수소원자 질량과, 양성자 한 개 질량과 전자 한 개 질량의 합 사이의 질량 차이는 얼마인가? 질량차이를 에너지 등가량(eV)으로 표현하시오.

3.14 대기압에서 물 증발열이 540 cal/g이면, 물 분자 한 개의 결합에너지는 얼마인가?

3.15 He 이온화 퍼텐셜은 24.5874 eV이다.

(a) 전자가 여기 되지 않은 He 원자를 전리시키기 전에 이 전자가 운동할 수 있는 최소 속도는 얼마인가?

(b) He 원자를 전리시키기 위한 광자의 최대 파장은 얼마인가?

3.16 어떤 25 W 수은–증기 자외선 램프에서, 전기 에너지 투입량의 0.1%는 파장 2537 Å 자외선으로 나온다. 이 램프의 1초당 자외선 광자 방출률은 얼마인가?

3.17 삼중수소 원자질량은 3.0160492777 (25) u이다. 삼중수소를 그 구성입자들로 분해하는 데 필요한 에너지는 MeV 단위로 얼마인가?

3.18 라이만(Lyman) 계열에서 두 번째와 세 번째 선의 주파수, 파장 및 에너지를 계산하시오.

3.19 보어 원자모델을 사용해, 수소와 헬륨 내 기저상태 전자들의 속도를 계산하시오.

3.20 H_2가 O_2와 결합하여 물이 될 때 연소열은 60 kcal/mol–water이다. 생성된 물 1몰당 방출되는 에너지(eV 단위)는 얼마인가?

3.21 ^{16}O, ^{17}O, ^{18}O 원자질량이 각각 15.99491461956(16), 16.99913170(12), 및 17.999160(7) u이다. 산소의 원자질량을 계산하시오.

3.22 적절한 참고문헌에 주어진 염소 동위원소의 정확한 원자질량을 이용하여 염소 Cl_2의 분자질량을 계산하시오.

3.23 NaCl 9 g이 물 1 L에 용해되었다면, 그 용액 속 구성원소들 각각의 농도 atoms/mL는 얼마인가?

3.24 정상적인 사람 눈의 시각적 역치는 파장 556 nm인 빛에 대해 약 7.3×10^{-15} W/cm^{2}이다. 이에 상응하는 광자 플럭스(photons/cm^2 · sec)는 얼마인가?

3.25 ^{17}O 속 마지막 중성자의 결합에너지는 얼마인가?

3.26 1 g 물에 있는 수소 원자 수를 계산하시오.

3.27 전자 하나의 모든 질량이 전자기 에너지로 전환된다고 할 때,

(a) 광자 에너지는 J과 MeV 단위로 얼마인가?

(b) 광자 파장은 옹스트롬 단위로 얼마인가?

3.28 1 U.S. gal (3.79 L) 가솔린의 열에너지 용량은 36.65 kW hours이다. 이 에너지에 상응하는 핵연료는 몇 그램인가?

3.29 구리 속 K 전자의 결합에너지는 8.980 keV, L 궤도는 0.953 keV이다. K_α 특성 X선 파장은 얼마인가?

3.30 알루미늄의 첫 번째 이온화 퍼텐셜은 4.2 eV이다. 알루미늄 원자를 전리시킬 수 있는 빛의 최대 파장은 얼마인가?

3.31 알파 입자 두 개가 4×10^{-15} m 떨어져 있다. 다음을 계산하시오.

(a) 두 입자간 전기적 척력

(b) 두 입자간 만유인력

3.32 C–C 결합에 대한 결합에너지는 약 100 kcal/mol이다. 이 에너지를 eV/bond로 표현하면 얼마인가?

3.33 Be–9 속 마지막 중성자의 결합에너지는 얼마인가?

3.34 납의 $K_{\alpha 1}$, $K_{\alpha 2}$, 및 $K_{\beta 1}$ 특성 X선 에너지는 얼마인가?

3.35 양전자의 질량 에너지 등가량은 MeV 단위로 얼마인가?

3.36 U–235와 U–238 속 마지막 중성자의 결합에너지는 얼마인가?

3.37 중성자가 수소 원자에 흡수되어, 중수소 원자가 되었다. $H_1^1 + n_0^1 \rightarrow H_1^2 + \gamma$. 결합에너지가 광자 형태로 방출되었다. 이 광자의 에너지를 계산하시오.

3.38 중성자가 Li–6 원자에 흡수되어, Li–7 원자가 되었다. $Li_3^6 + n_0^1 \rightarrow Li_3^7 + \gamma$. 결합에너지가 광자 형태로 방출되었다. 이 광자의 에너지를 계산하시오.

3.39 특정 유형의 DNA 속 공유결합은 4 eV이다. 파장 532 nm 레이저에서 방출된 녹색 광자가 이 DNA 결합에 부딪혔다. 이 녹색 광자는 DNA 결합을 전리시킬 만큼 충분한 에너지를 갖고 있는가?

3.40 주파수 2450 MHz에서 운전되는 전자레인지에서 나오는 광자와 연관된 에너지(eV 단위)는 얼마인가?

3.41 요오드에서 방출되는 $K_{\alpha 1}$ 특성 X선의 에너지는 얼마인가? $K_{\alpha 1}$과 $K_{\alpha 2}$ 특성 X선의 에너지 차이는 얼마인가?

4 방사선원

방사능

방사능(radioactivity)은 새로운 원소의 형성을 야기하는 불안정한 원자의 자발적 핵 변환으로 정의될 수 있다. 이 변환은 알파 입자 방출, 베타 입자 및 양전자 방출, 궤도전자 포획을 포함하여 몇 가지 다른 메커니즘 중 하나에 의해 특징지어진다. 각 반응은 감마선이 수반되거나 수반되지 않을 수도 있다. 핵종의 방사능과 방사성 성질은 오로지 핵적 특성에 의해서만 결정되고, 그 핵종의 화학 및 물리적 상태와는 무관하다. 따라서 원자의 방사성 성질은 어떤 수단으로도 바꿀 수 없고, 각 핵종에 고유하다. 정확한 방사성 변환 형태는 그 변환을 위해 사용할 수 있는 에너지에 따라 달라진다. 이 가용한 에너지는 두 가지 인자, 핵적 불안정성(nuclear instability)의 특정 형태, 즉, 고려 중인 특정 핵종의 중성자-대-양성자 비가 너무 높거나 너무 낮은지 여부와 어미핵종(parent nucleus), 자핵종(daughter nucleus) 및 방출된 입자간 질량에너지 관계에 종속적이다.

변환 메커니즘

모든 방사성 변환은 다음 범주 중 하나에 속한다.

- 알파 방출
- 동중 전이(Isobaric transition) (어미핵종 원자번호가 Z로 주어질 때, 베타 입자가

방출되면 자핵종 원자번호는 $Z+1$이 되고, 양전자가 방출되면 자핵종의 원자번호는 $Z-1$이 된다. 자핵종의 원자질량수는 어미핵종의 원자질량수와 같다.)
  - 베타(음전자) 방출
  - 양전자 방출
  - 궤도전자 포획
- 이성핵 전이(Isomeric transition) (자핵종 원자번호와 원자질량수가 어미핵종 원자번호와 원자질량수와 같다.)
  - 감마선 방출
  - 내부 전환

표 4-1에 이들 방사성 변환 메커니즘에 대한 일반적 개요를 정리하였다.

표 4-1 보건물리에서 중요한 방사성 변환 메커니즘 개요

방출유형	구분	불안정성	에너지 스펙트럼	방출	경쟁 과정
알파, α	Nuclear	Z > 82 (Sm-147 제외), 낮은 n/p^+ 비	단일 에너지	${}^4_2He^{+2}$	핵분열 (β^+)
베타, β^-	Isobaric	높은 n/p^+ 비	반중성미자 때문에 최대 에너지까지 다종 에너지	$n \rightarrow p^+ + e^- + \bar{v}$	없음
양전자, β^+	Isobaric	낮은 n/p^+ 비 (α는 에너지 측면에서 가능하지 않음)	중성미자 때문에 최대에너지까지 다종 에너지	$p^+ \rightarrow n + e^+ + \bar{v}$	전자포획
전자포획, EC, ε	Isobaric	낮은 n/p^+ 비	특성 X선과 오제 e^-	$p^+ + e^- \rightarrow n + \bar{v}$	β^+
감마선, γ	Isomeric	입자 방출 또는 핵적 여기 이후	단일 에너지	광자 (긴 준안정 상태 가능)	IC
내부전환, IC	Isomeric	입자 방출 또는 핵적 여기 이후. 무거운 핵, 낮은 핵적 여기 에너지	단일 에너지 e^- 이후 특성 X선 또는 오제 전자	e^-와 X선 또는 오제 전자	γ
특성 X선	Atomic	IC, EC, 또는 임의의 궤도전자 방출 이후. 광학적 천이만 발생	단일 에너지, 자핵종에 따라 다른 특성 X선	광자, 원소에 따라 에너지가 전리 또는 비전리 일 수 있음	오제전자
오제전자	Atomic	IC, EC 또는 임의의 궤도전자 방출 이후. 비광학적 천이도 가능	단일 에너지, 자핵종에 따라 다른 특성 X선	낮은 에너지의 e^-	특성 X선

알파 방출

알파 입자는 중성자-대-양성자 비가 너무 낮아 불안정한 원자의 핵으로부터 방출되는 에너지가 큰 헬륨 핵이다. 알파 입자는 양으로 대전된, 양성자 두 개와 중성자 두 개로 이뤄진 무거운 입자이다. 알파 방출 과정 중 원자번호들과 질량수들이 보존되기 때문에, 알파 방출 결과는 어미핵종보다 원자번호가 2가 작고 원자질량수는 4가 작은 자핵종이다. 예를 들어, ^{210}Po 반응은 다음과 같다.

$$^{210}_{84}\text{Po} \rightarrow {}^{4}_{2}\text{He}^{+2} + {}^{206}_{82}\text{Pb}.$$

이 예에서, ^{210}Po의 중성자-대-양성자 비가 126:84, 즉 1.5:1이다. 알파 입자 방출에 의해 붕괴된 후, 중성자-대-양성자 비가 1.51:1인 ^{206}Pb가 형성된다. $^{147}_{62}$Sm을 제외하고, 원자번호가 82보다 큰 원소에서만 자연 발생적 알파 방출체를 발견할 수 있다. 이에 대한 설명을 두 가지로 할 수 있다. 첫째는 무거운 원자핵에서 전기적 척력은 응집성 핵력보다 훨씬 더 빠르게 증가하고, 따라서 정전기적 척력 크기가 핵력 크기에 근접하거나 초과할 수 있다는 사실이다. 두 번째 설명은 방출 입자는 반드시 양으로 대전된 핵자들이 존재함으로써 만들어지는 원자핵 표면에서의 높은 퍼텐셜 장벽을 극복할 수 있는 충분한 에너지를 가져야만 한다는 사실과 관련 있다. 이 퍼텐셜 장벽은 그림 4-1의 곡선으로 표현할 수 있다. 핵 내부는 음의 퍼텐셜 때문에 원자번호가 큰 원자핵 내부 알파 입자에 대해, 높이 약 25 MeV 벽으로 둘러싸인 퍼텐셜 우

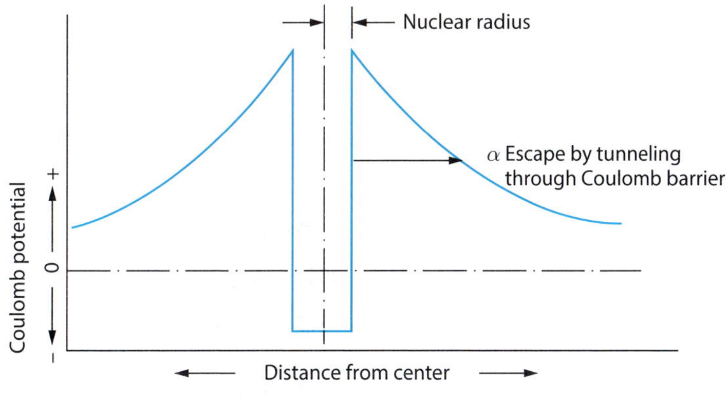

그림 4-1. 원자핵 내부 및 근처의 퍼텐셜.

물로 생각할 수 있다. 양자역학 이론에 의하면, 알파 입자는 퍼텐셜 장벽을 관통하여 퍼텐셜 우물을 탈출할 수 있다. 원자번호가 큰 자연 발생적 원소로부터 관측된 알파 방출에 대해, 이론적으로 알파 입자는 3.8 MeV보다 큰 운동에너지를 가져야만 한다. 이 조건은 원자번호가 큰 원소로부터 방출된 알파 입자의 최소 에너지가 3.95 MeV라는 실험적 발견에 의해 입증되었다. 이 알파 입자는 ^{232}Th에서 방출된다. (사마륨-147은 겨우 2.25 MeV 알파 입자를 방출한다. 그러나 사마륨 원자번호가 62로 작다는 것을 고려하면, 이처럼 낮은 에너지는 앞서 언급한 이론적 계산과 모순되지 않는다.) 이 운동에너지의 공급원에 대한 질문이 자연스럽게 제기된다. 이 에너지는 알파 입자 형성 후 순 질량감소에 의한 것이다. 보통 알파 방출이 일어나기 위해서는, 다음 보전 법칙을 만족해야만 한다.

$$M_p = M_d + M_\alpha + 2M_e + Q, \tag{4.1}$$

여기서 M_p, M_d, M_α, 그리고 M_e는 각각 어미핵종, 자핵종, 방출된 알파 입자 그리고 원자번호가 작은 자핵종으로 변환되는 과정에서 잃는 두 개 궤도전자의 질량이며, Q는 방사성 변환과 관련돼 방출되는 총에너지이다. ^{210}Po 붕괴에 대해, 식 (4.1)로부터 다음 식을 얻는다.

$$\begin{aligned} Q &= M_{Po} - M_{Pb} - M_\alpha - 2M_e \\ &= 209.9828737 - 205.9744653 - 4.001506179125 - 2(0.00054857990946) \\ &= 0.005805061 \text{ u (atomic mass units).} \end{aligned}$$

이를 반올림하면 0.0058 u가 된다.

에너지 단위로 환산하면,

$$Q = 0.0058 \text{ u} \cdot 931 \frac{\text{MeV}}{\text{u}} = 5.4 \text{ MeV}.$$

이 Q 값은 ^{210}Po 변환과 관련한 총에너지다. 이 변환 과정에서 감마선이 방출되지 않으므로, 방출된 총에너지는 운동에너지로 나타나며, 알파 입자와 이 알파 입자가 방출된 후 반동되는 자핵종에 분배된다. 알파와 반동 원자핵 사이의 정확한 에너지 분배는 자핵종 질량에 종속적이며, 에너지와 운동량 보존법칙을 적용하여 계산할 수 있다. M과 m을 각각 반동 원자핵과 알파 입자 질량이라고 하고, V와 v을 각 입자의 속도라고 하면, 다음 식을 얻는다.

$$Q=\frac{1}{2}MV^2+\frac{1}{2}mv^2. \tag{4.2}$$

운동량 보존법칙에 따라, 다음 식을 얻는다.

$$MV=mv \tag{4.3}$$

즉,

$$V=\frac{mv}{M}.$$

식 (4.3)의 V 값을 식 (4.2)에 대입하면, 다음 식을 얻는다.

$$Q=\frac{1}{2}M\frac{m^2v^2}{M^2}+\frac{1}{2}mv^2. \tag{4.4}$$

알파 입자 운동에너지 $1/2mv^2$을 E라고 하면, 식 (4.4)를 다음과 같이 쓸 수 있다.

$$Q=E\left(\frac{m}{M}+1\right)$$

즉,

$$E=\frac{Q}{1+\left(\frac{m}{M}\right)}. \tag{4.5}$$

식 (4.5)에 따라, ^{210}Po 붕괴 과정 중 방출된 알파 입자 운동에너지는 다음과 같다.

$$E=\frac{5.4\ \text{MeV}}{\left(1+\frac{4}{206}\right)}=5.3\ \text{MeV}.$$

따라서 반동 원자핵 운동에너지는 0.1 MeV이다.

알파 입자는 본질적으로 단일 에너지 값을 갖는다. 그러나 알파 입자 스펙트럼 사진을 보면, 에너지 그룹 사이에 작은 에너지 차가 있는 불연속적 에너지 그룹들을 볼 수 있다. 이런 작은 차이는 자핵종의 에너지궤도 차에 의한 것이다. 즉, 특정 핵종에 대해 에너지가 가장 큰 알파 입자를 방출한 원자핵은 보통 기저 상태가 되는 반면, 에너지가 더 작은 알파 입자들 중 하나를 방출한 원자핵은 여기 상태로 남아 있는다. 여기 상태 원자핵은 보통 감마선 형태로 자신의 여기 에너지를 방출한다. 이 감마선은 하전 입자방출이 일어난 후 즉시, 거의 항상 10^{-12}초 이내에 방출돼서, 실제로는 자핵종에서 방출되지만, 방사성 어미핵종에서 방출되는 것처럼 보인다. 감마선이 하전 입자와 동시에 나타나는 것처럼 보이기 때문에, 그 어미핵종을 감마 방출체(gamma emitter)라고 부른다. 알파 입자 대부분은 보통 최대 에너지를 갖고 방출된다. 매우 적은 수의 원자핵만이 여기 상태가 되고, 따라서 감마선은 극히 일부 알파 입자와만 동반한다. 라듐은 복잡한 스펙트럼(그림 4-2)을 가진 알파 방출체의 예로 들 수 있다. ^{226}Ra 변환 중 압도적 비율(~94%)로 운동에너지 4.784 MeV 알파 입자가 방출된다(반동 에너지는 0.085 MeV이다). 나머지 알파 입자(~6%)의 운동에너지는 겨우 4.601 MeV이다(반동에너지는 0.085 MeV이다). 에너지가 더 낮은 알파가 방출된 경우, 자핵종은 여기 상태에 남게 되고, 두 알파 입자와 그들 반동 입자들 간 에너지 차인 (4.784+0.085) − (4.601+0.082) = 0.186 MeV와 같은 에너지를 가진 감마선을 방출하면서 그 자핵종의 여기 에너지를 제거한다. (이 감마선 광자 중 약 35%는 내부 전환(internal conversion)된다. "내부 전환" 절을 참조하라.) ^{226}Ra 스펙트럼은 복잡한 알파

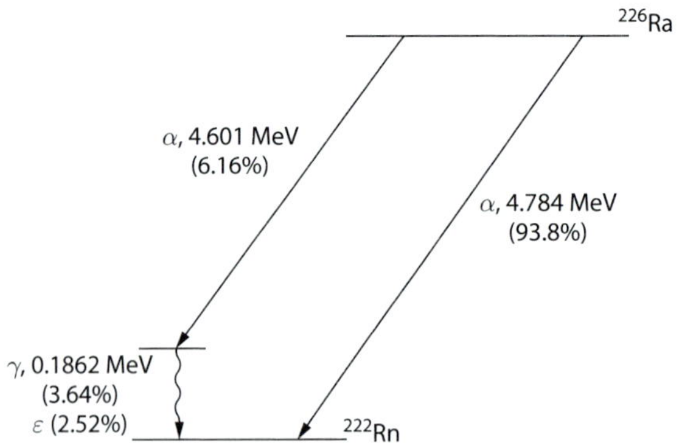

그림 4-2. 라듐-226 변환(붕괴) 도식.

스펙트럼 중 가장 덜 복잡하다. 대부분 알파 방출체는 몇 개 그룹의 알파와 더 많은 그룹의 감마를 갖고 있다. 그러나 모든 알파 스펙트럼은 다양한 핵에너지 준위 간 일관된 관계를 보여주고 있다.

알파 입자는 물질을 관통할 수 있는 능력이 매우 제한적이다. 피부의 죽은 표피층도 방사성 물질에서 방출된 (약 7 MeV 이하) 모든 알파 입자를 흡수하기에 충분할 정도로 두껍다. 그 결과, 인체 외부 선원에서 방출되는 알파 방사선은 방사선 위험으로 간주하지 않는다. 그러나 인체 내부에 침전된 알파-방출 방사성 핵종에 대해, 피부의 죽은 표피층 차폐효과가 없어지고 살아있는 조직에 알파 방사선 에너지가 방산된다. 이런 이유와 제7장에서 논의될 다른 이유 때문에, 내부에 침전된 방사성 핵종으로부터 방출된 알파 입자가 인체 내부에 조사할 때, 알파 방사선은 관심사가 된다.

동중 전이

베타 방출

베타 입자는 보통의 전자와 구분할 수 없는 하전 입자이다. 베타 입자는 중성자-대-양성자 비가 너무 큰 불안정한 방사성 원자핵에서 방출된다. 이 입자(관습적으로 음전자라고 부른다)는 음전하 하나(-1.6×10^{-19} C)와 매우 작은 질량(약 0.00055 u, 정확한 값은 부록 A를 참조하라)을 갖고 있다. 이론적 연구를 통해 핵 속에 전자가 독립적으로 존재하지 않는 것이 밝혀졌다. 베타 입자는 방출 순간 다음 식에 따라 중성자가 양성자와 전자로 변환하면서 생성되는 것처럼 보인다.

$$\mathrm{n} \rightarrow \mathrm{p}^{+} + e^{-} \tag{4.6}$$

이 변환은 과잉 중성자를 가진 핵종에서 베타 붕괴가 일어난다는 것을 보여준다. 베타 방출이 에너지 측면에서 가능하기 위해서는 어미핵종의 정확한 질량이 자핵종과 베타 입자의 정확한 질량들 합보다 반드시 커야만 한다.

$$M_{\mathrm{p}} = M_{\mathrm{d}} + M_{\mathrm{e}} + Q. \tag{4.7}$$

물론, 이런 제한은 알파 방출체에 대한 제한과 비슷하다. 베타 붕괴 과정 중 단위 음전하 하나를 잃으며, 베타 입자 질량이 1 u보다 훨씬 작기 때문에, 자핵종은 어미핵종보다 원자번호가 하나 더 크지만 원자질량번호는 어미핵종과 같다. 예를 들어, 방사성 인은 다음 식에 따라 안정된 황으로 붕괴한다.

$$^{32}_{15}\mathrm{P} \rightarrow ^{32}_{16}\mathrm{S} + ^{0}_{-1}\mathrm{e} + 1.71\ \mathrm{MeV}.$$

이 예에서 변환 에너지 1.71 MeV는 ^{32}P 핵과, ^{32}S 핵 및 베타 입자 질량 합 사이의 차에 대한 에너지 등가량이며, 베타 입자 운동에너지로 나타난다. 중성 원자 질량들을 사용하여 질량에너지 식을 완성하면, 전자가 ^{32}S 핵외 전자구조에 은연중에 포함되어 있기 때문에, 식 (4.7) 우변의 전자 질량을 고려하지 않는다. 질량 차는 다음과 같다.

$$\begin{aligned} 31.973907 &= 31.972070 + Q \\ Q &= 0.001837\ \mathrm{u} \end{aligned}$$

그리고 이 질량 차의 에너지 등가량은 다음과 같다.

$$0.001837 \cdot \frac{931\ \mathrm{MeV}}{\mathrm{u}} = 1.71\ \mathrm{MeV}.$$

식 (4.5)를 보면, 베타 방출에서 m/M이 매우 작기 때문에(여기서 m은 베타 입자 질량이고 M은 자핵종 질량이다), 반응 에너지의 극히 일부만이 반동 원자핵에 의해 방산된다.

$$\frac{m}{M} = \frac{0.00055}{32} = 0.000017$$

그리고 Q는 겨우 베타 입자 운동에너지보다 겨우 1.000017배 크다.

앞의 분석에 근거하여, 알파 입자 경우와 마찬가지로 베타 입자도 단일 에너지 값을 갖는다고 예상할 수 있다. 이 예상은 실험에 의해 사실로 확인되지 못했다. 그 대신 베타 입자는 0부터 특정 베타 변환에 대한 질량에너지 관계에 근거하여 이론적으로 예상한 값까지 연속적 에너지 분포를 갖고 방출된다는 것이 밝혀졌다. 예를 들어, ^{32}P의 베타 입자 최대 에너지는 1.71 MeV이지만, 그림 4-3에서처럼, 대부분 베타 입자는 상당히 작은 운동에너지를 갖는다. ^{32}P의 베타 입자 평균 에너지는 0.7 MeV, 즉, 최대 에너지의 약 41%이다. 보통 대부분 베타-방출 방사성동위원소에서 방출되는 베타 방사선의 평균 에너지는 최대 에너지의 약 30~40%이다. 다수의 참고문헌은 베타 입자의 최대 에너지나 평균 에너지를 기재하고 있으므로, 계산을 위해 정확한 값을 구했는지 반드시 확인해야 한다.

베타 방사선이 어떤 확정적인 최댓값까지 연속적인 에너지 분포를 갖고 방출된다는 사실은 입증된 에너지–질량 보존법칙을 위배하는 것처럼 보인다. 이는 수반되는 베타 입자 운동에너지와 스펙트럼 분포의 최대 에너지 간 차이와 동일한 에너지를 가진 두 번째 유형 입자, 소위 중성미자(*neutrino*)[1]의 동시 방출에 의해 설명될 수 있다. 가정한 대로, 중성미자는 전하를 갖지 않으며, 거의 없는 거나 마찬가지인 질량을 갖고 있다. 이 두 가지 특성 때문에 중성미자를 관측하기 힘들지만, 중성미자가 측정되었고 중성미자에 대한 가설이 실험적으로 입증되었다. 따라서 식 (4.6)을 다음과 같이 수정해야 한다.

$$n \rightarrow p^{+} + e^{-} + \bar{\nu}, \tag{4.8}$$

여기서 $\bar{\nu}$는 (반)중성미자를 의미한다.

^{3}H, ^{14}C, ^{90}Sr 그리고 ^{90}Y을 포함한 몇 가지 베타 방출체와 같이, 인–32는 감마선을

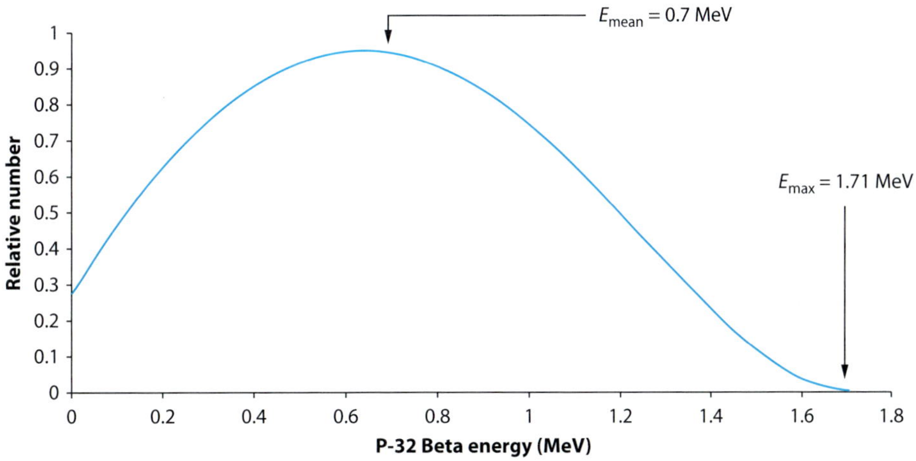

그림 4–3. 평균 에너지($\bar{E}$) 0.7 MeV와 최대 에너지(E_{max}) 1.71 MeV를 갖는 인–32의 베타 스펙트럼.

---

1 기술적으로 이것은 반중성미자(antineutrino)이나, 더 상세하게 구분할 필요가 없다면, 일반적으로, 이 입자를 중성미자라고 말한다.

방출하지 않는다. 이들 동위원소는 순 베타 방출체로 알려져 있다. 순 베타 방출체에 반대되는 것은 베타-감마 방출체이다. 이 경우, 베타 입자 방출 후 (대부분) 즉시 감마선이 방출된다. ^{99m}TC와 ^{137m}Ba에서와 같이 감마선 방출이 지연되는 방사성 핵종의 감마선 방출을 핵이성체 전이(*isomeric transition*)라고 부른다. 핵이성체 전이 과정 중, 방사성 핵종 원자번호와 원자질량수는 변하지 않는다. 여기서 감마선에 대한 설명은 알파 경우에서와 똑같다. 베타가 방출된 후 자핵종이 여기 상태로 남아 있으면, 감마선을 방출하여 여기 에너지를 제거한다. 수은-203을 예로 들 수 있다. 이 핵종은 그림 4-4에서 보는 변환 도식처럼, 0.213 MeV 베타와 0.279 MeV 감마를 방출한다.

앞선 두 개 그림(^{32}P와 ^{203}Hg)은 단순 스펙트럼을 가진 베타 방출체, 즉 일군 베타 입

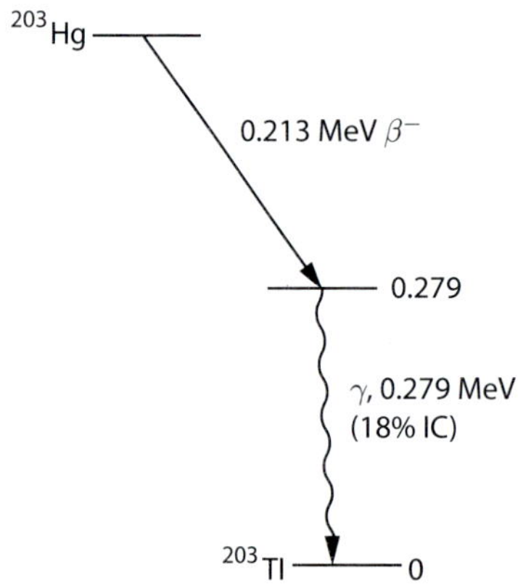

그림 4-4. ^{203}Hg 변환(붕괴) 도식.

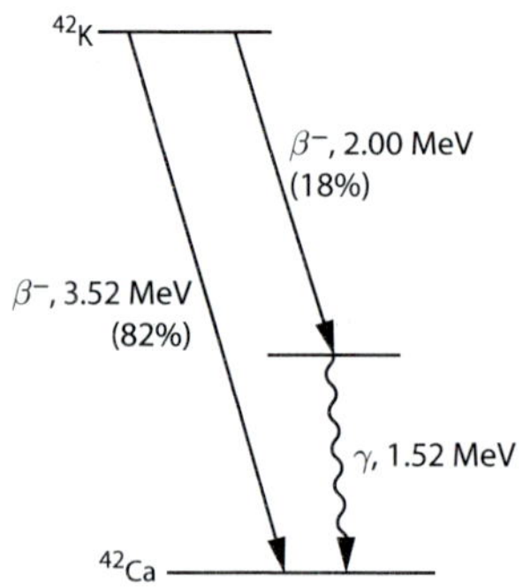

그림 4-5. 칼륨-42 변환(붕괴) 도식.

자만 방출하는 방출체에 대한 것이다. 복합 베타 방출체는 그 베타 스펙트럼이 일군 이상의 베타 입자를 포함하고 있는 방사성 핵종이다. 예를 들어, 칼륨-42는 변환 중 약 82%에서 최대 에너지 3.52 MeV 베타 입자를 방출하면서 안정된 ^{42}Ca으로 붕괴되고, 나머지 18%에서 2.00 MeV 베타 입자를 방출한다(그림 4-5). 그러나 이 경우, 여기된 ^{42}K는 즉시 1.52 MeV 감마선을 방출한다. 베타-감마 스펙트럼이 더 복잡하면서 널리 사용되는 방사성동위원소는 ^{131}I이다. 이 동위원소는 베타 입자를 방출하며 ^{131}Xe으로 붕괴된다. 그러나 변환 중 89.6%에서, 베타 입자는 최대 에너지가 약 0.61 MeV인 그룹의 일원이며, 나머지 베타 입자는 최대 에너지가 0.81 MeV(변환 중 0.39%)에서 0.25 MeV(변환 중 2.1%)까지의 그룹 중 하나에 속한다. 모든 경우에서, Xe 자핵종은 여기 상태로 남게 되며, 감마선을 방출하며 그 여기 에너지를 제거한다. 0.61-MeV 베타 입자 방출로 생성된 핵은 두 가지 경쟁적 감마 변환에 의해 여기 에너지를 제거한다. 이들 핵종 중 약 94% (^{131}I변환 중 81.5%에 해당)는 0.3645-MeV 감마선을 방출하고, 나머지 여기 핵종은 두 개 감마선 – 0.2843 MeV 감마선과 0.08019 MeV 감마선을 잇달아 방출한다. ^{131}I에 대한 변환 도식은 그림 4-6과 같다.

베타 입자는 에너지에 따라 다양한 깊이까지 조직을 관통할 수 있기 때문에, 베

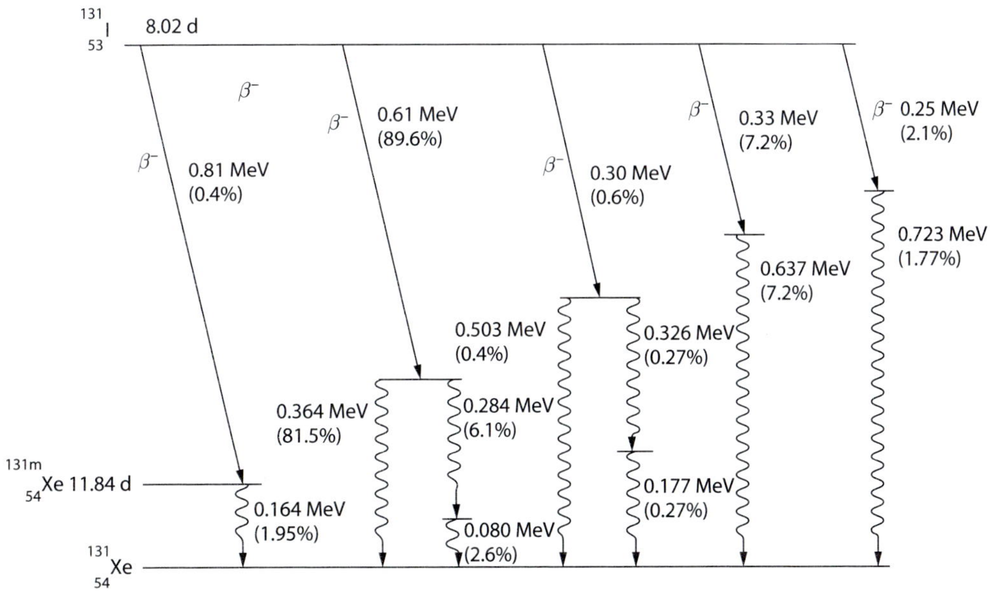

그림 4-6. 요오드-131 변환(붕괴) 도식.

타 방사선은 외부 방사선 위험이 될 수 있다. 물론 정확한 위험 수준은 베타 에너지에 좌우되기 때문에 모든 경우에 대해 평가를 해야만 한다. 그러나 일반적으로 에너지가 200 keV 이하인 베타 입자는 매우 제한적인 투과력을 갖는다. 이러한 예로 ^{3}H, ^{35}S, 그리고 ^{14}C을 들 수 있다. 이 중 어느 것도 외부 방사선 위험으로 간주하지 않는다. 그러나 베타 입자는 원자번호가 큰 흡수 물질에 부딪쳤을 때, 소위 제동복사(*bremsstrahlung*)라는 투과력이 큰 X선을 발생시킬 수 있다. (이 상호작용은 제5장에서 더 상세하게 다루기로 한다.) 차폐를 적절히 하지 않고 올바른 예방책이 채택되지 않는다면, 베타 방사선은 제동복사 방사선을 발생시켜 간접적으로 외부 방사선 위험을 초래할 수 있다. 물론, 베타-방출 방사성 핵종이 안전하다고 간주되는 양을 초과해서 체내에 침전됐을 때, 모든 베타-방출 방사성 핵종이 잠재적 위험이 될 수 있다.

양전자 방출

중성자-대-양성자 비가 너무 낮지만 알파 방출을 하기에는 에너지가 충분치 않은 경우, 어떤 조건 하에서 원자핵은 양전자를 방출하여 안정성을 얻을 수 있다. (양전자와 명확하게 구분할 필요가 있을 때, 음전자(*negatron*)라고 부르는 음으로 대전된 베타 입자와 대비하여) 양전자는 전하가 양인 베타 입자이다. 다른 모든 측면에서, 양전자는 음전자 또는 보통 전자와 같다. 양전자 질량은 0.000548 u이고, 전하량은 $+1.6 \times 10^{-19}$ C이다(정확한 값은 부록 A를 참조하라). 양전자가 방출될 때, 원자핵은 양전하를 잃기 때문에, 자핵종은 어미핵종보다 원자번호가 하나 작다. 전자가 관련된 모든 핵변환과 마찬가지로, 자핵종 질량수는 변화가 없다. 예를 들어, ^{22}Na에 대해, 다음 식을 얻는다.

$$ {}^{22}_{11}\mathrm{Na} \rightarrow {}^{22}_{10}\mathrm{Ne} + \mathrm{e}^{+} + \nu. \tag{4.9} $$

양전자 방출 시, 반중성미자 대신 중성미자가 수반된다는 것을 주목해야 한다. 음전자는 자연에서 자유롭게 발생하지만, 양전자는 한시적으로만 존재한다. 양전자는 자연에서 우주선(cosmic rays)과 대기 사이 반응으로 만들어지며, 생성된 지 수 마이크로 초만에 사라진다. 소멸 방법이 흥미롭고 보건물리학자에게 매우 중요하다. 양전자가 전자와 결합하여 두 개 입자가 사라지면서 양전자와 전자의 질량 등가량과 동일한 에너지를 가진 감마선 두 개가 발생한다. 이 반응은 제5장에서 자세히 다루기로 한다. 양전자는 핵 내부에서 독립적으로 존재한다고 생각하지 않는다. 그 대신 다음 식에 따라, 핵 내부에서 양성자가 중성자로 변환하면서 양전자가 생긴다고 간주되고 있다.

$$p^{+} \rightarrow n + e^{+} + \nu. \tag{4.10}$$

양전자 방출에 대해, 다음 보존식이 만족돼야만 한다.

$$M_{\mathrm{p}} = M_{\mathrm{d}} + M_{\mathrm{e+}} + Q, \tag{4.11}$$

여기서 M_p, M_d, 그리고 M_{e+}는 각각 어미핵종, 자핵종 그리고 양전자 질량이고 Q는 이 반응 에너지의 질량 등가량이다. 자핵종은 어미핵종 원자번호보다 하나가 작기 때문에, 핵변환 직후 자핵종은 궤도전자 하나, M_{e-}을 잃어야만 한다. 따라서 원자질량 측면에서, 보존식은 다음과 같이 된다.

$$M_{\mathrm{p}} = M_{\mathrm{d}} + M_{\mathrm{e-}} + M_{\mathrm{e+}} + Q. \tag{4.12}$$

생체의학 연구에 유용한 방사성동위원소인 나트륨-22는 그림 4-7의 붕괴 도식에 따라, 두 가지 경쟁적 메커니즘, 양전자 방출과 K 포획(이에 대해서는 다음 절에서 논의한다)에 의해 ^{22}Ne로 변환된다. 양전자는 변환 중 90.3%에서 방출(최대 에너지 0.55 MeV)되는 반면, 핵변환 중 8.7%에서는 K 포획(전자포획 ε이라고도 부른다)이 일어난다. 두 가지 붕괴 유형에 의해 ^{22}Ne가 되는데, 이 핵종은 여기 상태에 있다. 여기 에너지는 즉시 1.275-MeV 감마선으로 나타난다. 정확한 네온 원자질량은 식 (4.12)를 이용해 양전자 변환 데이터로부터 계산할 수 있다.

$$\begin{aligned} M\left({}^{22}\mathrm{Ne}\right) &= M\left({}^{22}\mathrm{Na}\right) - 2M_{\mathrm{e}} - Q_{\mathrm{m}} \\ &= 21.9944364 - 2(0.000548) - \frac{\left(0.55 + 1.275\right)\mathrm{MeV}}{931\dfrac{\mathrm{MeV}}{\mathrm{amu}}} \\ &= 21.99138\ \mathrm{amu}. \end{aligned}$$

양전자는 단순히 양으로 대전된 전자이기 때문에, 양전자 자체에 의한 방사선 위험은 베타 입자에 의한 것과 매우 유사하다. 그러나 양전자 소멸(*annihilation*)에 의해

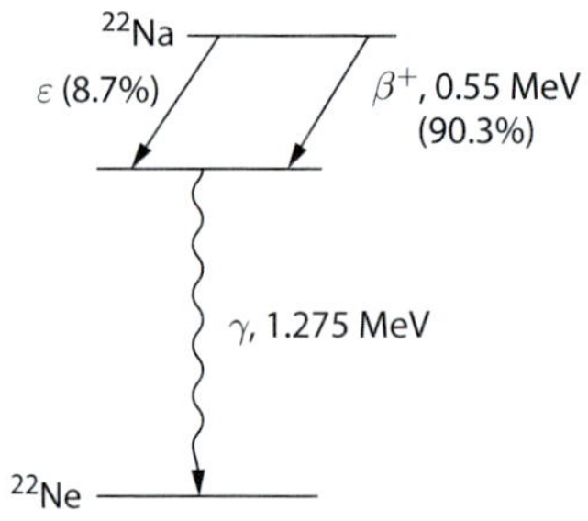

그림 4-7. 나트륨-22 변환(붕괴) 도식.

생성되는 감마선 때문에, 모든 양전자-방출 동위원소는 잠재적인 외부 방사선 위험이 될 수 있다.

궤도전자 포획

식 (4.12)는 중성자-결핍 원자가 양전자를 방출하여 안정성을 얻고자 할 때, 그 원자는 자핵종 질량 보다 최소한 두 개 전자 질량만큼 더 커야 한다는 것을 보여주고 있다. 이 요건이 충족되지 못하면, 궤도전자 포획(*orbital electron capture*, ε) 또는 전자포획(*electron capture*) 또는 K 포획이라 알려진 과정을 통해 중성자 결핍을 극복한다. 이 방사성 변환에서, 핵외 전자 중 하나가 원자핵에 포획되고 다음 식에 따라 핵 속 양성자와 결합하여 중성자가 된다.

$$e^- + \mathrm{p}^+ \rightarrow \mathrm{n} + \nu. \tag{4.13}$$

K 껍질 전자가 다른 껍질 전자보다 원자핵에 훨씬 가깝다. 따라서 포획된 궤도전자가 K 껍질 전자일 확률이 다른 껍질보다 훨씬 크다. 따라서 이 메커니즘의 다른 명칭이 K 포획이다. 양전자 방출에서와 마찬가지로 K 포획이 일어나면, 자핵종 원자번호는 어미핵종 원자번호보다 하나가 작아지지만 원자질량수는 변하지 않는다. K 포획에 대한 에너지 보존 요건은 양전자 방출에 대한 것보다 덜 엄격하다. 단지 다음 보존식만 충족하면 된다.

$$M_{\mathrm{p}} = M_{\mathrm{d}} + \phi + Q, \tag{4.14}$$

여기서 M_p와 M_d는 어미핵종과 자핵종 원자질량(원자질량수가 아니다)이며, ϕ는 포획된 전자 결합에너지이며 Q는 반응 에너지이다.

식 (4.14)는 ^{22}Na의 K 포획 모드 변환에 의해 입증될 수 있다. 나트륨의 K 전자 결합에너지는 1.07 keV이다. 붕괴에너지 Q는 다음과 같이 계산할 수 있다.

$$
\begin{aligned}
Q &= M(^{22}\text{Na}) - M(^{22}\text{Ne}) - \phi \\
&= 21.9944364 - 21.991385114 - \frac{0.00107\ \text{MeV}}{931\,\dfrac{\text{MeV}}{\text{u}}} \\
&= 0.003050\ \text{u}.
\end{aligned}
$$

MeV 단위로 환산하면, 다음 식을 얻는다.

$$
Q = 0.00305\ \text{u} \cdot 931\frac{\text{MeV}}{\text{u}} = 2.84\ \text{MeV}.
$$

1.275-MeV 감마선이 방출되므로, 잉여에너지 2.84 − 1.275 = 1.56 MeV가 남는다. 감마선 방출과 관련된 반동 에너지는 사소하다. 따라서 이 잉여 에너지는 중성미자가 가지고 가야만 한다. 앞의 예제는 특정 반응에 대한 것이지만, K 포획과 관련된 모든 반응을 대표하는 것이다. 궤도전자가 포획될 때 중성미자가 항상 방출된다. 따라서 전자 포획 또는 방출과 관련된 모든 방사성 붕괴 유형에서 중성미자는 에너지 보존을 위해 방출되어야 한다는 것을 알 수 있다. 그러나 입자의 실제 운동에너지와 최대 관측 운동에너지 사이 차이만큼을 중성미자가 가져가서 연속 에너지 분포를 갖는 양전자와 통상적 베타(음전자) 붕괴와는 대조적으로, 궤도전자 포획에서 중성미자는 반드시 단일 에너지 값을 갖는다.

궤도전자 포획에 의해 원자가 변환될 때마다, 외곽에 있던 전자가 포획된 전자가 차지하고 있던 에너지 궤도로 떨어지면서 자핵종 고유의 특성 X선이 방출된다. 원자핵이 궤도전자를 포획하고 그것에 의해 자핵종으로 변환된 후 X선 광자가 방출된다는 사실에 따라, 자핵종의 특성 X선은 당연히 관측되어야 한다. 보건물리학자는 궤도전자 포획에 따라 붕괴되는 내부 침전 동위원소에 의한 흡수선량을 계산할 때, 이 저에너지 특성 X선을 반드시 고려해야 한다.

핵이성체 전이

감마선

감마선은 방사성 변환 직후 여기된 원자핵에서 방출되는 단색 전자기파 방사선이다. 감마선은 원자의 원자번호나 원자질량수에 영향을 주지 않고 원자핵의 여기 에너지를 제거하는 메커니즘을 제공한다. 보건물리학자는 방사성물질에서 나오는 모든 방사선에 관심이 있고 X선과 감마선을 구분하기 어렵기 때문에, 보건물리학자는 방사선 위험을 평가할 때, 다수 핵종의 핵외 구조에서 발생하는 특성 X선을 반드시 고려해야 한다. 그러나 에너지가 낮기 때문에, 특성 X선은 주로 내부 침전 방사성핵종인 경우 중요하다. 보건물리 측면에서, 양전자와 음전자의 상호 소멸에 의해 생기는 소멸 방사선은 양전자 방출 방사성 핵종과 주로 관련 있다. 예를 들어 ^{22}Na에 의한 방사선 위험을 고려할 때, 붕괴 도식에 나오지는 않지만, 소멸 과정에서 발생하는 0.51 MeV 광자 (소멸된 두 개 입자의 에너지 등가량) 두 개를 1.275 MeV 감마선과 함께 반드시 고려해야 한다. 보건물리의 일반 규칙은 차폐, 선량평가 그리고 방사선 위험평가와 관련된 모든 문제에서 양전자 방출을 감마선과 자동적으로 연관 짓는 것이다.

내부 전환

내부 전환은 감마-방출 원자의 여기 원자핵이 자신의 여기 에너지를 제거하는 또 다른 핵이성체 전이 메커니즘이다. 내부 전환은 단단히 구속된 전자가 원자핵과 반응하여, 원자핵에서 방출된 여기 에너지를 흡수한 후, 그 원자로부터 탈출하는 반응이다. 내부 전환 전자는 단일 에너지 그룹으로 나타난다. 내부 전환 전자의 운동에너지는 방사성 핵종이 방출한 감마선 에너지와 자핵종의 내부 전환 전자 결합에너지 간 차이와 항상 같다. 원자번호가 큰 원소의 *L* 에너지 궤도전자도 단단히 구속되어 있기 때문에, 이들 원소에서 내부 전환은 *K*와 *L* 궤도 결합에너지 간 차이만큼 에너지가 다른 두 그룹의 전자들을 발생시킨다. 내부 전환은 원자핵의 모든 초과 에너지가 감마선으로 방출하는 대신, 궤도전자(일반적으로 K 껍질 전자)에 전달되는 반응이다. 전달된 에너지는 전자의 결합에너지를 극복하기 위해 하는 일과 전자에 전달된 운동에너지로 나뉜다. 이를 식으로 쓰면 다음과 같다.

$$E_\gamma = E_e + \phi, \tag{4.15}$$

여기서 E_γ는 감마선 에너지, E_e는 전환 전자의 운동에너지, 그리고 ϕ는 전자의 결합 에너지이다. 전환 전자는 단일 에너지이기 때문에, 전환전자는 그 핵종의 베타 입자 연속 스펙트럼에 중첩된 선 스펙트럼으로 나타난다. 내부 전환의 흥미로운 한 예가 ^{137}Cs이다. ^{137}Cs은 붕괴 중 94.7%에서 베타를 방출하며 ^{137m}Ba으로 변환하는데, 이 핵종은 ^{137}Ba이 여기되어 준안정 상태에 있는 핵종이다(그림 4-8). 준안정 핵은 방사성 붕괴 후 즉시 감마선을 방출하지 않고 지연 방출한다.

^{137m}Ba 핵은 모든 붕괴 중 89.9%(N_γ = 0.899)에서 0.662-MeV 감마선(광자)을 방출하기 전에 평균 3.75분(반감기 = 2.6분)간 여기 상태에 있다. ^{137m}Ba은 나머지 붕괴 10.1%에서 내부 전환을 겪는다(N_e = 1.0 − 0.899 = 0.101). 감마선 개수(N_γ)당 전환 전자 개수(N_e)의 비로 정의되는 내부 전환계수(α)는 다음과 같이 주어지며, 이 경우 0.11이 된다.

$$\alpha = \frac{N_e}{N_\gamma}$$
$$\alpha = \frac{0.101}{0.899} \tag{4.16}$$

^{137m}Ba은 반감기가 2.6분이기 때문에, 그 어미핵종인 ^{137}Cs와 실질적으로 영속 평형을 이룬다. (영속평형은 이 장의 뒷부분에서 설명하기로 한다.) 따라서 전환 전자는 ^{137}Cs로부터 방출되는 것처럼 보이며, 세슘의 베타 스펙트럼에 중첩되는 것을 확인할 수 있다. 내부 전환 후, 바깥쪽 궤도전자가 내부 전환으로 안쪽 에너지궤도에 남긴

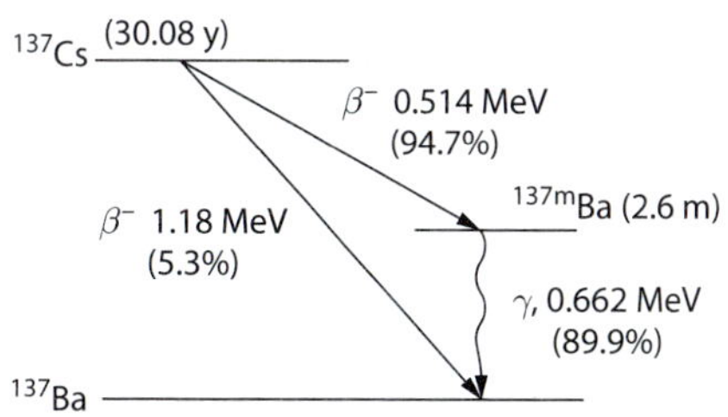

그림 4-8. 세슘-137 변환(붕괴) 도식. Ba-137m로부터 감마선 생성 수율이 Ba-137m으로 붕괴된 총 원자의 89.9%임을 주목하라. Cs-137에서 안정 Ba-137로의 붕괴에 대해, 0.662 MeV 감마선의 총 수율은 0.947 × 0.899 = 0.851, 즉 85.1%이다.

빈자리를 채우면서 특성 X선이 방출된다. 이 대신에 특성 X선 에너지가 같은 껍질에 있는 다른 전자에 전달되어 그 전자가 방출될 수 있다. 이 과정에서 방출된 전자를 오제 전자(*Auger electrons*)라고 부르고, 3장에서 설명하였다.

핵변환 역학

반감기

방사성 원자들은 각자 다른 속도로 변환하고, 방사성 핵종 각각은 고유 특성의 변환율(transformation rate)을 갖는다. 예를 들어, 약 3개월에 걸쳐 ^{32}P 방사능을 매일 측정하여, 시간의 함수로서 초기 방사능 비율을 그려보면, 그림 4–9의 곡선을 구할 수 있다. 이 데이터는 ^{32}P의 절반이 14.3일 만에 사라지고, 그것의 절반이 그 다음 14.3일에, 그리고 그 나머지의 절반이 그 다음 14.3일에 사라지는 것을 보여준다.

^{131}I에 대해 일련의 유사한 측정을 한다면, 요오드는 더 빠른 속도로 사라지는 것을 보게 될 것이다. 최초 방사능의 절반이 8일 후, 3/4은 16일 후, 7/8은 24일 후에 사라질 것이다.

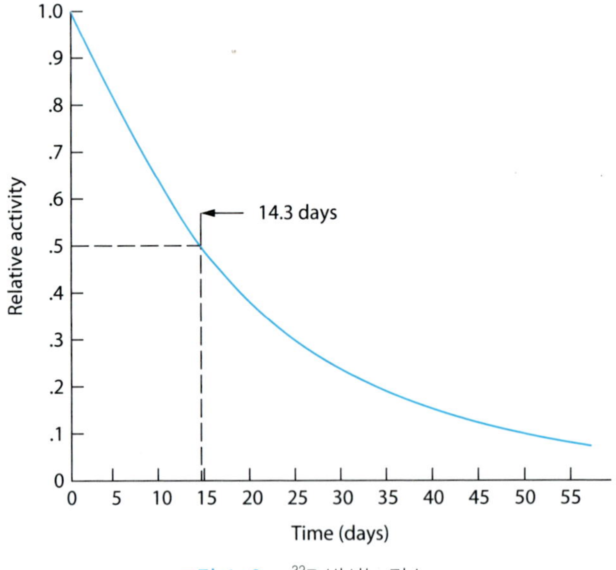

그림 4–9. ^{32}P 방사능 감소.

어떤 방사성 핵종의 최초 양이 절반으로 줄어드는 데 필요한 시간은 그 핵종의 방사성 변환 속도에 대한 척도이다. 이 기간을 반감기(*half-life*)라 부르고, 핵종에 고유하다. 각 핵종은 고유의 변환율을 가지며, 어떠한 물리적 또는 화학적 조작으로도 이 변환율을 변화시킬 수 없다고 알려져 있다. 어떤 방사성 핵종의 붕괴율은 그 핵종 불변의 속성이다. 방사성 핵종 반감기는 마이크로초에서 수십 억 년까지 걸쳐 있다.

반감기 정의로부터, n 반감기가 지난 후 남아있는 핵종의 비율은 다음 관계식으로 정해진다.

$$\frac{A}{A_0}=\frac{1}{2^n}, \tag{4.17}$$

여기서 A_0는 최초 방사능량이며 A는 n 반감기 후 방사능이다.

예제 4.1

코발트 동위원소로서 반감기 5.3년이고 감마선을 방출하는 코발트-60은 파이프 용접에 대한 방사선영상을 획득하기 위한 방사선원으로 사용된다. 시간이 흐르면서 방사능이 감소되므로 방사선영상 획득을 위한 노출시간을 매년 증가시켜야 한다. 선원 세기의 감소를 고려하기 위해 노출시간에 적용해야 하는 보정인자를 계산하시오.

풀이

식 (4.17)을 다음과 같이 쓸 수 있다.

$$\frac{A_0}{A}=2^n.$$

이 방정식의 양변에 로그를 취하면, 다음 식을 얻는다.

$$\log\frac{A_0}{A}=n\log 2,$$

여기서 1년을 ^{60}Co의 반감기 수로 표현한 n은 1/(5.27) = 0.190이다.

$$\log\frac{A_0}{A} = 0.190 \cdot 0.693 = 0.132$$

$$\frac{A_0}{A} = \text{inverse log } 0.132 = 1.14.$$

1년 후 남아있는 코발트 양에 대한 최초 양의 비는 1.14이다. 따라서 1년 후 노출시간을 14% 증가시켜야 한다. 이 비는 연초와 연말 실제 방사능 양과는 무관하다. 두 번째 연도 이후부터 그해 말 코발트 양에 대한 그해 초 코발트 양의 비는 1.14가 될 것이다. 따라서 매년 전년도 노출시간에 동일한 보정인자(correction factor) 1.14를 곱하면 된다.

어떤 방사성 핵종에 대한 붕괴 데이터를 세미로그 종이에 그려보면, 즉 방사능 측정치는 로그 축에, 시간을 선형 축에 기록하면, 하나의 직선을 얻는다. 시간을 반감기 단위로 측정을 한다면, 그림 4-10에서 볼 수 있는 직선을 얻는다.

앞서 주어진 예제를 그림 4-10 곡선을 사용하여 풀 수도 있다. 반감기 단위로 0.189에 해당하는 시간이 그 직선과 만나는 세로 좌표는 최초 방사능의 87.7%가 남아있다는 것을 알려준다. 따라서 보정인자는 0.877의 역수가 된다.

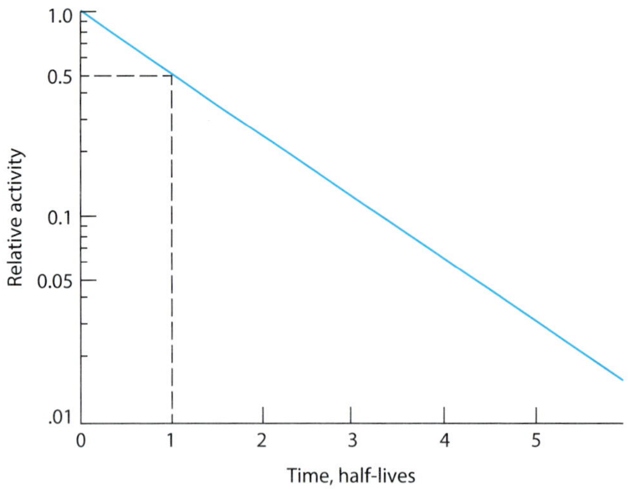

그림 4-10. 방사성 변환에 의한 방사능 감소를 보여주는 일반화된 세미로그 그림.

$$\text{보정인자} = \frac{1}{0.877} = 1.14.$$

세미로그 척도로 그린 시간 대 방사능 그래프가 직선이라는 사실은 어떤 기간이 지난 후 남은 방사능량은 다음 식으로 주어진다는 것을 알려준다.

$$A = A_0\, e^{-\lambda t}, \tag{4.18}$$

여기서 A_0는 최초 방사능량, A는 시간 t가 지난 후 남아있는 양, λ는 변환율 상수(붕괴율 상수, 단순하게 붕괴 상수라고도 부른다)이고, e는 자연로그 밑이다.

변환율 상수는 단위 시간당 방사능 감소율이고 다음과 같이 정의된다.

$$\underset{\Delta t \to 0}{\text{Limit}} \frac{\left(\frac{\Delta N}{N}\right)}{\Delta t} = -\lambda, \tag{4.19}$$

여기서 N은 방사성 원자의 수, ΔN은 시간 간격 Δt 동안 변환된 방사성 원자의 수다. 분수 $\Delta N/N$은 시간 간격 Δt 동안 방사성 원자 수의 감소율이다. λ에 음(−)의 기호를 붙이는 것은 N이 감소한다는 것을 나타내기 위한 것이다. 단수명(short−lived) 방사성 핵종에 대해, λ는 실험적으로 결정된 변환 곡선의 기울기로부터 정할 수 있다. 장수명(long−lived) 방사성 핵종의 변환상수는 N을 측정하고, 초당 변환 수를 계수한 다음, 식 (4.19)를 이용해 λ 값을 계산하여 구할 수 있다.

예제 4.2

^{226}Ra 1 μg은 초당 알파 입자 3.7 × 10^4개를 방출한다. 이들 알파 입자 하나하나가 라듐의 방사성 변환을 나타내는 것이라면, 라듐의 변환율 상수는 얼마인가?

풀이

이 경우, ΔN은 3.7×10^4, Δt는 1초이므로, 마이크로그램당 라듐 원자의 수 N은 다음과 같이 계산할 수 있다.

$$N = \frac{6.02 \times 10^{23} \ \frac{\text{atoms}}{\text{mol}}}{A \ \frac{\text{g}}{\text{mol}}} \cdot m \ \text{g}, \tag{4.20}$$

여기서 A는 원자질량, m는 라듐 샘플 질량이다.

$$N = \frac{6.02 \times 10^{23} \ \frac{\text{atoms}}{\text{mol}}}{226 \ \frac{\text{g}}{\text{mol}}} \cdot 10^{-6} \ \text{g} = 2.66 \times 10^{15} \ \text{atoms}$$

따라서 변환율 상수는 다음과 같다.

$$\lambda = \frac{\left(\frac{\Delta N}{N}\right)}{\Delta t} = \frac{\left(\frac{3.7 \times 10^{4} \ \text{atoms}}{2.66 \times 10^{15} \ \text{atoms}}\right)}{1 \ \text{s}} = 1.39 \times 10^{-11} \ \frac{1}{\text{s}}$$

1년 단위 기준으로 변환하면, 변환율은 다음과 같다.

$$\lambda = 1.39 \times 10^{-11} \ \text{s}^{-1} \cdot \left(8.64 \times 10^{4} \ \frac{\text{s}}{\text{d}}\right) \cdot 365 \frac{\text{d}}{\text{yr}}$$

$$\lambda = 4.38 \times 10^{-4} \ \text{yr}^{-1}$$

이 λ 값은 어떤 주어진 기간 후 남아있는 라듐의 양을 계산하기 위해 식 (4.18)에 사용될 수도 있다.

예제 4.3

1,000년의 기간 동안, 주어진 양의 라듐 중 몇 퍼센트가 붕괴되는가?

풀이

1,000년 후 남아있는 비율은 다음과 같이 주어진다.

$$\frac{A}{A_0} = e^{-\lambda t} = e^{-4.38\times10^{-4}\frac{1}{\text{yr}}\cdot10^3\,\text{yr}} = e^{-0.438} = 0.645 = 64.5\%.$$

따라서 1,000년 동안 붕괴된 퍼센트는 다음과 같다.

$$100 - 64.5 = 35.5\%.$$

반감기 T와 붕괴율 상수 λ 간 정량적 관계는 식 (4.18)에서 A/A_0을 1/2이라 놓고 t에 대해 풀면 구할 수 있다. 물론 이 경우 시간은 반감기 T이다.

$$\frac{A}{A_0} = \frac{1}{2} = e^{-\lambda T}$$

$$T = \frac{0.693}{\lambda}. \tag{4.21}$$

예제 4.4

^{226}Ra 변환율 상수가 $4.38 \times 10^{-4}\frac{1}{\text{yr}}$일 때, 라듐의 반감기를 계산하시오.

풀이

$$T = \frac{0.693}{\lambda} = \frac{0.693}{4.38\times10^{-4}\frac{1}{\text{yr}}} = 1.6\times10^3\ \text{years}.$$

평균 수명

어떤 방사성 핵종의 반감기는 그 핵종의 고유하고 재현 가능한 특성이지만, 반감기는 통계적 특성이며 관련된 원자 수가 매우 클 때만 유효하다. (라듐 1마이크로그램(μg)에는 원자 2.66×10^{15}개가 포함돼 있다.) 어떤 방사성 핵종 원자는 0부터 무한대까지 기간 중 임의 시점에서 변환될 수 있다. (제6장에서 논의하는) 신체 내부에 침전된 방사성 물질의 방사선량 평가와 같은 몇 가지 응용에 대해서는 그 방사성동위원소의 평균 수명을 사용하는 것이 편리하다. 평균 수명(*average life*)은 간단히 개별 원자 수명들의 합을 최초 존재한 원자의 총수로 나눈 것으로 정의될 수 있다.

N개 원자가 포함된 어떤 양의 방사성동위원소의 순간 변환율은 λN이다. t와 $t+dt$ 사이 동안 총 변환 수는 $\lambda N\,\mathrm{d}t$이다. 그러나 이 기간 중 붕괴된 원자 각각은 그것을 관측하기 시작한 이후부터 총 수명 t동안 존재해 왔다. 따라서 t = 0 이후 계속 생존해 있다가 t와 $t+dt$ 사이에 변환된 모든 원자의 수명을 합하면 $t\lambda N\,\mathrm{d}t$이 된다. 방사성 핵종의 평균 수명 τ는 다음과 같다.

$$\tau=\frac{1}{N_0}\int_0^\infty t\lambda\,N\,\mathrm{d}t, \tag{4.22}$$

여기서 N_0는 시간 t = 0일 때 존재하는 방사성 원자 수이다.

$$N=N_0e^{-\lambda t},$$

이므로, 다음 식을 얻는다.

$$\tau=\frac{1}{N_0}\int_0^\infty t\lambda N_0e^{-\lambda t}\ \mathrm{d}t. \tag{4.23}$$

부분적분에 의해 적분을 하면, 이 식은 어떤 방사성동위원소의 평균 수명 값이 다음과 같이 된다는 것을 보여준다.

$$\tau=\frac{1}{\lambda}. \tag{4.24}$$

변환율 상수를 방사성동위원소 반감기 T로 표현한 다음 식을

$$\lambda = \frac{0.693}{T}$$

식 (4.24)에 대입하면, 반감기와 평균 수명의 관계는 다음과 같다는 것을 알 수 있다.

$$\tau = \frac{T}{0.693} = 1.44T. \tag{4.25}$$

방사능

베크렐

우라늄-238과 그 자핵종 ^{234}Th은 각자 그램당 거의 같은 수 – 약 2.5×10^{21}개 원자를 포함하고 있다. 그러나 이들 핵종의 반감기는 크게 다르다. ^{238}U 반감기는 4.5×10^9년인 반면 ^{234}Th 반감기는 24.1일(또는 6.6×10^{-2} 년)이다. 따라서 토륨-234는 ^{238}U보다 6.8×10^{10}배 빨리 변환을 한다. 변환율이 크게 다른 또 다른 예는 ^{35}S와 ^{32}P이다. 그램당 거의 같은 수의 원자를 갖는 이 두 방사성 핵종의 반감기는 각각 87.5일과 14.3일이다. 따라서 방사성 인이 ^{35}S보다 약 6배 빨리 붕괴한다. 방사성 물질을 사용할 때, 방사선이 관심의 대상이다. 따라서 이런 맥락에서, ^{32}P 1/6 g의 방사능은 ^{35}S 1 g의 방사능과 거의 같다. ^{234}Th 15 mg 방사능이 ^{238}U 1g 방사능과 거의 같다. 방사능에 관심을 둘 때, 이런 예를 통해 그램은 유용한 단위가 아님을 알 수 있다. 의미가 있기 위해서는, 방사능 양 단위는 어떤 정해진 시간 안에 방사성 물질에서 발생하는 방사성 붕괴 수에 바탕을 두어야 한다. 어떤 정해진 시간 안에 일어난 방사성 붕괴 수, 이 양을 방사능(activity)이라고 부른다. 방사능 측정을 위해 두 가지 단위를 사용한다. SI 단위를 베크렐(*becquerel*)이라 부르고 기호로는 Bq로 표기하며, 다음과 같이 정의한다.

> *베크렐*은 1초당 원자 하나가 변환(transformation per sec, tps)하는 방사성 물질의 양이다.

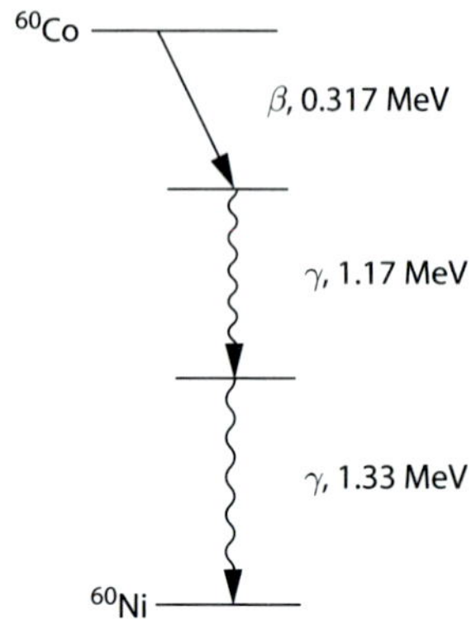

그림 4-11. 코발트-60 붕괴도.

우리는 변환(transformation) 대신 붕괴(disintegration)라는 용어를 흔히 사용하고, 베크렐을 초당 붕괴(disintegration per second, dps)라고 정의한다.

$$1\ \text{Bq} = 1\ \text{tps} = 1\ \text{dps}. \tag{4.26}$$

베크렐이 1초당 변환된 원자 수로 정의되지만, 변환율 척도는 아니라는 것을 알아야 한다. *베크렐은 단지 방사성 물질 양에 대한 척도이다.* 베크렐 정의에 사용한 것처럼 "1초당 변환된 원자 하나"라는 말은 1초에 방사성 물질에서 방출된 입자 수와 같다는 것을 의미하는 것은 아니다. 예를 들어, 순 베타방출체인 경우, 1 Bq이나 1 tps는 실제 1초당 베타 입자 하나를 방출한다. 그러나 ^{60}Co (그림 4-11)와 같은 더 복잡한 방사성 핵종은 변환할 때마다 베타 하나와 감마 두 개를 방출한다. 따라서 총 방사선 수는 3 $s^{-1} \cdot Bq^{-1}$이다. 반면 ^{42}K의 경우(그림 4-5), 베타 변환 중 18%에서만 감마 하나를 방출한다. 따라서 ^{42}K 1 Bq로부터 방출되는 총수는 1.2 s^{-1}이다. 다양한 목적상 베크렐은 매우 작은 양이어서, 일반적으로 베크렐의 다음 배수들을 사용한다.

1 킬로 베크렐(kBq) = 10^3 Bq
1 메가 베크렐(MBq) = 10^6 Bq
1 기가 베크렐(GBq) = 10^9 Bq
1 테라 베크렐(TBq) = 10^{12} Bq

퀴리

기호 Ci로 표기하는 퀴리(curie)는 SI 단위 베크렐을 채택하기 전에 사용했던 방사능 양 단위이다. 원래 ^{226}Ra 1g의 방사능으로 정의했던 퀴리는 지금은 다음과 같이 보다 명확하게 정의되고 있다.

> 퀴리는 1초당 원자 3.7×10^{10}개가 변환하는 방사성 물질의 방사능이다.

퀴리는 베크렐과 다음과 같은 관계가 있다.

$$1 \text{ Ci} = 3.7 \times 10^{10} \text{ Bq.} \tag{4.27}$$

다른 목적뿐만 아니라 보건물리 목적상, 퀴리는 매우 큰 방사능 양이다. 따라서 아래와 같이 퀴리의 부분배수들을 사용한다.

1 밀리 퀴리(mCi) = 10^{-3} Ci
1 마이크로 퀴리(μCi) = 10^{-6} Ci
1 나노 퀴리(nCi) = 10^{-9} Ci
1 피코 퀴리(pCi) = 10^{-12} Ci
1 펨토 퀴리(fCi) = 10^{-15} Ci

비방사능

베크렐(또는 퀴리)은 어떤 양의 단위로서 사용은 되지만, 특정 횟수의 변환이 일어나는 방사성 물질의 질량이나 부피에 대해 아무 것도 알려주지 않는다. 방사능 농도, 즉, 방사성 물질 질량과 방사능 사이 관계를 비방사능(*specific activity*)이라고 한다. 비방사능은 단위 질량이나 부피당 베크렐(또는 퀴리)의 수이다. 무담체(carrier-free)(순수) 방사성동위원소(동일 원소의 다른 동위원소가 섞여있지 않은 방사성동위원소) 비방사능은 다음과 같이 계산할 수 있다.

λ가 초의 역수 단위로 주어진 변환 상수라면, 초당 변환의 수, 따라서 N개 원자 집단의 베크렐 수는 단순히 λN으로 주어진다.

고려 대상 방사성핵종 무게가 1 g이라면, 식 (4.20)에 따라, 원자 수는 다음과 같이 주어진다.

$$N=\frac{6.02\times10^{23}\ \frac{\text{atoms}}{\text{mol}}}{A\frac{\text{g}}{\text{mol}}}\cdot m\ \text{g},$$

여기서 A는 그 핵종의 원자질량이다. 따라서 단위 질량당 방사능, 즉 비방사능은 다음과 같다.

$$SA=\lambda N=\frac{\lambda\cdot 6.02\times10^{23}}{A}\frac{\text{Bq}}{\text{g}}. \tag{4.28}$$

식 (4.28)은 어떤 동위원소의 비방사능과 질량 간 올바른 관계를 알려주고, 식 (4.21)을 식 (4.28)의 λ에 대입하면 그 동위원소의 반감기를 이용해 표현될 수 있다.

$$\lambda N=\frac{0.693}{T}\cdot\frac{6.02\times10^{23}}{A}$$

$$SA=\frac{4.17\times10^{23}}{A\cdot T}\frac{\text{Bq}}{\text{g}}. \tag{4.29}$$

식 (4.28)과 (4.29)는 λ와 T의 시간 단위가 초로 주어질 때만 유효하다. ^{226}Ra 1g이 3.7 × 10^{10} tps라는 사실을 이용하여, 비방사능을 계산하는 데 더 편한 식을 유도할 수 있다. 따라서 ^{226}Ra 비방사능은 3.7 × 10^{10} Bq/g이다. ^{226}Ra 비방사능에 대한 어떤 핵종 비방사능의 비는 다음과 같다.

$$\frac{SA_i}{3.7\times10^{10}\frac{\text{Bq}}{\text{g}}}=\frac{\left(\frac{4.17\times10^{23}}{A_i\cdot T_i}\right)}{\left(\frac{4.17\times10^{23}}{A_{\text{Ra}}\cdot T_{\text{Ra}}}\right)}=\frac{4.17\times10^{23}}{A_i\cdot T_i}\cdot\frac{A_{\text{Ra}}\cdot T_{\text{Ra}}}{4.17\times10^{23}}$$

$$SA_i=3.7\times10^{10}\cdot\frac{A_{\text{Ra}}\cdot T_{\text{Ra}}}{A_i\cdot T_i}\frac{\text{Bq}}{\text{g}}, \tag{4.30}$$

여기서 ^{226}Ra의 원자질량, A_{Ra}는 226이고, A_i는 비방사능을 계산해야 하는 방사성

동위원소 원자질량이며, T_{Ra}와 T_i는 라듐과 방사성핵종 i의 반감기다. 식 (4.30)에 대한 유일한 제약은 두 반감기의 시간 단위가 동일해야 한다는 것이다. 유사하게, $\frac{\mathrm{Ci}}{\mathrm{g}}$ 단위로 비방사능 식을 표현하면 다음과 같다.

$$SA_i = \frac{A_{\mathrm{Ra}} \cdot T_{\mathrm{Ra}}}{A_i \cdot T_i} \frac{\mathrm{Ci}}{\mathrm{g}}. \tag{4.31}$$

예제 4.5

^{14}C와 ^{35}S 반감기가 각각 5700년과 87.4일일 때, 각각의 비방사능을 계산하시오.

풀이

$$SA\left({}^{14}\mathrm{C}\right) = 3.7\times10^{10}\cdot\left(\frac{226\cdot1600\ \mathrm{yrs}}{14\cdot5700\ \mathrm{yrs}}\right)\frac{\mathrm{Bq}}{\mathrm{g}}$$

$$SA\left({}^{14}\mathrm{C}\right) = 1.7\times10^{11}\frac{\mathrm{Bq}}{\mathrm{g}}\left(4.5\frac{\mathrm{Ci}}{\mathrm{g}}\right),$$

$$SA\left({}^{35}\mathrm{S}\right) = 3.7\times10^{10}\cdot\frac{\left(226\ \cdot\ 1600\ \mathrm{yrs}\ \cdot\ 365\frac{\mathrm{d}}{\mathrm{yr}}\right)}{35\ \cdot\ 87.4\ \mathrm{d}}\frac{\mathrm{Bq}}{\mathrm{g}},$$

$$SA\left({}^{35}\mathrm{S}\right) = 1.6\times10^{15}\frac{\mathrm{Bq}}{\mathrm{g}}\left(4.3\times10^{4}\frac{\mathrm{Ci}}{\mathrm{g}}\right).$$

앞서 계산한 비방사능은 무담체 동위원소 ^{14}C와 ^{35}S에 대한 것이다. 매우 자주, 특히, 방사성동위원소를 화합물에 표지하기 위해 사용할 때, 그 방사성동위원소는 무담체가 아니고, 대신 질량이나 원자 수 기준으로, 표지된 원소의 극히 일부를 이루고 있다. 그러한 경우, 표지된 원소나 화합물의 비방사능을 말하는 것이 관례다. 일반적으로, 비방사능의 정확한 의미는 문맥을 통해 명확해진다.

예제 4.6

^{203}Hg가 표지된 $Hg(NO_3)_2$ 용액의 비방사능이 1.5 × 10^5 Bq/mL $\left(4\frac{\mu Ci}{mL}\right)$이다. 이 용액 속 수은 농도가 $5\frac{mg}{mL}$라면,

(a) 수은의 비방사능은 얼마인가?

(b) $Hg(NO_3)_2$ 속 수은 중 ^{203}Hg의 비는 얼마인가?

(c) $Hg(NO_3)_2$의 비방사능은 얼마인가?

풀이

(a) 수은의 비방사능은 다음과 같다.

$$SA(\mathrm{Hg}) = \frac{1.5\times10^5\ \frac{\mathrm{Bq}}{\mathrm{mL}}}{5\ \mathrm{mg}\ \frac{\mathrm{Hg}}{\mathrm{mL}}} = 3\times10^4\ \frac{\mathrm{Bq}}{\mathrm{mg}}\ \mathrm{Hg}.$$

(b) 표지된 수은의 중량비는 다음과 같이 주어진다.

$$\frac{SA(\mathrm{Hg})}{SA(^{203}\mathrm{Hg})},$$

그리고 ^{203}Hg의 비방사능은 식 (4.30)에 의해 계산할 수 있다.

$$SA(^{203}\mathrm{Hg}) = 3.7\times10^{10}\cdot\frac{226\cdot(1600\ \mathrm{yrs})\cdot 365\ \frac{\mathrm{d}}{\mathrm{yr}}}{203\cdot(46.6\ \mathrm{d})}$$
$$= 5.2\times10^{14}\ \frac{\mathrm{Bq}}{\mathrm{g}}\left(1.4\times10^4\ \frac{\mathrm{Ci}}{\mathrm{g}}\right).$$

따라서 ^{203}Hg의 중량비는 다음과 같다.

$$\frac{3\times10^{7}\ \frac{\text{Bq}}{\text{g Hg}}}{5.2\times10^{14}\ \frac{\text{Bq}}{\text{g}^{203}\ \text{Hg}}}=5.8\times10^{-8}\ \frac{\text{g}\ ^{203}\text{Hg}}{\text{g Hg}}.$$

(c) 총질량과 비교했을 때 수은에 ^{203}Hg 극미량이 표지되었으므로, 표지된 $Hg(NO_3)_2$ 용액 중량은 324.6이고 $Hg(NO_3)_2$ 농도는 다음과 같다.

$$\frac{324.6\ \text{mg Hg}\,(\text{NO}_3)_2}{200.6\ \text{mg Hg}}\cdot\left(\frac{5\ \text{mg Hg}}{\text{mL}}\right)=8.1\ \frac{\text{mg Hg}\,(\text{NO}_3)_2}{\text{mL}}.$$

따라서 $Hg(NO_3)_2$의 비방사능은 다음과 같다.

$$\frac{1.5\times10^{5}\ \frac{\text{Bq}}{\text{mL}}}{8.1\ \text{mg}\ \frac{\text{Hg}(\text{NO}_3)_2}{\text{mL}}}=1.9\times10^{4}\ \frac{\text{Bq}}{\text{mg}}\text{per mL Hg}(\text{NO}_3)_2\left[0.5\frac{\mu\text{Ci}}{\text{mg}}\text{per mL Hg}(\text{NO}_3)_2\right]$$

예제 4.7

시판 중인 ^{14}C-표지 에탄올 $CH_3 - CH_2 - OH$ (이 에탄올의 비방사능은 1 mCi/mol이다)을 최소 비방사능으로 10^7 transformations/min · mL을 요구하는 실험에 사용할 수 있는가? 이 알코올 밀도는 $0.789\frac{\text{g}}{\text{cm}^3}$이다.

풀이

식 (4.13)에서 계산하였듯이, ^{14}C 비방사능은 $4.5\frac{\text{Ci}}{\text{g}}$이다. 따라서 ^{14}C 1 mCi 질량은 다음과 같다.

$$\frac{10^{-3}\ \text{Ci}}{4.5\ \frac{\text{Ci}}{\text{g}}}=2.2\times10^{-4}\ \text{g}$$

그리고 ^{14}C 0.22 mg에 포함된 방사성 원자 수는 다음과 같다.

$$\frac{6.02\times10^{23}\ \frac{\text{atoms}}{\text{mol}}}{14\frac{\text{g}}{\text{mol}}}\cdot 2.2\times10^{-4}\ \text{g} = 9.5\times10^{18}\ \text{atoms}.$$

1 몰은 아보가드로 수의 분자를 포함하고 있고, 표지된 분자 하나는 탄소 원자 하나만을 가지고 있으므로, 다음 수만큼 표지된 에탄올 분자가 있다.

$$\frac{9.5\times10^{18}}{6.02\times10^{23}} = 16/\text{million}$$

따라서 실제로 탄소 동위원소에 의한 추가적 질량은 표지된 에탄올 분자질량을 계산하는 데 무시해도 되고, 에탄올의 인정 분자질량 46.07을 에탄올의 밀리미터당 방사능을 계산하는 데 사용할 수 있다.

$$1\frac{\text{mCi}}{\text{mol}}\cdot\frac{1\ \text{mol}}{46.07\ \text{g}}\cdot 2.22\times10^{9}\ \frac{\text{t/min}}{\text{mCi}}\cdot 0.789\frac{\text{g}}{\text{mL}} = 3.8\times10^{7}\ \frac{\text{t/min}}{\text{mL}}.$$

상용 에탄올을 사용할 수 있다.

자연 기원 방사선

3가지 자연 기원 방사선원이 있다. 가장 오래된 방사선원은 태양 입자와 우주선을 포함하여 우주로부터 오는 방사선이다. 두 번째 방사선원은 약 45억 년 전 지구 탄생 시 생성된 원시 방사성 원소(primordial radioactive elements)이다. 보건물리학자에게 관심의 대상이 될 만큼 충분한 방사능을 띤 자연 기원 방사성 물질(*n*aturally *o*ccurring *r*adioactive *m*aterial) 농도나 양을 두문자어로 NORM이라고 한다. 우라늄 채광, 하수 찌꺼기 처리와 같은 다양한 과정을 거쳐, 종종 NORM이 농축될 수 있는데, 이를 인위적으로 준위가 증가된 자연 기원 방사성 물질(*t*echnologically *e*nhanced *n*aturally *o*ccurring *r*adioactive *m*aterial) 또는 TENORM이라고 한다. 자연 기원 방사능과 방사선의 세 번째 방사선원은 우주기원 방사능(cosmogenic radioactivity)이다.

우주방사선과 대기가 반응하여 방사성핵종을 만들고 있기 때문에, 우주기원 방사능 생성은 계속 진행 중인 과정이다. 또 다른 일시적 방사능원은 지금은 서아프리카 가봉 공화국 Oklo라 부르는 부지에 있어서 Oklo 원자로라 부르는 자연 발생 원자로였다. Oklo 원자로는 17억 년 전 임계 상태에 있었고 수십만 년 동안 작동되었다. Oklo 원자로 운영 이력은 Oklo 부지에서 발견된 핵분열 생성물과 우라늄의 동위원소 조성으로부터 추론한다.

우주에서 오는 방사선

보건물리와 관계되므로, 우주 방사선은 지구 대기로 입사하는 방사선으로 정의된다. 우주 방사선은 네 가지 주요 성분, 고에너지 태양 입자, (태양권 경계 끝에서부터 오는) 별사이 공간의 변칙적 우주선, 은하계 및 은하계외 우주선으로 구성돼 있다. 우주선 대부분은 양성자와 다른 하전 입자로 이뤄져 있다. 이들 일차 입자는 지구 대기로 들어와 대기 분자와 충돌하여, 지구 표면으로 쏟아져 땅과 바다 깊숙이까지 관통할 수 있을 만큼 충분한 에너지를 갖는 이차 입자와 광자를 생성한다. 고도가 높아질수록 대기의 차폐 효과가 감소하기 때문에 우주선 세기가 커진다. 예를 들어, 고도 1609 m(5280 feet) 콜로라도 덴버의 우주선 세기는 해수면과 같은 높이에 있는 뉴욕의 우주선 세기의 약 2배이다. 고도 30,000피트(9,140 m)로 비행하는 항공기에서 우주선 세기는 해수면에서보다 6에서 7배 높다. 지구 자기장이 그 자기장을 가로질러 들어오는 고속 하전입자를 굴절시키기 때문에, 적도로부터 남북 위도가 높아질수록 우주선 세기가 커진다. 우주에서 오는 방사선은 우주비행사에게 문제가 되며, NCRP 해설 23과 보고서 132, 142와 167 주제이기도 하다.

우주기원 방사능

우주 방사선과 대기 간 반응으로 수많은 우주기원 방사성 핵종이 생성된다. 비교적 소량이며 자연 기원 방사능이 방사선량에 미치는 영향이 적기 때문에, (^{7}Be과 ^{22}Na와 같은) 우주기원 방사성핵종 대부분은 보건물리 측면에서 그리 중요하게 여기지 않는다. 이 중 두 개 핵종, 삼중수소(^{3}H)와 방사성 탄소(^{14}C)는 연구에 널리 사용되고, 이들 동위원소를 취급하면서 보건물리 측정결과를 해석할 때 자연 기원 동위원소 존재를 반드시 고려해야만 하기 때문에, 이 두 핵종은 보건물리학자의 관심 대상이다. 우주기원 방사성핵종 생성은 계속 진행 중이며, 방사성 핵종이 붕괴 속도와 같은 속도로 생성되는 정상상태가 지속돼 왔다. ^{3}H의 전 세계 정상상태 재고량(핵실험 포함)은 7×10^{7} Ci (2.59×10^{18} Bq)로 추정되고 있으며, ^{14}C의 전 세계 추정 재고량은 3×10^{8} Ci (1.1×10^{19} Bq)이다.

긴 반감기(5700년) 때문에, ^{14}C은 역사적 유기 인공물에 대한 "방사성 탄소" 연대측정을 위한 유용한 수단이 된다. ^{14}C은 우주선과 ^{14}N 충돌로 일어나는 핵변환에 의해 계속 생성되고 있다. 핵무기가 출현하기 전, 환경 내 ^{14}C 존재량은 대기에 약 1.5×10^{11} MBq (4 MCi), 식물에 4.8×10^{11} MBq (13 MCi), 그리고 바다에 9×10^{12} MBq (243 MCi)이었다. 핵무기 실험으로 인해 대기 중 방사성 탄소 준위가 증가하였다. 대기 중 핵실험이 금지된 1963년까지 수행한 모든 핵실험에 의해 ^{14}C 1.1×10^{11} MBq (3 MCi)이 공기 중으로 방출되었다. 대기 중 방사성 탄소는 $^{14}CO_2$로 존재하므로, 모든 동물에 의해 흡입되고, 식물의 광합성 과정에 사용된다. 살아있는 식물만이 비방사성 탄소와 함께 ^{14}C을 계속 흡입하기 때문에, 존재하는 탄소의 비방사능을 측정하여 유기물 나이를 측정하는 것이 가능하다. 핵실험 기여분에 대한 보정을 한 후, 대기 중 농도뿐만 아니라 ^{14}C 생성률이 과거 수십만 년간 일정하다고 가정하면, 반감기를 고려해 비방사능 데이터를 단순 보정하여 고대 유기물질 표본의 연령을 추정할 수 있다.

예제 4.8

고대 사찰에서 발견한 나무 조각에서 얻은 탄소 2 g을 분석하여 방사능이 10 transformations/min/g임을 알았다. 현재 ^{14}C 비방사능이 15 transformations/min/g이라고 할 때, 이 나무의 나이는 얼마인가?

풀이

식 (4.18)에 따라, 현재 남아 있는 ^{14}C 비를 구하면 다음과 같다.

$$\frac{A}{A_0} = \frac{10}{15} = e^{-\lambda t}.$$

^{14}C 반감기가 5700년이므로,

$$\lambda = \frac{0.693}{5700 \text{ years}} = 1.22 \times 10^{-4} \frac{1}{\text{yr}}$$

$$\frac{10}{15} = e^{-1.22 \times 10^{-4} t}$$

$$t = 3.33 \times 10^{3} \text{ years.}$$

원시 방사능

1896년 베크렐(Becquerel)이 발견한 자연 기원 방사성 물질은 나중에 서로 관련된 것으로 밝혀진 몇 가지 방사성동위원소의 혼합물이었다. 이들 방사성 물질은 마지막을 제외한 모든 동위원소가 방사성을 띤, 다양한 원소의 동위원소들로 이뤄진 긴 계열 속 일원이다(표 4-2에서 표 4-5). 이 혼합물에서 가장 풍부한 방사성 원소인 우라늄은 세 가지 다른 동위원소로 이루어져 있다. 천연 우라늄 중 약 99.3%는 ^{238}U, 약 0.7%는 ^{235}U, 극미량(약 5.5 × 10^{-3}%)은 ^{234}U이다. ^{238}U과 ^{234}U는 같은 우라늄 계열(*uranium series*)에 속하며, ^{235}U는 악티늄 계열(*actinium series*)이라고 부르는 다른 계열의 첫 번째 일원이다. 우라늄은 자연 환경 도처에 존재하며, 토양에서 질량 기준으로 평균 농도는 약 35 Bq/kg(4에서 140 Bq/kg)으로 알려져 있다. 미국 토양에서 우라늄 평균 농도는 질량 기준으로 약 2.8 ppm이다. 우라늄은 인(phosphorous)과 매우 안정적인 화합물을 형성한다. 따라서 인이 풍부한 토양은 평균보다 훨씬 높은 농도의 우라늄을 함유하고 있다. 저급 우라늄광은 약 0.1%인 반면, 통상 질량 기준으로 2%를 초과하는 우라늄 농도를 고급 원광으로 간주한다. 미국 내 대부분 지표수 내 우라늄 농도는 약 1에서 10 μg/L 범위에 있으며, 대부분 지하수에서 그 농도는 약 0.2에서 120 μg/L 사이에서 변한다.

아주 흔한 또 다른 자연 발생 방사성 원소인 토륨은 질량기준으로 9.6 ppm으로, 자연에서 우라늄보다 약 3배 더 많다. 가장 풍부한 토륨 동위원소인 ^{232}Th는 연속된 방사성 핵종들로 이루어진 다른 긴 계열의 첫 번째 일원이다(표 4-2). 그 방사성동위원소 계열 내 일원인 모든 동위원소는 주기율표상 아랫부분에 자리 잡고 있다. 이들 그룹에서 가장 작은 원자번호는 81이고, 가장 작은 질량수는 207이다(비록 Hg−206 수율이 1.90 × 10^{-8}이지만, 보건물리학자에게 중요한 방사성동위원소는 아니다).

모든 방사성 계열은 몇 가지 공통 특성을 갖고 있다. 각 계열의 첫 번째 일원은 지질학적 시간 단위로 측정될 수 있는 반감기를 가지고 있으며, 수명이 매우 길다. 지구가 탄생한 이후 시간을 고려한다면, 각 계열의 첫 번째 일원이 장수명이어야 한다는 것은 명백하다. 비교적 단수명 방사성 물질은 지구가 존재해 왔던 것으로 여겨지는 45억년 동안 붕괴돼 없어졌을 것이다. 이 점은 인공적으로 생성된 넵투늄 계열(*neptunium series*)로 잘 설명할 수 있다. 이 계열의 첫 번째 일원은 초우란 원소 ^{241}Pu로서, 원자로에서 생성된 ^{239}Pu에 중성자를 조사하여 실험실에서 만든 것이다. 그러나 ^{241}Pu 반감기는 겨우 14.3년이다. 짧은 반감기 때문에, 1세기도 ^{241}Pu 대부분이 붕괴되어 없어질 만큼 충분히 길다. 이 계열 중 가장 수명이 긴 일원인 ^{237}Np 반감기가 2.14 × 10^6년인데, ^{237}Np가 지구의 다른 모든 원소와 동시에 생성됐다고 한다면, 이 시간도 ^{237}Np가 사실상 사라져 없어져버릴 만큼 충분히 짧다.

세 가지 자연 기원 계열에 공통적인 두 번째 특성은 각 계열은 기체 핵종을 포함하고 있고, 더구나 각 계열 속 방사성 기체는 라돈 원소의 다른 동위원소라는 것이다. 우라늄 계열에서 그 기체(Rn)를 라돈(*radon*)이라고 부른다. 토륨 계열에서, 그 기체는 토론(*thoron*), 악티늄 계열(표 4−5)에서는 악티온(*actinon*)이라고 부른다. 인공적인 넵투늄 계열은 기체 핵종을 포함하고 있지 않다. 이 세 가지 계열에서 방사성 기체의 존재는 자연 기원 환경 방사능에 의한 공중 보건 문제, 특히, 폐암의 주요 원인 중 하나이다. 라돈 기체는 토양에서 공기 중으로 빠져나와 주변 대기에 넓게 퍼진다. 일상 조건에서 고체인, 방사성 라돈 자핵종은 대기 먼지에 들러붙는다. 라돈에 의한 건강상 위험은 라돈 자체에 의한 것이 아니라 방사성 라돈 자핵종을 그 표면에 붙이고 흡입된 먼지 입자에 의한 것이다. 이 선원으로부터 발생하는 대기 중 방사능 농도는 토양 주변에서 크게 변하고, 토양 속 우라늄과 토륨의 국부적 농도에 종속적이다. 미국의 대기 중 평균 라돈 농도는 14에서 16 Bq/m^3 (0.38 pCi/L에서 0.43 pCi/L)이고, 전 세계 옥외 평균 라돈 농도는 약 10 Bq/m^3 (0.27 pCi/L)로 추정되고 있다. 평균보다 10배 더 높은 라돈 농도도 일부 지역에서는 드물지 않다. 방사성 라돈의 자손핵종이 대기 입자 표면에서 발견되고 공기 중 입자가 비에 의해 대기로부터 씻겨 나갈 수 있기 때문에, 비가 오는 동안 배경 방사선 증가가 예상될 수 있다. 실제 이 현상을 관측하고,

보건물리학자와 다른 이들은 일상적인 모니터링 데이터를 해석할 때 이것을 반드시 고려해야 한다. 비에 의한 환경 방사선 준위 변화를 그림 4-12에서 볼 수 있다.

표 4-2 토륨 계열(4n)

핵종	과거 명칭	$T_{1/2}$	α(MeV)	β(MeV)	γ(MeV)
Th-232	-	1.4×10^9 yrs	4.01(78.2%) 3.95(21.7%)	-	Low yield, low energy
Ra-228	Mesothorium1 (MsTh1)	5.75 yrs	-	0.04, 0.04, 0.026, 0.013	Low yield, low energy
Ac-228	Mesothorium2 (MsTh2)	6.15 h	-	1.17(29.9%) 1.74(11.7%)	1.588(3.2%) 0.969(15.8%) 0.911(25.8%)
Th-228	Radiothorium(RdTh)	1.91 yrs	5.42(72.2%) 5.34(27.2%)	-	0.084(1.2%)
Ra-224	Thorium X (ThX)	3.66 d	5.69(94.9%) 5.45(5.1%)	-	0.24(4.1%)
Rn-220	Thoron(Tn)	55.6 s	6.29	-	-
Po-216	Thorium A(ThA)	0.145 s	6.78		
Pb-212	Thorium B(ThB)	10.64 h	-	0.154(5.1%) 0.331(83.1%) 0.57(11.9%)	0.238(43.6%)
Bi-212	Thorium C(ThC)	60.55 min	6.09(9.75%) 6.05(25.1%)	2.25(64.1%) 1.52(4.5%)	0.727(6.7%) 0.785(1.1%)
Po-212	Thorium C'(ThC')	299 ns	8.78	-	-
Tl-208	Thorium C"(ThC")	3.053 min	-	1.80(49.1%) 1.52(22.2%) 1.29(24.2%)	2.614(99.8%) 583.19(85.0%) 0.511(22.6%)
Pb-208	Thorium D(ThD)	Stable			

※ 수율이 낮은 방출은 기재하지 않았음을 유의하시오. Th-232, 100% 동위원소비

표 4-3 넵투늄 계열(4n+1)a

핵종	$T_{1/2}$	α(MeV)	β^-(MeV)	γ(MeV)
Pu-241	14.3 yrs	–	0.021	–
Am-241	432.6 yrs	5.48(84.8%) 5.44(13.1%)	–	0.0595(35.9%)
Np-237	2.14×10^6 yrs	4.87(2.4%) 4.82(2.4%) 4.79(47.6%) 4.77(23.2%) 4.767(9.3%) 4.67(3.5%) 4.64(6.4%)	–	0.086(12.4%) 0.029(14.1%)
Pa-233	27.0 d	–	0.570(8.8%) 0.258(24%) 0.230(26%) 0.172(16.2%) 0.154(26.7%)	0.312(38.5%) 0.111(4.01%) 0.098(16.9%0 0.095(10.6%)
U-233	1.59×10^5 yrs	4.82(84.3%) 4.78(13.2%)	–	Low yield
Th-229	7340 yrs	5.05(6.6%) 4.98(3.2%) 4.97(6%) 4.90(10.2%) 4.85(56.2%) 4.84(5%) 4.81(9.3%)	–	0.194(4.4%) 0.211(2.8%) 0.103(5.6%) 0.088(23.9%) 0.086(14.7%)
Ra-225	14.9 d	–	0.356(30.5%) 0.316(69.5%)	0.04(30%) 0.013(13.8%)
Ac-225	10.0 d	5.83(50.7%) 5.792(18.1%) 5.79(8%)	–	Low yield
Fr-221	4.9 min	6.34(83.4%) 6.13(15.1%)	–	Low yield
At-217	32 ms	7.07	–	593.10(0.0120%) 258.50(0.0560%)
Bi-213	45.6 min	5.88 (2%)	1.42(65.9%) 0.983(30.8%)	0.440(25.9%)
Po-213	3.72 μs	8.38	–	Low yield

핵종	$T_{1/2}$	α(MeV)	β^-(MeV)	γ(MeV)
Tl-209	2.2 min	–	1.83(97%)	1.567(99.7%) 0.465(95.4%) 0.117(76%) 0.075(9.4%) 0.073(5.7%)
Pb-209	3.25 h		0.644	–
Bi-209	1.9×10^{19} yrs	3.08	–	–
Tl-205	stable	–	–	–

※ 수율이 낮은 방출은 기재하지 않았음을 유의하시오. 넵투늄 계열은 과거 명칭이 없으며 자연에서 발견되지 않는다.

표 4-4 우라늄 계열(4n+2)

핵종	과거 명칭	$T_{1/2}$	α(MeV)	β^-(MeV)	γ(MeV)
U-238	Uranium I (U_I)	$4.47 \times$ 10^9 yrs	4.2(79%) 4.15(21%)	–	Low yield
Th-234	Uranium X_1 (UX_1)	24.1 d	–	0.199(78%) 0.107(14%) 0.106(6.4%)	Low yield
Pa-234m	Uranium X_2 (UX_2)	1.159 min	–	2.27(97.6%)	Low yield
Pa-234	Uranium Z (UZ)	6.70 h	–	0.642(20.4%) 0.502(7.3%) 0.472(34%) 0.472(12.9%)	0.095(12.5%) 0.098(20%) 0.131(18.9%) 0.152(6.3%) 0.227(6%) 0.569(8.6%) 0.883(10%) 0.925(8.2%) 0.927(7.6%) 0.946(14%)
U-234	Uranium II (U_{II})	$2.46 \times$ 10^5 yrs	4.77(71.4%) 4.72(28.4%)	–	Low yield
Th-230	Ionium (Io)	$7.54 \times$ 10^4 yrs	4.69(76.3%) 4.62(23.4%)	–	Low yield
Ra-226	Radium (Ra)	1600 yrs	4.78(93.8%) 4.60(6.16%)	–	Low yield
Rn-222	Radium Emanation (Rn, Em)	3.82 d	5.49	–	Low yield

핵종	과거 명칭	$T_{1/2}$	α(MeV)	β^-(MeV)	γ(MeV)
Po-218	Radium A (RaA)	3.098 min	6.00	–	–
At-218	Radium A (RaA')	1.5 s	6.76(3.6) 6.69(89.9%) 6.65(6.4%)	–	–
Rn-218	Radium Emanation (RaA", Em)	35 ms	7.13	–	Low yield
Pb-214	Radium B (RaB)	26.8 min	–	1.02(11%) 0.724(40.2%) 0.667(45.9%)	0.077(9.7%) 0.241(7.3%) 0.295(18.4%) 0.351(35.6%)
Bi-214	Radium C (RaC)	19.9 min	–	1.07(5.6%) 1.42(8.1%) 1.51(17%) 1.54(17.6%) 3.27(19.1%)	1.76(15.3%) 1.76(15.3%) 1.24(5.8%) 1.12(14.9%) 0.609(45.5%)
Po-214	Radium C' (RaC')	164.3 μs	7.69	–	Low yield
Tl-210	Radium C" (RaC")	1.30 min	–	4.38(20%) 2.41(10%) 2.02(10%) 1.86(24%) 1.6(7%)	0.296(79%) 0.800(99%) 0.860(6.9%) 1.070(12%) 1.110(6.9%) 1.210(17%) 1.316(21%) 2.010(6.9%) 2.360(8%) 2.430(9%)
Pb-210	Radium D (RaD)	22.20 yrs	–	0.064(16%) 0.017(84%)	Low yield
Bi-210	Radium E (RaE)	5.012 d	Low yield	1.16	–
Po-210	Radium F (RaF)	138.4 d	5.30	–	Low yield
Hg-206	–	8.32 min	–	1.31(62%) 1.00(35%)	0.305(26%)
Tl-206	Radium E" (RaE")	4.202 min	–	1.53	Low yield
Pb-206	Radium G (RaG)	Stable	–	–	–

※ 수율이 낮은 방출은 기재하지 않았음을 유의하시오. U-238의 천연 동위원소비는 99.2%이다.

표 4-5 악티늄 계열(4n+3)

핵종	과거 명칭	$T_{1/2}$	α(MeV)	β^-(MeV)	γ(MeV)
U-235	-	7.04×10^8 yrs	4.4(57.7%) 4.36(19%)	-	0.093(5.5%) 0.144(11%) 0.163(5.1%) 0.186(57%) 0.205(5%)
Th-231	Uranium Y(UY)	25.52 h	-	0.307(12.1%) 0.289(12%) 0.290(40%) 0.307(32%)	Low yield
Pa-231	-	3.28×10^4 yrs	5.06(11%) 5.03(20%) 5.01(25.4%) 4.95(22.8%) 4.74(8.4%)	-	Low yield
Ac-227	Ac	21.772 yrs	Low yield	0.045(54%) 0.036(35%) 0.020(10%)	Low yield
Th-227	Radioactinium (RdAc)	18.68 d	6.04(24.2%) 5.98(23.5%) 5.76(20.4%) 5.71(8.3%)	-	0.050(8.4%) 0.235(12.9%) 0.256(7%)
Fr-223	Actinium K (AcK)	22.00 min	Low yield	1.099(70%) 1.069(15%) 0.914(10.1%)	0.050(34%) 0.80(8.7%)
Ra-223	Actinium X (AcX)	11.43 d	5.75(9%) 5.72(51.6%) 5.61(25.2%) 5.54(9%)	-	0.081(15%) 0.084(24.7%) 0.095(5.7%) 0.154(5.7%) 0.269(13.9%)
At-219	-	56 s	6.21(97%)	-	-
Rn-219	Actinon, Actinium Emanation (An, Em)	3.96 s	6.82(79.4%) 6.55(12.9%) 6.43(7.5%)	-	0.271(10.8%) 0.401(6.6%)
Bi-215	-	7.6 min	-	0.79(5.7%) 1.9(71%) 2.2(10%)	0.293(48.9%) 0.079(10.2%)
Po-215	Actinium A (AcA)	1.781 ms	7.39	-	-

핵종	과거 명칭	$T_{1/2}$	α(MeV)	β^-(MeV)	γ(MeV)
At-215	–	0.1 ms	8.03	–	–
Pb-211	Actinium B (AcB)	36.1 min	–	1.37(91.3%) 0.535(6.28)	Low yield
Bi-211	Actinium C (AcC)	2.14 min	6.62(83.5%) 6.28(16.25)	Low yield	0.351(12%)
Po-211	Actinum C' (AcC')	516 ms	7.45(98.9%)	–	Low yield
Tl-207	Actinum C" (AcC")	4.77 min	–	1.42 (99.7%)	Low yield
Pb-207	Actinum D (AcD)	Stable	–	–	–

※ 수율이 낮은 방출은 기재하지 않았음을 유의하시오. U-235의 천연 동위원소비는 0.72%이다.

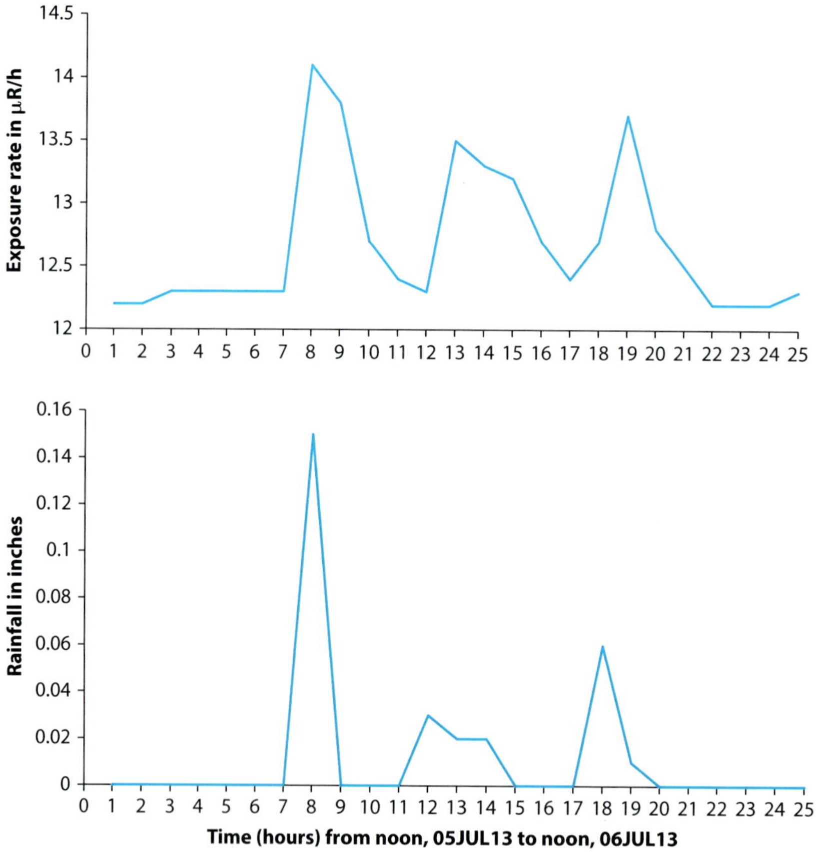

그림 4-12. 비에 섞여 내린 방사능에 의한 환경 방사선 준위 증가(델타, 유타, Lynn Karr 사막 연구소, 지역 환경 모니터링 프로그램의 관측소 데이터).

그러나 땅이 눈으로 덮여 있을 때, 발산되는 라돈과 라돈 자핵종들을 뒤덮은 눈의 여과 효과 때문에 공기 중 방사능은 감소한다. 공기의 수직 혼합과 이에 따른 라돈과 자핵종의 희석이 일시 중단되는 기온 역전이 일어나면, 이 방사선원에서 방출되는 환경방사능은 증가한다. 이런 자연 기원 공기 중 방사능 때문에, 먼지 표본의 공기 중 방사성 오염물질 대기 농도를 계산할 때 보정인자들을 적용해야 한다.

세 개의 자연 방사성 계열에 대한 세 번째 공통 특징은 각 계열 내 마지막 생성물이 납이라는 것이다. 우라늄 계열(표 4–4)에서, 마지막 일원은 안정된 ^{206}Pb이다. 악티늄 계열에서는 ^{207}Pb, 토륨 계열에서는 ^{208}Pb이다. 이 특징에 있어, 인공 넵투늄 계열은 자연 방사성 계열과는 크게 다른데, 마지막 일원이 안정 비스무스 ^{209}Bi이다. (이 핵종의 반감기는 1.9×10^{19}년이지만, "사실상" 안정적이라고 간주한다.)

이 네 가지 방사성 붕괴 계열, 세 가지 자연 기원 계열과 인공적으로 생성된 넵투늄 계열은 종종 $4n$, $4n+1$, $4n+2$ 그리고 $4n+3$ 계열로 표기하기도 한다. 이 식별번호는 계열 내 각 핵종 질량수를 4로 나눌 때 나머지를 의미한다. 토륨 계열 내 첫 번째 일원인 ^{232}Th 원자질량수는 4로 정확히 나누어떨어진다. 이 계열 속 모든 붕괴는 4원자질량단위인 알파 입자나 0원자질량단위인 베타 입자 방출에 의해 이루어지므로, 토륨 계열 내 모든 일원의 질량수는 정확히 4로 나누어떨어진다. 첫 번째 일원이 ^{238}U인 우라늄 계열은 질량수를 4로 나눌 때 나머지 2($238 \div 4 = 59 + 2/4$)가 남는 방사성핵종으로 이루어져 있다. 따라서 이 계열을 $4n+2$ 계열이라고 부른다. 첫 번째 일원이 ^{235}U(악티노우라늄)인 악티늄 계열은 $4n+3$ 계열이다. 사라진 계열, $4n+1$는 ^{241}Pu로 시작되는, 인공적으로 만든 넵투늄 계열이다.

자연에서 발견되는 원시 방사성 핵종은 토륨, 우라늄, 그리고 악티늄 계열로 한정되어있지 않다. 주기율표상 원자번호가 낮은 몇 가지 원소도 방사성동위원소를 갖고 있다. 이 낮은 원자번호의 자연 방출체 중 가장 중요한 것을 표 4–6에 정리하였다.

이 자연 방사성동위원소 중, ^{40}K가 가장 중요하다. 이 동위원소는 환경[칼륨 평균 농도는 지각 암석에서 약 13~27 g/kg, 바다에서 약 380 mg/L (11 Bq/L ^{40}K)이다.]과 사람(사람에게서 칼륨 평균 농도는 2.5 g/kg이다)을 포함한 동 · 식물에 널리 분포되어 있어, 보건물리 관점에서 가장 중요하다. 환경 오염물질에 피폭된 정도를 추정할 수 있는, 다수 방사성물질의 신체 부하량(body burden)은 과다 피폭으로 의심되는 사람 소변을 방사화학 분석하여 평가한다. 소변에서 칼륨을 제거하는 데 특별히 주의하지 않거나 ^{40}K 방사능을 고려하지 않는다면, 소변에서 농도가 약 2.6 g/L인 칼륨은 의심 오염물질을 결정하는 데 방해가 된다. 이처럼 간섭 방사능을 고려해야만 한다는 것을 소변 속 ^{40}K 방사능과 유의미한 신체 부하량이라고 간주할 수 있는 특정 동위원소의 농도를 비교함으로써 분명하게 보여줄 수 있다.

표 4-6 원자번호가 낮은 몇 개의 자연 발생 방사성동위원소

핵종	동위원소 비 (%)	반감기 (YRS)	주요 방사선	
			입자 (MeV)	감마 (MeV)
^{40}K	0.0117	1.25×10^{9}	1.31 β	1.46
^{87}Rb	27.83	4.8×10^{10}	0.282 β	None
^{138}La	0.089	1.02×10^{11}	0.255 β	0.79, 1.44
^{147}Sm	14.99	1.06×10^{11}	2.25 α	None
^{176}Lu	2.6	3.76×10^{10}	0.59 β	0.088, 0.20, 0.31, 0.4
^{187}Re	62.60	4.33×10^{10}	0.0025 β	None

예제 4.9

^{40}K에 대한 소변의 비방사능(분당, 리터당 변환 단위)을 계산하시오.

풀이

분당, 리터당 변환 단위로 ^{40}K에 대한 비방사능은 다음과 같다.

$$SA, \frac{\text{t/min}}{\text{L}} = \frac{3.7\times10^{10}\cdot(1600\ \text{yrs})\cdot226}{(1.25\times10^{9}\ \text{yrs})\cdot40}\frac{\text{Bq}}{\text{g}\ ^{40}\text{K}}\cdot1.17\times10^{-4}\frac{\text{g}\ ^{40}\text{K}}{\text{g K}}\cdot\frac{2.6\,\text{g K}}{\text{L}}\cdot60\frac{\text{t/min}}{\text{Bq}}$$
$$= 4.9\times10^{3}\frac{\text{t/min}}{\text{L}}.$$

배경 방사선

배경 방사선은 자연 기원 방사선원(^{238}U, ^{232}Th, ^{226}Ra, ^{40}K, ^{14}C 등), 우주 방사선 그리고 핵실험 파편, 원자로와 핵연료주기 시설 사고 및 정상 운전 시 유출물 낙진과 같은 인공 방사선원으로부터 생기는 외부 방사선량들의 합이다. 정확한 배경 선량률은 장소에 따라 다른데, 주로 땅 속 광물 함량과 우주선 세기(이는 결국 고도와 위도에 종속적이다)에 종속적이다. 미국 내 예상 평균 외부 방사선량은 연간 0.58 mSv (58 mrem)이다. 세계 평균 외부 방사선량은 연간 0.87 mSv (87 mrem)이다. (mGy, mSv, mrad 및 mrem은 방사선량과 선량당량 단위이다.) 그러나 전 세계적으로 배경 방사선이 평균보다 매우 높은 곳이 많다. 이러한 곳의 높은 배경 방사선량률은 땅 속 방사성 광물 (주로 토륨을 함유한 모나자이트 광물) 농도가 높기 때문이다. 브라질에는 배경 방사선량률이 연간 438 mGy (43,800 mrads)에 달하는 해변이 있다.

인도 남서부 Kerala 지역 토양은 모나자이트가 풍부한데, 이 때문에 평균 외부 방사선량률이 연간 4.5 mGy (450 mrads)에 달한다. 중국에는 배경 외부 방사선량률이 연간 3~4 mGy (300~400 mrads)인 인구 밀집 지역이 있다. 이란 Ramsar는 아마도 세계에서 배경 방사선이 가장 높은 지역인데, 선량이 연간 0.7에서 131 mSv 사이에 있으며 평균은 연간 6 mSv이다. 연간 약 1 mSv(100 mrems)인 미국 콜로라도 주 덴버의 외부 배경 방사선은 뉴욕시 배경 방사선율의 약 2배이다. 배경 방사선이 높은 구역에 사는 주민에서 어떠한 해로운 방사선 영향도 관측되지 않았음을 주목하는 것이 중요하다.

배경 방사선은 보건물리학자에게 두 가지 측면에서 중요하다. 첫째, 방사선원으로부터 방출되는 방사선을 측정할 때 배경 방사선을 반드시 고려해야 한다. 둘째, 배경 방사선은 배경 방사선량률 준위 변동 범위 이내 선량 증분에 대한 방사선 안전기준의 유효성을 입증해 준다.

연쇄 변환

앞서 기술한 네 가지 방사성동위원소 계열(표 4-2부터 표 4-5까지)에 더하여, 수많은 다른 그룹의 연속 변환 동위원소들도 보건물리학자 및 방사선생물학자에게 중요하다. 이 계열 대부분은 핵분열과 연관돼 있으며, 각 계열 내 첫 번째 일원은 핵분열

생성물 중 하나다. 예를 들어, 가장 널리 알려진 핵분열 생성물 중 하나인 ^{90}Sr은, 아래 순서에 따라 ^{90}Kr부터 시작하여 안정적인 ^{90}Zr으로 끝나는 다섯 가지 베타 방출체로 구성된 계열 내 중간 일원이다.

$$^{90}_{36}\mathrm{Kr} \xrightarrow{32\ \mathrm{s}} {}^{90}_{37}\mathrm{Rb} \xrightarrow{2.63\ \mathrm{min}} {}^{90}_{38}\mathrm{Sr} \xrightarrow{28.8\ \mathrm{yrs}} {}^{90}_{39}\mathrm{Y} \xrightarrow{64\ \mathrm{h}} {}^{90}_{40}\mathrm{Zr}.$$

^{90}Kr의 선행핵들이 있다. 그러나 이들 핵종 반감기는 몇 초에서 수 십 분의 일초 수준이다.

영속 평형

계열 내 다양한 일원 간 정량적 관계는 상당히 중요하므로 그 그룹 일원 중 어느 하나만을 다룰 때도 고려해야 한다. 직감적으로, ^{90}Kr 임의의 양은 10~15분 내에, 실질적으로, ^{90}Kr이 완전히 변환됐다라고 가정할 수 있을 만큼 변환될 것임을 알 수 있다. ^{90}Kr 자핵종인 ^{90}Rb도 반감기가 2.63분이기 때문에 약 1시간 후에는 동일한 운명을 겪게 될 것이다. 그 결과, 모든 ^{90}Kr은 생성된 지 약 1시간 이내에 ^{90}Sr으로 변환된다. 이에 따라 ^{90}Sr 증가가 빨라진다. ^{90}Sr 반감기는 28.8년이어서, 이 핵종 변환은 매우 천천히 일어난다. ^{90}Sr 자핵종이며 반감기가 64시간인 ^{90}Y은 빠르게 변환하여 안정적인 ^{90}Zr이 된다. 처음에 순수 ^{90}Sr을 준비했다면, 이 핵종의 방사성 변환으로 ^{90}Y가 축적된다. ^{90}Y 변환이 ^{90}Sr보다 훨씬 빠르기 때문에, 순간적인 ^{90}Sr 양이 순간적인 ^{90}Y 양과 같아지는 지점에 곧 도달하게 된다. 이 조건에 있을 때, ^{90}Y은 영속 평형(secular equilibrium) 상태에 있다고 말한다. 영속 평형에 있는 방사성 핵종 간 정량적 관계는 다음과 같이 유도할 수 있다.

$$A \xrightarrow{\lambda_A} B \xrightarrow{\lambda_B} C$$

여기서 동위원소 A의 반감기는 동위원소 B의 반감기보다 훨씬 더 길다. 그러므로 A의 붕괴상수 λ_A는 B의 붕괴상수 λ_B보다 훨씬 더 작다. B에 비해 A의 반감기가 매우 길기 때문에 B의 생성률은 일정하며 K와 같다고 간주할 수 있다. 이 조건 아래에서, N_B을 최초 개수 이후 임의의 시간 t에 존재하는 원자 B의 개수라고 하면, 시간에 대한 핵종 B의 순변화율은 다음과 같이 주어진다.

변화율 = 생성률 − 변환율

즉,

$$\frac{dN_B}{dt} = K - \lambda_B N_B. \tag{4.32}$$

식 (4.32)를 적분하고, N_B에 대해 푼다.

$$\int_{N_{B_0}}^{N_B} \frac{dN_B}{K - \lambda_B N_B} = \int_0^t dt. \tag{4.33}$$

피적분함수에 $-\lambda_B$을 곱하고 적분 값이 변하지 않도록 전체 적분에 $-1/\lambda_B$을 곱하면, 피적분함수를 아래 형태로 만들 수 있다.

$$\int_a^b \frac{dv}{v} = \ln v\Big|_a^b \tag{4.34}$$

따라서 식 (4.33)을 풀면 다음과 같이 된다.

$$\ln\left(\frac{K - \lambda_B N_B}{K - \lambda_B N_{B_0}}\right) = -\lambda_B t. \tag{4.35}$$

식 (4.35)를 지수 함수 형태로 다음과 같이 쓸 수 있다.

$$\frac{K - \lambda_B N_B}{K - \lambda_B N_{B_0}} = e^{-\lambda_B t} \tag{4.36}$$

그리고 이 식을 N_B에 대해 풀면 다음과 같이 된다.

$$N_B = \frac{K}{\lambda_B}(1 - e^{-\lambda_B t}) + N_{B_0} e^{-\lambda_B t}. \tag{4.37}$$

순수한 A로 시작했다면, 즉, $N_{B_0} = 0$라고 하면, 식 (4.37)은 다음과 같이 된다.

$$N_B = \frac{K}{\lambda_B}(1 - e^{-\lambda_B t}). \tag{4.38}$$

A로부터 B가 생성되는 생성률은 A의 변환율과 같으므로 K는 단순히 $\lambda_A N_A$와 같다. 따라서 식 (4.38)을 달리 표현하면 다음과 같다.

$$N_B = \frac{\lambda_A N_A}{\lambda_B}(1 - e^{-\lambda_B t}). \tag{4.39}$$

어미핵종(A)과 자핵종(B)의 양은 동일한 단위, 즉 λN, 또는 단위 시간당 변하는 원자로 주어진다는 것을 유의하자. 변환되는 어미핵종 원자 각각이 자핵종으로 변하는 것이기 때문에 이것은 적절한 단위이다. 이 사실을 암시하는 임의의 다른 단위도 식 (4.39)에 마찬가지로 사용할 수 있다. λN이 1초당 변환하는 원자를 나타낸다면, 이 식의 양변을 퀴리 또는 그것의 배수로 방사능을 표현하는 적절한 인자로 나눈다면, 식 (4.39)를 좀 더 유용한 형태로 변환시킬 수 있다. 예를 들어, 어미핵종 방사능이 베크렐 또는 밀리퀴리 단위로 주어졌다면, 자핵종 방사능도 베크렐 또는 밀리퀴리 단위가 되어야 하고, 식 (4.39)를 다음과 같이 쓸 수 있다.

$$Q_B = Q_A(1 - e^{-\lambda_B t}), \tag{4.40}$$

여기서 Q_A와 Q_B는 각각 어미핵종과 자핵종 방사능이며, 베크렐이나 밀리퀴리 단위다.

예제 4.10

라듐이 500 mg이 있다면, 1일 후, 3.8일 후, 10일 후 그리고 100일 후 얼마만큼의 ^{222}Rn을 수집할 수 있는가?

풀이

라듐의 비방사능은 3.7×10^{10} Bq/g (1 Ci/g)이므로, 500 mg = 1.85×10^{10} Bq (500 mCi)이다. 라돈 반감기는 3.8일이므로, 붕괴상수는 다음과 같다.

$$\lambda_{Rn} = \frac{0.693}{\left(T_{1/2}\right)_{Rn}} = \frac{0.693}{3.8\ \text{d}} = 0.182\frac{1}{\text{d}}.$$

식 (4.40)으로부터, 다음 식을 얻는다.

$$Q_{Rn} = Q_{Ra}(1 - e^{-\lambda_{Rn}t}),$$

$$Q_{Rn} = 1.85 \times 10^{10}\ \text{Bq}\left(1 - e^{-0.182\frac{1}{\text{d}}\cdot t\ \text{days}}\right).$$

위 식의 t에 시간(일)을 대입하면, 1일 후에는 라돈이 3.1×10^9 Bq(83 mCi), 3.8일 후에는 9.25×10^9 Bq(250 mCi), 10일 후에는 1.55×10^{10} Bq(419 mCi), 그리고 100일 후에는 1.85×10^{10} Bq(500 mCi)이 된다.

앞의 예제뿐만 아니라 식 (4.40)은 라돈이 0부터 최대 방사능(이는 라돈의 어미핵종 방사능과 같다)까지 증가한다는 것을 보여준다. 식 (4.40)을 그래프로 그려서 자핵종 증가를 시각적으로 보여줄 수 있다. 그림 4-13에서처럼, 시간 t을 자핵종 반감기 단위로 그리면, 영속 평형 조건 하에서 자핵종 방사능 증가를 보여주는 전반적으

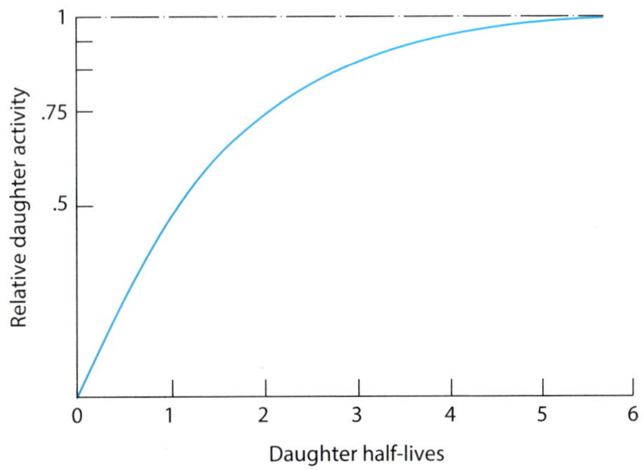

그림 4-13. 영속 평형: 수명이 매우 긴 어미핵종으로부터 생성되는 수명이 매우 짧은 자핵종의 방사능 증가. 어미핵종 방사능은 일정하다.

로 유용한 곡선을 얻을 수 있다. 시간이 지날수록, $e^{-\lambda t}$는 감소하고 Q_B는 Q_A에 접근한다. 실제로, 자핵종 반감기가 약 7번 지나면 평형 상태에 도달했다고 간주할 수 있다. 평형 상태에서, 다음 관계가 성립한다는 것을 유의해야 한다.

$$\lambda_A N_A = \lambda_B N_B. \tag{4.41}$$

식 (4.41)은 영속 평형 조건 아래에서, 어미핵종 방사능은 자핵종 방사능과 같고, 어미핵종과 자핵종의 붕괴상수 비는 어미핵종과 자핵종 평형 농도 비의 역수와 같다는 것을 알려준다. 이 관계는 매우 수명이 긴 방사성 핵종의 붕괴 상수, 그리고 반감기를 결정할 수 있게 해준다.

예제 4.11

Ra 1 g과 영속 평형 상태에 있는 라돈 기체가 1 L 플라스크에 4.8 × 10^{-4} mm Hg의 분압을 가하고, 라돈 반감기가 3.8일이라고 할 때, ^{226}Ra 붕괴상수와 반감기를 추론하시오.

풀이

라듐과 평형 상태에 있는 라돈의 양 A는 다음과 같이 구할 수 있다.

$$\frac{A\,\frac{\text{mol}}{\text{L}}}{4.8\times10^{-4}\ \text{mm}} = \frac{\left(\frac{1\ \text{mol}}{22.4\ \text{L}}\right)}{760\ \text{mm}}$$
$$A = 2.8\times10^{-8}\ \text{mol}.$$

1 g 라듐에 있는 라듐의 몰수는 다음과 같다.

$$\frac{1\ \text{g}}{\left(226\,\frac{\text{g}}{\text{mol}}\right)} = 4.42\times10^{-3}\ \text{mol radium}.$$

영속 평형 상태에서, 어미핵종과 자핵종 방사능은 같다. 따라서

$$\lambda_{Ra} \cdot N_{Ra} = \lambda_{Rn} \cdot N_{Rn}$$

$$\lambda_{Ra} \cdot 4.42 \times 10^{-3}\ \text{mol} = \frac{0.693}{3.8\ \text{d}} \cdot 2.8 \times 10^{-8}\ \text{mol}$$

$$\lambda_{Ra} = 1.2 \times 10^{-6}\ \frac{1}{\text{d}} = 4.2 \times 10^{-4}\ \frac{1}{\text{yr}}$$

$$(T_{1/2})_{Ra} = \frac{0.693}{4.2 \times 10^{-4}\ \frac{1}{\text{yr}}} = 1.6 \times 10^{3}\ \text{yrs}$$

예제 4.12

1% (W/W) U_3O_8을 함유한 1미터 톤(1,000 kg) 원광 속에 있는 ^{226}Ra의 무게(g)는 얼마인가?

풀이

원광 속에서 Ra은 어미핵종 ^{238}U(U−8)과 영속 평형을 이루고 있다. 따라서 U−8 방사능은 Ra 방사능과 같다. (식 4.41):

$$\lambda_{Ra} \cdot N_{Ra} = \lambda_{U\text{-}8} \cdot N_{U\text{-}8}$$

$$N_{Ra} = \frac{\lambda_{U\text{-}8}}{\lambda_{Ra}} \cdot N_{U\text{-}8}.$$

식 (4.23)에 따라, λ 값은 반감기에 반비례하여 변하므로,

$$\lambda = \frac{0.693}{T},$$

식 (4.23)을 식 (4.41)에 대입하면, 다음을 얻을 수 있다.

$$N_{Ra} = \frac{T_{Ra}}{T_{U\text{-}8}} \cdot N_{U\text{-}8}. \tag{4.41a}$$

원광 1000 kg (106 g)에 있는 U−8 원자 수는 다음과 같다.

$$N_{\text{U-8}} =$$
$$10^6\,\text{g ore}\cdot 0.01\frac{\text{g U}_3\text{O}_8}{\text{g ore}}\cdot\frac{1\,\text{mol U}_3\text{O}_8}{(3\cdot 238)+(8\cdot 16)\,\text{g U}_3\text{O}_8}\cdot\frac{\text{g U-8}}{1\,\text{mol U}_3\text{O}_8}\cdot\frac{3\,\text{mol U}}{1\,\text{mol U}}\cdot\frac{6.02\times 10^{23}\,\text{atoms}}{1\,\text{mol U}}$$

$$= 2.14\times 10^{25}\,\text{atoms U-8.}$$

따라서

$$N_{\text{Ra}} = \frac{1600\text{ yrs}}{4.5\times 10^9\text{ yrs}}\cdot 2.14\times 10^{25}\text{ atoms} = 7.6\times 10^{18}\text{ atoms}$$
$$W(\text{Ra}) = 7.6\times 10^{18}\text{ atoms}\cdot\frac{1\text{ mol}}{6.02\times 10^{23}\text{ atoms}}\cdot 226\frac{\text{g}}{\text{mol}}$$
$$= 2.9\times 10^{-3}\text{ g.}$$

과도 평형

앞서 검토한 영속 평형 상태에서, 어미핵종 양은 그것이 관측되는 기간 중에는 사실상 일정하게 유지된다. 영속 평형을 위해서는 어미핵종 반감기가 자핵종 반감기보다 매우 길어야 하기 때문에, 영속 평형은 어미핵종 반감기가 상상할 수 있는 크기지만, 자핵종 반감기보다는 긴, 더 일반적인 상황의 특별한 경우라고 할 수 있다. 어미핵종 방사능이 비교적 일정치 않은 일반적인 경우에 대해,

$$A \xrightarrow{\lambda_A} B \xrightarrow{\lambda_B} C,$$

핵종 B의 원자 개수 변화율은 다음 미분방정식으로 주어진다(붕괴사슬이 두 개인 특별한 경우에 대한 Bateman 방정식이라고도 부른다).

$$\frac{dN_B}{dt} = \lambda_A N_A - \lambda_B N_B. \tag{4.42}$$

이 식에서, $\lambda_A N_A$는 핵종 A의 변환율이며 핵종 B의 생성률과 정확히 같다. 핵종

B의 변환율은 $\lambda_B N_B$이다. 임의의 시간에서 이 두 비율의 차는 그 시간에서 핵종 B의 순간 증가율이다.

식 (4.18)에 따르면, 식 (4.42)의 N_A 값은 다음과 같이 쓸 수 있다.

$$N_A = N_{A_0} e^{-\lambda t}. \tag{4.43}$$

N_A에 위 식을 대입하고 $\lambda_B N_B$을 좌변으로 옮기면 식 (4.42)는 다음과 같이 된다.

$$\frac{\mathrm{d}N_B}{\mathrm{d}t} + \lambda_B N_B = \lambda_A N_{A_0} e^{-\lambda_A t}. \tag{4.44}$$

식 (4.44)는 1계 선형 미분방정식 꼴이다.

$$\frac{\mathrm{d}y}{\mathrm{d}x} + P(x)y = Q(x), \tag{4.45}$$

그리고 이 식 양변에 다음 식을 곱하면 적분이 가능하게 된다.

$$e^{\int P\,\mathrm{d}x} = e^{\int \lambda_B\,\mathrm{d}t} = e^{\lambda_B t},$$

식 (4.45)에 대한 해는 다음과 같다.

$$ye^{\int P\,\mathrm{d}x} = \int e^{\int P\,\mathrm{d}x} \cdot Q\,\mathrm{d}x. \tag{4.46}$$

식 (4.44)의 N_B, λ_B와 $\lambda_A N_{A_0} e^{-\lambda_A t}$는 식 (4.46)의 y, P와 Q에 각각 해당하므로, 식 (4.44)에 대한 해는 다음과 같다.

$$N_B e^{\lambda_B t} = \int e^{\lambda_B t} \lambda_A N_{A_0} e^{-\lambda_A t}\,\mathrm{d}t + C \tag{4.47}$$

또는 두 개 지수를 결합하면 다음을 얻는다.

$$N_B e^{-\lambda_B t} = \int \lambda_A N_{A_0} e^{(\lambda_B - \lambda_A)t}\,\mathrm{d}t + C. \tag{4.48}$$

식 (4.48)의 피적분 함수에 적분인자 $\lambda_B - \lambda_A$을 곱하면, 식 (4.48)은 다음 꼴이 된다.

$$\int e^v \mathrm{d}v = e^v + C \tag{4.49}$$

그리고 해는 다음과 같다.

$$N_B e^{\lambda_B t} = \frac{1}{\lambda_B - \lambda_A} \lambda_A N_{A_0} e^{(\lambda_B - \lambda_A)t} + C. \tag{4.50}$$

경계조건들을 적용하여 상수 C을 구할 수 있다.

$$\begin{aligned} &t = 0 \text{ 일 때, } N_B = 0 \\ &0 = \frac{1}{\lambda_B - \lambda_A} \lambda_A N_{A_0} + C \\ &C = -\frac{\lambda_A N_{A_0}}{\lambda_B - \lambda_A}. \end{aligned} \tag{4.51}$$

식 (4.51)로부터 구한 C의 값을 식 (4.50)에 대입하면, N_B에 대한 해는 다음과 같음을 알 수 있다.

$$N_B = \frac{\lambda_A N_{A_0}}{\lambda_B - \lambda_A} (e^{-\lambda_A t} - e^{-\lambda_B t}). \tag{4.52}$$

어미핵종 반감기가 자핵종 반감기보다 매우 큰 경우, 즉 $\lambda_A \ll \lambda_B$인 경우, 식 (4.52)는 영속 평형 조건, 즉, 식 (4.41)로 표현된 극한의 경우에 접근한다. 두 가지 다른 일반적인 경우, 어미핵종 반감기가 자핵종 반감기보다 약간 큰 경우($\lambda_A < \lambda_B$), 그리고 어미핵종 반감기가 자핵종 반감기보다 짧은 경우($\lambda_B < \lambda_A$)를 고려할 필요가 있다. 자핵종 반감기가 어미핵종 반감기보다 약간 작은 전자의 경우, (어미핵종이 처음에는 순수 핵종이고, 어떠한 자핵종 방사능도 없다고 하면) 자핵종 방사능은 0부터 시작하여 최댓값까지 증가하고, 그 다음부터는 어미핵종 반감기와 같은 반감기를 갖고 감소한다. 이것이 발생하면, 자핵종은 생성되는 것과 같은 속도로 변환되고, 이 두 개 방사성 핵종은 과도 평형(*transient equilibrium*) 상태에 있다고 말한다.

과도 평형 기간 중 지배적인 정량적 관계는 식 (4.52)로부터 추론할 수 있다. 이 방정식 양변에 λ_B을 곱하면, 자핵종 방사능에 대한 식을 얻을 수 있다.

$$\lambda_B N_B = \frac{\lambda_B \lambda_A N_{A_0}}{\lambda_B - \lambda_A}(e^{-\lambda_A t} - e^{-\lambda_B t}). \tag{4.53}$$

λ_B는 λ_A보다 크기 때문에, 충분히 오랜 시간이 지난 후에는 $e^{-\lambda_B t}$가 $e^{-\lambda_A t}$보다 훨씬 작아질 것이다. 이 조건 하에서, 식 (4.53)은 다음과 같이 쓸 수 있다.

$$\lambda_B N_B = \frac{\lambda_B \lambda_A N_{A_0}}{\lambda_B - \lambda_A} e^{-\lambda_A t}. \tag{4.54}$$

식 (4.43)을 사용하여, 과도 평형에 대한 수학식인 식 (4.54)를 다음과 같이 다시 쓸 수 있다.

$$\lambda_B N_B = \frac{\lambda_B \lambda_A N_A}{\lambda_B - \lambda_A}, \tag{4.55}$$

또는 방사능 단위(베크렐, 퀴리 등)로, 다음과 같이 쓸 수 있다.

$$Q_B = \frac{\lambda_B}{\lambda_B - \lambda_A} Q_A. \tag{4.56}$$

보건물리학자에게 중요한 이러한 평형의 한 예는 토륨 계열 거의 끝 무렵에서 발생하는 ^{212}Pb로부터 ^{212}Bi과 ^{212}Po를 거쳐 ^{208}Tl로 가는 연쇄 변환이다. 이 연쇄 변환에서, 반감기가 10.64시간인 ^{212}Pb는 베타를 방출하며 붕괴하여 반감기 60.55분의 ^{212}Bi가 된다. 그 다음 ^{212}Bi는 다음과 같이 분기가 되는데, 변환 중 35.9%는 알파 방출을 하며 ^{208}Tl로, 64.06%는 베타를 방출하며 ^{212}Po가 된다. ^{212}Po와 ^{208}Tl 반감기는 각각 3×10^{-7}초와 3.05분으로 매우 짧고, 둘 다 안정한 ^{208}Pb로 붕괴한다. ^{212}Pb는 대기 중에 있는 자연 기원 동위원소이므로, 공기 샘플 데이터를 정확하게 해석하기 전에 이 핵종 방사능과 자핵종 방사능에 대해 보정을 해야 한다. 그림 4-14에서 ^{212}Bi 증가와 붕괴를 볼 수 있다. 이들 곡선은 과도 평형에 있는 자핵종 방사능이 어미핵종 방사능과 같은 속도로 감소하고 있는 것 같은 사실을 보여주고 있다.

그림 4-14는 자핵종의 방사능이 0부터 시작하여 최댓값까지 상승한 후 감소하는 것도 보여준다. 자핵종과 어미핵종 방사능의 합인 총방사능이 최댓값에 도달하는 시점은 자핵종 방사능이 최댓값에 이르는 시점과 일치하지 않는다는 것도 볼 수 있다.

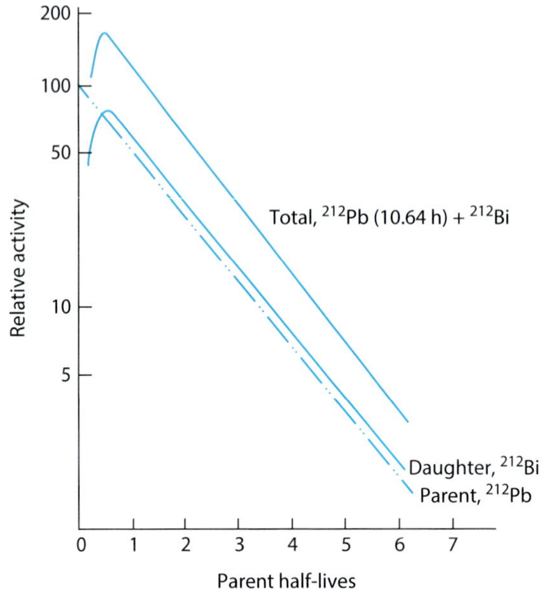

그림 4-14. 과도 평형: 10.6-시간 ^{212}Pb(ThC)로부터 60.5-분 ^{212}Bi(ThC)로의 붕괴와 증가.

어미핵종으로부터 분리된 후 자핵종이 최대 방사능에 도달하는 시간 t_{md}는 자핵종 방사능을 나타내는 식 (4.53)을 미분하여 그 도함수를 0으로 놓고, 자핵종이 최대에 이르는 시간에 대해 풀어 계산할 수 있다.

$$\lambda_B N_B = \frac{\lambda_B \lambda_A N_{A_0}}{\lambda_B - \lambda_A}(e^{-\lambda_A t} - e^{-\lambda_B t})$$

$$\frac{d(\lambda_B N_B)}{dt} = \frac{\lambda_B \lambda_A N_{A_0}}{\lambda_B - \lambda_A}(-\lambda_A e^{-\lambda_A t} + \lambda_B e^{-\lambda_B t}) = 0,$$

$$\lambda_A e^{-\lambda_{At}} = \lambda_B e^{-\lambda_B t}$$

$$\frac{\lambda_B}{\lambda_A} = \frac{e^{-\lambda_A t}}{e^{-\lambda_B t}} = e^{(\lambda_B - \lambda_A)t}$$

$$\ln \frac{\lambda_B}{\lambda_A} = (\lambda_B - \lambda_A)t$$

$$t = t_{\text{md}} = \frac{\ln(\lambda_B / \lambda_A)}{\lambda_B - \lambda_A}. \tag{4.57}$$

그림 4-14에서 예를 든 경우에 대해,

$$\lambda_{A(\text{Pb-212})} = \frac{\ln 2}{10.64\text{ h}} = 0.065\text{ h}^{-1},$$

그리고

$$\lambda_{B(\text{Bi-212})} = \frac{\ln 2}{1.01\text{ h}} = 0.687\text{ h}^{-1}.$$

자핵종 ^{212}Bi가 최대 방사능에 도달하는 시간은 다음과 같다.

$$t_{\text{md}} = \frac{\ln\left(\dfrac{0.687\text{ h}^{-1}}{0.065\text{ h}^{-1}}\right)}{0.687\text{ h}^{-1} - 0.065\text{ h}^{-1}} = 3.8\text{ h}.$$

총방사능이 최고점에 달하는 시간을 이와 비슷하게 결정할 수 있다. 이 경우, 총 방사능 $A(t)$을 극대화해야만 한다. 임의의 시간에서 총 방사능은 다음과 같이 주어진다.

$$A(t) = \lambda_A N_A + \lambda_B N_B. \tag{4.58}$$

N_A와 N_B에 대한 식 (4.43)과 (4.52)를 식 (4.58)에 대입하면, 다음을 얻는다.

$$A(t) = \lambda_A N_{A_0} e^{-\lambda_A t} + \frac{\lambda_B \lambda_A N_{A_0}}{\lambda_B - \lambda_A}(e^{-\lambda_A t} - e^{-\lambda_B t}). \tag{4.59}$$

식 (4.59)를 미분하면, 다음과 같이 된다.

$$\frac{\mathrm{d}A(t)}{\mathrm{d}t} = -\lambda_A^2 N_{A_0} e^{-\lambda_A t} + \frac{\lambda_B \lambda_A N_{A_0}}{\lambda_B - \lambda_A}(-\lambda_A e^{-\lambda_A t} + \lambda_B e^{-\lambda_B t}) = 0. \tag{4.60}$$

항들을 전개하고 모으면, 다음 식을 얻는다.

$$-\lambda_A^2 N_{A_0} e^{-\lambda_A t}\left(1 + \frac{\lambda_B}{\lambda_B - \lambda_A}\right) + \frac{\lambda_A \lambda_B^2}{\lambda_B - \lambda_A} N_{A_0} e^{-\lambda_B t} = 0$$

그리고 총방사능이 최댓값이 되는 시간 t_{mt}에 대해 풀면, 다음을 얻는다.

$$t = t_{\mathrm{mt}} = \frac{1}{\lambda_B - \lambda_A} \ln\left(\frac{\lambda_B^2}{2\lambda_A\lambda_B - \lambda_A^2}\right).$$

그림 4-14의 예제를 한 번 더 언급하면, 어미핵종의 최초 분리 후 다음 시간에 총방사능이 최댓값을 갖는다는 것을 알 수 있다. 총방사능 최댓값은 자핵종 최댓값보다 더 이른 시간에 도달한다는 것을 주목해야 한다.

$$t_{\mathrm{mt}} = \frac{1}{0.687\ \mathrm{h}^{-1} - 0.065\ \mathrm{h}^{-1}} \ln\left[\frac{(0.687\ \mathrm{h}^{-1})^2}{\left(2 \cdot 0.065\ \mathrm{h}^{-1} \cdot 0.687\ \mathrm{h}^{-1}\right) - (0.065\ \mathrm{h}^{-1})^2}\right] = 2.8\ \mathrm{h}$$

어미핵종과 자핵종이 평형을 이룬 것으로 간주할 수 있는 시간은 그들 핵종 반감기에 종속적이다. 어미핵종에 비해 자핵종 반감기가 짧을수록, 평형 상태에 더 빨리 도달한다. 자핵종 반감기가 어미핵종 반감기보다 긴 경우, 어떠한 평형 상태도 가능하지 않다. 자핵종 방사능은 식 (4.57)로 계산할 수 있는 시간에 최대에 도달하고, 그 다음부터는 자기 고유 속도로 붕괴되는 시점에 도달한다. 그 과정에서 어미핵종은 짧은 반감기 때문에 붕괴하여 사라진다. 이 경우 총방사능은 최댓값까지 증가하지 못하고 계속 감소한다. 어미핵종 분리 후 총방사능이 최대가 되는 시간을 알려주는 식 (4.58)은 자핵종 반감기가 어미핵종 반감기보다 큰 경우, 즉 $\lambda_B < \lambda_A$인 경우에 대

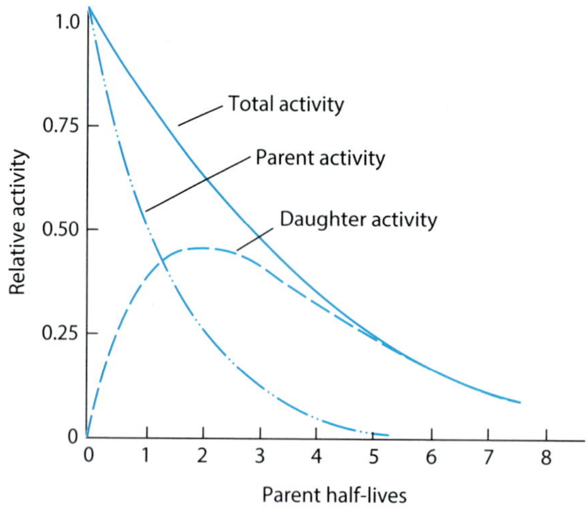

그림 4-15. 13.52분 ^{146}Ce으로부터 변환된 24.15분 ^{146}Pr의 평형 상태 없는 증가와 붕괴.

해서는 풀 수가 없다. 이런 점들을 반감기가 겨우 13.52분인 핵분열생성물 ^{146}Ce으로부터 변환된 반감기 24.15분의 ^{146}Pr이 시간에 따라 증가하고 붕괴하는 과정을 보여주는 그림 4-15에 예시되어 있다. 식 (4.57)의 해는 ^{146}Pr 방사능이 ^{146}Ce 격리 후 25.7분 만에 최고점에 도달한다는 것을 보여준다.

방사선원 장치

X선관

몇 가지 다른 유형의 장치에서 유용한 방사선을 발생시킬 수 있다. 이 방사선원 장치 중 첫 번째는 1895년 뢴트겐(Roentgen)이 연구실 실험에서 사용한, 크룩스관(Crooke's tube)이라 부르는 고진공 다이오드이다. 크룩스관에서 전자는 약 25,000 V에 의해 빠른 속도까지 가속되고, 그 다음 양극에 부딪쳐 갑자기 멈춘다. 맥스웰의 전자기 방사선 이론에 따라, 이 전자의 갑작스런 감속에 의해 전자 운동에너지 일부가 X선 형태의 전자기 에너지로 전환됐다(그림 4-16). X선을 발생하는 이 방법은 진단 방사선의학, 치과진료 그리고 산업적 방사선촬영에 사용되는 현대 X선관의 전신이다. 동일한 유형의 X선 발생장치가 분석화학 및 결정학 분야 X선 분광계와 회절계, 그리고 검사 및 제어 장치에 사용된다. 이런 유형의 발생장치에서 발생하는 대부분 X선은 가

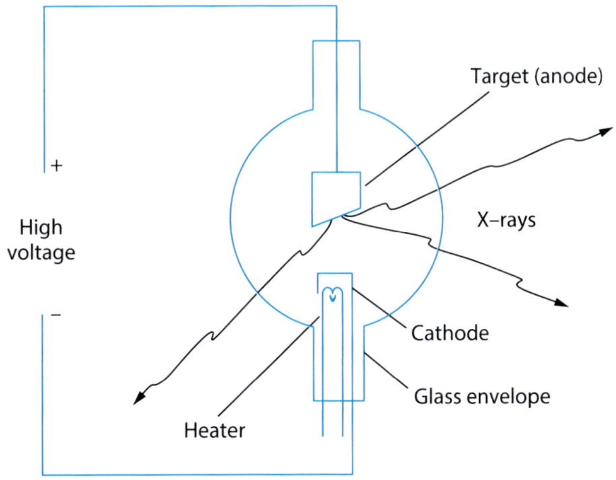

그림 4-16. 가열된 음극에서 방출된 전자가 강한 전기장에 의해 가속 되고, 표적과 부딪혀 갑작스럽게 멈춘 후 X선을 방출하는 전통적인 X선 발생장치. 유용한 X선 빔은 관 덮개(차폐) 구멍을 통해 나온다.

속된 전자 경로에 대해 직각으로 방출된다. 이런 유형의 X선 발생장치에서, 관의 양극에 최대 가속전압을 걸어주어야만 한다. 이 때문에 전자의 최대 운동에너지가 수십만 전자볼트로 제한된다.

선형가속기

에너지가 매우 큰 X선을 발생시키기 위해, 이 고전압 제한을 극복할 수 있는 다른 전자 가속 방법이 사용된다. 가장 일반적인 방법은 선형가속기(그림 4-17)를 사용하는 것이다. 원칙적으로, 선형가속기는 한쪽 끝에는 전자선원, 다른 쪽 끝에는 고에너지 전자를 멈추게 할 표적을 두고, 드리프트 관(drift tube)이라 부르는 일련의 관 모양 전극으로 구성돼 있다. 이들 전극은 고주파수 교류 전압원에 연결되어 있으며, 이 전압 주파수는 전자가 어떤 드리프트 관으로부터 빠져나오면 전극의 극성이 변해서, 그 전자가 그 다음 드리프트 관으로 끌려갈 수 있을 정도이다. 연속된 드리프트 관 각각에는 바로 직전 드리프트 관보다 더 높은 전압이 걸린다. 따라서 전자 운동에너지 증가(eV 단위)는 연속된 드리프트 관 사이 전압 차와 같다. 이런 운동에너지 증가

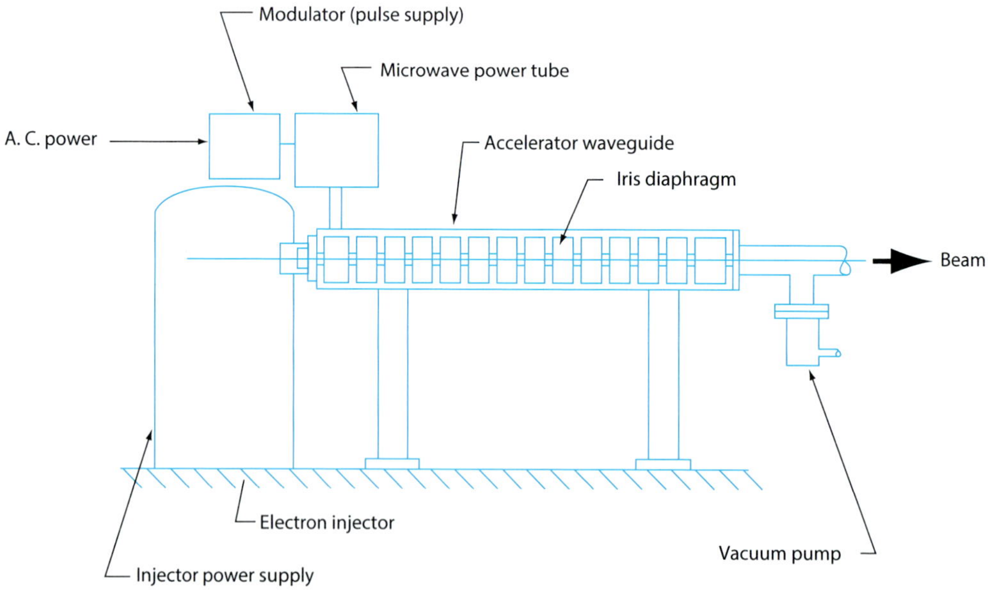

그림 4-17. 선형가속기 작동 원리를 보여주는 그림. (From Brobeck W.M. Particle Accelerator Safety Manual, MORP 68-12. Rockville, MD: National Center for Radiological Health, 1968.)

는 누적된다. 따라서 전극 틈새 간 100 kV 차가 나는 전극 틈새가 연속해 30개가 있고, 이 시스템에 운동에너지 100 keV 전자가 주입됐다면, 전자가 다른 쪽 끝으로 나올 때는 다음의 운동에너지를 갖게 된다.

$$E_k = 100 + (30 \cdot 100) = 3100 \text{ keV} = 3.1 \text{ MeV}.$$

선형가속기의 전형적인 에너지 구배(energy gradient)는 2~4 MeV/ft이다. 이러한 고에너지에서, 전자 속도는 거의 광속에 가깝다. 2 MeV 전자 속도는 2.94×10^8 m/s이며, 4 MeV 전자 속도는 2.98×10^8 m/s, 6 MeV 전자 속도는 2.99×10^8 m/s이다. 운동에너지가 증가할수록 속도가 빨라지는 대신 질량이 증가하여, 모든 고에너지 전자는 거의 같은 속도로 운동한다. 따라서 고에너지 전자에 대해서는 드리프트관들을 같은 길이로 제작할 수도 있다. 실제로, 선형가속기 교차 부분은 마그네트론(magnetron)이나 크라이스트론(klystron)과 같은 마이크로웨이브 선원과 연결되어 있다. 고주파 교류전압은 [도파관(waveguide)이라 불리는] 가속관을 따라 유도되는 전압파(voltage wave)라고 간주할 수 있으며, 각 파동과 함께 한 무리의 전자를 운반한다. 마이크로파는 1초당 약 50에서 수 천 펄스의 펄스 반복률로 수 마이크로초 동안 도파관을 가압한다. 전자빔을 내부 표적에 부딪치게 하여 X선을 발생시키는 것 이외에, 선형가속기를 전자조사기, 즉 그 장치 밖으로 전자빔을 뽑아내서 그 전자빔을 이용해 방사선량을 전달하도록 설계할 수 있다. 선형가속기는 연구 및 산업적 응용뿐만 아니라 암치료에도 널리 사용된다.

사이클로트론

양성자와 중양자와 같은 고에너지 하전입자를 발생시켜 연구에 사용하고 의료용 방사성 핵종을 생산할 수 있다. 일반적으로, 중하전입자(heavy charged particle)를 원형 경로를 돌게 하여, 그 입자가 가속기 안에서 한 바퀴 돌고날 때마다 순차적으로 에너지를 얻게 함으로써 가속시킨다. 이런 유형의 최초 장치가 1930년 어니스트 로렌스(Ernest Lawrence)와 스탠리 리빙스톤(Stanley Livingston)이 발명한 사이클로트론이다. 사이클로트론(그림 4-18)에서, 중하전입자는 구리 같이 비자성 금속으로 제작된 속이 빈 두 개 전극[그 모양 때문에 "디(dees)"라 불린다]을 담고 있는 진공 챔버에 주입된다. 진공 챔버는 1.5 T (15,000 gauss) 이상의 강한 전자석 전극 사이에 있다. 자기장에 의해 주입된 이온은 원형 경로를 운동한다. 좁은 틈새로 분리돼 있는 디들은 순환하는 이온의 회전 진동수와 동일한 주파수를 갖는 고주파 전압원에 연결돼 있다. 주입된 양이온은 음으로 대전된 속이 빈 디로 끌려 들어간다. 속이 빈 도체 안에는 전기장이 없기 때문에, 이온은 오로지 자기장에만 영향을 받고, 디의 다른 쪽 끝에 도착할 때까지 일정한 각속도로 원형 경로를 운동한다. 정확한 또는 공진 주파수에서, 그 이온은 디들의 극성이 바뀌는 순간 디들 사이 틈새에 도착한다. 즉, 이온이 떠나는 디는 양으로 되면서 빠져나간 이온을 밀쳐낸다. 반면 그 반대편 디는 음으로 되어 양이온을 끌어당긴다. 두 개 디 사이의 첨두 발진전압은 100 kV 수준이다. 따라서 디 사이 전압이 첨두치에 있을 때 이온이 틈을 가로지를 때마다, 양성자 같이 단일 하전 이온이라면 그 운동에너지는 100 keV씩 증가하고, 이 증가된 에너지를 수용하기 위해 그 이온의 곡률 반경이 커진다. 이온이 한 번 완전하게 회전을 하면, 그 이온은 틈새를 두 번 가로지르게 되고, (만약 디들 사이에 걸린 전압이 100 kV이고, 이온이 첨두 전압에서 그 틈새를 가로질렀다면) 그 이온 운동에너지는 200 keV 증가한다. 이온이 단일 하전 중양자라면, 그 중양자는 회전당 200 keV씩 증가할 것이고, 이중 하전 헬륨 원자핵은 회전당 400 keV씩 증가할 것이다. 정현파 전압주기(sinusoidal voltage cycle)의 다른 시점에 디의 끝머리에 도달한 이온은 틈새를 가로지를 때마다 운동에너지 증가폭이 작아지게 되고, 따라서 디의 바깥 끝머리에 도달하기 전에 더 많은 회전을 하게 될 것이다. 이온 에너지가 증가하면서, 이온 반경이 커지고, 그 이온은 바깥쪽으로 나선형을 그리며 운동한다. 가장 바깥 반경에 있는 전기 전향기(deflector)는 이온을 굴절시켜 고에너지 양성자, 중양자 또는 다른 어떤 더 무거운 이온을 가속시키든 그 이온의 펄스를 만든다.

입자 에너지가 증가할수록 그 입자 질량의 상대론적 증가로 인해 사이클로트론에서 얻을 수 있는 최대 에너지가 제한된다. 앞서 기술했고 식 (4.61)에서 보는 것처럼, 사이클로트론 운전은 가속된 입자 질량이 일정하고, 반지름이 작은 반원에서와 같이 반지름이 큰 반원에서 운동하는 데 똑같은 시간이 걸린다는 사실에 바탕을 두고 있다. 질량이 증가한다면, 반원형 경로를 완료하는 데 걸리는 시간은 디-사이 전압의 주파수와 동기화되기 어렵게 될 것이다. 양성자에 대해, 이 상한은 약 25 MeV이다. 이 에너지 상한 때문에, 사이클로트론은 고에너지 물리연구에 잘 사용되지 않는다. 사이클로트론은 의료 진단 연구를 위한 PET 스캔에 널리 사용되는 반감기 109.77분

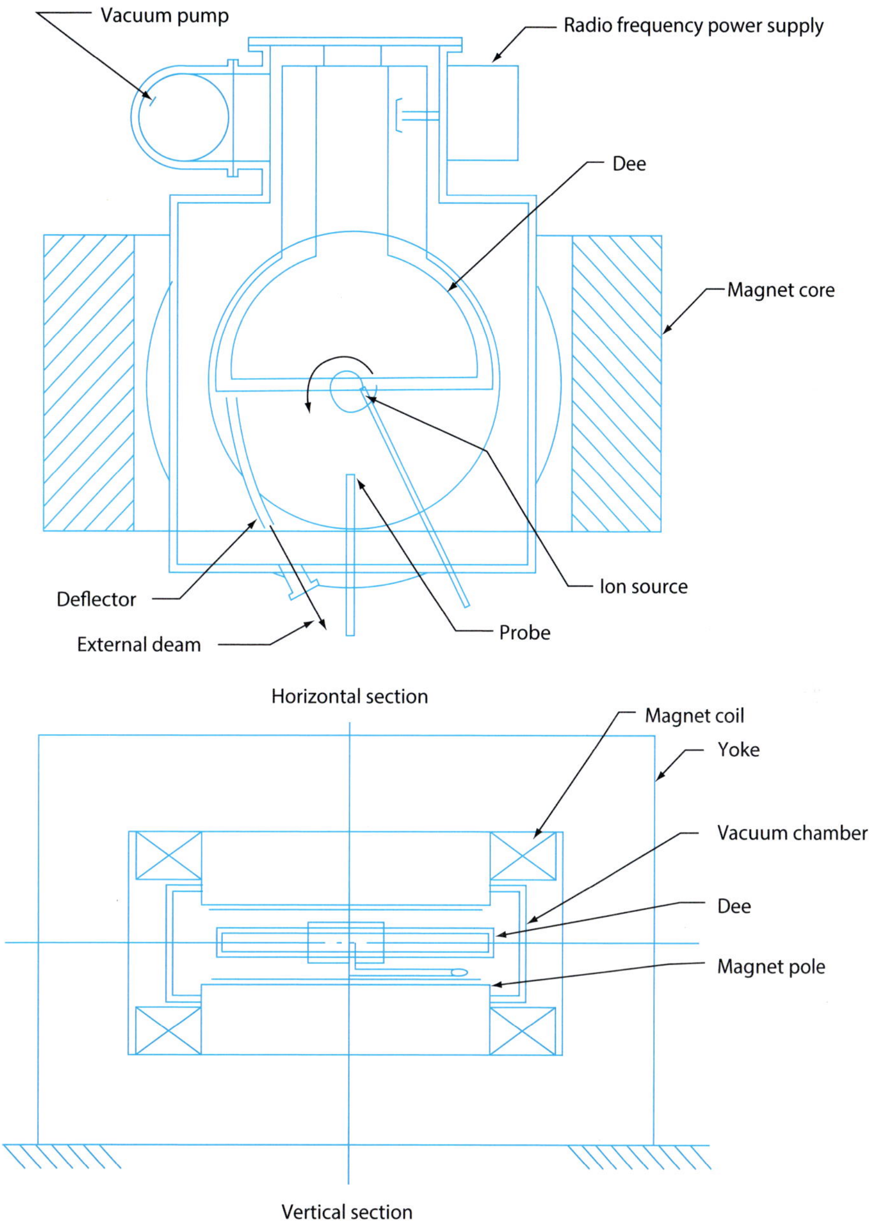

그림 4-18. 사이클로트론의 작동 원리를 보여주는 그림. (From Brobeck W.M. Particle Accelerator Safety Manual, MORP 68-12, Rockville, MD: National Center for Radiological Health, 1968.)

인 ^{18}F와 같은 단수명 방사성 핵종 제조를 위한 방사선원으로 주로 사용된다.

주입된 이온 속도 벡터가 자기장과 수직일 때, 그 이온은 이온 경로를 원으로 만드는 경향이 있는 자기력과 그 이온에 작용하는 원심력이 같아지는 반경의 원형 경로를 따르게 될 것이다.

$$F = qvB = \frac{mv^2}{r}, \tag{4.61a}$$

$$r = \frac{mv}{qB}, \tag{4.61b}$$

여기서

B = 자기장 세기, 테슬라
q = 이온의 전하량, 쿨롬
v = 이온 속도, m/s
m = 이온 질량, 킬로그램
r = 곡선 반경, 미터

디 내부 반원 경로를 운동하는 시간은 다음과 같다.

$$t = \frac{\text{distance}}{\text{velocity}} = \frac{\pi r}{v}. \tag{4.62}$$

식 (4.61b)에서 구한 r 값을 식 (4.62)에 대입하면, 다음 값을 얻는다.

$$t = \frac{\pi m}{qB}, \tag{4.63}$$

이 식은 디 내부 원형 경로를 운동하는 시간이 반경과는 무관하다는 것을 보여주고 있다. 비상대론적인 경우, 입자 운동에너지는 식 (2.5)에 따라 다음과 같이 주어진다.

$$E_k = \frac{mv^2}{2}.$$

식 (4.61a)로부터 구한 v^2에 대한 식을 식 (2.5)에 대입하면, 반경 r을 가로지른 후 입자 운동에너지가 다음과 같다는 것을 알 수 있다.

$$E_k = \frac{\left(B^2 r^2 q^2\right)}{2m}. \tag{4.64}$$

예제 4.13

질량이 3.344 × 10^{-27} kg인 중양자가 자기장이 1.2 T이고 디의 유효 반경이 21.25인치 (0.54m)인 사이클로트론에서 가속되고 있다.

(a) 사이클로트론 출구 빔의 중양자 운동에너지는 얼마인가?

(b) 이 중양자의 속도는 얼마인가?

풀이

적절한 값들을 식 (4.64)에 대입하면, 다음을 얻는다.

(a) $$E_k = \frac{\left(1.2\,\mathrm{T}\cdot(0.54\,\mathrm{m})\cdot 1.6\times10^{-19}\,\mathrm{C}\right)^2}{2\cdot\left(3.344\times10^{-27}\right)\mathrm{kg}} = 1.61\times10^{-12}\,\mathrm{J}$$

$$E_k = \frac{1.61\times10^{-12}\,\mathrm{J}}{1.6\times10^{-13}\,\dfrac{\mathrm{J}}{\mathrm{MeV}}} = 10\,\mathrm{MeV}.$$

(b) $$E_k = \frac{mv^2}{2}$$

$$v = \left(\frac{2\cdot\left(1.61\times10^{-12}\,\mathrm{J}\right)}{3.344\times10^{-27}\,\mathrm{kg}}\right)^{1/2} = 3.1\times10^7\,\frac{\mathrm{m}}{\mathrm{s}}.$$

10 MeV 중양자의 속력은 광속의 10.3%이다. 이 속력은 상대론적 효과가 중요해지는 문턱 값으로 간주한다.

요약

방사능은 불안정한 원자핵의 자발적 변환으로서, 이때 방사선이 방출되면서 그 핵이 다른 원소로 바뀐다. 이들 변환은 알파 또는 베타 입자, 양전자, 또는 궤도전자 포획 등을 통해 이루어진다. 이 반응 각각은 감마선 방출을 동반하거나, 동반하지 않을 수 있다. 알파 입자는 에너지가 큰 ^{4}He 원자핵인 반면, 베타 입자와 양전자는 에너지가 큰 전자이다. 베타 입자(음전자)는 음으로 대전된 안정 전자인 반면, 양전자는 양으로 대전된 불안정 전자이다. 양전자가 자신의 운동에너지를 잃고 음전자와 충돌했을 때, 이 전자 두 개는 소멸하고 그 대신 0.51 MeV 광자 (0.51 MeV는 양전자와 전자 정지질량의 에너지 등가량이다) 두 개가 나타난다.

모든 방사성 핵종은 세 가지 특성(방사선 종류, 방사선 에너지, 그리고 자발적 변환이 일어나는 속도)에 따라 고유하게 식별될 수 있다. 변환 속도는 단위 시간당 변환하는 방사성동위원소 비율로 측정한다. 이 척도에 대한 편리한 유사특성이 반감기다. 반감기는 *변환되는 방사성 원자 수가 반으로 줄어드는데 걸리는 시간*으로 정의한다. 그 다음 반감기 동안, 남은 원자의 절반이 변환하여 최초 방사능의 1/4이 남게 되고, 이 방사능의 또 다른 절반이 그 다음 반감기 동안 변환한다. 어떠한 것도 이 방사성 특성을 변경시킬 수 없다. 이 특성은 방사성 원자가 존재하는 물리적 상태 또는 화합물과 상관없이 동일하게 유지한다.

방사능의 양은 SI 단위계에서는 베크렐(becquerel, Bq)로, 관습적인 방사선 단위계에서는 퀴리(*curie*, Ci)로 측정된다. 퀴리는 원래 ^{226}Ra 1 g의 방사능, 즉 1초에 원자 3.7×10^{10}개가 ^{222}Rn으로 변환되는 양으로 정의되었다. 1 베크렐은 1초당 원자 1개가 변환하는 방사능의 양으로 정의된다. 따라서 1 Ci는 3.7×10^{10} 베크렐이다. 방사능 농도는 단위 질량이나 단위 부피당 Bq이나 Ci 단위인 비방사능(specific activity)으로 측정된다. 임의의 방사성핵종에 대해 얻을 수 있는 가장 큰 비방사능은 무담체(carrier-free), 즉 그 원소의 다른 동위원소나 화학종 없이 자신만 홀로 존재하는 그 방사성동위원소의 비방사능이다.

수많은 방사성핵종이 연쇄 변환을 겪는다. 수명이 매우 긴 어미핵종과 수명이 짧은 자핵종인 경우, 연쇄 변환이 일어났을 때, 자핵종 반감기가 약 6~7번 지나고 나면 영속 평형(*secular equilibrium*)이라 부르는 평형 상태에 도달한다. 영속 평형에 도달하면, 자핵종 방사능은 어미핵종 방사능과 같아진다. 자핵종 반감기가 어미핵종 반감기보다 짧은 경우에는 과도 평형(*transient equilibrium*)으로 알려진 상태가 된다. 과도 평형 상태에서, 자핵종 방사능은 어미핵종 방사능보다 두 핵종 반감기의 비에 의해 결정되는 양만큼 크다. 자핵종이 어미핵종보다 수명이 길면, 어떠한 평형 상태에도 도달하지 않는다.

땅에는 ^{232}Th부터 시작하는 토륨 계열, ^{238}U부터 시작하는 우라늄 계열, 그리고 ^{235}U부터 시작하는 악티늄 계열 등 세 가지 다른 자연 기원 방사성동위원소 계열이 있다. 이 세 가지 계열은 매우 수명이 긴 핵종들부터 시작하여, 납의 동위원소로 끝난다. 또한 계열 중간에 기체 원소인 라돈 동위원소가 있다. 지면 근처 토양에서 비롯된 라돈 기체는 기체가 아닌 원소로 변환되기 전 땅에서 나와 공기 중으로 확산될 충분한 시간을 갖고 있다. 이 계열에서 라돈 동위원소 이후 변환들은 공기 중에서 일어난다. 따라서 라돈과 그 자손 핵종들은 자연 기원 대기 방사능의 주요 선원이다. 이들 계열 방사성 핵종 이외에, 단독 발생 자연 방사성 핵종이 있다. 단독 발생 방사성 핵종 중 주요 핵종은 반감기가 약 1.248×10^9년이고, 지구가 탄생할 때 만들어진 ^{40}K이다. 탄소-14와 삼중수소 ^{3}H도 관심의 대상이 되는 두 가지 방사성핵종이다. 이들 핵종 반감기는 지질학적 연대와는 비교될 수 없게 매우 짧지만, 우주 방사선과 대기 사이 반응 의해 끊임없이 공급된다.

X선, 또는 제동복사 방사선은 고에너지 하전입자가 갑자기 정지될 때마다 생성된다. 이 현상은 의료 진단, 산업 및 과학 분야에서 사용되는 전통적인 X선 장치의 기반이다. 전통적 X선관에 대한 에너지 제한 때문에, 약 200 keV 이상 X선은 선형가속기에서 발생시킨다. 전자빔 에너지 일부를 X선으로 변환시키기 위해 전자를 표적에 충돌시키기 전 또는 전자 조사를 위해 전자빔을 인출하기 전에 전자를 수백 MeV까지 가속시킨다. 약 6 MeV부터 18 MeV까지 선형가속기는 심층 부위 암 치료를 위해 병원에서 널리 사용된다.

사이클로트론은 양성자, 중양성자 그리고 알파입자 (^{4}He 원자핵) 같은 중이온을 광속의 약 10%에 해당하는 속도까지 가속시키기 위해 사용한다. 오늘날 사이클로트론은 주로 의료용 단수명 방사성핵종 생산하는 데 사용한다.

문제

4.1 탄소-14는 ^{14}N로 붕괴하는 순 베타 방출체이다. 어미핵종과 자핵종의 정확한 원자질량이 각각 14.003241989와 14.003074004 amu라고 할 때, 가장 에너지가 큰 베타입자의 운동에너지를 계산하시오.

4.2 진단 시험을 위해 ^{131}I 1.0 MBq(27 μCi)이 필요하고, 방사성 요오드 선적에서 시험에 사용하기까지 3일이 경과한다고 할 때, 얼마의 Bq을 선적해야 하는가? 이 양은 몇 mCi에 해당하는가?

4.3 ^{198}Au 370 Bq(0.01 μCi)와 ^{131}I 185 Bq (0.005 μCi)을 함유한 액체 1 mL에서 나오는 감마선을 16일간 매일 계측하였다. 모든 관련 광자 에너지에 대해, 섬광계수기 계측효율이 10%라면, $t = 0$, $t = 3$일, $t = 8$일, 그리고 $t = 16$일에서 ^{198}Au와 ^{131}I의 상대 계수율은 얼마가 되는가? 세미로그 종이에 일일 총 계수율을 그리고, 시간 대 총 계수율 곡선 방정식을 쓰시오.

4.4 순 베타 방출체로 확인된 어떤 표본에 대한 계수율을 다음과 같이 얻었다.

일	0	1	2	3	5	10	20
cpm	5500	5240	5000	4750	4320	3400	2050

(a) 세미로그 종이에 데이터를 그리시오.
(b) 그 그래프로부터 반감기를 결정하시오.
(c) 변환상수 값(1일당)은 얼마인가?
(d) 붕괴 곡선에 대한 방정식을 쓰시오.
(e) 이 샘플 속 방사성핵종은 무엇인가?

4.5 ^{210}Pb 5 mg으로 시작한다고 할 때, 10년 후 이 샘플의 방사능은 얼마인가?

4.6 ^{235}U 붕괴상수는 9.72×10^{-10} yr^{-1}이다. ^{235}U 500 mg의 초당 변환 수를 계산하시오.

4.7 어떤 이온화 소스로 ^{210}Po 200 MBq(5.4 mCi)이 필요하다. 이 방사능은 몇 g의 ^{210}Po을 의미하는가?

4.8 ^{137}Cs 반감기가 30년이라고 할 때, 이것의 99.9%가 붕괴되는 데 얼마나 오래 걸리는가?

4.9 다음 방사성동위원소가 최초 방사능의 0.0001%까지 감소하는 데 얼마나 오래 걸리는가?

(a) ^{99}Mo (b) ^{99m}Tc

(c) ^{131}I (d) ^{125}I

4.10 발암 연구에 사용하기 위해, 벤조피렌에 비방사능이 4×10^{11} Bq/mmol인 ^{3}H을 표지하였다. 표지된 분자 하나에는 ^{3}H 원자 하나만 있다면, 벤조피렌 분자 중 몇 퍼센트가 ^{3}H로 표지되었는가?

4.11 온도 27℃, 압력 100,000 Pa에서 ^{222}Rn 1 cm^3에 의해 1분당 방출되는 알파 입자 수는 얼마인가?

4.12 ^{40}K이 변환당 베타 입자 하나를 방출한다면, KCl 1 kg에 의해 1분당 방출되는 베타 입자 수를 계산하시오.

4.13 핵의학 진료에 널리 사용되는 I-125 반감기는 60일이다.

(a) 4 MBq (~1 μCi)이 최초 방사능의 0.1%까지 감소하는 데 걸리는 시간은 얼마인가?

(b) ^{125}I 평균 수명은 얼마인가?

4.14 우라늄 원광이 U_3O_8 10%을 함유하고 있다면, 추출공정 효율이 90%라고 할 때, 라듐 1 g을 생산하는 데 원광 몇 톤이 필요한가?

4.15 U_3O_8 10%을 함유하고 있는 우라늄 원광 1 미터톤에는 ^{234}U가 얼마큼 있는가?

4.16 문제 4.14와 4.15 원광에 있는 ^{234}U 방사능을 ^{235}U과 ^{238}U 방사능과 비교하시오.

4.17 천연 우라늄 1 g에 있는 우라늄 동위원소 각각의 방사능을 베크렐 및 마이크로퀴리 단위로 계산하시오. 그리고 이 결과와 동위원소 비를 이용하여, 천연 우라늄 1 g의 방사능을 계산하시오.

4.18 황의 비방사능이 3.7×10^{12} Bq/g(100 Ci/g)일 때, 24시간 후 $Na_2(^{35}SO_4)$ 1 g이 들어 있는 100 mL 액체의 온도는 얼마나 올라가는가?

4.19 지각 암석 내 칼륨 평균 농도는 27 g/kg이다. ^{40}K가 칼륨의 0.012%를 이루고 있다면, 1 미터톤 암석 속에 있는 ^{40}K 방사능은 Bq 및 μCi 단위로 얼마인가?

4.20 다음과 같은 분석표를 단 ^{203}Hg 수용액을 수령하였다: 2005년 3월 1일, 오전 8시, 1 MBq/mL. 2005년 4월 1일 오전 8시에 방사능이 0.1 MBq/mL가 되는 용액을 만들고자 한다. 이 원하는 방사능을 만들기 위한 희석 인자(mL water:mL Hg stock solution)를 계산하시오. ^{203}Hg 반감기는 46일이다.

4.21 두 방사성동위원소가 섞인 혼합체에서, 그 방사능 중 99%는 ^{24}Na에 의한 것이며, 1%는 ^{32}P에 의한 것이다. 두 방사능이 같아지는 다음 시간은 언제인가?

4.22 생의학 연구실에서 발생한 저준위 폐기물이 ^{131}I 100 mCi(3.7 MBq)와 ^{125}I 10 mCi (0.37 MBq) 혼합물로 이루어져 있다. 365일 동안 총방사능 붕괴 곡선을 그리고 이 붕괴 곡선에 대한 식을 쓰시오.

4.23 ThB는 시간당 6.54%씩 ThC로 변환한다. ThC는 분당 1.15%씩 변환한다. 이 두 동위원소가 평형 상태에 도달하는 데 얼마나 걸리는가?

4.24 ^{90}Y이 ^{90}Sr 10 mg과 평형을 이룰 때, 이때 ^{90}Y는 몇 g이 있는 것인가?

4.25 납의 원광에서 발견되듯이 방사능에 의해 만들어진(radiogenic) 납은 그 원소의 98.5%를 이루고 있다. 자연에서 납 동위원소 구성은 ^{204}Pb 1.5%; ^{206}Pb 23.6%; ^{207}Pb 22.6%; 그리고 ^{208}Pb 52.3%이다. 방사능에 의해 만들어진 납 985 mg이 생성되기 위해서는 우라늄과 토륨이 얼마만큼 완전히 붕괴돼야 하는가?

4.26 ^{241}Pu 1 kg이 격리되고 얼마가 지난 후에 ^{241}Am 방사능이 최댓값에 도달하는가? 그때 방사능은 얼마인가?

4.27 14분-^{146}Ce이 격리되고 얼마가 지난 후에 자핵종인 24분-^{146}Pr 방사능이 어미핵종 방사능과 같아지는가?

4.28 ^{99}Mo로부터 ^{99m}Tc 37 MBq(1 mCi)을 추출한다. 추출 1년 후 ^{99m}Tc 자핵종인 ^{99}Tc 방사능은 얼마가 되는가?

4.29 25℃, 760 mmHg에서 ^{85}Kr($T_{1/2}$ = 10.7년) 비방사능을 Bq/m^3 및 mCi/cm^3 단위로 계산하시오.

4.30 ^{35}S 와 ^{14}C의 비출력(specific power)을 다음 단위로 계산하시오.

(a) watts/MBq (b) watts/kg

4.31 ^{90}Sr 전력원 비출력(specific power)을 다음 단위로 계산하시오.

(a) watts/MBq (b) watts/kg

4.32 0℃, 760 mmHg에서 초기 부피가 1 L인 ^{41}Ar으로부터 3시간 동안 방출되는 에너지는 몇 줄(joule)인가?

4.33 (a) ^{41}Ar 비출력을 watts/kg 단위로 계산하시오.

(b) ^{41}Ar이 병에 분리된 지 4시간 후 ^{41}Ar 비출력은 얼마인가?

4.34 (0℃, 760 torr)에서 라듐-226 0.1 g과 평형 상태에 있는 라돈-222의 부피는 얼마인가?

4.35 $RaBr_2$ (비중 = 5.79)로서 라듐 100 mg이 내부 크기가 2 mm(직경) × 4 cm(길이)인 백금 캡슐에 있다. 맨 처음 캡슐에는 대기압, 실온(25℃)의 공기가 들어 있었다면, 제조한 지 100년 후 체온에서, 캡슐 내부 기체 압력은 얼마인가?

4.36 NTP에서 체적 10 cm^3의 삼중수소 기체 $^3H_2$는 3.11 J/h를 방산한다.

(a) 삼중수소 방사능은 얼마인가?

(b) 변환당 베타 입자 하나가 방출된다면, 평균 베타 에너지는 얼마인가?

4.37 ^{140}Ba은 반감기 12.8일인 ^{140}La으로 붕괴하고, ^{140}La은 반감기 40.5시간인 안정 ^{140}Ce으로 붕괴한다. 방사화학자는 ^{140}Ba을 침전시킨 후, ^{140}Ba로부터 ^{140}La을 분리하기 전에 ^{140}La 최대량을 얻을 때까지 기다리고자 한다.

(a) 방사화학자는 얼마나 기다려야 하는가?

(b) 그가 ^{140}Ba 1000 MBq(27 mCi)을 갖고 시작했다면, 그가 수거할 ^{140}La은 몇 마이크로그램인가?

4.38 ^{90}Sr은 위성에서 전기에너지 생산을 위한 열원으로 사용된다.

(a) 열에서 전기로 변환효율이 30%라면, 전기출력 50 W를 생산하기 위해 필요한 ^{90}Sr 방사능은 얼마인가?

(b) 동위원소 열원 무게는 출력원을 설계하는 데 중요한 인자이다. 무게를 최소로 하고, 운영된 지 1년 후 출력원이 50 W를 생산해야 한다면, ^{210}Po을 사용하는 것에 대한 장점이 있는가?

4.39 ^{14}C는 우주 방사선과 대기 중 질소와 반응 ^{14}N(n, p)^{14}C에 의해, 약 1.4 × 10^{15} Bq/yr 빠르기로 자연 생성된다. ^{14}C 반감기가 5730년이라면, ^{14}C의 전 세계 정상상태 재고량은 얼마인가?

4.40 미국 방사선영향위원회가 우주 방사선과 대기와 반응으로 자연 생성된다고 예측한 삼중수소의 전 세계 정상상태 재고량은 1.26 × 10^{18} Bq (34 × 10^6 Ci)이다. 삼중수소 반감기가 12.3년이라면, 연간 천연 삼중수소 생성량은 얼마인가?

4.41 천연 우라늄 속 ^{235}U 대 ^{238}U의 원자비는 1:139이다. 17억 년 전 Oklo 원자로가 임계에 있었을 때, 이 두 동위원소의 비는 얼마였을까?

4.42 고농축우라늄(Highly enriched uranium, HEU)은 (중량비로) 1.5% U−4, 93.5% U−5, 그리고 5.0% U−8을 포함하고 있다. 다음을 계산하시오.

(a) HEU 1 g에 들어있는 우라늄 동위원소 각각의 방사능, Bq 및 Ci 단위

(b) 이 농축우라늄 1 g의 방사능, Bq 및 Ci 단위

4.43 ^{210}Pb 100 mCi가 캡슐에 밀봉되어 있다. [^{210}Pb ($T_{1/2}$ = 22년)는 ^{210}Po ($T_{1/2}$ = 138일)으로 붕괴한다.]

(a) 10년 후 ^{210}Pb 방사능(밀리퀴리 단위)은 얼마가 될 것인가?

(b) 그때 ^{210}Po 방사능은 얼마가 될 것인가?

(c) 10년된 ^{210}Pb 무게(g)는 얼마인가?

(d) ^{210}Po 무게는 얼마인가?

(i) ^{210}Pb 선원이 밀봉된 시점에서

(ii) 10년 후

4.44 순간 붕괴율이 분당 10%인 방사성동위원소에 대해 다음을 계산하시오.

(a) 반감기

(b) 평균 수명(분 단위)

4.45 오늘날 지각의 배경 방사선은 약 50 mrems/yr이며, 이는 주로 우라늄과 토륨의 연쇄 붕괴와 칼륨에 의한 것이다. 현재 이들 각각의 대략적 기여도는 ^{232}Th : 11 mrems/yr, ^{238}U : 26 mrems/yr, ^{40}K : 11 mrems/yr 이다. 지구상 생명체에 대한 가장 최초의 증거는 약 35억 년 전 단세포 생물이다.

(a) 이 세 가지 방사성동위원소 각각의 반감기는 얼마인가?

(b) 35억 년 전 생명이 시작되었을 때, 이 세 가지 방사성동위원소에 의한 지각 배경 방사선율은 얼마였을까?

4.46 칼륨은 중량비로 화강암의 3.4%를 구성하고 있다. 칼륨−40은 중량비로 천연 칼륨의 0.012%를 구성하고 있다. ^{40}K 반감기는 1.3×10^9년이다.

(a) ^{40}K 비방사능을 다음 단위로 계산하시오.

(i) Ci/g (ii) Bq/g

(b) 1 kg 화강암에 있는 ^{40}K 방사능을 다음 단위로 계산하시오.

(i) Ci/g (ii) Bq/g

4.47 실내 공기 중 ^{222}Rn에 대한 환경보호청 권고 제한치는 4 pCi/L이다. 다음을 계산하시오.

(a) ^{222}Rn 비방사능 (Ci/g 단위)

(b) 25℃, 760 mmHg에서 1 L 공기에 있는 4 pCi ^{222}Rn 무게

(c) 1 L에 있는 Rn 기체 양 (몰 단위)

(d) 공기를 원자질량이 $0.2\times16+0.8\times14$인 기체라고 가정할 때, 1 L에 들어 있는 공기의 몰 수

(e) 1 L 공기의 몰수. 공기는 원자질량이 $0.2\times16+0.8\times14$인 기체라고 가정한다.

4.48 선캄브리아 암석 샘플에 있는 ^{206}Pb 원자의 ^{238}U 원자에 대한 비가 0.12라고 밝혀졌다. 모든 ^{206}Pb 원자가 ^{238}U의 자손이라고 가정할 때, 이 암석의 나이를 계산하시오.

4.49 ^{222}Rn ($T_{1/2}$ = 3.8일) 5550 MBq(150 mCi)을 포함한 밀봉 캡슐에 대해,

(a) 38일 후 Rn 방사능은 얼마인가?

(b) 얼마나 많은 Rn 원자가 붕괴되었는가?

(c) 38일 동안 알파 입자에 의해 생성된 He 몰(mole) 수는 얼마인가?

(d) 25℃, 760 mmHg에서 헬륨 부피(mm^3)는 얼마인가?

4.50 전통적 고고학적 방법에 의해 잉글랜드 Windmill Hill Neolithic 마을이 기원전 4300년에 세워졌다고 추정되었다. 이것이 옳다면, ^{14}C 연대측정 시 유물에 탄소가 얼마만큼 (dpm/g) 있었을 것으로 예상되는가? 현재 탄소 비방사능은 15.3 dpm/g 탄소이다.

4.51 ^{35}S 반감기는 87일이다. ^{35}S 1 Ci (3.7×10^{10} Bq)로부터 1년 후 ^{35}S 몇 마이크로그램이 남아있을까?

4.52 오전 7시, 방사성의약품 ^{99m}Tc 농도가 20 mL에 50 mCi였다. 환자가 오전 10시에 10 mCi(370 MBq)를 맞기로 예정되어 있다. 이 ^{99m}Tc 주입량의 부피는 얼마인가?

4.53 천연우라늄 1 kg 샘플을 분리하였다.

(a) U-235에 의한 방사능은 얼마인가?

(b) 샘플 (U-235)으로부터 시간당 방출되는 185.7 keV 광자는 몇 개인가?

4.54 Ba-137m은 이성핵 전이에 의해 붕괴되는데, 그 붕괴 중 89.7%에서 감마선을 방출한다. 에너지 방출과 함께 Ba-137m 감마선 붕괴와 경쟁하는 붕괴 유형을 기재하시오. 경쟁하는 붕괴에서 방출되는 에너지가 감마선의 에너지와 동등하다는 것을 입증하시오.

4.55 U-235 100 MBq을 생산하기 위해 저급 우라늄 원광(0.1%)을 얼마나 채광해야 하는가? U-235 100 MBq의 질량은 얼마인가?

5 방사선과 물질의 상호작용

보건물리학자가 방사선량 계산과 방사선 차폐 이론에 대한 물리적 기초를 이해하기 위해서는 여러 가지 방사선이 물질과 상호작용하는 메커니즘을 이해해야만 한다. 대부분의 경우에서, 이 상호작용을 통해 방사선으로부터 이 방사선과 상호작용하는 물질로 에너지가 전달된다. 물질은 원자핵과 핵외 전자로 구성돼 있다. 방사선은 이들 물질 구성요소 중 하나 또는 둘 다와 반응할 수 있다. 특정 범주의 상호작용이 발생할 확률과, 이에 따른 방사선 투과력은 흡수 매질 성질뿐만 아니라 방사선 종류와 에너지에 종속적이다. 모든 경우에서, 흡수재 원자의 여기와 전리는 그 원자와 방사선의 상호작용에 의해 발생한다. 결국, 조직이나 방사선 차폐물로 전달되는 에너지는 열로서 방산된다.

베타 입자(베타선)

비정–에너지 관계

베타 선원과 가이거–뮐러 계수기와 같은 적절한 베타 검출기 사이에 흡수재를 잇달아 끼워 넣으면서 그 흡수재를 투과하는 베타 입자를 계수하여, 어떤 주어진 흡수재에 의한 베타 입자(베타선을 베타입자와 같은 뜻으로 사용한다) 감쇠(attenuation)를 측정할 수 있다(그림 5–1). 순 베타방출체를 사용해서 이 일을 했을 때, 베타 계수율이 처음에는 급격히 감소하다가, 그 다음에는 흡수재 두께가 증가해도 서서히 감소한다는 것을 알 수 있다. 결국, 모든 베타 입자를 정지시키는 흡수재 두께에 도달하

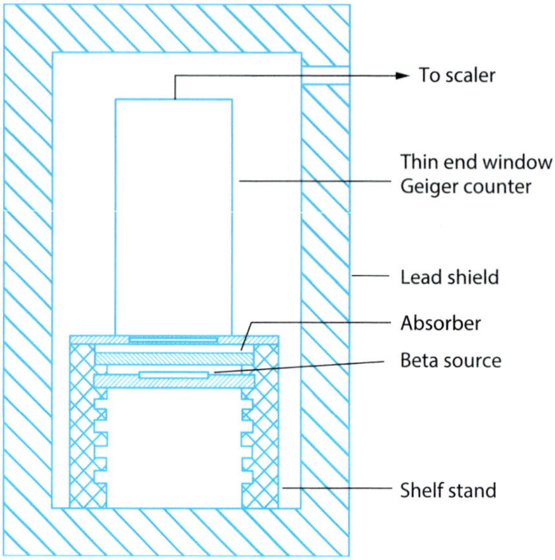

그림 5-1. 베타 입자에 대해 흡수 측정을 하기 위한 실험 장치.

며, 그 다음부터 가이거 계수기는 환경 방사선에 의한 배경 계수만을 기록한다. 세미로그 종이를 이용하여 계수율은 로그 축에 그리고, 흡수재 두께는 선형 축에 그리면, 그림 5-2에서와 같이 그 데이터가 직선에 가깝게 된다. (베타 흡수의 지수함수적 근사는 베타 에너지 분포 곡선의 우연한 결과임을 주목해야 한다. 베타와 전자 흡수는 1계 동역학을 따르지 않으며, 따라서 정확한 지수 함수가 아니다.) 계수율 감소가 더 이상 관측되지 않는, 흡수 곡선의 종점을 흡수재를 만든 물질에서 베타의 비정(*range*)이라고 부른다. 경험적으로, 유용한 관계는 흡수재 반감두께(half-thickness, 베타 입자 절반을 정지시키는 흡수재 두께)가 베타 비정의 약 1/8이라는 것이다. 다양한 동위원소에 대해 최대 베타 에너지가 알려져 있으므로, 다른 흡수재에서 베타의 비정을 측정하여, 그림 5-3에서와 같이, 비정과 에너지 간 체계적 관계를 만들 수 있다. 그림 5-3을 살펴보면, 흡수재 밀도가 증가할수록, 어떤 주어진 베타 에너지에 대해 필요한 흡수재 두께가 감소한다는 것을 알 수 있다. 실험 데이터를 자세히 분석해 보면, 베타 입자 에너지를 흡수하는 능력은 베타가 이동하는 경로에 있는 (에너지를) 흡수하는 전자의 수, 즉 흡수재 내 전자 면적밀도(areal density, electrons/cm^2)에 주로 종속적이고, 그 정도는 훨씬 덜하지만, 흡수재 원자번호에도 종속적이라는 것을

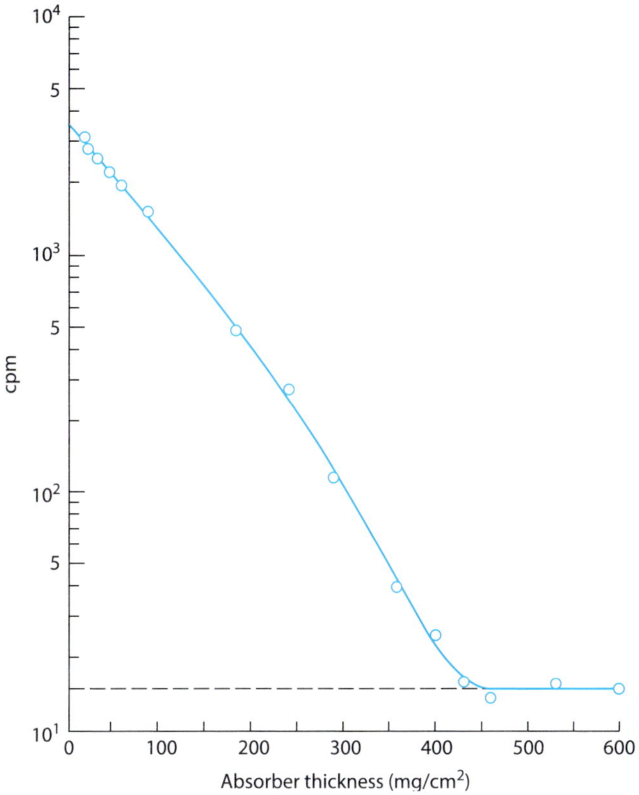

그림 5-2. 1.17 MeV, ^{210}Bi 베타 입자의 (알루미늄 흡수재) 흡수 곡선. 점선은 평균 배경 계수율을 나타낸다.

알 수 있다. 그러므로 실제 베타 입자에 대한 차폐물 두께를 계산할 때, 원자번호 효과는 무시한다. (나중에 살펴볼 이유 때문에, 베타 차폐물은 거의 항상 원자번호가 낮은 물질로 만든다.) 전자 면적밀도는 흡수재 물질 밀도와 흡수재 선형 두께의 곱에 대략적으로 비례하고, 이에 따라 밀도두께(*density thickness*)라고 부르는 두께 단위가 생겼다. 수학적으로 밀도두께 t_d는 다음과 같이 정의한다.

$$t_d \frac{\text{g}}{\text{cm}^2} = \rho \frac{\text{g}}{\text{cm}^3} \cdot t_1 \text{ cm}. \tag{5.1}$$

물론, 식 (5.1)에서 밀도와 두께 단위가 그램과 센티미터일 필요는 없다. 다른 양립적인 단위를 쓸 수 있다. 흡수재 물질에 대해 g/cm^2 또는 mg/cm^{2}와 같은 밀도두께 단위를 사용함으로써, 흡수재 물질과는 무관하게 그런 흡수재들을 명시할 수가 있

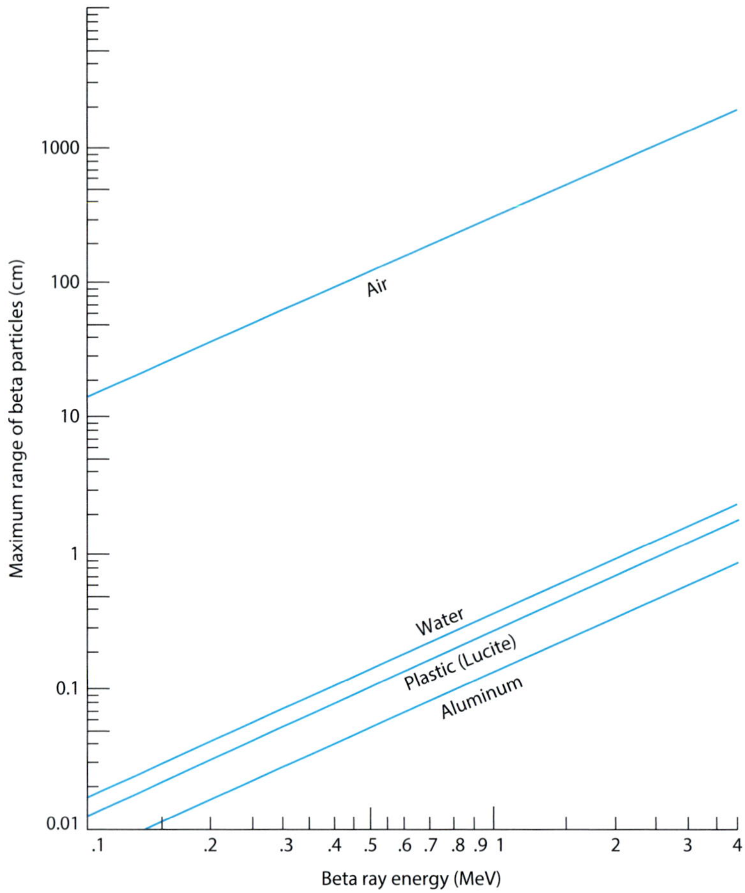

그림 5-3. 여러 가지 물질에서 베타 입자에 대한 비정-에너지 곡선. (Adapted from Radiological Health Handbook. Washington, DC: Office of Technical Services; 1960.)

다. 예를 들어, 알루미늄 밀도는 2.7 g/cm^3이다. 식 (5.1)로부터, 1 cm 두께 알루미늄 시트의 밀도두께는 다음과 같다.

$$t_d = 2.7\frac{g}{cm^3}\cdot 1\,cm = 2.7\frac{g}{cm^2}.$$

밀도가 1.18 g/cm^3인 플렉시 유리 한 장이 1 cm 두께 알루미늄 즉, 2.7 g/cm^2의 베타 흡수 능력과 거의 유사한 능력을 가졌다면, 플렉시 유리의 선형 두께는 식 (5.1)에 의해 다음과 같음을 알 수 있다.

$$t_1 = \frac{t_d}{\rho} = \frac{2.7\frac{\text{g}}{\text{cm}^2}}{1.18\frac{\text{g}}{\text{cm}^3}} = 2.29 \text{ cm}.$$

이러한 두께 측정법을 사용하는 또 다른 실질적인 장점은 다른 물질 두께를 방사학적으로 유의미하게 더할 수 있다는 것이다. 베타 에너지와 비정 간 정량적 관계는 다음과 같이 실험적으로 결정된 실험식으로 정해진다.

$$E = 1.92R^{0.725} \quad R \leq 0.3\frac{\text{g}}{\text{cm}^2} \tag{5.2}$$

$$R = 0.407E^{1.38} \quad E \leq 0.8 \text{ MeV} \tag{5.3}$$

$$E = 1.85R + 0.245 \quad R \geq 0.3\frac{\text{g}}{\text{cm}^2} \tag{5.4}$$

$$R = 0.542E - 0.133 \quad E \geq 0.8 \text{ MeV}, \tag{5.5}$$

여기서

R = 비정, g/cm^2 그리고
E = 최대 베타 에너지, MeV

에너지에 따른 베타 비정(mg/cm^{2}으로 표현되는 밀도두께 단위)에 대해 실험적으로 결정된 곡선은 그림 5-4와 같다.

예제 5.1

^{90}Sr 선원에서 방출된 어떠한 베타 입자도 통과하지 못하게 하기 위한 (a) 플렉시 유리와 (b) 알루미늄으로 제작된 차폐물 두께는 최소 얼마여야 하는가?

풀이

^{90}Sr은 0.546 MeV 베타 입자를 방출한다. 그러나 그 자핵종인 ^{90}Y은 최대 2.28 MeV 베타 입자를 방출한다. ^{90}Y의 베타 입자는 ^{90}Sr 베타 입자와 항상 동반하기 때문에, 차폐물은 에너지가 더 큰 베타 입자를 정지시킬 수 있을 만큼 두꺼워야 한다. 식 (5.5)의 E에 2.28

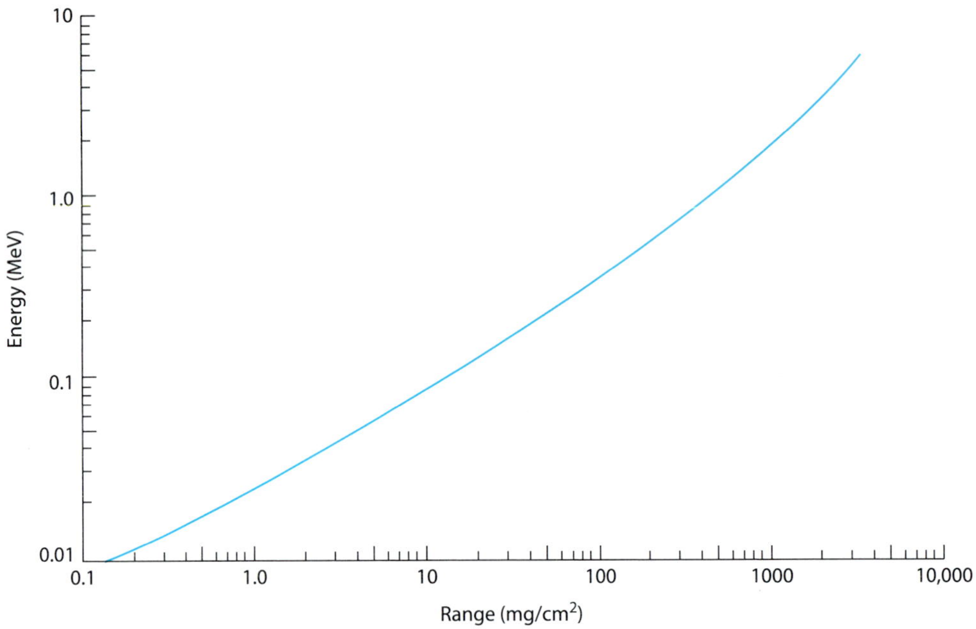

그림 5-4. 베타 입자와 단일 에너지 전자에 대한 비정-에너지 곡선. (Adapted from Radiological Health Handbook. Washington, DC: Office of Technical Services; 1960.)

MeV를 대입하면, 이 베타 입자에 대한 비정을 계산할 수 있다.

$$R = (0.542 \cdot 2.28) - 0.133 = 1.1\frac{\text{g}}{\text{cm}^2}.$$

이와 다른 방법으로, 그림 5-4로부터, 2.28 MeV 베타 입자 비정이 1.1 g/cm^2 임을 알 수도 있다. 플렉시 유리 밀도는 1.18 g/cm^{3}이다. 식 (5.1)로부터 필요한 두께는 다음과 같음을 알 수 있다.

$$t_1 = \frac{t_d}{\rho} = \frac{1.1\frac{\text{g}}{\text{cm}^2}}{1.18\frac{\text{g}}{\text{cm}^3}} = 0.932\ \text{cm}.$$

플렉시 유리는 장시간 매우 강한 방사선에 피폭되면 방사선 손상을 겪어 금이 갈 수 있다. 이런 조건 하에서는 알루미늄이 차폐를 위한 더 나은 선택이다. 알루미늄 밀도가 2.7 g/cm^{3}이므로, 필요한 알루미늄 두께는 0.41 cm이다.

비정-에너지 관계는 보건물리학자가 미지의 베타 방출 오염물질을 규명하는 데 도움이 될 수 있다. 베타 방사선 비정을 측정하여 베타 입자 에너지를 계산한 다음, 여러 가지 핵종에서 방출되는 베타 에너지에 대해 공개된 값을 이용하여 계산된 값과 일치하는 베타 에너지를 가진 방사성 핵종을 찾으면 된다.

예제 5.2

그림 5-5와 같은 계수 장치를 이용하여, 미지의 방사성 핵종에서 방출되는 베타 방사선이 0.111 mm 두께 알루미늄 흡수재에 의해 정지되었다. 1달 동안, 눈에 띄는 샘플의 방사능 감소는 관측되지 않았으며, 이 샘플에서 다른 방사선은 방출되지 않았다.

(a) 이 베타 입자 에너지는 얼마인가?

(b) 이 동위원소는 무엇인가?

풀이

베타 입자의 전체 비정은 다음과 같다.

$$\text{Range} = 1.7\frac{\text{mg}}{\text{cm}^2}\text{mica} + 1\text{ cm air} + 0.111\text{ mm Al}.$$

흡수재 두께를 밀도두께로 표현하면, 다른 흡수재들을 더 할 수 있다. 공기 밀도는 표준 온도와 압력(STP)에서 1.293 mg/cm^{3}이다. 식 (5.1)을 이용하여, 공기와 알루미늄 밀도두

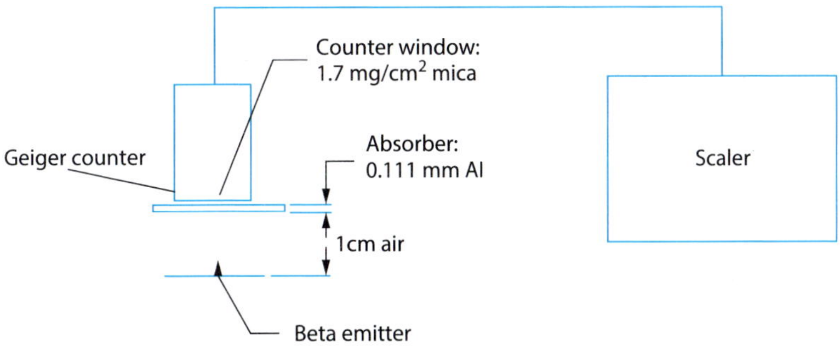

그림 5-5. 방사성동위원소 규명을 위해 미지의 베타 입자의 비정 측정.

께를 구하고 미지의 베타 입자 비정을 구할 수 있다.

$$\text{Range} = 1.7\ \text{mg/cm}^2 + 1.29\ \text{mg/cm}^2 + 30\ \text{mg/cm}^2 = 32.99\ \text{mg/cm}^2$$

그림 5-4에서, 이 비정에 해당하는 에너지는 약 0.17 MeV임을 알 수 있다. 그러므로 미지의 방사성 핵종은 최대 베타 에너지가 0.156 MeV이고 반감기가 약 5700년인 ^{14}C일 가능성이 높다.

에너지 손실 메커니즘

전리와 여기

베타 입자의 전기장과 흡수재의 궤도전자 간 상호작용에 의해 전자의 여기와 전리가 일어난다. 그런 상호작용은 예제 2.13에서 기술했던 것과 유사한 비탄성 충돌이다. 전자는 전기적 힘에 의해 원자 속에 붙들려 있고, 이런 힘을 극복하는 과정에서 베타 입자가 에너지를 잃는다. 전기적 힘은 먼 거리에 걸쳐 작용하기 때문에, 베타 입자와 전자 간 충돌은 두 자석의 극끼리의 충돌처럼 실제 접촉은 이루어지지 않은 채 일어난다. 베타 입자가 잃는 에너지 양은 전자까지 접근한 거리와 그 베타 운동에너지에 종속적이다. ϕ을 흡수재의 이온화 퍼텐셜(ionization potential), E_t을 충돌 과정 중 베타 입자가 잃는 에너지라고 한다면, 방출된 전자의 운동에너지 E_k는 다음과 같다.

$$E_k = E_t - \phi. \tag{5.6}$$

일부 전리 충돌에서는 이온쌍 하나만 생성된다. 다른 경우에는, 방출된 전자가 충분한 에너지를 갖고 있어 한 무리의 전리를 일으킨다. 충돌 중 일부에서는 방출된 전자가 상당한 에너지를 갖게 되어 먼 거리를 이동하면서 전리의 흔적을 남길 수도 있다. 운동에너지가 1000 eV(1 keV) 수준인 전자를 델타선(*delta ray*)이라고 부른다.

베타 입자는 궤도전자와 질량이 같아서 충돌 시 쉽게 굴절된다. 이 때문에 베타 입자는 흡수재를 통과하면서 구불구불한 경로를 따른다. 그림 5-6은 사진유제(photographic emulsion) 속 베타 입자 경로를 보여주고 있다. 전리 사건은 전리 지점에서 필름을 감광시키며, 필름이 현상된 후, 그것을 볼 수 있다.

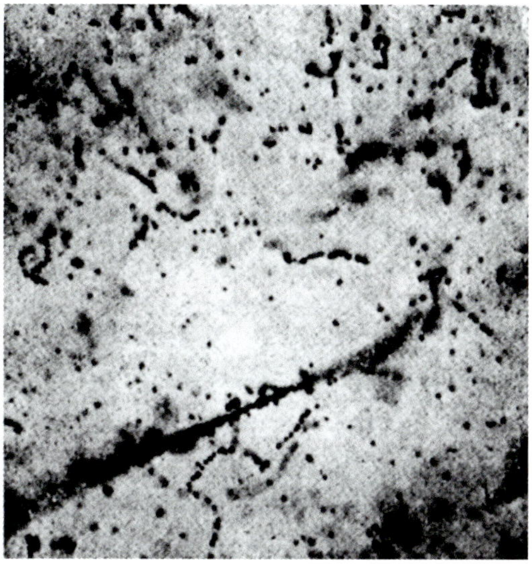

그림 5-6. 사진 유제에서 전자의 흔적. 구불구불한 선은 전자의 흔적이다. 아래 부분의 굵은 선은 우주 방사선에서 방출된 산소 원자핵에 의해 만들어진 것이다. (Reproduced with permission from Yagoda H. The tracks of nuclear particles. Scientific American, May 1956: 40-47.)

전리 사건을 보여주는 구름상자 또는 필름을 이용하거나, 에너지를 아는 단일 일차 전리 입자에 의한 실제 전리 수를 계수하여, 이온쌍 하나를 생성하는 데 소비된 평균 에너지가 이온화 퍼텐셜의 약 2에서 3배라는 것을 알았다. 이온화 충돌 시 소비된 에너지와 전리 입자가 잃은 총에너지 사이의 차는 전기적 여기 때문이다. 산소와 질소의 경우, 이온화 퍼텐셜은 각각 13.6과 14.5 eV인 반면, 공기에서 이온쌍 당 평균 에너지 소비는 34 eV이다. 표 5-1은 실제 중요한 몇 가지 기체에 대한 이온화 퍼텐셜과 평균 에너지 소비(w)를 보여주고 있다.

비전리. 보건물리 기구 설계와 방사선의 생물학적 영향에 중요한 변수인 전리와 여기로 인한 베타 입자의 선형 에너지 손실률(linear rate of energy loss)은 보통 비전리(*specific ionization*)에 의해 표현된다. 비전리는 베타 입자가 이동한 단위 거리당 생성된 이온쌍 수이다. 일반적으로 에너지가 작은 베타 입자에 대해 비전리는 비교적 크다. 비전리는 베타 에너지가 증가할수록 급격히 감소하는데, 이는 약 1~3 MeV 근처에서 폭이 넓은 최소에 도달할 때까지 이어진다. 그림 5-7에서 보듯이, 베타 에너지가 그보다 더 감소하면, 비전리가 서서히 증가한다.

표 5-1 이온쌍 하나 생성 시 베타 입자가 잃는 평균 에너지

기체	이온화 퍼텐셜 (eV)	이온쌍 당 평균 에너지 소비 (eV)
H_2	13.6	36.5 ± 0.3
He	24.6	41.3 ± 1.0
N_2	14.5	34.8 ± 0.2
O_2	13.6	30.8 ± 0.4
Ne	21.6	35.4 ± 0.9
Ar	15.8	25.7 ± 0.98
Kr	14.0	24.4 ± 0.3
Xe	12.1	22.1 ± 0.1
Air		33.97
CO_2	13.8	33.0 ± 0.7
CH_4	12.6	27.3 ± 0.3
C_2H_2	11.4	25.8 ± 0.4
C_2H_4	10.5	25.8 ± 0.6
C_2H_6	11.52	25.0 ± 0.6

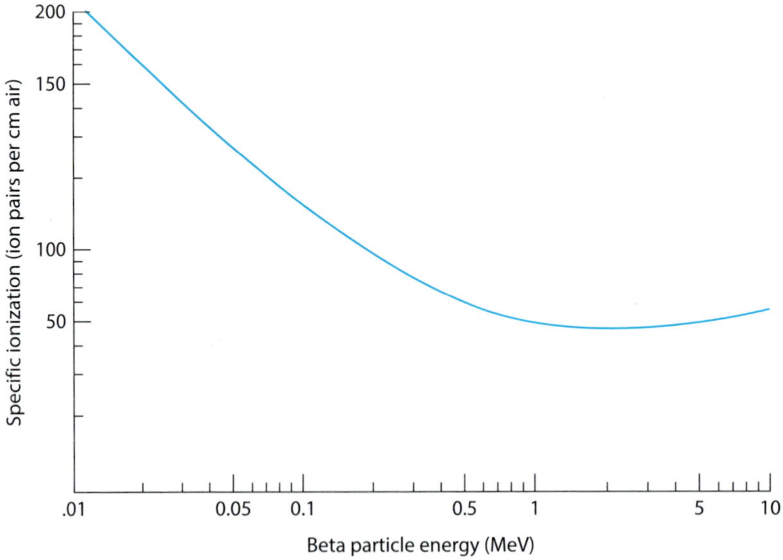

그림 5-7. 입자의 에너지와 공기의 비전리 간 관계.

여기와 전리로 인한 선형 에너지 손실률은 다음 베테-블로크(Bethe-Bloch) 식으로 계산할 수 있다.

$$\frac{\mathrm{d}E}{\mathrm{d}x}=\frac{2\pi q^4 NZ\cdot\left(3\times10^9\right)^4}{E_\mathrm{m}\beta^2\left(1.6\times10^{-6}\right)^2}\left\{\mathrm{In}\left[\frac{E_\mathrm{m}E_\mathrm{k}\beta^2}{I^2\left(1-\beta^2\right)}\right]-\beta^2\right\}\frac{\mathrm{MeV}}{\mathrm{cm}}, \tag{5.7}$$

여기서

q = 전자 전하량, 1.6 × 10^{-19} C,
N = cm^3 당 흡수재 원자 수,
Z = 흡수재 원자번호,
NZ = cm^3 당 흡수재 전자 수 = 0° 및 760 mmHg 공기에 대해 3.88 × 10^{20}
E_m = 전자 질량에 대한 에너지 등가량, 0.51 MeV,
E_k = 베타 입자 운동에너지(MeV),
β = 전리 입자 속력/광속 = v/c,
I = 흡수재 원자의 평균 이온화 및 여기 퍼텐셜(MeV), 그리고
I = 공기에 대해 8.6×10^{-5}, 다른 물질에 대해, 1.35 × 10^{-5}Z.

이온쌍(ion pair, ip) 하나 생성 시 소비되는 평균 에너지 w을 알고 있다면, 비전리를 다음 식으로 계산할 수 있다.

$$SI,\frac{\mathrm{ip}}{\mathrm{cm}}=\frac{\frac{\mathrm{d}E}{\mathrm{d}x}\ \frac{\mathrm{eV}}{\mathrm{cm}}}{w\ \frac{\mathrm{eV}}{\mathrm{ip}}}. \tag{5.8}$$

Bethe-Bloch 식 결과는 약 0.5 MeV 이하 에너지에 대한 실험 데이터와 약간 다르고, 더 높은 에너지 입자에 대해서는 더 잘 맞는다.

예제 5.3

0.1 MeV 베타 입자가 표준 공기를 통과함으로써 생기는 비전리는 얼마인가?

풀이

식 (2.20)으로부터 β^2을 구할 수 있다.

$$E_k = m_0 c^2 \left[\frac{1}{\sqrt{(1-\beta^2)}} - 1 \right]$$

$$0.1 = 0.51 \left[\frac{1}{\sqrt{(1-\beta^2)}} - 1 \right]$$

$$\beta^2 = 0.3010.$$

각각의 값을 식 (5.7)에 대입하면, 다음을 얻는다.

$$\frac{dE}{dx} =$$

$$\frac{2\pi(1.6\times10^{-19})^4 \cdot 3.88\times10^{20} \cdot (3\times10^9)^4}{0.51\cdot(0.3010)\cdot(1.6\times10^{-6})^2} \cdot \left\{ \mathrm{In}\left[\frac{0.51\cdot(0.1)\cdot 0.310}{(8.6\times10^{-5})^2(1-0.3010)} \right] - 0.3010 \right\}$$

$$\frac{dE}{dx} = 4.75\times10^{-3}\,\frac{\mathrm{MeV}}{\mathrm{cm}}.$$

공기에 대해, w = 34 eV/ip이므로, 식 (5.8)로부터 평균 비전리는 다음과 같다.

$$\mathrm{SI} = \frac{4750\,\frac{\mathrm{eV}}{\mathrm{cm}}}{34\,\frac{\mathrm{eV}}{\mathrm{ip}}} = 140\,\frac{\mathrm{ip}}{\mathrm{cm}}.$$

식 (5.7)은 속도가 감소할수록, 전하량이 커질수록, 여기와 전리에 의한 에너지 손실률이 급격하게 증가한다는 것을 보여주고 있다는 것을 주목해야 한다.

에너지 손실률을 표현하는 데 아주 자주 사용하는 길이 단위는 $\frac{\text{MeV}}{\text{g/cm}^2}$로 표현되는 밀도두께이다. 이를 질량저지능(*mass stopping power*)이라고 부르고, 정지 매질(stopping medium) 밀도에 대한 선형 저지능의 비로 정의된다.

$$S = \frac{\mathrm{d}E/\mathrm{d}x}{\rho}. \tag{5.9}$$

표준 공기 밀도는 1.29×10^{-3} g/cm^{3}이므로, 예제 5.3에서 질량 에너지손실률, 또는 질량저지능은 다음과 같이 주어진다.

$$S = \frac{4.75 \times 10^{-3}\ \text{MeV/cm}}{1.29 \times 10^{-3}\ \text{g/cm}^3} = 3.68 \frac{\text{MeV}}{\text{g/cm}^2}.$$

선형에너지전달. 방사선이 잃는 에너지에 초점을 맞출 때 비전리라는 용어를 사용한다. 방사선생물학과 방사선 영향에서처럼 흡수 매질에 초점을 둘 때, 전리 입자가 흡수 매질을 통과하는 동안 그 매질에 의한 선형 에너지 흡수율에 관심을 둔다. 에너지 흡수율에 대한 척도로서, 다음 식으로 정의되는 선형에너지전달(*Linear Energy Transfer*)을 사용한다.

$$\text{LET} = \frac{\mathrm{d}E_{\mathrm{L}}}{\mathrm{d}l}, \tag{5.10}$$

여기서 $\mathrm{d}E_{\mathrm{L}}$은 특정 에너지를 가진 하전 입자가 거리 $\mathrm{d}l$을 통과하면서 흡수 매질에 국부적으로 전달한 평균 에너지이다. 보건물리와 방사선생물학에서, LET는 통상 keV/μm 단위로 표현한다. 앞선 정의에서 사용된 것처럼, "국부적으로 전달된(locally transferred)"이라는 용어는 전리 입자의 경로로부터 최대 거리 또는 입자에 의한 불연속적 에너지 손실 중 최댓값으로서, 이 값을 초과하면 에너지 손실이 더 이상 국부적이라고 간주할 수 없는 것을 말하는 것일 수 있다. 두 가지 중 어떤 경우에서도, LET는 제한된 흡수재 체적에 전달된 에너지를 말한다.

상대질량저지능(Relative Mass Stopping Power). 상대질량저지능은 다른 매질의 에너지 흡수능을 정량적으로 비교하는 데 사용된다. 보건물리 업무에서 공기 질량저지능에 대한 다른 흡수재의 질량저지능이 중요하다는 것을 나중에 보여줄 것이다.

상대 질량저지능 ρ_m은 다음과 같이 정의된다.

$$\rho_{\mathrm{m}} = \frac{S_{\mathrm{medium}}}{S_{\mathrm{air}}}. \tag{5.11}$$

예제 5.4

0.1 MeV 베타 입자에 대해, 밀도 1.7 g/cm^{3}인 흑연의 (공기에 대한) 상대 질량저지능은 얼마인가?

풀이

흑연의 질량 에너지손실률은 식 (5.7)을 이용하여 평균 선형에너지손실률을 구한 후, 식 (5.9)를 이용하여 단위 질량당 에너지손실을 계산하여 구할 수 있다. 다른 인자에 대한 적절한 값과 함께 NZ와 I(흡수 원자들의 평균 이온화 및 여기 퍼텐셜)을 계산하여, 식 (5.7)과 (5.9)에 대입한다.

$$NZ = \frac{6.02\times10^{23}\,\dfrac{\text{atoms}}{\text{mol}}\cdot 1.7\,\dfrac{\text{g}}{\text{cm}^3}\cdot 6\,\dfrac{\text{electrons}}{\text{atom}}}{12\,\dfrac{\text{g}}{\text{mol}}}$$
$$= 5.12\times10^{23}\,\text{electrons/cm}^3,$$
$$I = 1.35\times10^{-5}\,Z = 1.35\times10^{-5}\cdot 6 = 8.1\times10^{-5}\,\text{MeV}.$$

다른 적절한 값들과 함께 이들 값을 식 (5.7)에 대입하면, 다음을 얻는다.

$$\frac{\mathrm{d}E}{\mathrm{d}x} =$$
$$\frac{2\pi\left(1.6\times10^{-19}\right)^4\cdot 5.12\times10^{23}\cdot\left(3\times10^{9}\right)^4}{0.51\cdot(0.3010)\cdot\left(1.6\times10^{-6}\right)^2}\cdot\left\{\ln\left[\frac{0.51\cdot 0.1\cdot 0.3010}{\left(8.1\times10^{-5}\right)^2(1-0.3010)}\right]-0.3010\right\}$$
$$\frac{\mathrm{d}E}{\mathrm{d}x} = 6.38\,\frac{\text{MeV}}{\text{cm}}.$$

0.1 MeV 베타 입자(또는 0.1 MeV 전자)에 대한 흑연의 질량저지능은 식 (5.9)로 계산할 수 있다.

$$S(\text{graphite}) = \frac{\frac{dE}{dx}}{\rho} = \frac{6.38\ \text{MeV/cm}}{1.7\ \text{g/cm}^3} = 3.75\frac{\text{MeV}}{\text{g/cm}^2}.$$

공기에 대해, 0.1 MeV 베타 입자에 대한 질량저지능은 3.67 MeV/g/cm²이다. 식 (5.11)으로부터, 0.1 MeV 전자에 대한 흑연의 상대 질량저지능은 다음과 같이 된다.

$$\rho_m = \frac{S_{\text{medium}}}{S_{\text{air}}} = \frac{3.75\frac{\text{MeV}}{\text{g/cm}^2}}{3.64\frac{\text{MeV}}{\text{g/cm}^2}} = 1.03.$$

제동복사

독일어로 제동 방사선(*braking radiation*)을 뜻하는 제동복사(bremsstrahlung)는 고속 하전 입자가 급격한 속도 변화를 겪을 때, 즉, 고속입자가 매우 급하게 가속될 때 생성되는 X선으로 이루어져 있다. 속도는 속력과 방향을 포함한 벡터량이므로, 속력은 변하지 않더라도 방향이 바뀌면 속도가 변한다. 베타 입자나 전자가 어떤 핵 근처를 지나갈 때, 강한 쿨롬 인력으로 베타 입자가 원래 경로로부터 급격히 벗어난다. 이러한 방향 변화가 반지름방향 가속(radial acceleration)이고, 맥스웰의 고전 이론에 따라 베타 입자는 가속도 제곱에 비례하여 전자기 방사선을 내면서 에너지를 잃는다. (가속기에서 자기장에 의한 원형 경로를 운동할 때 반지름방향 가속을 겪는 전자에 의해 방출되는 방사선을 싱크로트론(*synchrotron*) 방사선이라고 부른다.) 전자나 베타 입자는 물질과 상호작용을 하면서 다양한 속도로 감속된다. 따라서 제동복사 광자(X선)는 에너지가 가장 큰 베타 입자 운동에너지와 동일한 이론적 최댓값 이하 범위의 값을 갖는 연속 에너지 분포를 갖는다. 표 5-2에서 보는 것처럼 베타 선원에서 방출되는 제동복사 광자 에너지 분포는 최대 베타 에너지에 비해 낮은 에너지 쪽으로 심하게 치우쳐져 있다. 이는 두 가지 이유 때문이다. 첫째, 최대 에너지 근처 값을 갖는 베타 입자의 비율이 매우 낮다. 즉, 베타 입자 대부분은 베타 스펙트럼 중 에너지가 낮은 반쪽 영역에서 발견된다(그림 4-3). 둘째, 베타 입자 대부분은 정지하기 전에 한두 번 에너지 손실이 큰 충돌 대신에 에너지 손실이 적은 연쇄 충돌에 의해 감속된다.

표 5-2 베타 방사선에 의한 제동복사 스펙트럼

$E_m(\beta)$의 분율로 표현된 X-선 에너지 구간	에너지 구간에 있는 총 광자세기의 %
0.0-0.1	43.5
0.1-0.2	25.8
0.2-0.3	15.2
0.3-0.4	8.3
0.4-0.5	4.3
0.5-0.6	2.0
0.6-0.7	0.7
0.7-0.8	0.2
0.8-0.9	0.03
0.9-1.0	< 0.01

방사성 핵종 사용자는 제동복사 X선이 베타 방출 동위원소의 성질이 아니어서, 붕괴도에는 표시되지 않는다는 것을 아는 것이 중요하다. 그 X선은 베타 입자와 용기 또는 차폐물 같은 주변 물질과 상호작용하여 생기는 결과다. 예를 들어, 부피 25 mL 플라스크에 담겨있는 ^{32}P 4000 MBq(~100 mCi) 수용액으로부터 10 cm 떨어진 지점에서 제동복사 선량률은 약 0.03 mGy/h (3 mrad/h)이다. 황동 용기에 있는 ^{90}Sr 4×10^9 Bq(~100mCi)에서 10 cm 떨어진 지점에서 제동복사 선량률은 약 1 mGy/h (~100 mrad/h)이다. (mGy와 mrad는 다음 장에서 소개한다. 지금은 이들이 방사선 흡수선량을 측정하기 위한 단위들이라는 것만 알면 충분하다.) 제동복사 생성 가능성은 베타 에너지가 증가할수록, 흡수재 원자번호가 증가할수록 커진다(식 5.12). 따라서 베타 차폐물은 실행 가능한 가장 낮은 원자번호 물질로 만든다. 실제로 원자번호가 13(알루미늄)보다 큰 베타 차폐물은 거의 사용되지 않는다. 베타 방사선에 의한 제동복사 위험을 예측하기 위해, 다음과 같이 실험적으로 결정된 관계식을 사용할 수 있다.

$$f_\beta = 3.5 \times 10^{-4} ZE_m, \tag{5.12}$$

여기서

f_β = 입사하는 베타 에너지가 광자로 전환되는 비율,
Z = 흡수재 원자번호, 그리고
E_m = 베타 입자 최대 에너지(MeV).

예제 5.5

(물리적으로) 매우 작은 ^{32}P 3.7 × 10^{10} Bq (1 Ci) 선원이, 어떠한 베타 입자도 외부로 빠져나가지 못할 만큼 두꺼운 납 차폐물 안에 있다. 이 선원으로부터 10 cm 떨어진 지점에서 제동복사 에너지속(energy flux)은 얼마인가?

풀이

납의 Z는 82이고 ^{32}P 베타 입자의 최대 에너지는 1.71 Mev이므로, 식 (5.12)로부터 베타 입자가 광자로 전환되는 비율을 구할 수 있다.

$$f = 3.5 \times 10^{-4} \cdot 82 \cdot 1.71 = 0.049$$

베타 입자의 평균 에너지는 최대 에너지의 약 1/3[†]이므로, 1 Ci 선원에서 방출되어 차폐물로 입사하는 베타 입자 에너지 E_β는 다음과 같다.

$$E_\beta\left(\frac{\text{MeV}}{\text{s}}\right) = \frac{1}{3}\frac{E_{\max}\,\text{MeV}}{\beta}\cdot 3.7\times 10^{10}\,\frac{\beta}{\text{s}}.$$

보건물리 목적상, 모든 제동복사 광자는 베타 입자의 최대 에너지 E_{max}을 갖는다고 가정한다. 3.7 × 10^{10} Bq (1 Ci) 방사능을 가진 베타 점선원으로부터 r cm 떨어진 곳에서 제동복사 광자의 광자속 ϕ는 다음과 같이 주어진다.

$$\phi = \frac{fE_\beta}{4\pi r^2 E_{\max}}$$

† ^{32}P에서 방출되는 베타 에너지의 실제 평균은 0.694 MeV이며, 이와 비교하여 최대 에너지의 1/3 경험칙에 의한 값은 0.57 MeV이다. 식 (5.12)는 예측식이므로, 경험칙을 흔히 사용한다.

$$\phi = \frac{0.049 \cdot \left(\frac{1}{3} \cdot 1.71 \frac{\text{MeV}}{\beta} \right) \cdot 3.7 \times 10^{10} \frac{\beta}{\text{s}}}{4\pi \cdot (10 \text{ cm})^2 \cdot 1.71 \frac{\text{MeV}}{\text{photon}}} = 4.8 \times 10^5 \frac{\text{photons/s}}{\text{cm}^2}. \tag{5.13}$$

X선 생성

큰 전위차로 가속된 단일 에너지 전자빔이 멈추면서 갑자기 감속될 때(X선관, 음극선관, 또는 클라이스트론 마이크로파 발생기의 경우와 같이), 전자빔 에너지 일부가 (식 5.14) X선으로 전환된다.

$$f_e = 1 \times 10^{-3} \cdot ZE, \tag{5.14}$$

여기서

f_e = X선으로 전환된 전자빔 에너지 비율,
Z = X선관 표적 또는 다른 장치에서 전자빔이 부딪치는 것의 원자번호,
E = X선관 또는 다른 장치에 걸린 전압(메가 볼트, MV). 전압 E는 전자가 표적을 때릴 때 eV로 표현되는 전자 운동에너지와 같다. 따라서 0.1 MV 전압으로 가속된 전자는 운동에너지 0.1 MeV (또는 100 keV)를 얻는다.

이것이 전통적인 진단, 산업 및 해석용 X선관(그림 5-8) 작동원리이다. 1913년 미국 물리학자 윌리엄 쿨리지(William D. Coolidge)는 이런 유형의 X선관을 발명하였다. 1937년 쿨리지 박사는 의학에 많은 공헌을 하여 취리히 대학으로부터 명예 의학박사 학위를 받았다. 쿨리지가 X선을 광범위하게 경험했음에도 불구하고 101살까지 살았다는 것은 흥미롭다.

보통 밀리암페어 수준의 전자빔은 음극을 가열하여 발생시킨다. 튜브에 인가된 수십에서 수백 킬로볼트 전위차를 이용하여 전자를 가속하여 전자의 운동에너지가 관에 인가된 전압과 수치상 같아지는 단일 에너지 빔을 만든다. 고속 전자는 양극에 설치된 원자번호가 큰 금속 표적에 의해 정지된다. 전자가 갑자기 멈출 때, 전자빔 운

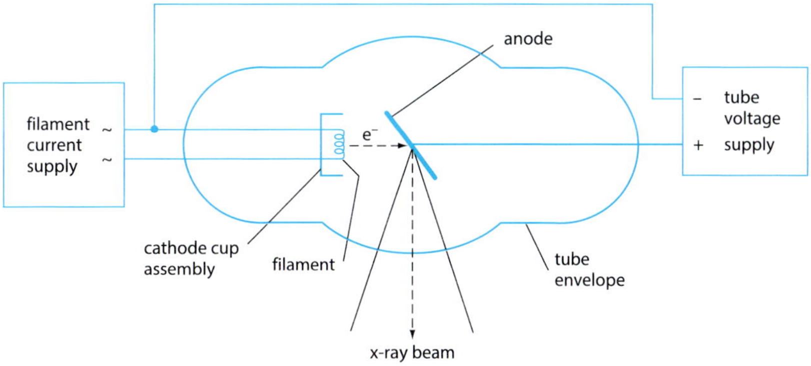

그림 5-8. X선관의 주요 부품들. (Reproduced, with permission, from Nowotny R. X-ray production. In: Dance DR, Christofides S, Madiment ADA, McLean ID, Ng KH, eds, Diagnostic Radiology Physics: A Handbook for Teachers and Students. Vienna: IAEA; 2014:89-115.)

동에너지 일부가 X선(제동복사)으로 전환된다. 전압이 수십 만 볼트 이하인 X선관에서, X선(광자)은 주로 전자빔 방향에 90° 각도로 방출된다. X선관을 둘러싼 방호 차폐물에 낸 구멍을 통해 유용한 X선 빔이 차폐된 관 밖으로 빠져나간다.

이렇게 생성된 X선은 갑자기 정지된 전자의 운동에너지와 같은 최대 에너지 값에 근접한 연속 에너지 분포를 가지며, 전자의 모든 운동에너지가 X선 광자로 전환된다. 전자가 표적에 의해 순간적으로 정지되면, 그의 모든 운동에너지가 X선 광자로 전환된다. 이는 관에 인가된 전압을 가진 최대 에너지 (또는 최단 파장) 광자를 의미한다. 그러나 어떠한 전자도 순간적으로 정지되지 않기 때문에 제한된 전자만이 최댓값을 가질 수 있다. 다른 전리와 여기 충돌로 인해 전자가 다른 속도로 감속된다는 사실 때문에, X선관에 인가된 고전압에 의해서만 결정되는 이론적 최대 에너지까지 연속적 에너지 분포가 생긴다(그림 5-9). X선관에 전파 정류되었으나 여과되지 않은 AC 전압을 건다면, 전압은 0부터 최대 전압까지 주기적으로 변한다. 대부분 전자가 최댓값보다 작으며 변하는 전압에 의해 가속되기 때문에, X선 에너지 분포는 낮은 에너지 쪽으로 치우치게 한다. 고도로 여과된 고전압 전원 공급은 관에 일정한 고전압을 발생시키고, 따라서 여과되지 않은 고전압 공급보다 "더 강력한(harder)", 즉 더 유효한 에너지 빔을 발생시킨다. 이 두 가지 전원 공급방식으로 생성된 X선들을 구분하기 위해, 첫 번째 전원을 kV_p (kV peak)라 부르고, 여과된 발생기에서 발생된 X선에 kV_{cp}(kV constant potential)라는 명칭을 단다.

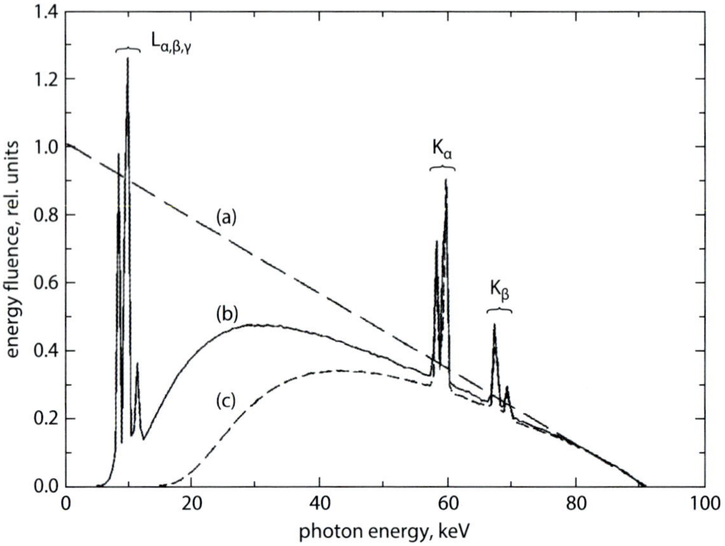

그림 5-9. (a) 텅스텐 양극에 대한 이상적인 제동복사 스펙트럼(관전압 90 kV); (b) 특성 X선을 포함하여, 빔 출구 포트에서 실제 스펙트럼(양극 각도 20도, 고유 여과 1 mm Be) 그리고 (c) 2.5 mm Al 등가물로 정류한 스펙트럼. (Reproduced, with permission, from Nowotny R. X-ray production. In: Dance DR, Christofides S, Madiment ADA, McLean ID, Ng KH, eds, Diagnostic Radiology Physics: A Handbook for Teachers and Students. Vienna: IAEA; 2014:89-115.)

이론적 최대 광자 에너지($hc/\lambda_{minimum}$)는 전자가 표적에 부딪쳤을 때 전자 운동에너지와 같고, 이는 결국 가속되기 전 전자 위치에너지 qV와 같다. 따라서 두에인-훈트 법칙(*Duane-Hunt law*)으로 알려진 인가전압과 최소 파장 간 관계는 다음과 같다.

$$qV = \frac{hc}{\lambda_m} \tag{5.15}$$

$$\lambda_m = \frac{6.6\times10^{-34}\,\mathrm{J\cdot s}\left(3.0\times10^{8}\,\dfrac{\mathrm{m}}{\mathrm{s}}\right)}{1.6\times10^{-19}\,\mathrm{C}\cdot\left(E\ \mathrm{eV}\right)}\cdot10^{10}\,\frac{\mathrm{\mathring{A}}}{\mathrm{m}}$$

$$\lambda_m = \frac{12{,}400}{E}\,\mathrm{\mathring{A}}. \tag{5.16}$$

예제 5.6

100 kV가 인가된 관에서 발생한 X선 스펙트럼의 최소 한계 파장을 계산하시오.

풀이

100 kV 전압이 인가된 관에서 발생한 X선 스펙트럼의 최소 한계 파장은 식 (5.16)으로 계산할 수 있다.

$$\lambda_m = \frac{12,400}{E} = \frac{12,400}{100,000 \text{ volts}} = 0.124 \text{Å}.$$

X선 장치의 전자빔 출력 P는 관에 인가된 고전압 V 볼트와 빔 전류 i 암페어의 곱으로 주어진다.

$$P \text{ (beam)} = V \cdot i. \tag{5.17}$$

X선으로 전환되는 빔 출력 비율은 ZV에 비례하므로, X선 빔 세기 I는 ZV와 Vi의 곱에 비례한다.

$$I \text{ (X-rays)} \propto (ZV \cdot Vi) \propto ZV^2 i. \tag{5.18}$$

식 (5.18)은 X선 세기가 빔 전류와 관에 인가된 고전압의 제곱에 비례하여 직접 변한다는 것을 보여주고 있다.

V 볼트로 가속된 전자 운동에너지는 eV (전자볼트) 단위의 에너지와 수치상으로 등가이다. 식 (5.16)을 광자의 파장과 전자볼트 단위 에너지 간 관계를 짓는 데 사용할 수 있다.

$$\lambda = \frac{12,400}{\text{eV}}. \tag{5.19}$$

예제 5.7

^{131}I에서 방출되는 0.364 MeV 광자의 파장을 계산하시오.

풀이

^{131}I에서 방출되는 0.364 MeV 광자의 파장은 다음과 같이 계산할 수 있다.

$$\lambda = \frac{12,400}{E} = \frac{12,400}{0.364 \times 10^6} = 0.0341\,\text{Å}$$

알파 입자(알파선)

비정-에너지 관계

알파 입자(알파선과 알파 입자는 동의어이고, 번갈아 사용할 수 있다)는 방사선 중 투과력이 가장 약하다. 방사성 물질에서 방출된 가장 에너지가 큰 알파 입자라 해도 공기 중에서 겨우 몇 cm만 이동할 수 있다. 반면 조직에서, 알파 방사선 비정은 몇 마이크론이다(1 μ = 10^{-4} cm). 알파 입자 비정(*range*)은 두 가지 다른 정의, 평균 비정

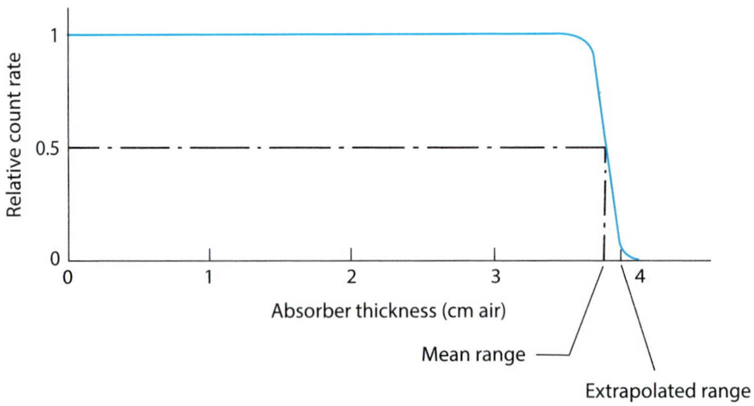

그림 5-10. 알파 입자 흡수 곡선.

(mean range)과 외삽 비정(extrapolated range)을 가질 수 있다. 이 두 가지 비정 간 차이는 알파 입자 흡수 곡선(그림 5-10)에서 볼 수 있다.

알파 입자는 본래 단일 에너지이므로, 알파 입자 흡수 곡선은 편평하다. 흡수재 두께를 증가시키면 흡수재를 통과하는 알파 입자 에너지를 감소만 시킬 뿐, 대략 비정에 도달할 때까지 알파 개수를 감소시키지는 않는다. 이 지점에서, 알파 입자 수가 급격하게 감소한다. 거의 곡선 끝에서, 흡수율은 요동(straggling), 즉 이온당 평균 에너지 손실의 통계적 분포와 흡수재 원자핵에 의한 산란이 결합된 효과에 의해 감소한다. 평균 비정은 가장 정확하게 결정될 수 있는 비정이며, 평균적인 알파 입자의 비정에 해당한다. 외삽 비정은 투과된 알파 입자 수를 0으로 하는 점까지 흡수 곡선을 외삽하여 구한다.

공기는 알파 입자의 비정-에너지 관계를 특정하기 위해 가장 일반적으로 사용되는 흡수 재질이다. 0℃, 760 mmHg 공기에서, 에너지가 2 MeV와 8 MeV 사이에 있는 알파 입자의 비정(cm 단위) R_a는 다음 실험식에 의해 근사 (10% 이내) 할 수 있다.

$$R_a = 0.322E^{3/2}. \tag{5.20}$$

원자질량수가 A이고 밀도가 ρ인 다른 매질에서 알파 입자 비정은 다음 관계로부터 계산할 수 있다.

$$R_a \cdot \rho_a \cdot (A_m)^{0.5} = R_m \cdot \rho_m \cdot (A_a)^{0.5}, \tag{5.21}$$

여기서

R_a와 R_m은 공기와 매질에서 비정(cm),
A_a와 A_m은 공기와 매질의 원자질량수, 그리고
ρ_a와 ρ_m은 공기와 매질의 밀도(g/cm^3).

예제 5.8

^{210}Po에서 방출되는 알파 입자를 정지시키기 위해 필요한 밀도 2.7 g/cm^{3}인 알루미늄 포일의 두께는 얼마인가?

풀이

^{210}Po 알파 입자의 에너지는 5.3 MeV이다. 식 (5.20)으로부터, 공기에서 알파 입자 비정은 다음과 같다.

$$R = 0.322 \cdot (5.3)^{3/2} = 3.93 \text{ cm}$$

아래 값을 식 (5.21)에 대입하면, 다음을 얻는다.

$$R_a = 3.93 \text{ cm},$$
$$A_m = 27,$$
$$A_a = (0.2 \cdot 16 + 0.8 \cdot 14),$$
$$\rho_m = 2.7 \text{ g/cm}^3,$$
$$\rho_a = 1.29 \times 10^{-3} \text{ g/cm}^3$$

$$R_m = \frac{R_a \cdot \rho_a \cdot (A_m)^{0.5}}{\rho_m \cdot (A_a)^{0.5}} = \frac{3.93 \text{ cm} \cdot \left(1.29 \times 10^{-3} \frac{\text{g}}{\text{cm}^3}\right) \cdot (27)^{0.5}}{2.7 \frac{\text{g}}{\text{cm}^3} \cdot (0.2 \cdot 16 + 0.8 \cdot 14)^{0.5}}$$
$$= 2.6 \times 10^{-3} \text{ cm}.$$

식 (5.1)로부터, 밀도 두께 단위의 5.3 MeV 알파 비정은 다음과 같다.

$$t_d = \rho \cdot t_1 = \left(2.7 \frac{\text{g}}{\text{cm}^3}\right) \cdot 2.6 \times 10^{-3} \text{ cm} = 7 \times 10^{-3} \frac{\text{g}}{\text{cm}^2}.$$

조직의 유효 원자 구성은 공기 구성과 크게 다르지 않기 때문에, 다음 관계를 사용하여 조직에서 알파 입자 비정을 계산할 수 있다.

$$R_a \cdot \rho_a = R_t \cdot \rho_t, \tag{5.22}$$

여기서

R_a와 R_t = 공기와 조직에서 비정, 그리고

ρ_a와 ρ_t = 공기와 조직의 밀도.

예제 5.9

조직에서 ^{210}Po 알파 입자 비정은 얼마인가?

풀이

예제 5.8에서 이 알파 입자의 공기 중 비정은 3.93 cm임을 알 수 있었다. 조직 밀도가 1이라고 가정하면, 식 (5.22)로부터 조직에서 비정은 다음과 같다.

$$R_t = \frac{R_a \cdot \rho_a}{\rho_t} = \frac{3.93\ \text{cm} \cdot 1.29 \times 10^{-3}\ \frac{\text{g}}{\text{cm}^3}}{1\frac{\text{g}}{\text{cm}^3}} = 5.1 \times 10^{-3}\ \text{cm}.$$

에너지 전달

보건물리에서 중요하다고 여기는 알파 입자의 주요 에너지 손실 메커니즘은 흡수 재질 속 전자와 충돌이다. 이 상호작용으로 인해 흡수재 원자의 전자적 여기와 전리가 발생한다.

무거운 전리 입자와 흡수 재질 속 궤도전자 간 충돌 과정 중, 전리 입자에서 궤도전자로 전달되는 에너지는 다음과 같이 주어진다.

$$\Delta E = \frac{2\left(9 \times 10^9 \cdot Q \cdot q\right)^2}{ma^2v^2}, \tag{5.23}$$

여기서

Q = 전리 입자의 전하량,
q = 전자의 전하량,
m = 전자 질량, 그리고
a = 전리 입자와 전자 간 가장 근접한 거리[충돌 파라미터(*impact parameter*)라고 함]
v = 전리 입자의 속도.

예제 5.10

O_2 분자의 최초 이온화 퍼텐셜은 12.07 eV이다. ^{210}Po에서 방출된 5.3 MeV 알파 입자가 O_2 분자의 최외각 전자로부터 0.2Å 떨어져 통과한다.

(a) 알파 입자에서 전자로 에너지가 얼마나 전달되는가?

(b) 이 에너지 양이 이온화 퍼텐셜을 초과했을 때, 방출된 전자의 운동에너지는 얼마인가?

풀이

(a) 식 (5.23)을 이용하여 전달된 에너지를 계산한다. 첫째, 식 (5.23)에 대입할 v^2을 계산한다. 알파 입자 에너지가 5.3 MeV이면 상대성 효과가 미미하다. 따라서 뉴턴의 운동에너지 식(식 2.7)을 사용할 수 있다.

$$E_k = \frac{1}{2}mv^2.$$

v^2에 대해 풀면, 다음 식을 얻는다.

$$v^2 = \frac{2E_k}{m_\alpha} = \frac{2\cdot(5.3\ \text{MeV})\cdot 1.6\times10^{-13}\ \frac{\text{J}}{\text{MeV}}}{6.64\times10^{-27}\ \text{kg}} = 2.55\times10^{14}\left(\frac{\text{m}}{\text{s}}\right)^2.$$

알파 입자에 대해, $Q = 2q$, 따라서,

$$\Delta E_\alpha = \frac{2\left(9\times10^9\cdot 2q^2\right)^2}{ma^2v^2} = \frac{2\left(81\times10^{18}\cdot 4q^4\right)}{ma^2v^2} = \frac{6.48\times10^{20}\cdot q^4}{ma^2v^2}. \tag{5.24}$$

m, a, 그리고 v^2에 대해 적절한 값을 식 (5.24)에 대입하면, 다음 식을 얻는다.

$$\Delta E_{5.3\text{ MeV}}\,\alpha = \frac{6.48\times10^{20}\cdot\left(1.6\times10^{-19}\,\text{C}\right)^4}{9.11\times10^{-31}\,\text{kg}\cdot\left(2\times10^{-11}\,\text{m}\right)^2\cdot 2.55\times10^{14}\left(\dfrac{\text{m}^2}{\text{s}^2}\right)}$$
$$= 4.57\times10^{-18}\,\text{J}.$$

4.57×10^{-18} J을 전자볼트로 환산하면, 다음 식을 얻는다.

$$\Delta E_{5.3\text{ MeV}}\,\alpha = \frac{4.57\times10^{-18}\,\text{J}}{1.6\times10^{-19}\,\dfrac{\text{J}}{\text{eV}}} = 28.56\text{ eV}.$$

(b) $E_{\text{k,electron}} = \Delta E - \phi = 28.56\text{ eV} - 12.07\text{ eV} = 16.49\text{ eV}.$

공기나 연조직을 통과할 때, 알파 입자는 자신이 만든 이온쌍 하나당 평균 35.5 eV를 잃는다. 알파 입자의 비전리는 공기 중에서 센티미터당 이온쌍 수만 개 수준으로 매우 크다. 이는 알파 입자의 큰 전하량과 큰 질량으로 인한 상대적으로 느린 속도 때문이다. 느린 속도 때문에 알파 입자 전기장과 알파 입자가 지나는 매질 원자의 궤도전자 간 상호작용 시간이 길고, 따라서 알파 입자가 충돌 원자를 전리시키는 데 충분한 에너지를 전달할 수 있다. 알파 입자가 잇따라 충돌하여 감속되면서, 알파 입자와 전자의 전기장이 상호작용할 수 있는 시간이 더 길어지고, 이에 따라 충돌당 더 큰 에너지 전달이 가능하기 때문에 알파 입자의 비전리는 증가한다. 이처럼 전리 밀도가 증가하면서, 그림 5-11에서 보는 것처럼, 알파 입자 비정 거의 끝부분에서 최대 비전리가 일어난다. 이 최댓값을, 1900년대 초 방사능을 연구한 영국 물리학자 윌리엄 헨리 브래그(William Henry Bragg)경의 이름을 따서, 브래그 피크(*Bragg peak*)라고 부른다.

비정 거의 끝 무렵 브래그 피크에 도달할 때까지, 알파 입자가 감속되면서 에너지 손실률은 점점 커진다. 큰 질량에 의한 관성 때문에, 알파 입자는 충돌 과정 중 거의 탈선되지 않고 사실상 일직선으로 이동한다. 따라서 알파 입자의 평균 에너지 손실률은 다음과 같이 계산한다.

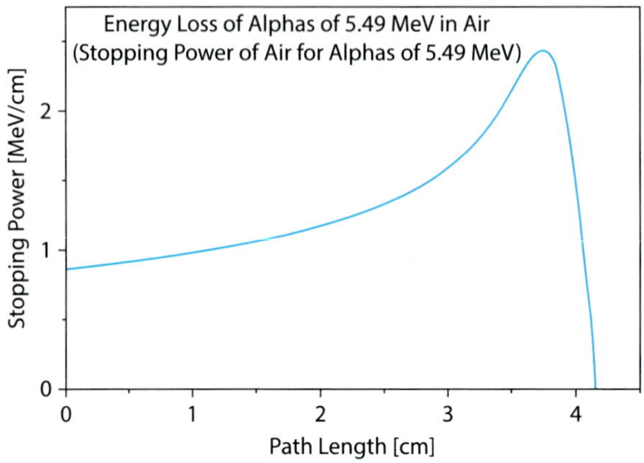

그림 5-11. 표준 공기에서 알파 입자 비정 끝까지 남은 거리의 함수로서 ^{210}Po 알파 입자의 비전리. (Source: PhysicsOpenLab.org. Gold Leaf Thickness with Alpha Spectrometry. Accessed 2017 Feb 6. http://physicsopenlab.org/2016/11/06/gold-leaf-thickness-with-alpha-spectrum/)

$$\frac{d\bar{E}}{dR} = \frac{\text{Kinetic energy}}{\text{Range}}. \tag{5.25}$$

^{210}Po 알파 입자에 대한 공기의 질량저지능(mass stopping power)은 식 (5.9)에 따라 다음과 같이 주어진다.

$$S(\text{air}) = \frac{d\bar{E}\,/\,dR}{\rho(\text{air})} = \frac{1.35\ \text{MeV/cm}}{1.29 \times 10^{-3}\,\text{g/cm}^3} = 1.05 \times 10^3\,\frac{\text{MeV}}{\text{g/cm}^2}.$$

알파 입자에 대한 상대질량저지능은 전자와 베타 입자에 대한 것(식 5.11)과 마찬가지로 정의할 수 있다. 예제 5.9에서, 조직에서 5.3 MeV 알파 입자 비정은 5.1 × 10^{-3} cm이다. 따라서 조직에서 이 알파입자의 평균 에너지손실률은 다음과 같다.

$$\frac{d\bar{E}}{dR}(\text{tissue}) = \frac{5.3\ \text{MeV}}{5.1 \times 10^{-3}\,\text{cm}} = 1.04 \times 10^3\,\frac{\text{MeV}}{\text{cm}},$$

그리고 이 알파 입자의 질량저지능 S는 다음과 같다.

$$S(\text{tissue}) = \frac{d\bar{E}/dR}{\rho} = \frac{1.04 \times 10^3\,\dfrac{\text{MeV}}{\text{cm}}}{1\ \text{g/cm}^3} = 1.04 \times 10^3\,\frac{\text{MeV}}{\text{g/cm}^2}.$$

식 (5.11)을 이용하여 5.3 MeV 알파 입자에 대한 조직의 상대 저지능을 계산할 수 있다.

$$\rho_t = \frac{S_{tissue}}{S_{air}} = \frac{1.04\times10^3 \dfrac{\text{MeV}}{\text{g/cm}^2}}{1.04\times10^3 \dfrac{\text{MeV}}{\text{g/cm}^2}} = 1.$$

감마선

지수함수적 흡수

어떤 흡수재에 의한 감마 방사선(광자) 감쇠(attenuation)는 알파나 베타 방사선 감쇠와는 질적으로 다르다. 두 입자 방사선은 물질 내에서 한정된 비정을 갖고 있어 완전히 정지시킬 수 있지만, 감마 방사선은 흡수재 두께를 늘려서 그 세기를 감소시킬 수만 있다. 감마선을 완전히 흡수할 수 없다. 그림 5-12에서 보는 것처럼, 좋은 기하학 구조(*good geometry*) 조건, 즉 잘 조준된 좁은 빔(well-collimated, narrow beam)을 이용하여 감마선 감쇠를 측정하고 그 데이터를 세미로그 종이에 그린다면, 단일 에너지 감마선인 경우, 그림 5-13에서와 같은 직선을 얻을 수 있다. 감마선 빔이 다색이라면, 그림 5-13의 점선과 같은 곡선을 얻는다. 그림 5-13 곡선에 대한 식은 다음과 같다.

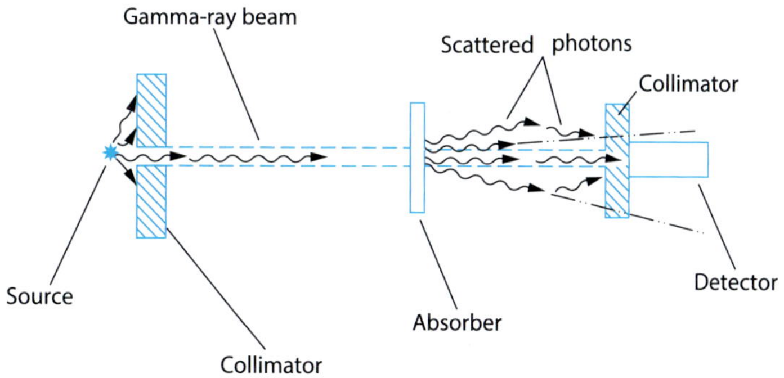

그림 5-12. 좋은 기하학적 구조 조건에서 감마선 감쇠 측정. 이상적으로, 빔은 잘 조준되고, 선원은 가능한 검출기로부터 멀리 둔다. 흡수재는 선원과 검출기 사이에 두며, 흡수재에 의해 산란된 광자의 2차 산란 가능성이 무시될 정도로 얇아야 한다. 그리고 검출기 주변에 산란 물질이 없어야 한다.

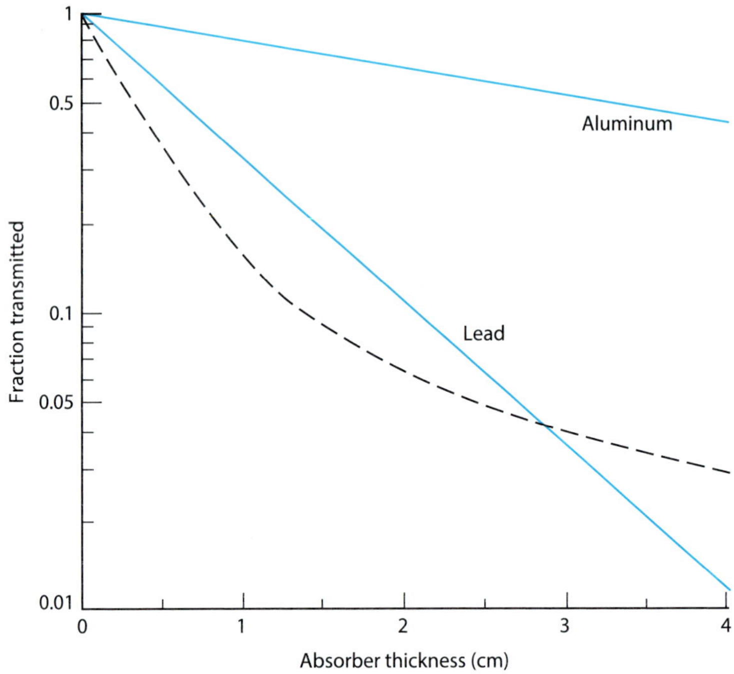

그림 5-13. 좋은 기하학적 구조 조건에서 감마선의 감쇠. 실선은 0.662-MeV (단일 에너지) 감마선에 대한 감쇠 곡선이다. 점선은 다색 빔에 대한 감쇠 곡선이다.

$$\ln I = -\mu x + \ln I_0 \tag{5.26a}$$

즉,

$$\ln \frac{I}{I_0} = -\mu x. \tag{5.26b}$$

식 (5.26b) 양변에 로그 역함수를 취하면, 다음 식을 얻는다.

$$\frac{I}{I_0} = e^{-\mu x} \tag{5.27}$$

여기서

I_0 = 흡수재 두께 0일 때 감마선 세기,

x = 흡수재 두께,

I = 두께 x인 흡수재를 투과한 감마선 세기,

e = 자연로그의 밑, 그리고

μ = 흡수곡선 기울기 = 감쇠계수(attenuation coefficient).

지수 방정식의 지수는 무차원수이어야 하므로, μ와 x의 차원은 서로 역수여야 한다. 즉, 흡수재 두께를 센티미터로 측정한다면, 감쇠계수는 선형 감쇠계수(*linear attenuation coefficient*) μ_l라고 부르고 "센티미터당(per centimeter)"의 차원을 가져야 한다. x가 g/cm^2 단위라면, 흡수계수를 질량 감쇠계수(*mass attenuation coefficient*) μ_m라 부르고 g/cm^2 당(per g/cm^2) 또는 cm^2/g의 차원을 가져야 한다. 밀도가 ρ g/cm^{3}인 물질에 대해 μ_l과 μ_m 간 관계는 다음 식으로 주어진다.

$$\mu_l \ \mathrm{cm}^{-1} = \mu_m \frac{\mathrm{cm}^2}{\mathrm{g}} \cdot \rho \frac{\mathrm{g}}{\mathrm{cm}^3}. \tag{5.28}$$

감쇠계수(*attenuation coefficient*)는 아래 식과 같이 흡수재 단위 두께당 감마선 빔 세기의 감소율 또는 감쇠로 정의한다.

$$\underset{\Delta x \to 0}{\mathrm{limit}} \frac{\Delta I / I}{\Delta x} = -\mu \tag{5.29}$$

여기서 $\Delta I/I$는 두께 Δx인 흡수재에 의해 감쇠된 감마선의 비이다. 따라서 정의된 감쇠계수를 때때로 총 감쇠계수(*total attenuation coefficient*)라고 부른다. 여러 가지 물질에 대한 감쇠계수 값을 표 5-3에 정리하였다.

어떤 목적으로는 원자 감쇠계수(*atomic attenuation coefficient*) μ_a을 사용하는 것이 유용하다. 원자 감쇠계수는 단일 원자에 의해 감쇠되는 입사 감마선 빔의 비이다. 이를 달리 말하면, 원자 감쇠계수는 흡수재 원자 하나가 빔에 있는 광자 하나와 상호작용할 확률이다. 원자 감쇠계수는 다음 식으로 정의한다.

$$\mu_a \ \mathrm{cm}^2 = \frac{\mu_l \dfrac{1}{\mathrm{cm}}}{N \dfrac{\mathrm{atoms}}{\mathrm{cm}^3}}, \tag{5.30}$$

여기서 N은 cm^3 당 흡수재 원자 수이다. μ_a의 차원은 cm^2, 즉 면적 단위이다. 이때

표 5-3 선형 감쇠계수, cm^{-1}

		광자 에너지 (MeV)															
	ρ(g/cm^3)	0.1	0.15	0.2	0.3	0.5	0.6	0.8	1.0	1.25	1.5	2.0	3.0	4.0	5.0	8.0	10.0
Al	2.7	0.460	0.372	0.330	0.281	0.228	0.211	0.185	0.166	0.148	0.135	0.117	0.096	0.084	0.077	0.066	0.063
C	2.26	0.342	0.304	0.278	0.241	0.197	0.182	0.160	0.144	0.129	0.117	0.100	0.081	0.069	0.061	0.049	0.044
Fe	7.87	2.925	1.546	1.449	0.865	0.662	0.606	0.527	0.472	0.421	0.384	0.336	0.285	0.261	0.248	0.235	0.236
Cu	8.96	4.107	1.986	1.397	1.003	0.749	0.683	0.592	0.529	0.471	0.430	0.377	0.322	0.297	0.285	0.275	0.278
Pb	11.34	62.926	22.839	11.323	4.571	1.830	1.415	1.006	0.805	0.666	0.592	0.522	0.480	0.476	0.484	0.530	0.564
H_2O	1	0.171	0.151	0.137	0.119	0.097	0.090	0.079	0.071	0.063	0.058	0.049	0.040	0.034	0.030	0.024	0.022
Concrete[a]	2.3	0.400	0.330	0.295	0.252	0.205	0.189	0.166	0.149	0.134	0.122	0.105	0.085	0.074	0.067	0.056	0.052
Air[b]	1.205×10^{-3}	1.857×10^{-4}	1.634×10^{-4}	1.486×10^{-4}	1.286×10^{-4}	1.151×10^{-4}	9.706×10^{-5}	8.524×10^{-5}	7.661×10^{-5}	6.853×10^{-5}	6.236×10^{-5}	5.359×10^{-5}	4.315×10^{-5}	3.710×10^{-5}	3.315×10^{-5}	2.681×10^{-5}	2.464×10^{-5}

[a] 일반 콘크리트는 다음 성분을 갖는다: (Z/A) 0.50932; 평균 여기 에너지 124.5 eV; 무게에 따른 Z 비율 - 1: 0.022100, 6: 0.0022100, 8: 0.574930, 11: 0.015208, 12: 0.001266, 13: 0.019953, 14: 0.304627, 19: 0.010045, 20: 0.042951, 26: 0.006435

[b] 건조한 공기(거의 해수면)는 다음 성분을 갖는다: (Z/A) 0.49919; 평균 여기 에너지, 85.7 eV; 무게에 따른 Z 비 = 6: 0.000124, 7: 0.755268, 8: 0.231781, 18: 0.012827. 질량 감쇠계수는 부록 A를 참조하시오.

출처: Data from Tables of X-Ray Attenuation Coefficients and Mass Energy-Absorption Coefficients and Mass Energy-Absorption Coefficients from 1 keV to 20 MeV for Elements Z = 1 to 92 and 48 Additional Substances of Dosimetric Interest. J. H. Hubbell and S. M. Seltzer, Radiation Physics Division, PML, NIST, 1996. http://www.nist.gov/pml

문에, 원자 감쇠계수는 거의 항상 흡수재 단면적(*cross section*)이라고 말한다. 단면적을 표시하는 단위는 반(*barn*, b)이다. $1\text{b} = 10^{-24}\ \text{cm}^2$

원자 감쇠계수는 미시단면적(*microscopic cross section*)이라고도 하고, 기호로는 σ을 쓴다. 반면 선형 감쇠계수는 거시단면적(*macroscopic cross section*)이라 부르고, 기호로는 Σ을 쓴다. 중성자를 다룰 때 이 명칭을 거의 항상 사용한다. 따라서 식 (5.30)을 다음과 같이 쓸 수 있다.

$$\sum \text{cm}^{-1} = \sigma \frac{\text{cm}^2}{\text{atom}} \cdot N \frac{\text{atoms}}{\text{cm}^3}. \tag{5.31}$$

식 (5.31)에서 주어진 관계를 이용하여, 식 (5.27)을 다음과 같이 쓸 수 있다.

$$\frac{I}{I_0} = e^{-\mu_l x} = e^{-\sigma N x}. \tag{5.32}$$

여러 가지 물질의 혼합체나 합금에 대한 선형 감쇠계수는 다음과 같이 정해진다.

$$\mu_1 = \mu_{a1} \cdot N_1 + \mu_{a2} \cdot N_2 + \cdots = \sum_{n=1}^{n} \mu_{an} \cdot N_n, \tag{5.33}$$

여기서

μ_n = n번째 원소의 원자 감쇠계수 그리고
N_n = n번째 원소의 cm^3 당 원자의 개수.

많은 원소와 넓은 광자 에너지 범위에 대해 μ_a 값들이 공개돼 왔다.[2] 원자 단면적과 식 (5.33)의 도움을 받아, 여러 가지 다른 원소가 포함된 화합물이나 합금의 감쇠계수를 계산할 수 있다.

2 J. H. Hubbell and S. M. Seltzer, Tables of X-Ray Attenuation Coefficients and Mass Energy-Absorption Coefficients and Mass Energy-Absorption Coefficients from 1 keV to 20 MeV for Elements Z = 1 to 92 and 48 Additional Substances of Dosimetric Interest. NIST, 1996. http://www.nist.gov/pml/data/xraycoef/.

예제 5.11

질량비 기준으로 90% Cu(원자질량 = 63.57)와 10% Al(원자질량 = 26.98)을 포함한 합금인 알루미늄 청동의 비중은 7.6 g/cm^{3}이다. 0.4 MeV 감마선에 대한 Cu와 Al 단면적이 9.933b과 4.156 b이라고 한다면, 이 감마선에 대한 선형 및 질량 감쇠계수는 얼마인가?

풀이

식 (5.33)으로부터, 알루미늄 청동에 대한 선형 감쇠계수는 다음과 같다.

$$\mu_1 = (\mu_a)_{Cu} \cdot N_{Cu} + (\mu_a)_{Al} \cdot N_{Al}$$

이 합금의 cm^3 당 Cu 원자 수는 다음과 같다.

$$N_{Cu} = \frac{6.02 \times 10^{23}\ \frac{\text{atoms}}{\text{mol}}}{63.57\ \frac{\text{g}}{\text{mol}}} \cdot (7.6 \cdot 0.9)\frac{\text{g}}{\text{cm}^3} = 6.5 \times 10^{22}\ \frac{\text{atoms}}{\text{cm}^3}$$

Al의 원자 수는 다음과 같이 정해진다.

$$N_{Al} = \frac{6.02 \times 10^{23}\ \frac{\text{atoms}}{\text{mol}}}{27\frac{\text{g}}{\text{mol}}} \cdot (7.6 \cdot 0.1)\frac{\text{g}}{\text{cm}^3} = 1.7 \times 10^{22}\ \frac{\text{atoms}}{\text{cm}^3}.$$

따라서 선형 감쇠계수는 다음과 같다.

$$\mu_1 = \left[9.933 \times 10^{-24}\ \frac{\text{cm}^2}{\text{atom}} \cdot 6.5 \times 10^{22}\ \frac{\text{atoms}}{\text{cm}^3}\right] + \left[4.156 \times 10^{-24}\ \frac{\text{cm}^2}{\text{atom}} \cdot 1.7 \times 10^{22}\ \frac{\text{atoms}}{\text{cm}^3}\right]$$

$$\mu_1 = 0.716\ \text{cm}^{-1}.$$

식 (5.28)로부터, 질량 감쇠계수를 구하면, 다음과 같다.

$$\mu_m = \frac{\mu_1}{\rho} = \frac{0.716\frac{1}{cm}}{7.6\frac{g}{cm^3}} = 0.094\frac{cm^2}{g}.$$

그림 5-14에서 보는 것처럼, 물질의 감쇠 특성은 흡수재 원자번호와 감마선 에너지에 따라 규칙적으로 변한다. 그러나 콤프턴 효과(이 효과는 다음에 더 자세히 다루기로 한다)가 지배적인 영역에서, 질량 감쇠계수는 흡수재 원자번호에 거의 독립적이라는 것을 주목해야 한다(그림 5-14).

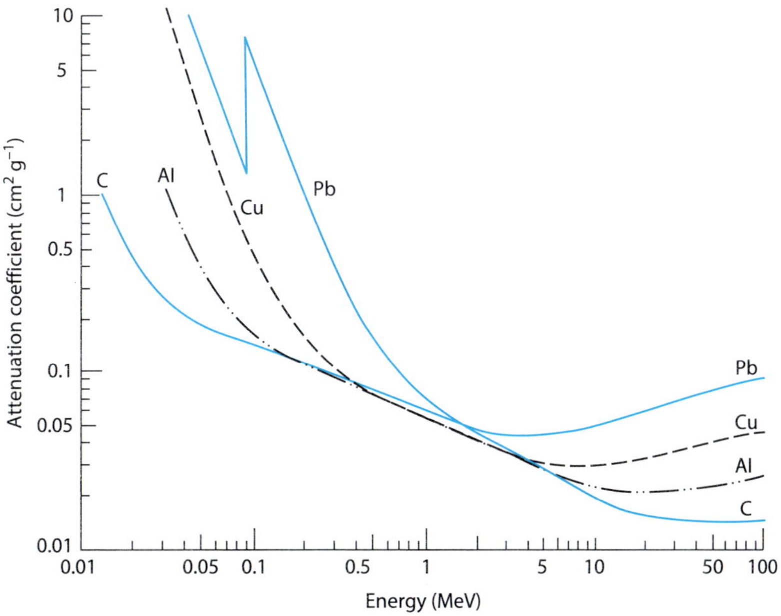

그림 5-14. 흡수재 원자번호와 광자 에너지에 따른 감쇠계수의 체계적 변화를 보여주는 곡선.

예제 5.12

(a) 0.1 MeV 감마선 좁은 빔의 10%를 통과시키는 Al과 Pb 두께를 계산하시오.

풀이

표 5-3으로부터, Al에 대한 μ_l은 0.460 cm^{-1}이고, Pb에 대한 μ_l은 62.926 cm^{-1}이다. 식 (5.27)로부터, Al에 대해 다음 식을 얻는다.

$$\frac{I}{I_0} = e^{-\mu x} = \frac{1}{10} = e^{-\left(0.460 \text{ cm}^{-1}\right)\left(x \text{ cm}\right)}$$
$$\ln 10 = 0.460\, x$$
$$x = \frac{\ln 10}{0.460} = \frac{2.3}{0.460} = 5.0 \text{ cm Al.}$$

이와 비슷하게, Pb에 대해 다음 식을 얻는다.

$$\frac{1}{10} = e^{-\left(62.926 \text{ cm}^{-1}\right)\left(x \text{ cm}\right)}$$
$$x = \frac{2.3}{62.926 \text{ cm}^{-1}} = 0.04 \text{ cm Pb.}$$

(b) Al에 대한 μ_l = 0.166 cm^{-1}, Pb에 대한 μ_l = 0.805 cm^{-1}이라고 할 때, 1.0 MeV 감마선에 대해 문제(a)를 푸시오.

풀이

Al에 대해, 다음 식을 얻는다.

$$\frac{1}{10} = e^{-\left(0.166 \text{ cm}^{-1}\right)\left(x \text{ cm}\right)}$$
$$x = 13.9 \text{ cm Al}$$

Pb에 대해,

$$\frac{1}{10} = e^{-\left(0.805 \text{ cm}^{-1}\right)\left(x \text{ cm}\right)}$$
$$x = 2.9 \text{ cm Pb.}$$

(c) 위의 두 예제에 대해 Al과 Pb의 밀도 두께를 비교하시오.

풀이

식 (5.1)로부터 0.1 MeV 광자의 경우, Al과 Pb의 밀도 두께는 다음과 같다.

$$x_d(\mathrm{Al}) = 2.7\frac{\mathrm{g}}{\mathrm{cm}^3}\cdot 5.0\ \mathrm{cm} = 13.5\frac{\mathrm{g}}{\mathrm{cm}^2}\ \mathrm{and}$$
$$x_d(\mathrm{Pb}) = 11.34\frac{\mathrm{g}}{\mathrm{cm}^3}\cdot 0.04\ \mathrm{cm} = 0.45\frac{\mathrm{g}}{\mathrm{cm}^2}.$$

1.0 MeV 광자의 경우, Al과 Pb의 밀도 두께는 다음과 같다.

$$x_d(\mathrm{Al}) = 2.7\frac{\mathrm{g}}{\mathrm{cm}^3}\cdot 13.9\ \mathrm{cm} = 37.5\frac{\mathrm{g}}{\mathrm{cm}^2}\ \mathrm{and}$$
$$x_d(\mathrm{Pb}) = 11.34\frac{\mathrm{g}}{\mathrm{cm}^3}\cdot 2.9\ \mathrm{cm} = 32.9\frac{\mathrm{g}}{\mathrm{cm}^2}.$$

예제 5.12는 고에너지 감마선에 대해, 질량에 근거하여, Pb가 조금 더 나은 흡수재라는 것을 보여주고 있다. 반면, 저에너지 감마선에 대해, Pb가 Al보다 훨씬 더 나은 흡수재이다. 일반적으로, 약 0.75와 5 MeV 사이 에너지에 대해, 질량에 근거하여, 거의 모든 물질이 거의 동일한 감마선 감쇠 특성을 갖고 있다. 따라서 이 에너지 영역에서 첫 번째 근사로서, 차폐 성질은 차폐물질 밀도에 대략 비례한다. 이 영역보다 더 낮거나 더 높은 에너지에 대해서는 원자번호가 큰 흡수재가 원자번호가 작은 흡수재보다 더 효과적이다. 이 거동을 이해하기 위해, 감마선과 물질 간 상호작용에 대한 미시적 메커니즘을 살펴봐야만 한다.

반가층 및 1/10가층

반가층(half value layer, HVL)은 방사선 준위를 1/2, 즉 최초 준위의 절반으로 감소시키는 차폐물이나 흡수재 두께로 정의된다. (HVL을 반감두께(*half value thickness*)라고도 부른다.) 차폐물질의 HVL과 그 물질 감쇠계수 간 관계는 어떤 핵종의 반감기와 붕괴율 상수 간 관계와 유사하다. 좋은 기하학적 구조 조건에서, 빔 세기를 1/2로 줄이는 데 필요한 차폐 두께는 식 (5.27)로부터 다음과 같이 구할 수 있다.

$$\frac{I}{I_0} = \frac{1}{2} = e^{-\mu x}$$

$$\ln \frac{1}{2} = -0.693 = -\mu x_{1/2}$$

$$x_{1/2} = \frac{0.693}{\mu} = \text{HVL}. \tag{5.34}$$

차폐 두께를 계산할 때, 방사선을 원하는 준위까지 줄이는 데 필요한 HVL 수를 결정하는 것이 편할 수 있다. 예를 들어, 방사선 준위를 최초 준위의 1/10까지 줄이기 위해, 3 HVLs (이는 준위를 $1/2^3 = 1/8$까지 줄이는 두께이다)과 4 HVLs (이는 준위를 $1/2^4 = 1/16$까지 줄이는 두께이다) 사이의 두께가 필요하다. 일반적으로, 빔 준위를 I_0에서 I까지 줄이는 데 필요한 HVLs 수(n)는 다음과 같이 주어진다.

$$\frac{I}{I_0} = \frac{1}{2^n}. \tag{5.35}$$

예제 5.12에서처럼, 식 (5.35)를 이용하여, 감마선 빔 준위를 10%까지 줄이기 위한 HVLs 수를 구하면 다음과 같다.

$$\frac{I}{I_0} = \frac{1}{10} = \frac{1}{2^n}$$

$$n = 3.3 \text{ HVLs}.$$

$\mu_1 = 0.166 \text{ cm}^{-1}$인 1 MeV 감마선에 대해,

$$\text{HVL} = \frac{0.693}{\mu_1} = \frac{0.693}{0.166 \text{ cm}^{-1}} = 4.17 \text{ cm Al}.$$

따라서

$$\text{차폐 두께} = 3.3 \text{ HVL} \cdot 4.17 \frac{\text{cm Al}}{\text{HVL}} = 13.8 \text{ cm Al}.$$

앞선 예제에서처럼, 방사선 빔을 그 방사선 준위의 10%까지 감쇠하는 차폐를 1/10 가층(*tenth value layer*)이라 부르고, TVL이라고 표기한다. HVLs과 TVLs 개념은 차

폐 설계에서 널리 사용된다. 표 10.7은 여러 가지 에너지 X선에 대한 일반 콘크리트, 강철과 납의 TVLs을 열거하고 있다.

상호작용 메커니즘

방사선방호 목적으로, 감마선 상호작용에 대한 네 가지 주요 메커니즘을 중요한 것으로 간주한다. 이 중 두 가지, 광전 흡수(photoelectric absorption)와 콤프턴 산란(Compton scattering)은 흡수재 궤도전자와만 관련 있으며, 광자의 양자 에너지가 두 개 전자 정지질량의 에너지 등가량 1.02 MeV를 크게 초과하지 않는 경우에 지배적이다. 고에너지 광자인 경우, 전자기 에너지가 질량으로 직접 전환되는 쌍생성(pari production)이 일어난다. 이 세 가지 감마선 상호작용 메커니즘은 흡수재로부터 전자를 방출시킨다. $E \gg 2m_0c^2$인 초고에너지 광자는 흡수재 원자의 원자핵에 흡수될 수 있으며, 이 광자는 여기 원자핵으로부터 다른 방사선 방출을 야기하는 광핵 반응(photonuclear reaction)을 일으킨다.

쌍생성

에너지가 1.02 MeV를 초과하는 광자는 원자핵 근처를 지나가면서 순간적으로 사라지고, 그림 5-15에 그려진 것처럼, 그 에너지가 양전자 하나와 전자 하나로 다시 나타날 수 있다. 이 두 입자 각각은 질량 m_0c^2, 즉 0.51 MeV를 갖고, 이 두 입자의 총 운동에너지는 $E_\gamma - 2m_0c^2$와 거의 같게 된다. 이러한 에너지에서 질량으로의 변환은 운동량 보존을 위해 원자핵 같은 입자 근처에서 일어나야만 한다. 실제로, 전자쌍 질량을 제공하는 데 필요한 양을 초과하는 모든 광자 에너지는 그 전자쌍의 운동에너지로 나타난다. 이와 동일한 현상이 전자 주변에서도 발생할 수 있으나, 원자핵 근처에서 발생할 확률이 훨씬 더 크다. 뿐만 아니라, 전자 근처에서 쌍생성이 일어나기 위한 문턱 값은 $4m_0c^2$이다. 운동량 보존을 위해, 새로 만들어지는 입자와 동일한 질량을 가진 반동 전자가 매우 빠른 속도로 뒤로 튕겨 나가야 하기 때문에 더 큰 문턱 에너지가 필요하다. 양전자-전자쌍 생성확률, 즉 단면적은 $Z^2 + Z$에 대략적으로 비례하며, 따라서 흡수재 원자번호가 증가할수록 점점 더 중요해진다. 1.02 MeV 문턱 값과 약 5 MeV 사이 에너지 구간에서, 에너지가 증가할수록 단면적은 천천히 증가한

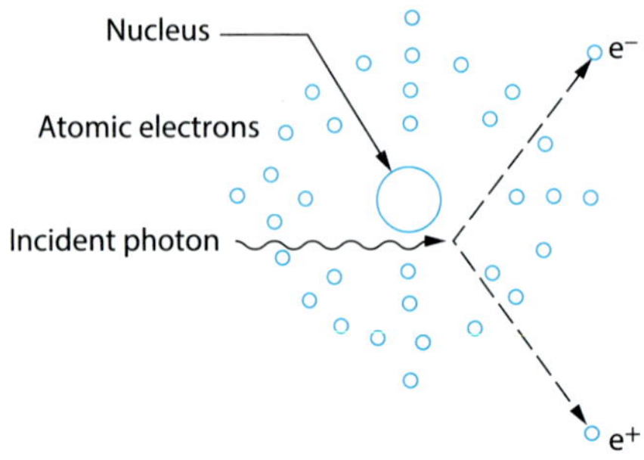

그림 5-15. 쌍생성에 대한 개략도. 일반적으로 양전자-전자쌍은 (광자의 방향에 대해) 전방으로 운동한다. 전방으로 향하는 정도는 광자 에너지가 증가할수록 커진다.

다. 이보다 더 큰 에너지에 대해, 단면적은 광자 에너지의 로그 값에 비례한다. 1.02 MeV 문턱 값 이상에서 에너지가 증가할수록 단면적이 커지는 것은, 그림 5-14에서 보는 것처럼, 고에너지 광자에 대한 감쇠 계수가 증가하는 이유가 된다. 계수 각각에 대한 곡선이 최솟값을 갖는다는 것을 주목하자. 납의 경우, 최소 감쇠는 3 MeV 광자(감마선)에 대한 것이다.

전자쌍 하나가 생성된 후, 양전자와 전자는 (광자의 방향에 대해) 전방으로 운동을 하고, 다른 고에너지 전자와 같이, 자신들의 운동에너지를 여기, 전리 및 제동복사에 의해 잃게 된다. 양전자가 모든 운동에너지를 다 소비했을 때, 그 양전자는 전자와 결합하여 두 입자 질량이 각각 0.51 MeV인 광자 두 개, 소멸(*annihilation*) 방사선 형태로 전환된다. 따라서 10 MeV 광자는 납 흡수재를 지나며, 각 입자가 운동에너지 4 Me를 갖는 양전자-전자쌍으로 전환될 수 있다. 그 다음 이 운동에너지는 베타 입자와 마찬가지로 방산된다. 그 후 양전자는 흡수재 전자와 결합하여 소멸되면서, 흡수재로부터 0.51 Mev 광자 두 개가 방출된다(또는 콤프턴 산란이나 광전 흡수를 겪을 수 있다). 이 경우 쌍생성 상호작용의 순효과는 10 Mev 광자 하나가 각각 0.51 MeV인 광자 두 개로 전환하고 8.98 MeV 에너지를 방산하는 것이다.

콤프턴 산란

콤프턴 산란은 그림 5-16에서처럼, 광자와 "자유" 전자 (원자에 대한 결합에너지가 광자의 에너지보다 훨씬 적은 전자) 간 탄성 충돌이다.

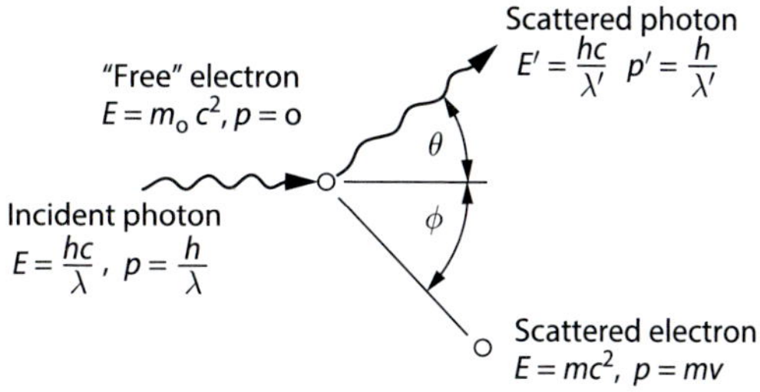

그림 5-16. 콤프턴 산란: 광자와 전자 간의 탄성 충돌.

광자와 자유 전자 간 충돌에서 운동량과 에너지가 보존된다면, 광자의 모든 에너지를 전자에 전달하는 것은 불가능하다. 이는 그런 반응이 가능하다고 가정함으로써 증명할 수 있다. 이것이 사실이라면, 에너지 보존에 따라, 광자의 모든 에너지가 전자에 전달되므로, 식 (2.19)로부터 다음 식을 얻는다.

$$E = mc^2$$

운동량 보존 법칙에 따라, 광자가 사라진다면, 그 광자의 모든 운동량 p는 전자에 전달되어야만 한다.

$$p = \frac{E}{c} = mv. \tag{5.36}$$

이 두 개의 식에서 m을 소거하고 v에 대해 풀면, $v = c$라는 불가능한 조건에 도달한다. 따라서 광자가 자신의 모든 에너지를 전자에 전달한다는 최초의 가정은 거짓이어야만 한다.

광자의 모든 에너지가 전달될 수 없기 때문에, 광자는 산란되어야만 하고 산란된 광자는 입사 광자보다 에너지가 작아져야만 한다. 즉, 파장이 길어져야만 한다. 입사 광자와 산란 광자 간 에너지 차만큼 자유 전자에 전달된다. 임의의 충돌 시 전달된 에너지 양은 그림 5-16에 그려진 상황에 에너지와 운동량 보존 법칙을 적용하여 계산할 수 있다. 에너지 보존을 위해, 다음 식을 만족해야 한다.

$$\frac{hc}{\lambda} + m_0 c^2 = \frac{hc}{\lambda'} + mc^2 \tag{5.37}$$

수직과 수평 방향 운동량 보존을 위해, 다음 식을 만족해야 한다.

$$\frac{h}{\lambda}=\frac{h}{\lambda'}\cos\theta+mv\cos\phi \tag{5.38}$$

그리고

$$0=\frac{h}{\lambda'}\sin\theta-mv\ \sin\phi. \tag{5.39}$$

이들 식의 해는 광자 파장이 다음과 같이 변하는 것을 보여준다.

$$\Delta\lambda=\lambda'-\lambda=\frac{h}{m_0c}(1-\cos\theta)\ \text{cm} \tag{5.40}$$

그리고 광자와 전자의 산란각 사이 관계는 다음과 같다.

$$\cot\frac{\theta}{2}=\left\{1+\frac{h}{\lambda m_0c}\right\}\tan\phi. \tag{5.41}$$

각각의 상수에 숫자를 대입하고 cm를 Å 단위로 환산하면, 식 (5.40)은 다음과 같이 된다.

$$\Delta\lambda=0.0242\left(1-\cos\theta\right)\text{Å}. \tag{5.42}$$

식 (5.42)는 산란 이후 파장 변화는 오로지 산란각에만 종속적이라는 것을 보여준다. 즉, 입사 광자 에너지나 산란체 성질과는 무관하다. 그 결과로서, 동일한 산란각에 대해, 저에너지 장파장 광자가 에너지를 잃는 비율이 고에너지 단파장 광자가 에너지를 잃는 비율보다 더 작다.

식 (5.41)은 전자는 90°보다 큰 각도로 산란되지 않는다는 것을 보여주고 있다. 산란 전자는 입사 광자로부터 받은 에너지를 흡수 재질로 전달하는 수단이 되기 때문에 방사선량평가에서 매우 중요하게 여긴다. 콤프턴 전자는 그 에너지를 베타 입자와 동일한 방법으로 방산하고, 감마선(광자)에 의해 생성된 일차 전리 입자 중 하나이다. 콤프턴 산란도 고에너지 광자가 저에너지 광자보다 에너지를 잃는 비율이 더 크기 때문에 보건물리 공학에서 중요하다. 이 사실을 이용하여, 필요한 차폐 두께를 줄여서 비용 절감을 할 수 있다.

예제 5.13

1 MeV와 0.1 MeV 광자가 90° 각도로 산란된다고 할 때, 이들 광자는 자신들 에너지의 몇 퍼센트를 잃는가?

풀이

산란 사건 전후 광자의 파장을 먼저 계산하고 산란 파장을 그에 해당하는 에너지로 전환한 후 광자의 에너지 손실 비율을 계산하여 이 문제를 풀 것이다.

- 식 (5.19)를 이용하여, 각 광자의 파장을 계산한다.

$$\lambda(0.1\ \text{MeV}) = \frac{12,400}{\text{eV}} = \frac{1.24\times10^4}{1\times10^5} = 0.124\ \text{Å}$$

$$\lambda(1.0\ \text{MeV}) = \frac{12,400}{\text{eV}} = \frac{1.24\times10^4}{1\times10^6} = 0.0124\ \text{Å}$$

- 식 (5.42)가 보여주는 것처럼, 산란에 의한 파장 변화는 오로지 산란각에만 종속적이다. 따라서 $\Delta\lambda$는 두 광자에 대해 같다.

$$\Delta\lambda = 0.0242(1-\cos\theta) = 0.0242(1-\cos 90^\circ) = 0.0242\ \text{Å}.$$

- 산란 후 각 광자의 파장은 다음과 같다.

$$\lambda'(0.1\ \text{MeV}) = \lambda + \Delta\lambda = 0.124 + 0.0242 = 0.1482\ \text{Å}$$

$$\lambda'(1.0\ \text{MeV}) = \lambda + \Delta\lambda = 0.0124 + 0.0242 = 0.0366\ \text{Å}.$$

- 산란 광자 에너지 E'는 다음과 같다.

$$E'\left(0.1482\ \text{Å}\right) = \frac{12,400}{0.1482\ \text{Å}} = 83,671\ \text{eV} = 0.08367\ \text{MeV}$$

$$E'\left(0.0366\,\text{Å}\right)=\frac{12,400}{0.0366\,\text{Å}}=338,798\ \text{eV}=0.3388\ \text{MeV}.$$

- 각 광자의 에너지 감소율은 다음과 같다.

$$\Delta E(0.1\ \text{MeV})=E-E'=\frac{0.1\ \text{MeV}-0.08367\ \text{Mev}}{0.1\ \text{MeV}}\times 100=16.3\%,$$

$$\Delta E(1.0\ \text{MeV})=E-E'=\frac{1.0\ \text{MeV}-0.3385\ \text{Mev}}{1.0\ \text{MeV}}\times 100=66.1\%.$$

$\lambda = hc/E$와 $\lambda' = hc/E'$을 식 (5.40)에 대입하고 E'에 대해 풀면, 앞의 방법보다 더 직접적으로 산란 광자의 에너지를 계산할 수 있다.

$$E'=\frac{E}{1+\left(E/m_0c^2\right)\left(1-\cos\theta\right)}, \tag{5.43}$$

산란 광자가 가지고 나가는 입사 광자 에너지의 비율은 다음과 같다.

$$\frac{E'}{E}=\frac{1}{1+\left(E/m_0c^2\right)\left(1-\cos\theta\right)}, \tag{5.44}$$

여기서 m_0c^2은 전자의 정지질량 에너지 상당량 0.51 MeV이다.

전자와 콤프턴 반응이 일어날 확률은 양자 에너지가 증가할수록 감소하고 반응 물질 원자번호와는 무관하다. 콤프턴 산란 시, 모든 전자는 산란의 중심처럼 거동하며, 물질의 전체 산란 성질은 주로 단위 질량당 전자밀도에 종속적이다. 따라서 콤프턴 산란의 확률은 전자 하나를 기준으로 주어진다. 콤프턴 산란에 대한 이론적 단면적을 클라인(Klein)과 니시나(Nishina)가 유도하였다. 입사 광자 방향에 대해 각도 θ 방향의 미분 입체각 dΩ 쪽으로 산란에 대해, 미분 총산란계수를 다음과 같이 주었다.

$$\frac{d\sigma_t}{d\Omega}=\frac{e^4}{2m_0^2c^4}\left[\frac{1}{1+a\left(1-\cos\theta\right)}\right]^2\left[\frac{1+\cos^2\theta+a^2\left(1-\cos\theta\right)^2}{1+a\left(1-\cos\theta\right)}\right], \tag{5.45}$$

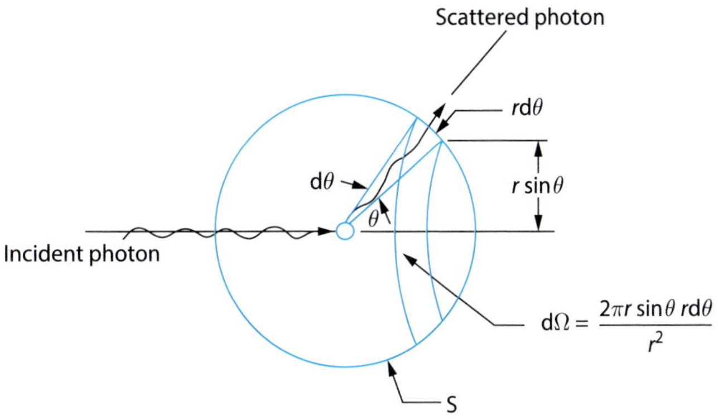

그림 5-17. 미분 산란 단면적을 설명하는 콤프턴 산란 그림. S는 중심이 산란 전자이고 반지름이 단위 길이인 구이다.

여기서 e, m_0와 c는 일반적 의미를 갖고 있으며, $a = hf/m_0c^2$이다. 식 (5.45)와 그림 5-18은 광자가 각도 θ을 기준으로 입체각 $\mathrm{d}\Omega$ 속으로 산란될 확률을 알려준다. 총 산란확률 Ω는 $\mathrm{d}\Omega = 2\pi \sin\theta\, \mathrm{d}\theta$을 대입하고 미분 산란계수를 전체 구에 대해 적분하여 구할 수 있다. 10 MeV까지 양자 에너지에 대한 계산 결과를 그림 5-19에 나타내었다.

광전 흡수

제3장에서 논의한 바와 같이, 전자가 사라지는 광전 효과는 광자와 단단히 구속된 전자 간 상호작용이며, 이때 전자 결합에너지는 광자 에너지와 같거나 작다. 이 상호작용에서 발생한 일차 전리 입자는 그 에너지가 식 (3.14)에 의해 주어지는 광전자이다.

$$E_{pe} = hf - \phi$$

광전자는 흡수재에서 주로 여기와 전리에 의해 자신의 에너지를 방산한다. 결합에너지 ϕ는 최초 상호작용 후 발생하는 형광 방사선을 통해 흡수재에 전달된다. 이 저에너지 광자는 외곽 전자나, 광전 효과 발생지점에서 멀리 떨어지지 않은 곳에서 발생하는 다른 광전 반응에 의해 흡수된다. 광전 효과는 저에너지 광자와 원자번호가 큰 흡수재에서 잘 일어난다. 이 반응에 대한 단면적은 대략 $Z^4\lambda^3(Z^4/E^3)$에 따라 변한다. 납이 X선에 대한 좋은 차폐 물질인 이유는 광전 흡수가 원자번호 Z에 대해 매

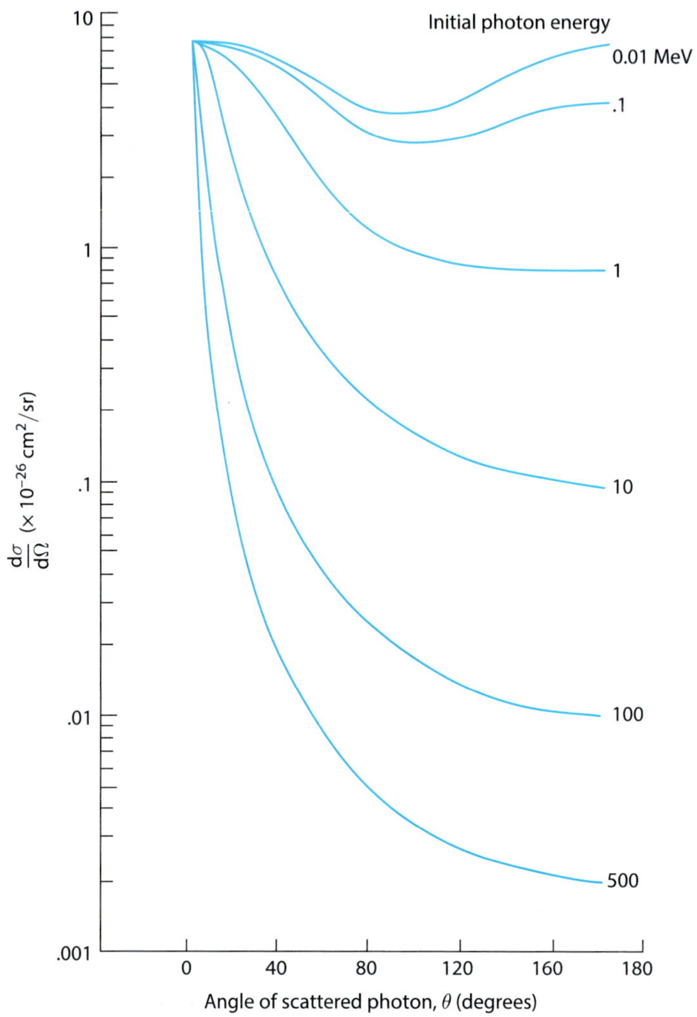

그림 5-18. 콤프턴 산란 광자의 가능한 각분포를 보여주는 미분 산란계수.

우 큰 의존성을 띠기 때문이다. 원자번호가 매우 낮은 흡수재에 대해, 광전 효과는 상대적으로 중요하지 않다.

광핵 반응(광붕괴)

광붕괴(photodisintegration)는 흡수재 원자핵이 고에너지 광자를 포획하고, 대부분의 경우, 중성자를 방출하는 광핵 반응(photonuclear reaction)이다. 이 반응은 양자 에너

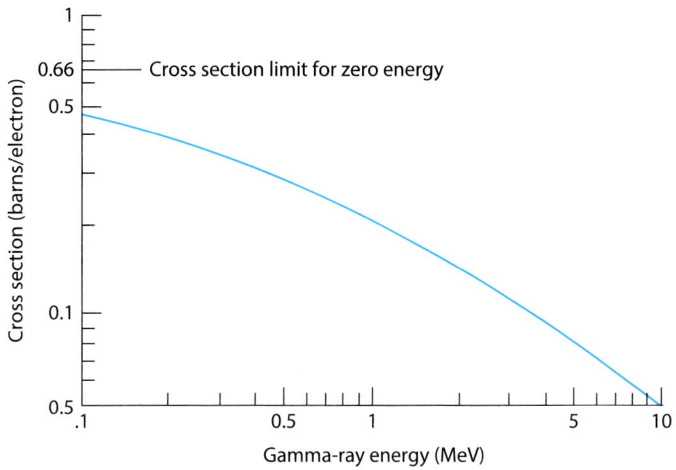

그림 5-19. 자유전자에 대한 콤프턴 산란 총 단면적.

지가 흡수 원자핵에 종속적인 어떤 최솟값을 반드시 초과해야만 하는 문턱 반응이다. 이 반응은 고에너지 반응이고, 거의 예외 없이 방사성핵종이 감마선을 흡수하는 메커니즘은 아니다. 중요한 예외가 ^{9}Be인데, 이 반응의 문턱 값은 겨우 1.666 MeV이다. ^{9}Be(γ, n)^{8}Be 반응은 실험실에서 사용하는 단일 에너지 중성자 선원으로 유용하다. 광붕괴는 선형가속기와 전자 싱크로트론 같은 고에너지 전자가속기에서 매우 큰 에너지 광자가 발생하는 경우에 중요한 반응이다. 여기서 광붕괴는 중성자를 생성시키고, 그 중성자가 여러 물질에 흡수되어 그 물질을 방사성을 띠게 한다는 사실에 관심을 두어야 한다. 일반적으로, 광붕괴 단면적은 식 (5.46)에서 주어진 총 단면적보다 매우 작다. 따라서 다수의 차폐 계산에서, 광붕괴 단면적은 보통 중요하지 않은 것으로 간주하고 무시한다. 그러나 고에너지 가속기는 고에너지 (> 10 MeV) 광자를 대량 생성한다. 따라서 광핵 반응이 차폐 설계 시 중요해진다.

광붕괴는 흡수재 원자핵에 추가된 에너지가 최소한 핵자의 결합에너지와 같아야만 하는 문턱 반응이다. 뿐만 아니라 중성자는 원자핵을 탈출할 때 극복해야 할 쿨롬 퍼텐셜 장벽이 없고 따라서 문턱 값이 작기 때문에, 중성자가 광자보다 우선적으로 방출된다. 중성자 방출이 일어나는 광붕괴에 대한 문턱 에너지 범위는 베릴륨에 대한 1.666 MeV부터 약 8 MeV까지이다. 가벼운 핵종에 대한 문턱 값은 불규칙하게 변한다. 원자질량수 20~130 사이에서는 원자질량수가 증가할수록 문턱 값이 약 8.5

MeV까지 서서히 증가하고, 그 다음에는 약 6 MeV까지 서서히 감소한다. 문턱 값보다 큰 양자 에너지는 방출된 중성자의 운동에너지로 나타나거나, 그 에너지가 충분히 크다면, 흡수재 원자핵으로부터 하전 입자를 방출시킬 수도 있다.

결합 효과

감쇠계수나 단면적은 가능한 상호작용 중 어떠한 것도 빔으로부터 광자를 제거한다고 가정할 수 있는 좋은 기하학적 구조 조건 하에서, 빔으로부터 광자가 제거될 확률을 알려준다. 따라서 총 감쇠계수는 앞서 논의한 세 가지 반응들 중 각각에 대한 계수들의 합이다.

$$\mu_{t} = \mu_{pe} + \mu_{Cs} + \mu_{pp} \tag{5.46}$$

여기서 우변에 세 개 항은 각각 광전 효과, 콤프턴 산란과 쌍생성에 대한 감쇠계수이다. 차폐 설계 목적으로 방사선 감쇠를 계산할 때, 식 (5.46)에서 정의한 총 감쇠계수를 사용한다. 광자 에너지와 광자속이 차폐물질에서 중요한 광핵 생성에 대한 문턱값을 초과하지 않는다면, 일반적으로 광핵 반응은 생략한다.

식 (5.46)은 흡수재 단위 두께당 빔에서 제거되는 에너지의 비를 알려준다. 흡수재에 누적되는 빔 에너지의 비는 광전자, 콤프턴 전자 그리고 전자쌍에 의해 전달되는 에너지만 고려한다. 콤프턴 산란에서 산란 광자가 가져가는 에너지와 쌍생성 후 소멸방사선이 가져가는 에너지는 포함시키지 않는다. 실흡수계수(*true absorption coefficient*)라고도 부르는 에너지 흡수계수(*energy absorption coefficient*)는 다음과 같이 주어지고, 방사선량 계산 시 사용된다.

$$\mu_{e} = \mu_{pe} + \mu_{Cs} + \mu_{pp}\left(\frac{hf - 1.02}{hf}\right) \tag{5.47}$$

공기에 대한 총 감쇠 및 실흡수계수는 그림 5-20에서 볼 수 있고, 물, 공기, 치밀 뼈 그리고 근육에 대한 에너지 흡수계수는 표 5-4와 부록 E에 실어 놓았다.

표 5-4 질량 에너지 흡수계수 (전체) 값

광자 에너지 (MeV)	질량-에너지-흡수 계수 (μ_{en}/ρ) cm^2/g					
	Water	Air	Cortical Bone	Soft Tissue	ICRU Soft Tissue	Skeletal Muscle
0.01	4.944	4.742	26.800	4.987	4.564	4.964
0.02	1.374	1.334	8.388	1.402	1.266	1.396
0.02	0.5503	0.5389	3.6010	0.5663	0.507	0.5638
0.03	0.1557	0.1537	1.0700	0.1616	0.1438	0.1610
0.04	0.06947	0.06833	0.45070	0.07216	0.06474	0.07192
0.05	0.04223	0.04098	0.23360	0.04360	0.03987	0.04349
0.06	0.03190	0.03041	0.14000	0.03264	0.03051	0.03258
0.08	0.02597	0.02407	0.06896	0.02617	0.02530	0.02615
0.10	0.02546	0.02325	0.04585	0.02545	0.02501	0.02544
0.15	0.02764	0.02496	0.03183	0.02745	0.02732	0.02745
0.20	0.02967	0.02672	0.03003	0.02942	0.02936	0.02942
0.30	0.03192	0.02872	0.03032	0.03164	0.03161	0.03164
0.40	0.03279	0.02949	0.03069	0.03249	0.03247	0.03249
0.50	0.03299	0.02966	0.03073	0.03269	0.03267	0.03269
0.60	0.03284	0.02953	0.03052	0.03254	0.03252	0.03254
0.80	0.03206	0.02882	0.02973	0.03176	0.03175	0.03177
1.00	0.03103	0.02789	0.02875	0.03074	0.03073	0.03074
1.25	0.02965	0.02666	0.02745	0.02938	0.02937	0.02938
1.50	0.02833	0.02547	0.02623	0.02807	0.02806	0.02808
2.00	0.02608	0.02345	0.02421	0.02583	0.02582	0.02584
3.00	0.02281	0.02057	0.02145	0.02259	0.02258	0.02259
4.00	0.02066	0.01870	0.01975	0.02045	0.02044	0.02045
5.00	0.01915	0.01740	0.01864	0.01895	0.01894	0.01895
6.00	0.01806	0.01647	0.01788	0.01786	0.01785	0.01786
8.00	0.01658	0.01525	0.01695	0.01639	0.01638	0.01639
10.00	0.01566	0.01450	0.01644	0.01547	0.01546	0.01547
15.00	0.01441	0.01353	0.01587	0.01422	0.01420	0.01421
20.00	0.01382	0.01311	0.01568	0.01362	0.01360	0.01361

건조한 공기(거의 해수면)는 다음 성분을 갖는다: (Z/A) 0.49919; 평균 여기 에너지, 85.7 eV; 무게에 따른 Z 비 = 6: 0.000124, 7: 0.755268, 8: 0.231781, 18: 0.012827.

추가적인 흡수계수는 부록 F를 참조하시오.

Source Data from Tables of X-Ray Mass Attenuation Coefficients and Mass Energy-Absorption Coefficients from 1 MeV to 20 MeV for Elements Z = 1 to 92 and 48 Additional Substances of Domestic Interest. J. H. Hubbell nd S. M. Seltzer, Radiation Physics Division, PMI, NIST, 1996, http://www.nist.gov/pml.

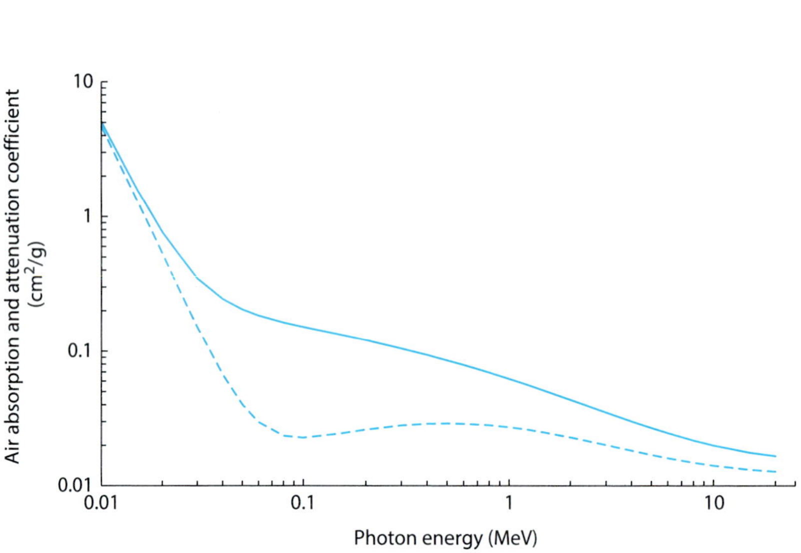

그림 5-20. 에너지 함수로서 감마선에 대한 공기의 선형 감쇠계수와 흡수계수. 실선은 공기 감쇠계수 μ/ρ(단위 cm^2/g)이다. 점선은 공기 흡수계수 μ_{en}/ρ(단위 cm^2/g)이다.

중성자

생성

가장 풍부한 중성자 생성원은 원자로이다. 원자로에서 우라늄이나 플루토늄 원자핵이 분열되면서 중성자 몇 개가 방출된다. 이 핵분열 중성자는 그림 5-21에서처럼, 에너지 범위가 넓다. 이 분포는 0.7 MeV에서 최고점에 이르고, 평균은 2 MeV이다.

반감기가 매우 짧은 몇 가지 핵분열생성물을 제외하고, 중성자를 방출하며 붕괴하는 방사성핵종은 없다. 그러나 알파 방출체인 칼리포르늄-252는 매 323번의 알파 변환당 평균 10번의 핵분열 비율로 자발적 핵분열을 겪는다. 알파 방출에 의한 ^{252}Cf 반감기가 2.73년이므로, 자발적 핵분열을 포함한 유효 반감기는 2.6년이다. 따라서 칼리포르늄-252를 중성자 방출 방사성핵종으로 간주한다. 이 핵종의 중성자 방출률은 2.4×10^6 neutrons/second/μg ^{252}Cf으로 알려져 있다. 방출된 중성자는 넓은 에너지 범위에 걸쳐있다. 최빈 에너지는 약 1 MeV인 반면, 에너지 분포의 평균값은 2.35 MeV이다.

모든 다른 중성자 선원은 중성자 방출 핵반응에 종속적이다. 가속기에서 대량의 중성자 빔이 수많은 다른 반응에 의해 생성될 수 있다. 예를 들어, 사이클로트론에서 베릴륨을 고에너지 중양자로 조사하면 다음 반응에 따라 중성자가 생성된다.

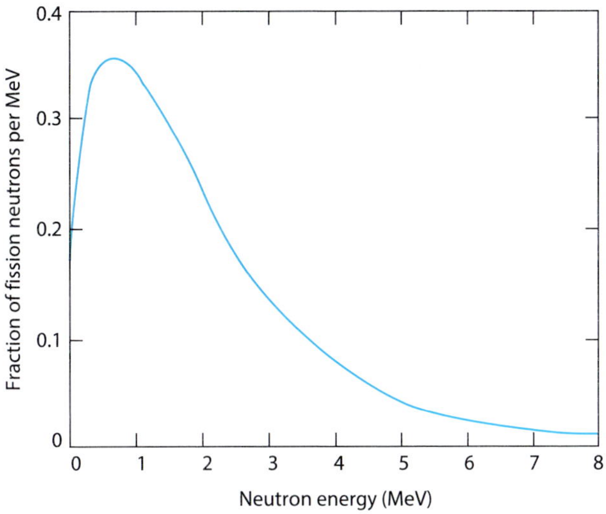

그림 5-21. 핵분열 중성자 에너지 분포. 최빈 에너지는 0.7 MeV이고 평균 에너지는 2 MeV이다.

$$^{9}_{4}\mathrm{Be} + {}^{2}_{1}\mathrm{H} \rightarrow \left({}^{11}_{5}\mathrm{B}\right)^{*} \rightarrow {}^{10}_{5}\mathrm{B} + {}^{1}_{0}\mathrm{n}. \tag{5.48}$$

괄호가 있는 항을 복합 원자핵(*compound nucleus*)이라 부르고, 별표는 원자핵이 여기상태에 있음을 나타낸다. 복합 원자핵은 자신의 여기 에너지를 다음 반응 단계로 넘어가면서 순간적으로($< 10^{-8}$초) 제거한다. 실험실용 소형 중성자원으로, 베릴륨 광분해를 이용할 수 있다. 널리 사용되는 또 다른 중성자원은 베릴륨을 알파 입자로 조사하는 것이다. 이 경우 반응은 다음과 같다.

$$^{9}_{4}\mathrm{Be} + {}^{4}_{2}\mathrm{He}^{+2} \rightarrow \left({}^{13}_{6}\mathrm{C}\right)^{*} \rightarrow {}^{12}_{6}\mathrm{C} + {}^{1}_{0}\mathrm{n}. \tag{5.49}$$

알파 입자 선원으로 라듐, 폴로늄 또는 플루토늄이 사용된다. 분말로서, 알파 방출체를 베릴륨 가루와 잘 섞어서, 그림 5-22에서처럼 그 혼합물을 캡슐에 밀봉한다. 생성된 중성자는 모두 고에너지 중성자이다. 식 (5.49) 반응에 기반을 둔 모든 중성자의 경우, 중성자 에너지는 그림 5-23에서 보는 것처럼 넓은 스펙트럼에 걸쳐 분포한다. $^{9}\mathrm{Be}(\alpha, n)^{12}\mathrm{C}$ 선원에서 나온 에너지 폭은 단일 에너지 광자를 이용하는 광분해 선원에서 방출되는 단일 에너지 중성자에 비해 뾰족하다. α, n 반응에서, 반응물과 생성물 간 질량 차에 해당하는 에너지 등가량과 입사되는 입자 운동에너지의 합은 중성자와 되튄 원자핵 사이에 분배된다. 실제 α, n 선원에서 알파 입자 에너지 일부는 선원 내부에 자체 흡수되어 방산된다. 그 결과, 반응을 일으키는 알파 입자는 넓은 범위의 에너지를 갖게 되며, 이 때문에 중성자 스펙트럼이 넓어진다. 고에너지 알파가 원자핵의 쿨롬 장벽을 뚫기가 훨씬 쉽기 때문에, α, n 선원에 대한 중성자 수율은 알파 에너지가 증가할수록 커진다. 표 5-5와 5-6에 몇 가지 γ, n 및 α, n 중성자 선원이 각각 정리돼 있다.

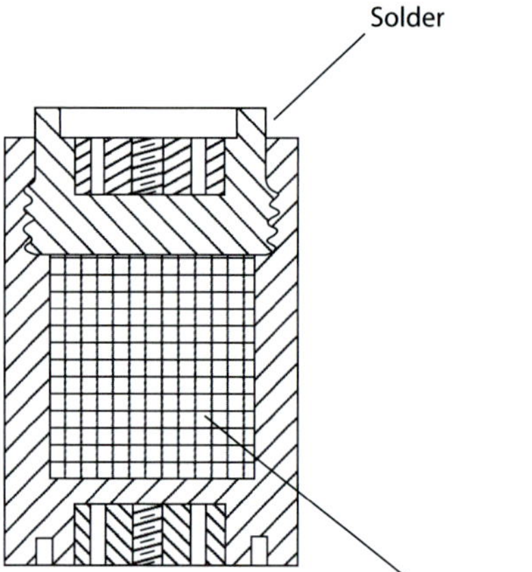

그림 5-22. 밀봉된 용기에 담긴 α, n 중성자 선원의 전형적 구성. 여기서 Ra은 α 선원으로 작용한다.

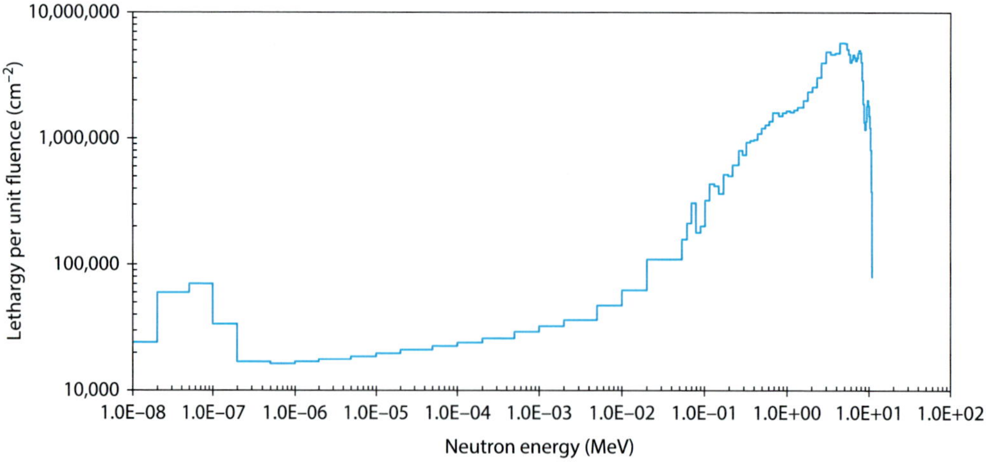

그림 5-23. ^{241}Am-Be 중성자 에너지 분포. (Spectra from private correspondence, T. D. Mclean, Los Alamos National Laboratory, 2016.)

표 5-5 γ, n광중성자 선원

선원	반감기	평균 중성자 에너지 (MeV)	수율	
			$\frac{n}{s}$/Ci	$\frac{n}{s}$/MBq
^{24}Na + Be	15h	0.83	1.3×10^5	3.5
^{24}Na + D_2O	15h	0.22	2.7×10^5	7.3
^{56}Mn + Be	2.58h	0.1(90%), 0.3(10%)	2.9×10^4	0.8
^{56}Mn + D_2O	2.58h	0.22	3.1×10^3	0.08
^{72}Ga + Be	14.1h	0.78	5×10^4	1.4
^{72}Ga + D_2O	14.1h	0.13	6×10^4	1.6
^{88}Y + Be	107d	0.16	1×10^5	2.7
^{88}Y + D	107d	0.31	3×10^3	0.08
^{124}Sb + Be	60.2d	0.024	1.9×10^5	5.1
^{140}La + Be	40.3h	0.62	3×10^3	0.08
^{140}La + D_2O	40.3h	0.15	8×10^3	0.2
Ra + D_2O	1600yrs	0.12	1×10^3	0.03

분류

중성자가 겪는 반응 종류는 중성자 에너지에 매우 종속적이기 때문에, 중성자는 그 에너지에 따라 분류된다. 에너지가 약 0.1 MeV를 초과하는 고에너지 중성자를 고속 중성자(*fast neutron*)라고 부른다. 반면, 열중성자(*thermal neutron*)는 주변 환경 기체 분자와 같은 운동에너지 분포를 갖는다. 이런 점에서, 열중성자는 같은 온도에 있는 기체 분자와 분간하기 어렵다. 기체 분자 운동에너지와 온도는 다음과 같이 주어지는 맥스웰-볼츠만 분포(Maxwell-Boltzmann distribution)에 의해 관계를 갖는다(그림 5-24).

$$f(E)=\frac{2\pi}{(\pi kT)^{3/2}}e^{-E/kT}E^{1/2}, \qquad (5.50)$$

여기서 $f(E)$는 단위 에너지 구간당 에너지 E을 갖는 기체 분자(또는 중성자)의 비이다. k는 볼츠만 상수 1.38×10^{-23} J/K(Kelvin) 또는 8.6×10^{-5} eV/K이며, T는 기체의 절대온도 K이다.

그림 5-24 곡선의 봉우리로 표시되는 최빈 에너지(*most probable energy*)는 다음과 같이 주어진다.

$$E_{mp} = kT, \tag{5.51}$$

그리고 어떤 주어진 온도에서 기체 분자 평균에너지는 다음과 같다.

$$\bar{E} = \frac{3}{2}kT. \tag{5.52}$$

표 5-6 α, n중성자 선원

선원	반감기	평균 중성자 에너지 (MeV)	수율	
			$\frac{n}{s}$/Ci	$\frac{n}{s}$/MBq
Ra + Be	1600yrs	5	1.7×10^{7}	459
Ra + B	1600yrs	3	6.8×10^{6}	184
^{222}Rn + Be	3.8d	5	1.5×10^{7}	405
^{210}Po + Be	138d	4	3×10^{6}	81.1
^{210}Po + B	138d	2.5	9×10^{5}	24.3
^{210}Po + F	138d	1.4	4×10^{5}	10.8
^{210}Po + Li	138d	0.42	9×10^{4}	2.4
^{239}Pu + Be	24,000yrs	4	1.7×10^{6}	45.9
^{241}Am + Be	432.2 yrs	4.5	2.2×10^{6}	59.4
^{252}Cf(SF)[a]	2.65 yrs	2.35	4.4×10^{9}	1.2×10^{5}

[a] Cf-252는 알파와 자발적 핵분열에 의해 붕괴된다. 이 핵종은 자발적 핵분열할 때마다 3.8개의 중성자를 방출한다.

온도 293 K에 있는 중성자에 대해, 최빈 에너지는 0.025 eV이다. 이것이 종종 "열(thermal)" 중성자라는 용어가 의미하는 에너지이다. 이 에너지에 상응하는 속도는 다음과 같이 계산된다.

$$\frac{1}{2}mv^2 = kT = 0.025\ \text{eV}\cdot 1.6\times10^{-19}\ \frac{\text{J}}{\text{eV}}$$

$$\bar{v} = \left(\frac{2\times 0.025\ \text{eV}\cdot 1.6\times10^{-19}\ \text{J/eV}}{1.67\times10^{-27}\ \text{kg}}\right)^{1/2} = 2.2\times10^{3}\ \frac{\text{m}}{\text{s}}.$$

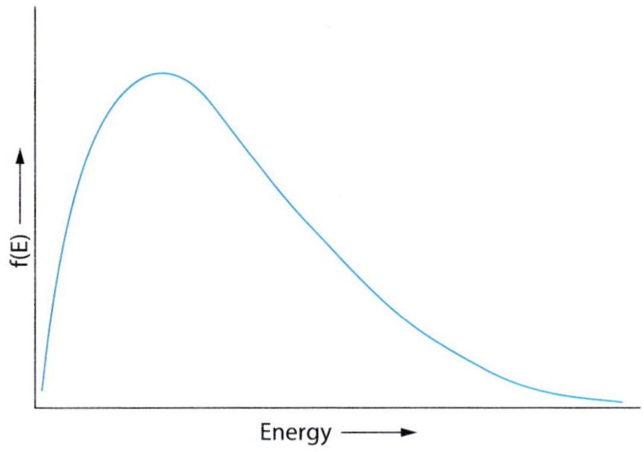

그림 5-24. 기체 분자 에너지의 맥스웰-볼츠만 분포.

최빈 속도를 v_0라고 할 때, 열중성자 빔에 있는 중성자의 평균 속도($\bar{v}$)는 다음과 같이 주어진다.

$$\bar{v} = \frac{2}{\sqrt{\pi}} v_0 = 1.13\ v_0. \tag{5.53}$$

열중성자와 고속중성자 사이 에너지 영역에 있는 중성자를 중속 중성자(*intermediate neutrons*), 공명 중성자(*resonance neutrons*), 저속 중성자(*slow neutrons*) 등과 같은 다양한 이름으로 부른다. 이 모든 서술적 형용사는 대략적으로 사용하는 것이며, 이들 용어의 정확한 의미는 이들이 사용되는 맥락에서 추론해야만 한다.

상호작용

모든 중성자는 생성되었을 때 고속이다. 보통 고속 중성자는 주변 원자와 탄성 충돌을 하여 에너지를 잃고 열중성자나 그 근처 에너지까지 감속된 후에 흡수 물질 원자핵에 의해 포획된다. 수많은 종류의 중성자 반응이 가능하지만, 보건물리학자에게 중요한 반응은 탄성 산란과, 흡수재 원자핵으로부터 광자나 다른 입자의 방출이 수반되는 포획(capture)이다.

그림 5-12의 감마선이 그랬던 것처럼, 조준된 중성자 빔 속에 흡수재를 놓고 투과

된 중성자 세기를 측정할 때, 중성자도 빔으로부터 지수함수적으로 제거된다는 것을 알 수 있다. 빔으로부터 중성자를 제거하는 흡수재 물질 능력을 나타내기 위해, 선형 또는 질량 흡수계수를 사용하는 대신, 그 흡수 물질에 대한 미시단면적 σ만을 지정하는 것이 관례이다. N이 cm^3 당 흡수재 원자 수일 때, 두 인자의 곱 σN은 거시단면적 Σ이다. 따라서 빔으로부터 중성자 제거는 다음과 같이 정해진다.

$$I = I_0 e^{-\sigma N x}. \tag{5.54}$$

중성자 단면적은 에너지에 크게 종속적이다. 하나 이상 메커니즘에 의해 빔으로부터의 중성자 제거가 영향을 받는다면, 총 단면적은 여러 가지 가능한 반응에 대한 단면적들 합이다.

예제 5.14

10 MeV 중성자에 대해 납의 총 단면적을 측정하기 위해 설계된 실험에서, 1 cm 두께 납 흡수재가 최초 중성자속의 84.5%까지 감쇠한다는 것을 발견하였다. 납 원자질량은 207.21이고 비중은 11.34이다. 이 데이터를 이용하여 총 단면적을 계산하시오.

풀이

납의 원자밀도는 다음과 같다.

$$N_{\text{density}} = \frac{6.02\times10^{23}\dfrac{\text{atoms}}{\text{mol}}}{207.21\dfrac{\text{g}}{\text{mol}}}\cdot 11.34\frac{\text{g}}{\text{cm}^3} = 3.3\times10^{22}\frac{\text{atoms}}{\text{cm}^3}$$

$$\frac{I}{I_0} = e^{-\sigma N x}$$

$$0.845 = e^{-\sigma\cdot 3.3\times10^{22}\cdot 1}$$

$$\ln\frac{1}{0.845} = 3.3\times10^{22}\sigma$$

$$\sigma = \frac{0.168}{3.3\times 10^{22}\ \frac{\text{atoms}}{\text{cm}^3}\cdot 1\ \text{cm}} = 5.1\times 10^{-24}\ \frac{\text{cm}^2}{\text{atom}}.$$

σ = 5.1 b이고 거시단면적은 다음과 같다.

$$\sum = \sigma N = 5.1\times 10^{-24}\ \frac{\text{cm}^2}{\text{atom}}\cdot 3.3\times 10^{22}\ \frac{\text{atoms}}{\text{cm}^3} = 0.168\ \text{cm}^{-1}.$$

산란

중성자는 원자핵과 충돌하여 비탄성 또는 탄성 산란을 겪을 수 있다. 비탄성 충돌인 경우, 표적 원자핵에 전달된 운동에너지 일부는 원자핵을 여기 시키고, 이 여기 에너지는 감마선(광자)으로 방출된다. 비탄성 산란은 중성자가 포획된 후 표적 원자핵으로부터 감마선과 함께 다시 방출되는 복합 원자핵 모델로 가장 잘 설명할 수 있다. 이 반응은 문턱 반응이다. 중성자 에너지 문턱 값은 수소에 대해 무한대(비탄성 충돌이 일어날 수 없음)부터 산소에 대해 약 6.4 MeV, 우라늄에 대해 45 keV 이하까지 다양하다. 보통 저에너지 고속중성자의 비탄성 산란 단면적은 작지만(1 b 수준), 에너지가 커질수록 증가하면서 표적 원자핵의 기하학적 단면적에 해당하는 값에 근접한다.

탄성 산란은 고속 중성자와 원자번호가 작은 흡수재 간 가장 가능성 큰 상호작용이다. 이 상호작용은 "당구공" 유형의 충돌로서, 운동에너지와 운동량이 보존된다. 이 보존 법칙을 적용하면, 정면충돌 후 산란 중성자 에너지 E는 다음과 같음을 보일 수 있다.

$$E = E_0\left\{\frac{M-m}{M+m}\right\}^2 \tag{5.55}$$

여기서

E_0 = 입사 중성자 에너지,
m = 입사 중성자 질량, 그리고
M = 산란되는 원자핵 질량.

표적 원자핵에 전달된 에너지는 $E_0 - E$이다. 식 (5.55)로부터, 다음 식을 얻는다.

$$E_0 - E = E_0\left[1 - \left(\frac{M-m}{M+m}\right)^2\right]. \tag{5.56}$$

식 (5.55)와 (5.56)에 따르면, 중성자가 수소 원자핵과 정면충돌하여 자신의 모든 에너지를 수소 원자핵에 전달하는 것이 가능하다. 더 무거운 원자핵에 대해, 중성자는 단 한 번의 충돌로 자신의 모든 운동에너지를 전달할 수 없다. 예를 들어, 산소에 대해, 식 (5.56)은 한 번의 충돌 과정에서 전달할 수 있는 중성자 운동에너지의 최대비 $(E_0 - E)/E_0$는 겨우 22.2%라는 것을 보여준다. 이는 "충돌당(per collision)" 기준으로 봤을 때, 질량수가 작은 원자핵이 질량수가 큰 원자핵보다 중성자를 감속하는 데 더 효과적이라는 것을 보여준다.

식 (5.55)와 (5.56)은 정면충돌에 대해서만 유효하다. 대부분의 충돌은 정면충돌이 아니어서 표적 원자핵에 전달된 에너지는 앞의 두 식에서 주어지는 최댓값보다 작다.

고속 중성자가 감속 매질을 통과하면서 겪는 연속 충돌 과정에서, 충돌당 중성자 에너지 대수의 평균 감소(average decrease in the logarithm of the neutron energy)는 변하지 않는다. 이 값은 중성자 에너지와 무관하고, 산란 원자핵 질량만의 함수이다. 평균 에너지 대수 감소(*average logarithmic energy decrement*, ξ)는 다음과 같이 정의한다.

$$\xi = \overline{\Delta \ln E} = \overline{\ln E_0 - \ln E} = \overline{\ln \frac{E_0}{E}} = \overline{-\ln \frac{E}{E_0}} \tag{5.57}$$

그리고 다음과 같이 주어진다는 것을 보일 수 있다.

$$\xi = 1 + \frac{\alpha \ln \alpha}{1-\alpha}, \tag{5.58}$$

여기서 식 (5.55)에서 사용한 것과 같이 $\alpha = [(M - m)/(M + m)]^2$. 감속 매질이 n가지 핵종을 포함하고 있고, 각 핵종의 미시 산란단면적을 σ_s, 그리고 평균 에너지 대수 감소를 ξ라 한다면, n개 핵종에 대한 ξ의 평균은 다음과 같다.

$$\bar{\xi} = \frac{\sum_{i=1}^{n} \sigma_{si} N_i \xi_i}{\sum_{i=1}^{n} \sigma_{si} N_i}. \tag{5.59}$$

$$\overline{\ln\frac{E}{E_0}} = -\xi,$$
$$\frac{E}{E_0} = e^{-\xi},$$

이므로, 충돌 과정 중 표적 원자핵에 전달된 입사 중성자 에너지 비의 중간 값은 다음과 같다.

$$f = 1 - \frac{E}{E_0} = 1 - e^{-\xi}. \tag{5.60}$$

따라서 수소(ξ = 1)에 대해, 고속 중성자와 충돌 과정 중 에너지 전달 중간 값은 중성자 운동에너지의 63%이다. ξ = 0.158인 탄소의 경우, 탄성 충돌 과정 중, 평균적으로 중성자 운동에너지의 14.6%만이 부딪힌 원자핵에 전달된다. 중성자가 전해준 운동에너지의 결과로서, 부딪힌 원자핵은 전리 입자가 되어, 여기와 이온화를 통해 흡수 매질에서 자신의 운동에너지를 방산한다.

고속 중성자가 감속 매질에 들어와서 열중성자가 되기까지 그 중성자가 이동한 거리는 그 중성자가 겪은 충돌 수와 충돌 간 거리에 종속적이다. 중성자의 실제 경로는 충돌에 의한 굴절 때문에 구불구불하지만, 중성자가 지나간 평균 직선거리를 결정할 수 있다. 이를 고속확산거리(*fast-diffusion length*) 또는 감속거리(*slowing-down length*)라고 부른다. [고속확산거리의 제곱을 중성자의 페르미 연령(*Fermi age*)이라고 부른다.] 열중성자화된 중성자가 흡수될 때까지 이동한 거리는 열확산거리(*thermal diffusion length*)로 측정한다. 열확산거리는 열중성자 빔을 $1/e$배 감쇠시키는 감소 매질 두께로 정의한다. 따라서 열확산거리가 L cm인 물질 x cm에 의한 열중성자 빔의 감쇠는 다음과 같이 주어진다.

$$n = n_0 e^{-x/L}. \tag{5.61}$$

(고속확산거리와 열확산거리라는 용어는 흡수 단면적이 매우 작은 물질에 대해서만 적용할 수 있다. 붕산이나 카드뮴과 같이 이 조건을 만족하지 못할 때, 열중성자 빔 감쇠는 식 (5.54)로 주어진다.) 고속확산거리와 열확산거리를 계산할 수는 있지만, 그 계산에 내재된 가정 때문에 이들 변수에 대한 측정값을 사용하는 것이 선호된다. 여러 가지 감속 매질에서 고속 및 열확산거리 값들을 표 5-7에 정리하였다.

표 5-7 선택된 물질에 대한 고속 및 열확산거리

물질	고속확산거리 (L_f, cm)	열확산거리 (L_{th}, cm)	확산계수 (D, cm)
H_2O	5.75	2.88	0.16
D_2O	11	171	0.87
Be	9.9	24	0.50
C(graphite)	17.3	50	0.84

수록된 값의 불확정성은 ±10%이다.

반지름 R, 열확산거리 L 그리고 확산계수 D인 구형의 비증식 재질(어떠한 핵분열성 물질도 포함하고 있지 않고, 3 평균자유행정 길이보다 두꺼운 재질)에서 1초당 열중성자 S개가 방출되는 점 선원인 경우, 그 표면을 탈출하는 고속 중성자속은 다음과 같다.[§]

$$\phi_f = \frac{S}{4\pi RD} \cdot e^{-R/L_f}. \tag{5.62a}$$

식 (5.62b)는 구의 표면에서 열중성자속을 알려준다.

$$\phi_{th} = \frac{SL^2}{4\pi RD\left[L^2 - (L_f)^2\right]} \cdot \left(e^{-\frac{R}{L_{th}}} - e^{-\frac{R}{L_f}}\right), \tag{5.62b}$$

여기서

L_f = 고속확산거리
L_{th} = 열확산거리
R = 구형 비증식 재질 반경
S = 선원으로부터 방출되는 초당 중성자들, 그리고
D = 확산계수.

§ Broder, D. L., Tsypin, S. G., "Attenuation in Non-hydrogenous Media," Engineering Compendium on Radiation Shielding, Vol. I, p. 322, Jaeger, R. G. (ed). Springer-Verlag, NY, 1968.

예제 5.15

10^6 neutrons/s를 방출하는 Pu-Be 중성자 선원이 직경 50 cm인 구형 물 차폐물 중심에 있다. 이 차폐물 표면으로부터 1초당, 1 cm^2당 얼마나 많은 고속 및 열중성자가 탈출하는가?

풀이

물 차폐물 반지름이 표 5-7에 주어진 고속확산거리보다 훨씬 길기 때문에, (계산 목적으로) 모든 고속 중성자가 본질적으로 열중성자화되고 열중성자가 중심에서 바깥으로 확산된다고 가정할 수 있다. 적절한 값을 식 (5.62a)에 대입하면, 다음을 얻는다.

$$\phi_f = \frac{10^6 \dfrac{\text{neutrons}}{\text{s}}}{4\pi(25\text{ cm})\cdot 0.16\text{ cm}} e^{-\frac{25\text{ cm}}{5.75\text{ cm}}} = 3.4\frac{\text{neutrons/s}}{\text{cm}^2}.$$

열중성자 계산은 식 (5.62b)를 이용하여 한다.

$$\phi_{th} = \frac{10^6 \dfrac{\text{neutrons}}{\text{s}}\cdot(2.88\text{ cm})^2}{4\cdot\pi\cdot 25\text{ cm}\cdot 0.16\text{ cm}\cdot\left[(2.88\text{ cm})^2-(5.75\text{ cm})^2\right]}\cdot\left(e^{-\frac{25\text{ cm}}{2.88\text{ cm}}}-e^{-\frac{25\text{ cm}}{5.75\text{ cm}}}\right)$$

$$\phi_{th} = 85\frac{\text{neutrons}}{\text{cm}^2\cdot\text{s}}.$$

비교를 위해, 물이 없을 때 중성자속은 다음과 같을 것이다.

$$\phi = \frac{10^6 \dfrac{\text{neutrons}}{\text{s}}}{4\pi(25\text{ cm})^2} = 127\frac{\text{n}}{\text{cm}^2\cdot\text{s}}.$$

물이 없을 때 총 중성자속은 열 및 고속 중성자의 합과는 다른데, 이는 매질 내에서 중성자가 흡수되기 때문이다.

흡수

앞서의 논의는 고속 중성자가 원자번호가 낮은 물질과 상호작용했을 때, 탄성 충돌을 통해 에너지가 급격히 감소한다는 것을 보여주었다. 중성자가 열중성자 또는 그 근처 에너지에 도달하면서, 흡수재 원자핵에 의한 중성자 포획 확률이 증가한다. 중성자 에너지가 매우 작아질수록, 많은 원자핵의 흡수 단면적은 중성자 운동에너지의 제곱근에 반비례하고, 따라서 중성자 속도에 반비례한다는 것이 확인되었다.

$$\sigma \propto \frac{1}{\sqrt{E}} \propto \frac{1}{v}. \tag{5.63}$$

식 (5.63)을 저속 중성자 흡수에 대한 "1/*v* 법칙(*one-over-v law*)"이라고 부른다. ^{10}B에 대해, 이 관계는 그림 5-25에서처럼 0.02 eV에서 1000 eV까지 에너지 범위에 대해 유효하다. 보통 열중성자 단면적은 최빈 에너지가 0.025 eV인 중성자에 대해 주어진다. 에너지 E_0에서 단면적이 σ_0라고 하면, $1/v$ 법칙이 유효한 범위(0.02에서

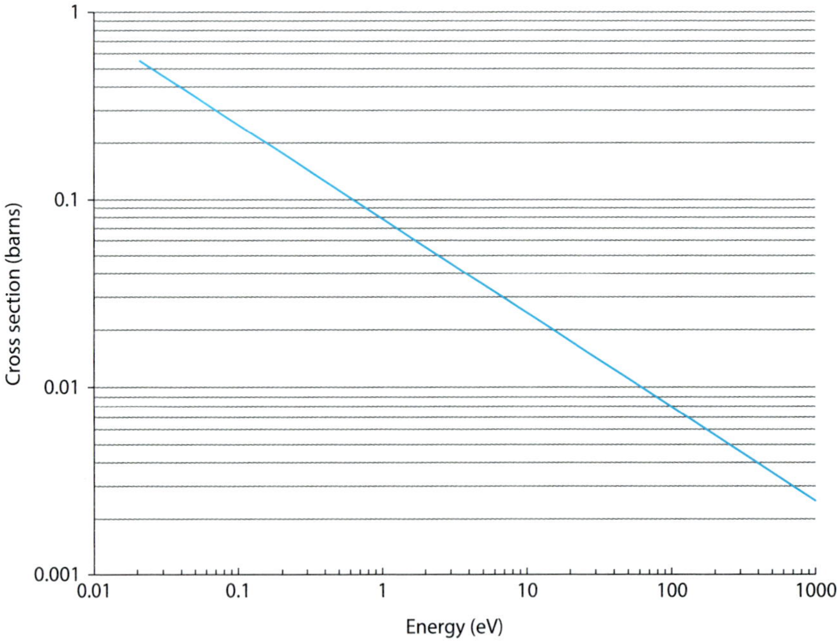

그림 5-25. 0.02에서 1000 eV까지 에너지를 갖는 중성자에 대해 1/*v* 법칙의 유효성을 보여주는 붕소에 대한 중성자 흡수단면적. 이 곡선에 대한 식은 $\sigma = 0.0792(\text{eV})^{-0.5}$이다.

1000 eV까지)에 있는 다른 에너지에서 단면적은 다음과 같이 정해진다.

$$\frac{\sigma}{\sigma_0} = \frac{v_0}{v} = \sqrt{\frac{E_0}{E}}. \tag{5.64a}$$

중성자 에너지는 온도에 따라 직접 변하기 때문에, 식 (5.64a)를 다음과 같이 쓸 수 있다.

$$\frac{\sigma}{\sigma_0} = \frac{v_0}{v} = \sqrt{\frac{T_0}{T}}, \tag{5.64b}$$

$$\sigma = \sigma_0\sqrt{\frac{T_0}{T}}, \tag{5.64c}$$

$$v_0 = v\sqrt{\frac{T_0}{T}}, \tag{5.64d}$$

여기서 T_0 = 293 K

예제 5.16

$^{10}B(n, \alpha)^7Li$ 반응에 대한 붕소의 단면적은 0.025 eV 중성자에 대해 3866 b이다. 50 eV 중성자에 대한 B-10의 단면적은 얼마인가?

풀이

식 (5.64a)에 대입하면, 다음을 얻는다.

$$\sigma(50\text{ eV}) = 3866\text{ b}\sqrt{\frac{0.025\text{ eV}}{50\text{ eV}}} = 86\text{ b}.$$

이 값은 ENDF/B-VII.1 데이터베이스에 있는 측정 단면적과 일치한다.

보건물리에서 실질적으로 중요한 몇 가지 포획 반응으로는 다음과 같은 것이 있다.

	열중성자 단면적 (barns)	즉발 방출 에너지(MeV)
$^{1}H(n, \gamma)^{2}H$	0.334	2.223 γ
$^{14}N(n, p)^{14}C$	1.84	0.6 p^{+}
$^{10}B(n, \alpha)^{7}Li$	3.87×10^{3}	1.78 또는 1.47 α, 0.48 γ
$^{113}Cd(n, \gamma)^{114}Cd$	2.0×10^{4}	0.558 γ
$^{59}Co(n, \gamma)^{60}Co$	37.4	0.059 γ
$^{50}Cr(n, \gamma)^{51}Cr$	15.5	0.749 γ

다른 방출도 가능하지만, 가장 수율이 높은 방출만 주어진 것이라는 것을 주목해야 한다. 수소와 질소가 조직의 주요 성분이고 방사선량 평가에서 중요하다. 붕소는 중성자 차폐뿐만 아니라 중성자 측정 장비 설계 시 중요하다. 반면 ^{113}Cd는 주로 차폐할 때 중요하다. 수소 및 카드뮴과의 중성자 반응은 고에너지 감마선을 방출하는 반면, ^{10}B에 의한 열중성자 포획이 일어나면, 이 반응 중 93%에서 저에너지(0.48 MeV) 감마선이 방출된다. 열중성자가 ^{14}N에 의해 포획되면, 0.558 MeV 양성자가 방출된다.

중성자 방사화

중성자 방사화(neutron activation)는 $^{14}N(n, p)^{14}C$ 와 같이 중성자 흡수에 의해 방사성 핵종이 생성된다. 중성자에 의한 방사화는 몇 가지 이유 때문에 보건물리학자에게 중요하다. 첫째, 중성자에 의해 조사된 어떠한 물질도 방사성을 띨 수 있다는 것이다. 따라서 방사선 위험은 중성자 조사가 끝난 후에도 계속될 수 있다. 둘째, 방사화는 중성자속을 측정할 수 있는 편리한 수단이다. 이것은 알려진 양의 물질을 조사하여 방사화시켜 유도 방사능을 측정한 후, 방사화 단면적을 이용해 중성자속을 계산함으로써 간단하게 수행할 수 있다. 임계 사고 (통제되지 않은 연쇄반응의 우발적 도달) 시, 중성자 조사에 의한 유도 방사능을 측정하여 중성자 선량을 계산할 수 있다. 중성자 방사화 분석 시, 화학자는 동일한 원리를 적용한다. 많은 원소에 대해, 다른 물리적 또는 화학적 절차보다 더 감도가 좋은 이 방법은 알려진 세기의 중성자 장에서 미지의 샘플 조사, 동위원소 규명을 위한 유도 방사선에 대한 방사분광계 검사를 필요로 하며, 결국 샘플에서 유도 방사선을 방출하는 미지의 동위원소 정체와 양을 규명하는 데 도움을 준다.

방사성핵종이 중성자 조사에 의해 계속 만들어지면서 이와 동시에 붕괴가 된다고 할 때, 임의의 시간에 샘플에 존재하는 방사성 원자의 순 개수는 생성률과 붕괴율의 차가 된다. 이를 다음 방사능 균형 방정식(activity−balance equation)을 이용해 수학적으로 표현할 수 있다.

방사성 원자의 순 증가율 = 생성률 − 붕괴율

즉,

$$\frac{\mathrm{d}N}{\mathrm{d}t} = \phi\sigma n - \lambda N, \tag{5.65}$$

여기서

ϕ = 중성자속 neutrons/cm^2/s,
σ = 방사화 단면적 cm^2,
λ = 유도 방사능 변환상수,
N = 방사성 원자 개수, 그리고
n = 표적 원자 개수(조사 기간 중 변하지 않는다고 가정한다).

식 (5.65)는 식 (4.32)와 정확히 같은 형태의 선형 미분방정식이고, 유사한 방식으로 적분하면, 다음 식이 나온다.

$$\lambda N = \phi\sigma n\left(1 - e^{-\lambda t}\right). \tag{5.66}$$

식 (5.66)에서, $\phi\sigma n$은 종종 포화 방사능(*saturation activity*)이라고 부른다. 무한정 긴 조사시간에 대해, 주어진 중성자속으로 얻을 수 있는 최대 방사능을 나타낸다.

예제 5.17

그 양을 모르는 크롬이 포함된 샘플을 열중성자속 10^{11} neutrons/cm^2/s에서 1주일간 조사하였다. 그 결과로 발생하는 ^{51}Cr 감마선을 전체 효율이 10%인 섬광계수기로 측정하였더니, 계수율이 600 counts/min였다. 원래 샘플에 크롬 몇 g이 있었는가?

풀이

이 경우에 대한 반응은 다음과 같다.

$$^{50}\mathrm{Cr} + {}^1_0\mathrm{n} \rightarrow {}^{51}\mathrm{Cr} + \gamma.$$

^{50}Cr에 대한 열중성자 방사화 단면적은 15.5 b이며, ^{50}Cr은 자연 발생 크롬 원자 중 4.345%를 구성하고 있다. 크롬-51은 반감기 27.7일로 궤도전자를 포획하며 붕괴하고, 이 붕괴 중 9.9%에서 0.32 MeV 감마선을 방출한다. 크롬 원자질량은 52.0 u이다.

방사능은 식 (5.66)의 λN에 의해 주어진다. 따라서 이 방정식을 표적 원자 수, n에 대해 풀 수 있다. 수치를 식 (5.66)에 대입하면, 다음을 얻는다.

$$10\frac{\mathrm{counts}}{\mathrm{s}}\cdot 10\frac{\mathrm{decays}}{\mathrm{count}} =$$

$$10^{11}\frac{\mathrm{neutrons}}{\mathrm{cm^2\cdot s}}\cdot 1.55\times10^{-23}\frac{\mathrm{cm^2}}{\mathrm{atom}}\cdot 0.099\cdot n\mathrm{atoms}\ {}^{50}\mathrm{Cr}\cdot\left(1-e^{-\frac{0.693}{27.7\ \mathrm{d}}\cdot 7\ \mathrm{d}}\right)$$

$$n = 4.1\times10^{15}\ \mathrm{atoms}\ {}^{50}\mathrm{Cr}.$$

^{50}Cr의 동위원소 비가 4.345%이므로, 그 표본에 있는 크롬 원자의 총수는 다음과 같다.

$$\mathrm{No.\ of\ Cr\ atoms} = \frac{n}{0.04345} = \frac{4.1\times10^{15}}{0.04345} = 9.4\times10^{16}\ \mathrm{Cr\ atoms}.$$

크롬 1몰의 원자량은 52.0 g이므로, 표본에 있는 크롬 질량은 다음과 같다.

$$\frac{9.4\times10^{16}\ \mathrm{atoms}}{6.02\times10^{23}\ \dfrac{\mathrm{atoms}}{\mathrm{mol}}}\cdot 52.0\frac{\mathrm{g}}{\mathrm{mol}} = 8.1\times10^{-6}\ \mathrm{g}.$$

요약

방사선장에서 흡수 매질로의 에너지 전달은 모든 방사선 영향에 대한 기초가 된다. 베타 입자, 양전자, 양성자 그리고 알파 입자를 포함한 하전 입자는 흡수 매질 원자의 핵외 전자와 충돌하여 그 원자를 여기 또는 전리시킨다. 이 일차 전리 입자는 충돌할 때마다 한정된 양의 에너지를 잃는다. 공기나 연조직에서 전리당 평균 손실은 베타 입자에 대해 34 eV, 알파 입자에 대해 35.5 eV이다. 생성된 이온의 선형 밀도를 비전리(*specific ionization*)라고 부르며, 일차 전리 입자의 에너지 손실률에 대한 척도이다. 베타 입자는 공기 중에서 100 ip/cm 정도로 비전리가 상대적으로 낮다. 알파 입자는 베타보다 2배 전하량을 갖고 상대적으로 늦은 속도 때문에 비전리가 큰데, 공기 중에서 cm 당 이온쌍 수만 개를 생성시킨다. 일차 전리 입자는 연속적인 충돌로 모든 운동에너지를 다 써버린다. 흡수재에서 이 지점까지 이동한 거리를 전리 입자의 비정(*range of ionizing particle*)이라고 부르며, 이는 일차 전리 입자 에너지와 흡수재 특성에 의해 결정된다. 이 거리를 밀도 두께(density thickness) 단위로 측정을 하면, 비정이 흡수재 성질과 거의 무관하다는 것을 발견할 수 있다.

일차 전리 입자는 흡수 매질 원자핵과도 상호작용할 수 있다. 이 상호작용은 특히 고에너지 베타 입자와 전자의 경우에 중요하다. 이것이 일어날 때, 전자 운동에너지 일부는 제동복사(*bremsstrahlung*)라고 부르는 X선으로 방사되는 전자기 에너지로 전환된다. 제동복사는 원자번호가 큰 흡수 재질에서 많이 생성된다.

X선 및 감마선과 물질 사이 상호작용은 알파와 베타 입자 상호작용과 질적으로 다르다. 감마선을 전리방사선이라고 부르긴 하지만, 이것은 간접적으로 전리시킨다. 전자기 방사선 광자는 두 개의 다른 메커니즘 중 하나를 통해 전자와 충돌함으로써 흡수 매질의 핵외 전자와 상호작용한다. 콤프턴 산란이라는 상호작용에서는 외곽 전자가 방출되고, 그 전자에 전달된 에너지 때문에 에너지가 감소된 광자는 산란된다. 방출된 전자를 콤프턴 전자(*Compton electron*)라고 부른다. 광전 흡수(*photoelectric absorption*)라 부르는 다른 메커니즘에서, 광자는 단단히 묶여있는 전자와 충돌하여, 그 광자의 모든 에너지를 흡수 원자에 전달하고 그 광자는 사라진다. 광자 에너지 일부는 단단히 묶여있던 전자를 원자로부터 자유롭게 하는 데 사용하고, 그 나머지 에너지는 방출된 광전자의 운동에너지로 전환된다. 광자 에너지가 1.02 MeV를 초과하

면, 쌍생성(*pair production*)이라고 하는 또 다른 메커니즘이 일어날 수 있다. 쌍생성 과정에서, 광자는 흡수 원자의 원자핵과 반응하고, 그의 모든 에너지는 양전자 하나와 음전자 하나를 생성시키면서 질량으로 변환한다. 쌍생성에 필요한 1.02 MeV 문턱 에너지는 새롭게 만들어지는 두 개 입자 질량에 대한 에너지 등가량이다. 전자와 양전자 쌍뿐만 아니라 콤프턴 전자와 광전자는 일차 전리 입자가 되며, 이들 입자는 자신들이 만들어진 매질에서 전리와 여기에 의해 에너지를 잃는다. 이 입자는 X선과 감마선 장으로부터 흡수 매질로 에너지를 전달하는 매개체이다. 양전자가 자신의 모든 운동에너지를 잃었을 때, 양전자는 음전자와 결합한다. 두 개 입자가 사라지면서 소멸 방사선(*annihilation radiation*)이라 부르는 두 개 0.51 MeV 광자가 만들어진다.

알파와 베타 방사선의 상호작용은 결정론적 과정(deterministic processes)에 의해 지배되므로, 알파와 베타 입자는 비정이 유한하며 완전히 정지될 수 있다. 반면, 감마선(광자) 상호작용은 확률론적 사건(stochastic events)이다. 이 상호작용은 확률의 법칙에 의해 지배를 받기 때문에, 감마선(광자) 빔은 비정이 유한하지 않다. 즉, 흡수재 두께를 늘림으로써 세기를 줄일 수만 있을 뿐이다. 흡수재 단위 두께당 감마선 세기 감소율을 감쇠계수(*attenuation coefficient*)라고 하며, 흡수재 단위 두께당 빔으로부터의 에너지 흡수율을 흡수 매질의 흡수계수(*absorption coefficient of the absorbing material*)라고 부른다. 이 두 계수는 광자 에너지와 흡수재 물질의 함수이다.

물질과 상호작용 측면에서, 중성자를 운동에너지에 따라 열(*thermal*)과 고속(*fast*) 중성자로 분류한다. 중성자는 핵반응과 핵분열을 통해 생성된다. 모든 중성자는 생성되었을 때 운동에너지를 가지고 있어서 고속 중성자로 간주할 수 있다. 이 고속 중성자는 그들 이동 경로에 있는 원자와 탄성 충돌을 하여 에너지를 잃고, 열에너지까지 감속이 된 후, 흡수 매질에 의해 포획된다. 수소 원자핵이 고속 중성자와 충돌할 때, 그 원자핵은 원자로부터 떨어져 나가 양으로 대전된 양성자가 되고, 비전리가 큰 일차 전리 입자가 된다. 이 양성자는 흡수재 원자와 전리 및 여기 상호작용을 하여 자신의 운동에너지를 잃는다.

문제

5.1 Hg 밀도는 13.6 g/cm^{3}이고, 원자질량은 200.6이다. Hg 개수(atoms/cm^3)을 계산하시오.

5.2 석영(SiO_2) 결정의 밀도는 2.65 g/cm^{3}이다. 석영 내 규소(Si)와 산소 원자 밀도(atoms/cm^3)는 얼마인가?

5.3 5 mm 두께 알루미늄 조각의 전자 밀도와 그와 동일한 밀도 두께(density thickness)를 가진 철 조각의 전자 밀도를 비교하시오.

5.4 보건물리학자가 실험실을 조사하면서 오염된 표면을 닦은 뒤 얇은 단창형 계수기와 알루미늄 흡수재를 이용하여 흡수 곡선을 그렸다. 베타 입자(감마는 발견되지 않았다) 비정은 800 mg/cm^2 Al이었다. 오염물질은 무엇일까? 오염물질 정체를 입증하는데 도움을 주기 위해 스미어(smear) 표본에 대해 어떤 추가적 연구를 할 수 있을까?

5.5 보건물리학자가 순 베타 방출체임이 밝혀진 미지의 오염물질을 발견하였다. 오염물질 규명에 도움이 되기 위해, 그는 베타 입자의 최대 에너지를 결정하기 위한 흡수곡선을 그렸다. 그는 운모창(밀도 = 2.7 g/cm^3) 두께가 0.1 mm인 단창형 GM 계수기를 사용하여, 1.74 mm Al로 모든 베타 입자를 막을 수 있다는 것을 확인하였다. 표본과 GM 계수기 사이 거리는 2 cm이다. 베타 입자 에너지는 얼마인가? 오염물질은 무엇인가?

5.6 5 MeV 광자는 납 차폐물에서 양전자–전자쌍을 만든다. 두 입자 에너지가 같다면, 차폐물에서 두 입자는 얼마나 멀리 이동을 할까?

5.7 전방 똑바로($\phi = 0^\circ$) 산란된 콤프턴 전자가 460 mg/cm^2 두께 알루미늄 흡수재에 의해 완전히 정지되었다.

(a) 콤프턴 전자 운동에너지는 얼마인가?

(b) 입사 광자 에너지는 얼마인가?

5.8 단일에너지 0.1 MeV 감마선이 탄소 블록에 의해 120° 각도로 산란되었다.

(a) 산란 광자 에너지는 얼마인가?

(b) 콤프턴 전자 운동에너지는 얼마인가?

5.9 자연 기원 ^{40}K에서 방출된 1.46 MeV 감마가 두 번 산란되었다. 첫 번째는 30° 각도로, 그 다음에는 150° 각도로 산란되었다.

(a) 두 번째 산란 후 광자의 에너지는 얼마인가?

(b) 산란각 순서가 바뀐다고 했을 때, 산란 광자의 에너지는 얼마인가?

5.10 ^{137}Cs에서 방출된 0.662 MeV 감마선에 대한 콤프턴 에지(Compton edge) 에너지는 얼마인가?

5.11 각도 135°로 산란된 산란 광자 에너지가 0.2 MeV이다. 산란 충돌 전 광자 에너지는 얼마였는가?

5.12 다음 감마선에 대한 콤프턴 에지 에너지는 얼마인가?

(a) ^{57}Co에 방출되는 0.136 MeV

(b) ^{58}Co에 방출되는 0.811 MeV 그리고

(c) ^{60}Co에 방출되는 1.33 MeV

5.13 다음 감마선 흡수 데이터는 납 흡수재를 가지고 구한 것이다.

두께(mm)	0	2	4	6	8	10	15	20	25
counts/min	1000	880	770	680	600	530	390	285	210

(a) 선형, 질량 및 원자 감쇠계수들을 구하시오.

(b) 감마선 에너지는 얼마였는가?

5.14 다음 흡수 데이터는 알루미늄 흡수재를 가지고 구한 것이다.

두께(mm)	0	0.2	0.4	0.6	0.8	1	1.2	1.4	1.6	2	4	8	15	20	28
counts/min	1000	576	348	230	168	134	120	107	96	95	90	82	68	60	50

(a) 데이터를 그리시오. 그 곡선이 암시하는 방사선 종류는 무엇인가?

(b) 베타 입자가 존재한다면, 그 에너지는 얼마인가?

(c) 감마선이 존재한다면, 그 에너지는 얼마인가?

(d) 흡수 데이터와 일치하는 동위원소는 무엇인가?

(e) 흡수 데이터에 맞는 식을 쓰시오.

5.15 조준된 감마선 빔이 동일한 수의 0.1 MeV와 1.0 MeV 광자로 구성되어 있다. 빔이 15 cm 두께 콘크리트 차폐물로 입사된다면, 차폐물을 나올 때 0.1 MeV 광자 수에 대한 1.0 MeV 광자 수의 상대비는 얼마인가?

5.16 광자 에너지가 각각 2, 5 및 10 MeV이고 속(flux)이 같은 세 가지 조준된 감마선 빔이 5 cm 두께 납을 통과하였다. 출구 광자속들의 비는 얼마인가?

5.17 조준된 0.2 MeV 감마선 빔이 1 g/cm^2 두께 납 차폐에 2 $J/m^2/s$ 입사 에너지속(energy flux)을 전달하였다.

(a) 입사 광자속, $photons/cm^2/s$는 얼마인가?

(b) 차폐의 에너지 흡수율, erg/g/s 그리고 J/kg/s은 얼마인가?

5.18 좁고 조준된 0.1 MeV와 0.8 MeV 감마선 단일에너지 빔을 다음과 같이 감쇠하는데 필요한 Al과 Cu 두께를 계산하시오.

(a) 입사 세기의 절반(HVL)

(b) 입사 세기의 1/10(TVL). 답을 cm와 g/cm^2 단위로 표현하시오.

(c) HVL과 TVL의 관계는?

5.19 1 MeV 감마선에 대해 근육 조직의 질량 감쇠계수는 0.07007 cm^2/g 이다. 근육에서 1 MeV 광자의 평균자유행정(mean free path)은 얼마인가?

5.20 얇은 차폐막이 각각 두께가 다른 알루미늄과 납, 두 개 층으로 이루어져 있다. 각 층의 밀도두께는 1.35 g/cm^2이다. 차폐막이 좁고 조준된 0.2 MeV 광자 빔으로 조사되었다.

(a) 차폐막의 전체 두께는 몇 cm인가?

(b) 다음과 같을 때, 차폐막의 감쇠인자를 계산하시오.

(i) 알루미늄 층이 첫 번째일 때

(ii) 납 층이 첫 번째일 때

5.21 좁고, 조준된 2 MeV 광자 빔이 다음 차폐물 각각에 의해 빔에서 제거될 확률을 계산하시오.

(a) 납, 1 cm 두께

(b) 철, 1 cm 두께

(c) 납, 1 g/cm^2 두께

(d) 철, 1 g/cm^2 두께

5.22 즉발 포획 감마선이 21.5 MeV일 때, $^{11}C(n, \gamma)^{12}C$ 반응에 대한 감마선의 문턱 에너지를 계산하시오.

5.23 아래 그림에서 보는 것처럼, X선은 고속 전자가 원자번호가 큰 표적에 의해 정지되면서 제동복사로 발생한다. 전자가 250 kV의 일정한 고전압으로 가속되고, 전자 빔 전류가 10 mA일 때, 텅스텐 표적으로부터 1 m 떨어진 지점에서 X선 에너지속(energy flux)을 계산하시오. 유리관에 의한 흡수는 무시하고, 제동복사는 등방성으로 방출된다고 가정한다.

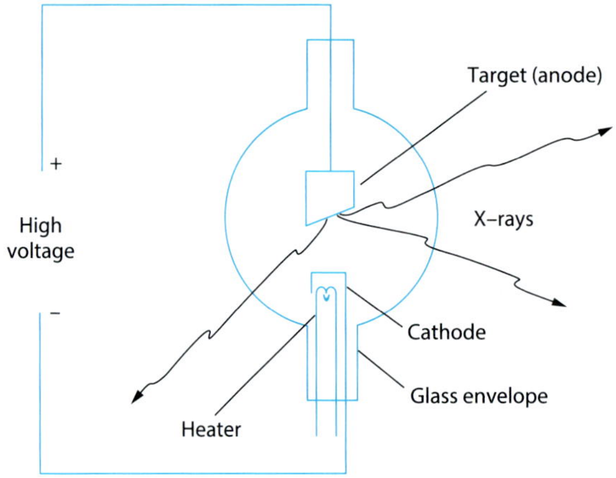

5.24 에너지가 가장 큰 광자가 전자의 한 번의 충돌로 순간적으로 정지하면서 발생한다고 하면, 가장 짧은 파장이 0.124 Å에 가까운 X선을 방출하기 위해 X선관에 얼마의 전압을 인가해야만 하는가?

5.25 운동에너지가 0.159 MeV인 베타 입자가 4 mg/cm^2 창을 관통하여 헬륨 충전 가이거관(Geiger tube)으로 입사한다. 이 관 안에서 베타 입자는 얼마나 많은 이온쌍을 생성시키는가?

5.26 ^{252}Cf의 중성자 방출률은 2.31 × 10^6 neutrons/s/μg이고, 알파 방출에 대한 변환율 상수는 0.26 yr^{-1}이라면, MBq 당 그리고 μCi 당 중성자 방출률은 얼마인가?

5.27 운동에너지가 0.1 eV인 저속 중성자 속도를 계산하시오. 이 에너지에 상응하는 온도는 얼마인가?

5.28 ^{9}Be이 중양자로 조사되었을 때, ^{9}Be(d, n)^{10}Be 반응에 따라 중성자가 생성된다. 15 MeV 중양자에 대한 이 반응 단면적은 0.12 b이다. 100 μA 중양자 빔으로 조사된 직경 1.13 cm, 1 g Be 표적으로부터 25 cm 떨어진 지점에서 중성자속은 얼마인가? 중성자는 등방성으로 분포된다고 가정한다.

5.29 열중성자 입사 빔의 50%를 흡수하는 Cd 두께는 얼마인가? Cd 원소에 대한 포획 단면적은 열중성자에 대해 2450 b이고, Cd 비중은 8.65, 원자질량은 112.4 D이다.

5.30 방사능이 3.7×10^{10} Bq(1 Ci)인 소형 ^{124}Sb 감마선원을 25 g Be 구로 완전히 둘러쌓다. 1.69 MeV 감마(수율은 겨우 약 47%이다)에 대해 단면적이 2.1 mb이고 감마선원을 둘러싼 구형 공동 지름이 1 cm라고 할 때, ^{9}Be(γ, n)^{8}Be 반응으로부터 방출되는 neutrons/s을 계산하시오.

5.31 카드뮴은 평균 중성자속 10^{12} neutrons/cm^2/s인 열중성자 차폐물로서 사용한다. ^{113}Cd 원자의 10%까지 소비하는 데 얼마의 시간이 걸리는가?

5.32 2.5 MeV 중성자에 대해, ^{32}S(n, p)^{32}P 반응 단면적은 89.5 mb이다. 100 mg ^{32}S가 10^2 neutrons/cm^2/s인 고속 중성자속으로 1주일간 조사된다면, 몇 μCi의 ^{32}P을 예상할 수 있는가?

5.33 우주 방사선 중 고에너지 성분에 대한 물의 흡수계수가 2.5×10^{-3} m^{-1}라면, 깊이 10,000 m, 바다 밑바닥에서 이 우주 방사선 세기의 감소를 계산하시오.

5.34 중양자를 ^{208}Tl(ThC")에서 나오는 2.614 MeV 감마선으로 조사한다면, 그 원자핵은 양성자 하나와 중성자 하나로 분해된다. 중성자와 양성자가 운동에너지 0.225 MeV를 가지고, 양성자 질량이 1.007276466812 u라고 하면, 중성자 질량을 계산하시오.

5.35 고속 중성자 빔은 두 개 에너지 그룹을 포함하고 있다. 한 그룹은 1 MeV 중성자들로서 전체 중성자속의 99%를 포함한다. 나머지 1%는 10 MeV 에너지를 갖는다.

(a) 25 cm 두께 물을 통과한 후 두 그룹의 상대적 비는 얼마가 되는가?

(b) 동일한 밀도두께의 납판을 통과한 후 두 그룹의 상대적 비는 얼마가 되는가? 제거 단면적은 다음과 같다.

	단면적 (BARNS)	
	1 MeV 중성자	10 MeV 중성자
H-1	3.4×10^{-5}	3.2×10^{-5}
O-16	1×10^{-4}	1×10^{-4}
Pb-204 1.4%	0.24	1.79
Pb-206 24.1%	0.36	1.47
Pb-207 22.1%	0.55	0.98
Pb-208 52.4%	2.4×10^{-4}	1.15

5.36 보랄(Boral)은 열중성자 차폐물로 사용되는 알루미늄 붕산 탄화물 합금이다. 붕소 함량이 무게 기준으로 35%이고, 보랄 밀도가 2.7 g/cm^{3}라면, 상온(room temperature)에서 열중성자에 대한 보랄의 반감두께를 계산하시오. 포획단면적은 다음과 같다. 붕소 = 767 b, 알루미늄 = 235 mb, 탄소 = 3.4 mb.

5.37 열중성자에 대한 N과 O의 산란 단면적은 각각 10.3과 4 b이다.

(a) STP에서 공기에 대한 거시단면적을 계산하시오. 공기는 부피 기준으로 79% 질소와 21% 산소로 이루어져 있다.

(b) 공기 중 열중성자의 산란 평균자유행정은 얼마인가?

5.38 2.5 MeV 중성자가 다음 에너지까지 감소하는 데 얼마나 많은 산란 충돌이 필요한가?

(a) 최초 에너지의 0.1%

(b) 0.025 eV

5.39 1 cm(직경) × 0.1 mm(두께)의 코발트 포일이 평균 1 × 10^{11} neutrons/cm^2/s 열중성자속으로 7일간 조사된다. 방사화 단면적이 37.2 b이고, 코발트 밀도가 8.9 g/cm^{3}라면, 조사 기간 끝에서 방사능은 얼마인지, 베크렐과 마이크로퀴리 단위로 구하시오. 천연 코발트는 100% ^{59}Co이다.

5.40 304 타입 스테인리스 스틸은 71%(무게 퍼센트) Fe, 19% Cr, 그리고 10% Ni로 이루어져 있다. 각 원소의 동위원소 비(%)와 2200 m/s n, γ 포획 단면적(barns)은 아래와 같다.

Fe			Cr			Ni		
A	Abun.(%)	σ_c(b)	A	Abun.(%)	σ_c(b)	A	Abun.(%)	σ_c(b)
54	5.84	2.3	50	4.35	15.9	58	68.08	4.6
56	91.75	2.6	52	83.79	0.75	60	26.22	2.8
57	2.12	2.4	53	9.50	18.1	61	1.14	2.5
58	0.28	1.1	54	2.37	0.36	62	3.635	14.4
						64	0.926	1.5

(a) 거시 포획단면적을 계산하시오.

(b) 직경 1 cm 조준된 2200 m/s 중성자 빔이 2 mm 두께 304 타입 스테인리스 스틸에 입사하고, 중성자속이 5 × 10^{11} neutrons/cm^2/s라고 할 때, 1초당 얼마나 많은 중성자가 포획될까?

5.41 붕산 H_3BO_3 1 M 용액을 온도 40℃에서 7일간 열중성자속 10^{11} neutrons/cm^2/s으로 조사하였다. 조사 후 Li 농도, moles/L는 얼마인가?

5.42 ^{241}Am에서 방출된 5.5 MeV 알파 입자는 표준 공기 중에서 얼마나 멀리 이동하는가?

5.43 연조직에서 다음에서 방출된 베타 입자의 비정은 얼마인가?

(a) ^{14}C (E_m = 0.156 MeV)

(b) ^{32}P (E_m = 1.71 MeV)

(c) ^{90}Y (E_m = 2.273 MeV)

5.44 아래의 광자 각각이 최대 에너지를 전자에 전달하는 콤프턴 산란을 겪는다. 산란 전자 에너지와 각 광자가 겪는 에너지 손실률을 계산하시오.

(a) 2 MeV

(b) 0.2 MeV

(c) 0.02 MeV

5.45 250 kV 장치에서 발생되는 X선 중 가장 짧은 파장은 얼마인가?

5.46 텅스텐 표적을 가진 X선 장치를 250 kV 고정전압과 빔전류 25 mA에서 운전한다. 온도 상승이 문제가 되지 않게 하기 위해 표적으로부터 단위 시간당 얼마만큼의 열을 제거해야 하는가? 답을 J/s와 calories/s로 구하시오.

5.47 열중성자에 대한 수소의 포획 단면적은 0.3321 b이고, 산소의 포획 단면적은 2×10^{-4} b이다. 물에 대한 거시 포획단면적, cm^{-1}을 구하시오.

5.48 10 g 토양 표본을 14일 동안 10^{12} neutrons/cm^2/s 열중성자속에서 조사한 후 이 때 유도된 ^{140}La 방사능을 확인하여, 미량의 La(란탄, A = 139)을 연구하였다. 조사가 끝난 지 1시간 후에 ^{140}La 방사능이 10 Bq이라면, 토양 속 La 농도를 μg, 또는 g 그리고 ppm(parts per million by weight) 단위로 계산하시오. 단, ^{139}La 동위원소 비 = 100%, σ(activation) = 9 b, $T_{1/2}(^{140}\text{La})$ = 1.7일

5.49 1.33 MeV ^{60}Co 광자가 180°로 후방 산란되었다. 다음을 계산하시오.

(a) 후방 산란된 광자의 에너지, 그리고

(b) 콤프턴 에지

5.50 0.320 MeV ^{51}Cr 광자가 180°로 후방 산란되었다. 다음을 계산하시오.

(a) 후방 산란된 광자의 에너지, 그리고

(b) 콤프턴 에지

5.51 진단 및 치료제로서 ^{64}Cu 용액을 연구하고 있다.

(a) 이 선원으로부터 예상되는 광자의 수율과 에너지는 얼마인가?

(b) 모든 입자 방출을 막기 위해 필요한 차폐물 두께는 얼마인가?

5.52 ^{3}H, ^{14}C, 또는 ^{35}S로부터 방출된 베타 입자가 선원으로부터 2 cm 떨어진 1.7 mg/cm^2 두께 창을 통과하여 감지될 수 있는지 판단하시오.

5.53 Pu−238 부족으로 인해, 과학자들은 Am−241 선원을 우주선을 위한 원자력전지(RTG)로 사용하는 것을 고려하고 있다. 그들은 Pu−241로부터 Am−241을 분리하려고 하고 있다.

(a) 43년 전 750 GBq의 Pu−241이 생성되었다면, 분리공정 효율이 98%라고 했을 때, Am−241 몇 그램을 쓸 수 있는가?

(b) 우주선은 2W 출력을 필요로 하고 100년 동안 운전되도록 설계된다. Am−241 몇 그램이 필요한가?

(c) RTG 근처 전자장치들은 RTG에서 방출되는 광자의 99%로부터 차폐돼야 한다. 차폐물 질량을 최소로 유지하는 것이 필수다. 방출이 조준된다고 가정할 때, 다음 물질 중 어느 것이 필요한 차폐를 제공하면서 질량은 가장 작은가?

(1) 알루미늄

(2) 납

(3) 철

5.54 다음에서 방출된 알파 입자의 조직 속에서 비정은 얼마인가?

(a) Po−218

(b) Po−214

5.55 다음에서 방출된 베타 입자의 조직 속에서 비정은 얼마인가?

(a) Pb−214

(b) Bi−214

(c) Pb−210

(d) Bi−210

5.56 병원에서 55 mCi (2016년 1월 1일 측정) Sr−90 소형 안과용 장치 사용을 고려하고 있다.

(a) 모든 베타 입자를 막을 수 있는 알루미늄 차폐물 두께를 결정하시오.

(b) 30 cm 떨어진 곳에서 차폐물에 의해 생성되는 제동복사를 photons/sec/cm^2 단위로 예측하시오.

5.57 2 mCi (2016년 1월 1일 측정) ^{106}Ru 안과용 장치에 대해, 문제 5.56을 반복 계산하시오.

6 방사선선량 측정

단위

방사선을 경험한 초창기, 방사선 방호나 방사선 치료에 사용하기에 적합한 정확한 방사선량 단위가 없었다. 방사선 방호 목적으로 사용됐던 일반적인 "방사선량계(dosimeter)"는 종이 클립이 부착된 치과 필름 조각이었다. "종이 클립(paper-clip)" 단위라고 부르는, 검출 가능한 음영이 생길 만큼의 하루 피폭이 최대허용선량(maximum permissible dose)이었다. 더 큰 선량과 치료 목적으로 자주 사용된 선량단위가 "피부 홍반 단위(skin erythema unit)"이었다. 다른 내재적 단점뿐만 아니라 이들 선량 단위의 큰 에너지 종속성 때문에, 이 두 개 단위 중 어느 것도 생물학적 의미가 없었고, 방사선의 방사선생물학적 영향에 대한 정량적 연구에서나 방사선 안전을 위해서도 쓸모가 없었다. 더욱이 인체에 의해 흡수된 방사선장 에너지의 비율은 에너지 종속적이기 때문에, 방사선 피폭(*exposure*)과 방사선 흡수선량(*absorbed dose*)을 구분할 필요가 있다.

흡수선량

Gray

방사선 손상은 방사선으로부터 방출된 에너지 흡수에 종속적이고, 조사된 조직에 흡수된 에너지의 평균 농도에 거의 비례한다. 이 때문에, 방사선량 기본 단위는 조직의 단위 질량당 흡수 에너지로 표현된다. 즉,

$$방사선\ 흡수선량 = \frac{dE}{dm} \tag{6.1}$$

방사선 흡수선량에 대한 SI계 단위를 그레이(*gray*, Gy)라고 부르고, 다음과 같이 정의한다.

1그레이는 1킬로그램당 1줄(joule)에 해당하는 흡수 방사선량이다.

$$1\,\text{Gy} = 1\frac{\text{J}}{\text{kg}}. \tag{6.2}$$

그레이는 내부에 침전된 방사성핵종에 의한 피폭뿐만 아니라 감마선, 중성자 또는 하전입자의 외부 방사선장에 의한 피폭 등 모든 유형의 전리 방사선선량 측정에 보편적으로 적용할 수 있다.

rad(Radiation Absorbed Dose)

SI 단위를 도입하기 전, 방사선량은 라드(*rad*)라고 부르는 단위에 의해 측정되었다.

1라드는 100 $\frac{\text{ergs}}{\text{g}}$의 흡수선량으로 정의한다.

$$1\ \text{rad} = 100\frac{\text{ergs}}{\text{g}}. \tag{6.3a}$$

1 J = 10^7 ergs이고 1 kg = 1000 g 이므로,

$$1\ \text{Gy} = 100\ \text{rads} \tag{6.3b}$$

$$1\ \text{rad} = 0.01\ \text{Gy} = 1\ \text{centigray(cGy)} \tag{6.3c}$$

그레이가 SI이고 더 새로운 단위이며 문헌과 대부분 나라에서 라드를 대체해 왔지만, 라드와 그 파생 단위도 여전히 유용한 단위이며 미국의 공식적인 방사선 안전 규정에 사용되고 있다.

방사선 흡수선량 개념인 그레이와 라드는 거시적 개념이고 세포나 세포 이하 수준의 마이크로 도시메트리(microdosimetry)를 위해 만들어진 것이 아님을 이해해야 한

다. 방사선 흡수선량은 조직, 장기 및 유기체 수준의 생의학적 영향과 관련이 있음이 밝혀졌고, 이런 까닭에 방사선 안전 측정, 방사선의 의학적 진단과 치료 목적으로 사용하는 데 적절하다. 방사선 흡수선량 개념은 흡수된 에너지가 관심 조직 전체에 걸쳐 균일하게 분포되어 있다는 것을 암시하고 있다. 분자생물학자에게 관심 대상인 세포 및 세포 이하 수준의 생물학적 영향은 세포 내부에 흡수된 에너지 농도보다는 분자 간 결합이 깨진 개수와 유형에 비례한다. 조직 수준에서 그러한 분자 간 깨짐의 개수는 방사선 흡수선량에 비례한다. 마이크로 도시메트리와 방사선 흡수선량 간 구분은 다음 상상의 실험으로 설명할 수 있다.

예제 6.1

0.1 g 조직 내에 크기가 10 μm×10 μm×10 μm이고 질량이 10^{-12} kg인 세포 하나가 있다고 생각하자. 그 조직에서 1 keV/μm 저 LET 입자가 세포를 통과하면서 그 세포에 10 keV를 전달한다. 그 조직에 대한 방사선 흡수선량을 계산하시오.

풀이

조직에 대한 방사선 흡수선량은 다음과 같이 계산한다.

$$\text{방사선 흡수선량(조직)} = \frac{10\ \text{keV} \cdot 1.6\times10^{-16}\dfrac{\text{J}}{\text{keV}} \cdot 1\dfrac{\text{Gy}}{\text{J/kg}}}{1\times10^{-4}\ \text{kg}} = 1.6\times10^{-11}\,\text{Gy},$$

이는 극히 작은 선량이다. 그러나 흡수선량을 (잘못되게) 단일 세포에 적용하면, 계산된 선량은 다음과 같이 될 것이다.

$$\text{방사선 흡수선량(세포)} = \frac{10\ \text{keV} \cdot 1.6\times10^{-16}\dfrac{\text{J}}{\text{keV}} \cdot 1\dfrac{\text{Gy}}{\text{J/kg}}}{1\times10^{-12}\ \text{kg}} = 1.6\times10^{-3}\,\text{Gy}.$$

외부 피폭

X 및 감마선

조사선량 단위

임의로 주어진 에너지속(energy flux)의 외부 방사선에 대해, 유기체 내부 임의 영역에서의 흡수선량은 방사선 종류와 에너지, 유기체 내부에서 흡수선량이 규정된 지점의 깊이, 그리고 그 지점에서 흡수 매질의 원소 성분 등에 종속적이다. 예를 들어, 연조직(C, O, H 및 N)보다 원자번호가 큰 원소(Ca와 P)로 구성된 뼈는 연조직보다 X선 빔으로부터 단위 질량당 더 많은 에너지를 흡수한다. 이 때문에, 유기체가 피폭될 수 있는 X선장은 종종 조사선량 단위(*exposure units*)로 명시되곤 한다. 조사선량 단위는 선량측정(dosimetric) 단위라기보다는 방사선측정(*radiometric*) 단위이다. 즉, 이는 광자 플루언스(fluence)에 대한 척도이고, X선장으로부터 단위 질량 공기로 전달된 에너지 양과 관련이 있다. 조사선량 단위로 측정한 피폭의 양을 알고, 그 다음 X선 에너지와 조사된 매질의 구성을 안다면, 조사 매질의 임의 부분에 대한 흡수선량을 계산할 수 있다.

1조사선량 단위(exposure unit)는 공기 1 kg 당 (어느 쪽 부호든) 1쿨롬의 전하량을 띠는 이온을 생성하는 X선이나 감마선 양으로 정의한다. 이것은 특별한 명칭이 없으며, 편의상 이 책에서는 “X unit”이라고 부르기로 한다.

$$1 \text{ X unit} = 1 \text{ C/kg air} \tag{6.4}$$

조사선량 단위는 방사선-유도(radiation-induced) 전리를 비교적 쉽게 측정할 수 있기 때문에 공기 전리에 바탕을 두고 있다. 수 keV 이하와 수 MeV 이상 양자 에너지에서는 조사선량 단위 측정을 위한 필요조건을 만족할 수 없게 된다. 따라서 조사선량 단위 사용은 양자 에너지가 3 MeV를 초과하지 않는 X선이나 감마선으로 한정된다. 그보다 에너지가 큰 광자에 대해, 조사선량은 watt-second/m^2로, 조사선량률은 watts/m^2로 표현된다. 단일 이온 전하량이 1.6×10^{-19}C이고, 공기 중에서 이온쌍 하나 생성에 소요되는 평균 에너지가 34 eV라는 사실을 이용하여, 조사선량 단위에 대한 실용적 정의를 공기 단위 질량당 에너지 흡수라는 더 기본적인 단위로 변환시킬 수 있다.

$$1 \text{ X unit} = 1\frac{\text{C}}{\text{kg}}\text{air} \cdot \frac{1 \text{ ion}}{1.6\times10^{-19}\text{C}} \cdot 34\frac{\text{eV}}{\text{ion}} \cdot 1.6\times10^{-19}\frac{\text{J}}{\text{eV}} \cdot 1\frac{\text{Gy}}{\text{J/kg}}$$
$$= 34 \text{ Gy} \left(\text{in air}\right). \tag{6.5}$$

조사선량 단위는 조사선량에 대한 통합적 척도이고, 조사선량이 발생하는 기간과는 무관하다는 것을 유의해야 한다. X선이나 감마선장 세기는 보통 C/kg/hr 같은 조사선량률로 표현된다. 물론 총 조사선량은 조사선량률과 시간의 곱이다.

뢴트겐

SI 단위계가 도입되기 전, X선 조사선량 단위를 뢴트겐(*roentgen*)이라 불렀고, 기호로는 R이라고 썼다. 뢴트겐은 0℃와 760 mmHg에서 건조한 공기 1 cm^3 당 어느 쪽 부호든 1정전쿨롬(statcoulomb, 1 sC = 3.33564 × 10^{-10} C)의 전하량을 갖는 이온들을 생성시키는 X선이나 감마선 양으로 정의되었다.

$$1 \text{ R} = 1 \frac{\text{sC}}{\text{cm}^3 \text{ dry air}}. \tag{6.6}$$

이온 하나가 4.8 × 10^{-10} sC을 갖고 있고 표준 공기 1 cm^3 질량이 0.001293 g이므로, 1 R 조사선량에 의한 공기 선량을 계산할 수 있다.

$$1 \text{ R} = 1\frac{\text{sC}}{\text{cm}^3\text{air}} \cdot \frac{1 \text{ cm}^3 \text{ air}}{1.293\times10^{-3}\text{g}} \cdot \frac{1 \text{ ion}}{4.8\times10^{-10}\text{sC}} \cdot 34\frac{\text{eV}}{\text{ion}} \cdot 1.6\times10^{-12}\frac{\text{erg}}{\text{eV}} \cdot \frac{1 \text{ rad}}{100\frac{\text{erg}}{\text{g}}}$$

$$1 \text{ R} = 0.877 \text{ rad (to air)}$$

조사선량을 뢴트겐 단위로 측정할 때, X선이나 감마선장 세기는 1분당 뢴트겐 또는 1시간당 밀리뢴트겐 같은 단위로 측정한다. "mR"으로 표기하는 밀리뢴트겐은 0.001 R과 같다.

C/kg 조사선량 단위와 뢴트겐 사이 관계는 다음과 같이 계산할 수 있다.

$$1\frac{C}{kg} = 1\frac{C}{kg} \cdot 1.293\frac{kg}{m^3} \cdot 1\times10^{-6}\frac{m^3}{cm^3} \cdot \frac{1\ sC}{3.33564\times10^{-10}\,C} \cdot \frac{1\ R}{1\frac{sC}{cm^3\ air}} = 3876\ R$$

또는

$$1\ \text{X unit} = 3876\ \text{R}. \tag{6.7a}$$

$$1\text{R} = \frac{1}{3876} \cdot \text{X unit} = 2.58\times10^{-4}\,\text{X unit}. \tag{6.7b}$$

예제 6.2

통상적으로 X선과 감마선장에 대한 보건물리 측정은 시간당 밀리뢴트겐 단위로 이뤄진다. 보건물리학자가 1 mR/h 감마선장을 확인했다면, 이에 해당하는 조사선량을 SI 단위로 표현하면 얼마인가?

풀이

식 (6.7b)에 따라서,

$$1\frac{mR}{h} \cdot 1\times10^{-3}\frac{R}{mR} = 2.58\times10^{-7}\frac{C}{kg}$$

$$1\frac{mR}{h} \cdot 1\times10^{-3}\frac{R}{mR} \cdot \frac{1\frac{C}{kg}}{3876\ R} = 0.258\frac{\mu C}{h}.$$

조사선량 측정: 자유공기함

그림 6-1의 계기를 이용해 조사선량 단위의 실용적 정의를 만족시킬 수 있다. X선 빔은 입구를 통해 입사하여, 입구 격막에 의해 경계가 구분된 원통형 공기 칼럼과 상호작용한다. X선과, X선 빔이 수집판 C의 모서리에서 나오는 전기력선을 가로지르며 정해지는 공기 체적(A-B-C-D) 간 상호작용으로 발생한 모든 이온이 전극판들

에 의해 수집되고, 이로 인해 외부 회로에 전류가 흐르게 된다. 이 수집된 이온 대부분은 공기를 통과하며 전리 반응을 일으켜 에너지를 잃는 일차 전리 입자로서 생성된 것들이다. (일차 전리 입자는 X선(광자)이 공기와 상호작용하면서 만들어지는 콤프턴 전자와 광전자이다.) 가드 링 G와 가드 와이어 W는 전기력선이 직선을 유지하고, 판들에 직각이 되게 해준다. 판 사이 전기장 세기는 이온들이 재결합되기 전에 그 이온들을 수집하기에 충분할 정도로 높지만, 일차 전리 입자에 의해 생성된 이차 전자를 전리 에너지까지 가속시키기에는 충분치 않은 100 V/cm 수준이다. 가드 와이어는 판 사이 전위 강하가 균일하게 이뤄질 수 있도록 전압-분할 네트워크와 연결된다. 수집 체적에서 X선 상호작용 때문에 수집된 이온 수는 전류 흐름으로부터 계산하고, 그다음 조사선량률을 단위 시간당 뢴트겐 단위로 계산한다. 이렇게 조사선량 단위를 측정하기 위해서는, 일차 전자의 모든 에너지가 계기 속 공기로 방사되어야만 한다. 이 조건은 공기함을 일차 전자의 최대 비정보다 크게 만들어 만족시킬 수 있다. (300 keV X선에 대해, 수집 판 사이 간격은 약 30 cm이고 바깥 상자는 각 모서리가 약 50 cm인 정육면체이다.) 감응 체적(sensitive volume)을 떠나는 수만큼 다른 곳에서 X선 상호작용으로 생성된 전자가 감응 체적으로 들어오기 때문에, 감응 체적 내에서 X선 상호작용 결과로 생성된 많은 수의 이온이 수집되지 않는다는 것은 중요하지 않다. 이 조건은 전자 평형(*electronic equilibrium*) 또는 더 일반적으로, 하전입

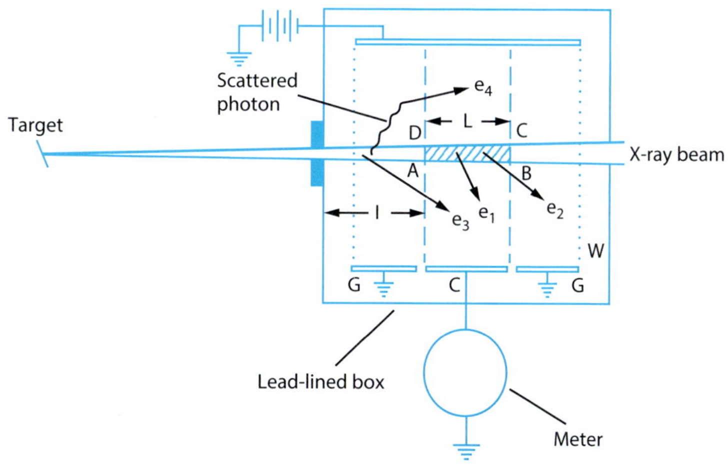

그림 6-1. 평행판 전리함의 개요도. (From Design of Free Air Ionization Chamber. Washington, DC: National Bureau of Standards; 1957. NBS Handbook 64.)

자 평형(*charged particle equilibrium*)으로 알려져 있다. 하전입자 평형은 어떤 위치에 있는 작은 체적에 대해 정의되며, 그곳에서는 정해진 체적을 떠나는 모든 하전 입자만큼, 동일한 종류와 운동에너지를 가진 또 다른 입자가 그 곳으로 들어온다.

전자 평형이 이뤄지면, 모든 떠나는 전자에 대해 그들과 에너지가 같은 다른 전자가 감응 체적 안으로 들어온다. 전자 평형을 이루기 위해서는 그림 6-1에서 길이 l만큼 충분한 두께의 공기가 빔 입구와 감응 체적 사이에 있어야만 한다. 고도로 정류된 250 kV X선에 대해, 9cm의 공기가 필요하다. 500 kV X선에 대해 감응 체적에서 전자평형을 이루기 위한 공기 두께는 40 cm까지 늘어난다.

전자 평형과 길이 l의 공기에 의한 X선 감쇠를 무시할 수 있다는 조건 하에서, 감응 체적으로부터 수집된 이온 대부분은 빔 입구에서 발생하는 공기 중 일차 광자 상호작용에 기인한 것들이다. 따라서 측정된 조사선량은 그 지점에서 측정된 것이지, 감응 체적에서 측정된 것은 아니다. 자유공기함(free air chamber)은 양자 에너지가 500 keV 이상 X선을 측정하는 데 사용한다. 에너지가 더 큰 방사선에 대해서는 크기가 더 큰 자유공기함이 필요하다. 이렇게 큰 함을 사용함으로써 생기는 기술적 문제점 때문에, 500 keV 이상의 양자 에너지에 대한 일차 측정 장치로서 자유공기전리함을 사용할 수 없다. 이러한 문제들로는 이온이 수집되기 전에 큰 함 속에서 이온이 재결합하는 것과 큰 함에 필요한 큰 전위차로 인해 일차 이온이 가속되며 야기하는 이차 전리가 있다.

C/kg · s 단위로 X선 조사선량률을 측정을 하기 위한 자유공기전리함 사용은 다음 예제를 이용하여 설명할 수 있다.

예제 6.3

자유공기전리함 입구에 있는 격막의 개구부는 직경 1 cm이고, 감응 체적의 길이 AB는 5 cm이다. 전리함으로 투사된 200 kV X선 빔에 의해 외부 회로에 0.01 μA의 정상 전류가 생성된다. 측정 시점에 온도는 20℃(293 K)이었고 압력은 750 mmHg이었다. 이 X선 빔의 조사선량률은 얼마인가?

풀이

0.01 μA 전류는 10^{-8} C/s 전하량 흐름에 해당한다. 이 경우, 감응 체적은 $\pi \cdot (0.5\text{cm})^2 \cdot 5\text{cm} = 3.927\text{cm}^3$이다. 압력과 온도를 표준 조건에 대해 보정을 하면, 다음 식을 얻는다.

$$\dot{X} = \frac{10^{-8}\,\frac{\text{C}}{\text{s}}}{3.927\ \text{cm}^3 \cdot 1.29\times10^{-6}\,\frac{\text{kg}}{\text{cm}^3}} \cdot \frac{293\ \text{K}}{273\ \text{K}} \cdot \frac{760\ \text{mm Hg}}{750\ \text{mm Hg}}$$
$$= 2.14\times10^{-3}\,\frac{\text{C/kg}}{\text{s}}.$$

전통적 단위계로, 이 조사선량을 변환하면 다음과 같다.

$$2.14\times10^{-3}\,\frac{\text{C/kg}}{\text{s}} \cdot \frac{\text{R}}{2.58\times10^{-4}\ \text{C/kg}} = 8.3\frac{\text{R}}{\text{s}}.$$

조사선량 측정: 공기등가이온함

앞서 기술한 자유전리함은 일차 연구실 표준으로서만 실용적이다. 현장에 사용하기 위해서는, 운반하기 더 편한 기기가 필요하다. 그러한 기기는 측정 공동 주변 공기를 압축하여 제작할 수 있다. 이렇게 하면, 조사선량 단위를 정의하기 위한 조건들을 여전히 만족시킬 수 있다. 실제로 기기 벽을 압축 공기로 만드는 것은 매우 어렵다. 그러나 기기를 "공기–등가(air–equivalent)" 물질, 즉, X선 흡수 성질이 공기와 매우 유

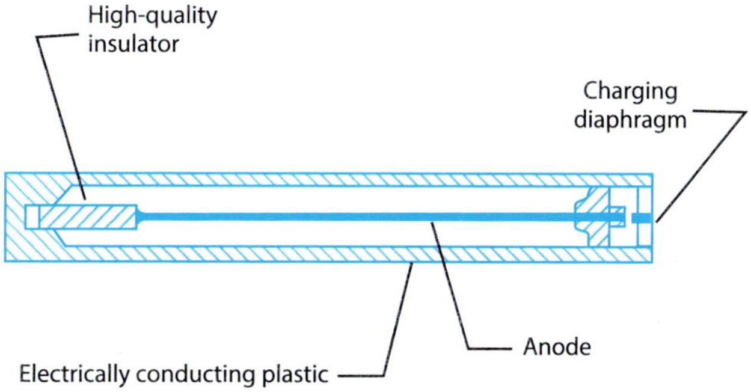

그림 6–2. 비자기판독식(non–self–reading) 축전기형 포켓 전리함.

사한 벽 물질로 기기를 만드는 것은 가능하다. 이러한 함을 축전기 형태로 만들 수 있다. 그 작동 원리는 그림 6-2의 도움을 받아 설명할 수 있다.

이 기기는 전도성 플라스틱으로 제작한, 약 4.75 mm 두께 원통형 외벽으로 구성돼 있다. 중심선은 외벽과 축을 공유하지만 고품질 절연체에 의해 외벽과 분리되어 있다. 이 중심선, 즉 중앙 양극은 외벽에 대해 양으로 대전되어 있다. 함이 X선이나 감마선에 피폭되면, 광자와 벽 사이 상호작용으로 측정 공동에서 발생하는 전리에 의해 축전기가 방전되고, 이것에 의해 양극 전위가 떨어진다. 이러한 양극 전위 강하는 공동에서 발생한 전리에 직접 비례하고, 이는 결국 방사선 피폭과 직접 비례한다. 예를 들어, 다음 예제를 고려해보자.

예제 6.4

다음의 데이터가 주어져 있다.

함의 부피 = 2 cm^3
함은 STP 공기로 채워져 있다.
전기용량 = 5 pF
방사선 피폭 전 함의 전압 = 180 V
방사선 피폭 후 함의 전압 = 160 V
피폭시간 = 0.5 h

방사선 조사선량과 조사선량률을 계산하시오.

풀이

조사선량을 다음과 같이 계산할 수 있다.

$$C \cdot \Delta V = \Delta Q \tag{6.8}$$

여기서

C = 전기용량, 패러데이,
V = 전압, 볼트, 그리고
Q = 전하량, 쿨롬

$$5 \times 10^{-12}\,\mathrm{F} \cdot (180 - 160)\,\mathrm{V} = 1 \times 10^{-10}\,\mathrm{C}.$$

1 조사선량 단위는 1 C/kg이므로, 공기 밀도 1.29 × 10^{-6} kg · cm^{-3}을 사용하여, 이 함으로 측정한 조사선량은 다음과 같다.

$$\frac{1 \times 10^{-10}\,\mathrm{C}}{2\,\mathrm{cm}^3 \cdot 1.29 \times 10^{-6}\,\dfrac{\mathrm{kg}}{\mathrm{cm}^3}} = 3.87 \times 10^{-5}\,\frac{\mathrm{C}}{\mathrm{kg}},$$

이는 다음과 같다.

$$3.87 \times 10^{-5}\,\frac{\mathrm{C}}{\mathrm{kg}} \cdot 3876\,\frac{\mathrm{R}}{\mathrm{C/kg}} = 0.150\,\mathrm{R} = 150\,\mathrm{mR},$$

그리고 조사선량률은 다음과 같다.

$$\frac{3.87 \times 10^{-5}\,\mathrm{C/kg}}{0.5\,\mathrm{h}} = 7.7 \times 10^{-5}\,\frac{\mathrm{C/kg}}{\mathrm{h}} = 77\,\frac{\mu\mathrm{C/kg}}{\mathrm{h}}$$

또는 $300\,\dfrac{\mathrm{mR}}{\mathrm{h}}$.

이 원리에 따라 제작된 함을 "공기등가전리함(air wall chamber)"이라고 한다. 이런 함을 사용할 때, 측정하려는 방사선 에너지에 대해 벽 두께가 적절한지 주의를 기울여야 한다. 벽이 너무 얇으면, 불충분한 수의 광자가 반응하여 일차 전자를 생성한다. 벽이 너무 두꺼우면, 벽에 의해 일차 방사선이 상당히 흡수되어 일차 전자 플루언스가 감쇠될 것이다.

벽 두께를 매우 얇은 것에서부터 비교적 두꺼워질 때까지 증가시키면서, 전리함 공동에서 생성되는 전리를 측정하는 실험을 하여 최적 두께를 결정할 수 있다. 이 작업을 수행하고 벽 두께에 대해 공동 전리를 그리면, 그림 6-3 같은 곡선이 만들어진다.

공동 전리는 주로 광자(감마선)와 벽 사이 상호작용으로 발생한 일차 전자에 의해 생긴다. 벽 두께가 증가하면 더 많은 광자가 상호작용하여, 일차 전자를 더 많이 만들고, 이 전자는 공동을 통과하면서 함 속 기체를 전리시킨다. 그러나 벽 두께가 벽 외부 표면에서 생성된 일차 전자가 벽을 통과하여 공동 속으로 들어올 만큼 충분한 에너지를 갖지 못하게 되는 지점에 도달했을 때, 공동 속 전리는 줄어들기 시작한다.

이 현상이 막 시작되는 벽 두께가 평형 벽 두께(*equilibrium wall thickness*)이다.

벽 물질이 공기 등가물질에서 벗어날수록, 전리함 반응은 에너지에 종속적이 된다. 벽 물질과 두께를 적절히 선택하여, 그림 6-4 곡선의 최대를 꽤 넓게 만들 수 있고, 그 결과로서, 전리함을 폭넓은 광자 에너지에 걸쳐 비교적 에너지에 독립적이게 만들 수 있다. 실제로, 이런 거의 편평한 응답이 약 200 keV에서 약 2 MeV까지 범위에 걸

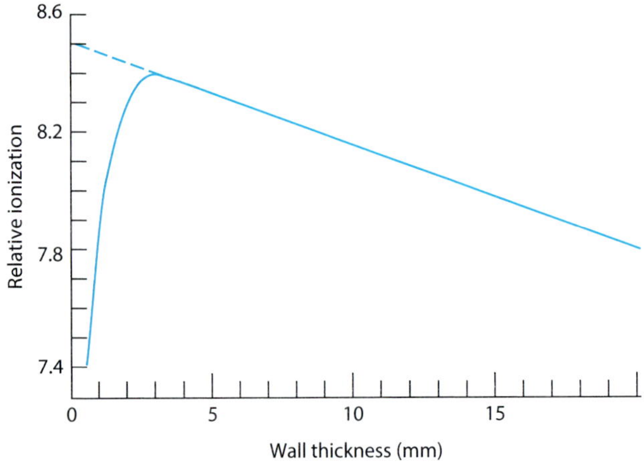

그림 6-3. 벽 두께의 함수로서 단위 부피당 이온쌍. 이 경우 전리함은 순수 탄소로 제작되었고 내부 직경20 mm, 길이 20 mm의 원통형이다. (Reproduced with permission from Mayneord WV, and Roberts JE. An attempt at precision measurements of gamma rays. Br J Radiol. 1937; 10(113): 365-386. Permission conveyed through Copyright Clearance Center, Inc.)

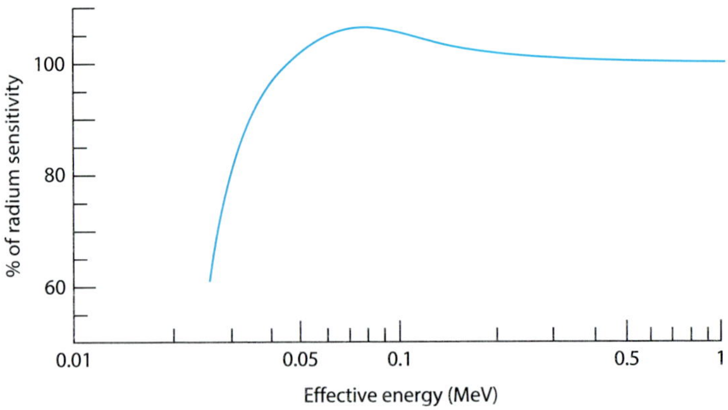

그림 6-4. 포켓 선량계의 에너지 종속성 특성.

쳐있다. 이 에너지 범위에서는 콤프턴 산란이 에너지 전달의 지배적 메커니즘이다. 더 낮은 에너지에 대해, 콤프턴 상호작용 확률은 파장에 거의 직접 비례하여 증가하는 반면, 광전 상호작용 확률은 광자 파장의 세제곱에 대략 비례한다. 광자 에너지가 감소할수록, 생성된 일차 전자의 총수는 증가하고, 따라서 전리함 민감도도 증가한다. 그러나 증가되던 민감도는 최고점에 다다르고, 그 이후 전리함 벽에 의해 입사 방사선이 상당히 감쇠하기 때문에 민감도가 급속히 감소한다. 이들 영향을 그림 6–4 곡선에서 볼 수 있는데, 이 곡선은 포켓 선량계에 대한 에너지 보정인자를 보여주고 있다.

양자 에너지 3 MeV 이상에 대해서는 C/kg이나 뢴트겐을 조사선량 단위로 사용하지 않는다. 고에너지와 그로 인해 검출기 벽에서 생성된 일차 전자의 긴 비정이 조사선량 측정 기준을 만족하는 기기의 제작을 어렵게 한다는 사실 때문이다. 일차 전자의 긴 비정 때문에, 매우 두꺼운 벽이 필요하다. 그러나 일차 전자 비정에 근거하여

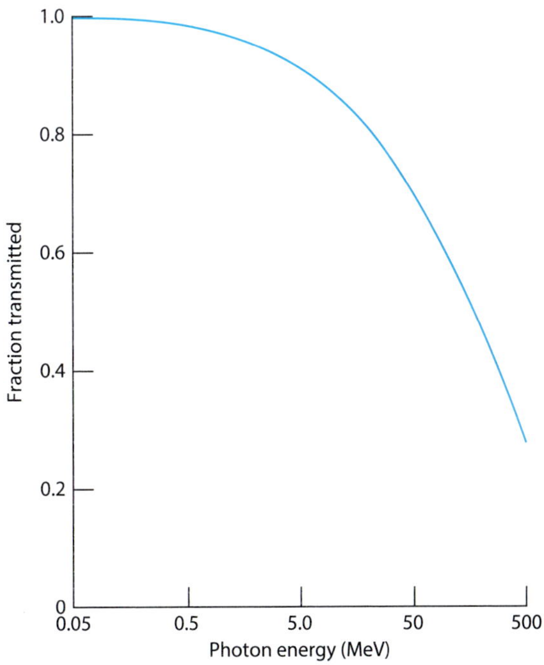

그림 6–5. 일차 전자의 최대 비정과 두께가 같은 공기 벽을 통과하는 광자 비율. (From Protection Against Betatron–Synchrotron Radiations Up to 100 Million Eelctron Volts. Washington, DC: US Government Printing Office; 1955. NBS Handbook 55.)

벽을 충분히 두껍게 했을 때, 그림 6-5에서처럼, 벽은 광자를 상당히 감쇠시킨다. 이런 조건에서는 벽 내부 방사선 세기가 일정치 않으며, 따라서 벽 전체 체적에 걸쳐 일차 전자가 균일하게 생성되지 않기 때문에 전자 평형에 도달할 수 없다.

조사선량-선량 관계

공기등가이온함은 그 이름이 암시하듯이, 공기의 에너지 흡수를 측정한다. 대부분의 경우, 우리는 조직에 흡수된 에너지에 관심을 둔다. 조사선량 단위가 유효한 에너지 영역에서, 에너지 흡수는 흡수재의 전자 밀도에 거의 비례하므로, 어떤 주어진 방사선장에 대해, 조직 선량이 반드시 공기 선량과 같지 않다는 것을 알 수 있다. 예를 들어, 비중이 1이고, 원소 성분이 1그램당 수소 원자 5.98×10^{22}개, 산소 원자 2.75×10^{22}개, 질소 원자 1.72×10^{21}개, 그리고 탄소 원자 6.02×10^{21}개이며, 전자 밀도가 3.28×10^{23} electrons/g인 근육 조직을 생각해보자. 밀도가 1.29×10^{-3} g/cm^{3}인 공기의 전자 밀도는 3.01×10^{23} electrons/g이다. 1 C/ kg-air 조사선량에 상응하는 에너지 흡수 J/kg는 다음과 같다.

$$\frac{3.28}{3.01} \cdot 34 \frac{\text{J}}{\text{kg}} \text{air} = 37 \frac{\text{J}}{\text{kg}} \text{tissue.}$$

이 값은 1 C/kg-air 조사로부터 연조직이 흡수한 에너지의 열량 측정값과 잘 일치한다. 유추를 통해, 87.7 ergs/g-air에 해당하는 1 R 조사선량은 96 ergs/g-muscle tissue 흡수를 야기한다. 1-R 조사선량에 의한 조직 선량은 1 rad에 해당하는 100 erg/g 값에 매우 가깝다. 이 때문에, 1 R 조사선량은 종종 1 rad 흡수선량과 거의 같다고 간주하고, "뢴트겐" 단위를 느슨하게 (그러나 부정확하게) "라드(rad)"와 같게 사용하기도 한다. 이러한 뢴트겐과 라드의 단순하고 대략적인 일-대-일 관계 때문에, 뢴트겐이 계속 사용되고 있다. 지금까지 서로 맞대응하는 측정 단위로 1 R 조사선량을 종종 1센티그레이(cGy) 선량이라고 부른다.

조사선량 단위는 조사선량(C/kg 또는 sC/cm^3-air)이 알려진 어떤 매질의 흡수선량을 계산할 수 있도록 선량 단위와 간단한 정량적 관계를 갖고 있다. 이 관계는 다음 예제를 통해 설명할 수 있다.

예제 6.5

양자 에너지 0.3 MeV인 감마선 빔을 생각하자. 광자속이 1000 quanta/cm^2/s이고 공기 온도가 20℃라면, 이 빔 속 한 지점에서 선량률과 이 지점에서 연조직에 대한 흡수선량률은 얼마인가?

풀이

그림 5-20으로부터, STP에서 300 keV 광자에 대한 공기의 선형 에너지흡수계수 μ_{air}는 3.7×10^{-5} cm^{-1}임을 알 수 있다. 광자속 ϕ에 의한 조사선량률 C/kg/s는 다음과 같이 주어진다.

$$\dot{X}=\frac{\phi\dfrac{\text{photons}}{\text{cm}^2\cdot\text{s}}\cdot E\dfrac{\text{MeV}}{\text{photon}}\cdot 1.6\times 10^{-13}\dfrac{\text{J}}{\text{MeV}}\cdot\mu_{air}\,\text{cm}^{-1}}{\rho_{air}\dfrac{\text{kg}}{\text{cm}^3}\cdot 34\dfrac{\text{J/kg}}{\text{C/kg}}}, \tag{6.9a}$$

여기서

μ_{air} = 광자 에너지에 대한 공기의 선형 에너지흡수계수, 그리고
ρ_{air} = 공기 밀도.

이 조사선량에 의한 방사선 흡수선량률은 다음과 같이 주어진다.

$$\dot{D}=\frac{\phi\dfrac{\text{photons}}{\text{cm}^2\cdot\text{s}}\cdot E\dfrac{\text{MeV}}{\text{photon}}\cdot 1.6\times 10^{-13}\dfrac{\text{J}}{\text{MeV}}\cdot\mu_{m}\,\text{cm}^{-1}}{\rho_{m}\dfrac{\text{kg}}{\text{cm}^3}\cdot 1\dfrac{\text{J/kg}}{\text{Gy}}}, \tag{6.9b}$$

여기서

μ_m = 광자 에너지에 대한 매질의 선형 에너지흡수계수, 그리고
ρ_m = 매질 밀도.

식에 적절한 값을 대입하면, 다음을 얻는다.

$$\dot{X} = \frac{10^3 \dfrac{\text{photons}}{\text{cm}^2 \cdot \text{s}} \cdot 0.3 \text{ MeV} \cdot 1.6 \times 10^{-13} \dfrac{\text{J}}{\text{MeV}} \cdot 3.7 \times 10^{-5} \text{cm}^{-1}}{\left(1.29 \times 10^{-6} \dfrac{\text{kg}}{\text{cm}^3} \cdot \dfrac{273 \text{ K}}{293 \text{ K}}\right) \cdot 34 \dfrac{\text{J/kg}}{\text{C/kg}}}$$

$$\dot{X} = 4.3 \times 10^{-11} \frac{\text{C / kg}}{\text{s}}.$$

보건물리 측정은 통상 단위 시간당 값으로 주어지기 때문에, 이 조사선량은 다음에 상응한다.

$$4.3 \times 10^{-11} \frac{\text{C / kg}}{\text{s}} \cdot 3.6 \times 10^3 \frac{\text{s}}{\text{h}} = 1.6 \times 10^{-7} \frac{\text{C / kg}}{\text{h}} = 0.16 \frac{\mu\text{C / kg}}{\text{h}}.$$

$0.258 \dfrac{\mu\text{C}}{\text{kg}} = 1\text{mR}$이므로, 전통적 단위로 표현한 조사선량률은 다음과 같다.

$$\dot{R} = 0.16 \frac{\mu\text{C/kg}}{\text{h}} \cdot \frac{1 \text{ mR}}{0.258 \dfrac{\mu\text{C}}{\text{kg}}} = 0.6 \frac{\text{mR}}{\text{h}}.$$

흡수선량률 Gy/s은 식 (6.9b)에 의해 다음과 같이 주어진다.

$$\dot{D} = \frac{\phi \dfrac{\text{photons}}{\text{cm}^2 \cdot \text{s}} \cdot E \dfrac{\text{MeV}}{\text{photon}} \cdot 1.6 \times 10^{-13} \dfrac{\text{J}}{\text{MeV}} \cdot \mu_\text{m} \text{ cm}^{-1}}{\rho_\text{m} \dfrac{\text{kg}}{\text{cm}^3} \cdot 1 \dfrac{\text{J / kg}}{\text{Gy}}}.$$

조사선량률에 대한 흡수선량률의 비는 식 (6.9a)에 대한 식 (6.9b)의 비로 주어진다.

$$\frac{\dot{D}}{\dot{X}} = \frac{\left(\dfrac{\phi \cdot E \cdot 1.6 \times 10^{-13} \cdot \mu_\text{m}}{\rho_\text{m}}\right)}{\left[\dfrac{\left(\phi \cdot E \cdot 1.6 \times 10^{-13} \cdot \mu_\text{air}\right)}{\rho_\text{air} \cdot 34 \dfrac{\text{J/kg}}{\text{C/kg}}}\right]}.$$

따라서 단위 시간당 $\dot{X}$ C/kg 조사선량으로 인한 흡수선량률은 단위 시간당 Gy 단위로 다음과 같다.

$$\dot{D}, \frac{\text{Gy}}{\text{time}} = 34\frac{\text{Gy}}{\frac{\text{C}}{\text{kg}}} \cdot \frac{\left(\frac{\mu_{\text{m}}\,\text{cm}^{-1}}{\rho_{\text{m}}\,\frac{\text{g}}{\text{cm}^3}}\right)}{\left(\frac{\mu_{\text{air}}\,\text{cm}^{-1}}{\rho_{\text{air}}\,\frac{\text{g}}{\text{cm}^3}}\right)} \cdot \dot{X}\frac{\text{C/kg}}{\text{time}}. \tag{6.10}$$

질량 흡수계수는 식 (5.28)에 의해 다음과 같이 주어지므로,

$$\mu_{\text{mass}} = \frac{\mu_{\text{linear}}}{\rho},$$

식 (6.10)은 다음과 같이 쓸 수 있다.

$$\dot{D}, \text{Gy} = 34\frac{\text{Gy}}{\text{C/kg}} \cdot \left(\frac{\mu_{\text{m}}}{\mu_{\text{air}}}\right)_{\text{mass}} \cdot \dot{X}\frac{\text{C/kg}}{\text{time}}. \tag{6.11}$$

식 (6.11)은 조사선량률 대신 조사선량을 사용할 때 흡수선량을 계산하는 데 적용할 수도 있다.

조사선량이 뢴트겐 단위로 주어질 때, 어떤 매질에 대한 라드 단위 선량을 구하기 위해 유사한 식을 사용한다.

$$\text{rads} = \frac{87.7}{100} \cdot \left(\frac{\mu_{\text{m}}}{\mu_{\text{air}}}\right)_{\text{mass}} \cdot \text{roentgens}. \tag{6.12}$$

예제 6.6

300 keV 광자에 의한 조사선량 25.8 μC/kg (100 mR)에 상응하는 흡수선량은 얼마인가?

풀이

표 5-4로부터, 0.3 MeV 광자에 대한 근육 조직의 에너지 흡수계수 μ_m = 0.03164 cm^2/g과 μ_{air} = 0.02872 cm^2/g을 구해 식 (6.11)에 대입하면, 다음을 얻는다.

$$\text{Dose} = 34\frac{\text{Gy}}{\text{C/kg}}\cdot\frac{0.03164\ \frac{\text{cm}^2}{\text{g}}}{0.02872\ \frac{\text{cm}^2}{\text{g}}}\cdot 25.8\times10^{-6}\frac{\text{C}}{\text{kg}} = 9.7\times10^{-4}\,\text{Gy}$$

$$= 0.97\ \text{mGy} = 97\ \text{mrads.}$$

식 (6.11)과 (6.12)는 어떤 주어진 조사선량에 인한 흡수 방사선량은 공기 질량흡수계수에 대한 매질 질량 흡수계수의 비로 결정된다는 것을 보여준다. 조직의 경우, 조직과 방사선 사이 주요 상호작용이 콤프턴 산란이고, 콤프턴 산란에 대한 단면적은 주로 흡수 매질 전자밀도에 종속적이기 때문에, 조사선량에 대한 흡수선량의 비는 양자 에너지가 약 0.1~10 MeV인 영역에서 거의 일정하다. 에너지가 더 낮은 경우에는 광전 흡수가 중요해지고, 이 상호작용 유형에 대한 단면적은 흡수재 원자번호에 따라 증가한다. 원자번호에 대한 이런 의존성 때문에, 저에너지 X선에 의한 공기 선량으로부터, 무게 기준으로 칼슘의 약 10%를 함유하고 있는 뼈가 연조직보다 더 많은 에너지를 흡수한다. 이 점이 그림 6-6에 나타나 있으며, 이 그림은 광자 에너지 함수로서, 공기에 대한 조직(근육, 뼈 그리고 지방)의 에너지 흡수비를 보여주고 있다.

흡수선량 측정: 브래그-그레이 원리

공동전리함을 조직과 방사선 흡수 성질이 비슷한 벽 재질로 만든다면, 브래그-그레이(*Bragg-Gray*) 원리를 이용하여, 조직 선량을 직접 측정할 수 있는 기기를 만들 수 있다. 브래그-그레이 원리에 따르면, 고체 흡수 매질로 둘러싸인 작은 기체-충전 공동에서 생성된 전리량은 그 고체에 흡수된 에너지에 비례한다. 이 원칙을 실제 적용하는 데는 기체 공동이 고체 흡수재에 비해 충분히 작아 일차 전자 각도와 속도 분포가 변하지 않는다는 가정이 내포돼 있다. 일차 전자가 기체-충전 공동을 가로지르며 그 에너지의 극히 일부만을 잃는다면, 이 요건을 충족한다. 공동이 전자평형을 달성할 수 있는 적절한 두께의 고체 재질로 둘러싸여 있다면, 벽의 단위 질량당 흡수 에너지 $\mathrm{d}E_\mathrm{m}/\mathrm{d}M_\mathrm{m}$는 공동 속 기체 단위 질량당 흡수된 에너지 $\mathrm{d}E_\mathrm{g}/\mathrm{d}M_\mathrm{g}$와 다음 관계에 있다.

$$\frac{\mathrm{d}E_\mathrm{m}}{\mathrm{d}M_\mathrm{m}} = \frac{S_\mathrm{m}}{S_\mathrm{g}} \cdot \frac{\mathrm{d}E_\mathrm{g}}{\mathrm{d}M_\mathrm{g}}, \tag{6.13}$$

여기서

S_m = 벽 물질의 질량저지능 그리고
S_g = 기체의 질량저지능.

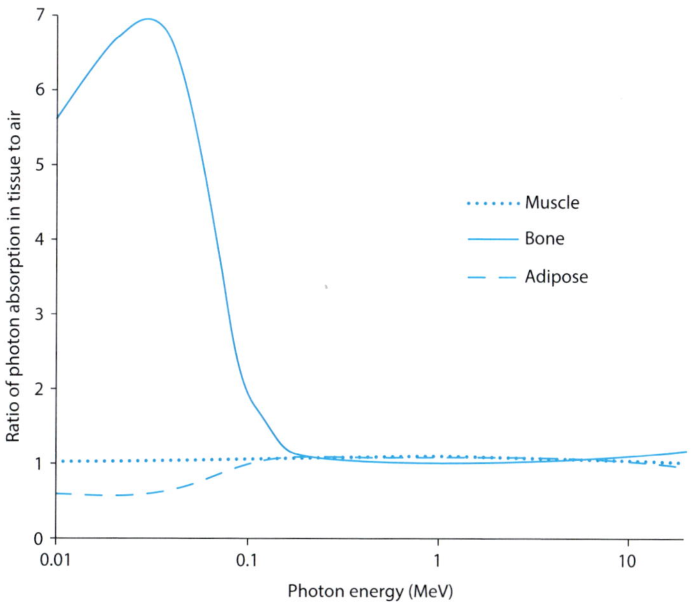

그림 6-6. 여러 가지 조직에 대한 X unit(C/kg) 조사선량당 에너지 흡수. (Based on data from Tables of X-Ray Mass Attenuation Coefficients and Mass Energy-Absorption Coefficients from 1 keV to 20 MeV for Elements Z = 1 to 92 and 48 Additional Substances of Dosimetric Interest, J. H. Hubbell and S. M. Seltzer, Radiation Physics Division, PML, NIST, 1996. Accessed June, 2016.)

기체의 단위 질량당 전리는 dE_g/dM_g에 대한 직접적 척도이므로, 식 (6.13)을 다음과 같이 쓸 수 있다.

$$\frac{dE_m}{dM_m} = \rho_m \cdot \omega \cdot J, \tag{6.14}$$

여기서

$\rho_m = \dfrac{S_m}{S_g}$,

ω = 기체에서 이온쌍 하나를 생성하는 데 소요되는 평균 에너지, 그리고

J = 기체 단위 질량당 이온쌍 수

제5장에서 주어진 저지능에 대한 적절한 식을 사용하여, 어떤 주어진 에너지를 가진 전자에 대한 ρ_m을 계산할 수 있다. 공동 내부 기체가 메탄과 파라핀 같은 전리함 벽과 동일한 물질인 경우, ρ_m은 1이다. 부록 G는 단일 에너지 전자에 대한, 여러 가지 물질의 저지능을 보여주고 있다. 그러나 감마선에 대해, ρ_m을 계산하는 문제는 좀 더 어렵다. 일차 전자(콤프턴, 광전 효과 및 쌍생성 전자)의 스펙트럼 분포뿐만 아니라 경쟁적 메커니즘 각각에 반응하는 감마선의 상대적 비를 고려해야만 하고, 상대 저지능에 대한 평균을 결정해야만 한다. 공기에 대해, 공기 중에서 이온쌍 하나를 생성하기 위한 평균 에너지 손실, ω은 34 eV이다. 방사선 흡수선량을 결정하려면, 기체 단위 질량당 전리 J만 측정하면 된다.

예제 6.7

평형 두께의 벽을 가진 조직-등가 전리함(tissue-equivalent chamber)을 인체모형(phantom)에 장착하고, ^{60}Co 감마선에 10분간 피폭하였을 때, 다음 데이터를 이용하여 흡수선량률을 계산하시오. 전리함 내 공기 공동 부피는 1 cm^{3}이고, 정전용량은 5 pF, 감마선 피폭으로 전리함 전압이 72 V 떨어졌다.

풀이

전리함에 의해 수집된 전하는 다음과 같다.

$$\begin{aligned} Q &= C \cdot \Delta V \\ &= 5\times 10^{-12}\ \text{F}\cdot 72\ \text{V} \\ &= 3.6\times 10^{-10}\ \text{C}. \end{aligned}$$

공기 공동에서 형성된 이온쌍 수에 해당하는, 수집된 전자 수는 다음과 같다.

$$\frac{3.6\times 10^{-10}\ \text{C}}{1.6\times 10^{-19}\ \dfrac{\text{C}}{\text{electron}}} = 2.25\times 10^{9}\ \text{electrons}.$$

공기 중에서 생성된 이온쌍 당 34 eV이 소비되고, Co–60에 대해, 조직의 공기에 대한 상대 저지능은 (부록 G로부터) 다음과 같다.

$$\rho_{\text{tissue}} = \frac{S_{\text{tissue}}}{S_{\text{air}}} = \frac{1.83\ \dfrac{\text{cm}^2}{\text{g}}}{1.67\ \dfrac{\text{cm}^2}{\text{g}}} = 1.1,$$

식 (6.14)의 브래그–그레이 관계로부터, 다음을 얻는다.

$$\begin{aligned} \frac{\text{d}E_{\text{m}}}{\text{d}M_{\text{m}}} &= \rho_{\text{m}}\cdot \omega \cdot J \\ &= \frac{1.1\cdot 34\ \dfrac{\text{eV}}{\text{ip}}\cdot 2.25\times 10^{9}\ \dfrac{\text{ip}}{\text{cm}^3}\cdot 1.6\times 10^{-19}\ \dfrac{\text{J}}{\text{eV}}}{1.29\times 10^{-6}\ \dfrac{\text{kg}}{\text{cm}^3}\cdot 1\dfrac{\text{J/kg}}{\text{Gy}}} \\ &= 0.0104\ \text{Gy} = 10.4\ \text{mGy}\ (1.04\ \text{rad}). \end{aligned}$$

피폭시간이 10분이므로, 선량률은 1.04 mGy/min (104 mrad/min)이다.

커마

X선, 감마선 그리고 고속 중성자와 같은 간접 전리방사선인 경우, 우리는 종종 입사 방사선이 단위 질량의 반응 매질과 상호작용하여 생성된 일차 전리입자(광자 방사선의 경우, 광전자, 콤프턴 전자, 또는 양전자–음전자 쌍 그리고 고속 중성자의 경우, 산란 원자핵)의 초기 운동에너지에 관심을 둔다. 이 전달된 에너지의 양을 커마(*kerma*, *K*)라고 부르고, SI 단위로 J/kg, 즉, 그레이로 측정한다. 전통적 단위계에서는 ergs/g이나 라드로 측정을 한다.

커마는 "질량 d*m*의 물질에서 d*m*에 입사된 비하전 입자에 의해 방출된 모든 하전입자의 초기 운동에너지의 평균 합"이라고 정의된다. 커마와 선량, 둘 다 같은 단위로 측정을 하지만, 서로 다른 양이다. 커마는 단위 질량당 비하전 입자(광자 또는 중성자)로부터 일차 전리 입자에 전달된 모든 에너지의 크기지만, 흡수선량은 단위 질량당 흡수된 에너지의 크기다.

물질의 주어진 체적 내에서 일차 전리 입자에 전달된 모든 에너지가 그 체적 내에 흡수되지 않을 수 있다. 이 에너지의 일부는 그 체적을 벗어나 다른 곳에 흡수될 수 있다. 이는 일차 하전 입자에 의해 발생되지만 그 체적에서 더 이상 상호작용하지 않고 벗어나는 제동복사나 소멸방사선 때문일 수 있다. 이는 고려 대상인 체적 내부에서 전자 평형이 달성되지 못한 결과일 수도 있다. 전자평형이 존재하고 제동복사에 의한 에너지손실이 사소한 커다란 매질에서 커마는 흡수선량과 같다. 커마와 선량 간 차이를 예제 6.8을 통해 설명한다.

예제 6.8

10 MeV 광자가 100 g 물체를 통과하면서 단일 상호작용, 즉 4.5 MeV 양전자와 전자가 생성되는 쌍생성을 겪는다. 이 두 하전입자는 전리와 제동복사를 통해 그 물체 안에서 자신들의 모든 운동에너지를 방산한다. 각각 1.6, 1.4 및 2 MeV의 세 개 제동복사 광자는 상호작용을 하지 않고 그 물체를 빠져나온다. 양전자는 모든 운동에너지를 소모한 후 그 물체 주위 전자와 반응을 하여 상호 소멸되어 0.5 MeV 광자 두 개를 생성한다. 이 두 광자는 그 물체 안에서 상호작용하기

전에 빠져나간다. 다음을 계산하시오.

(a) 커마, 그리고

(b) 흡수선량

풀이

(a) 커마는 *단위 질량당, 방사선에 의해 생성된 모든 하전 입자의 초기 운동에너지 합*으로 정의된다. 이 경우, 각각 4.5 MeV인 양전자-음전자 쌍(2×4.5 MeV)이 모든 초기 운동에너지를 나타낸다. 이 경우, 커마 K는 다음과 같다.

$$K = \frac{\text{kinetic energy released}}{\text{mass}} = \frac{2\cdot(4.5\ \text{MeV})\cdot 1.6\times 10^{-13}\ \dfrac{\text{J}}{\text{MeV}}}{0.1\ \text{kg}\cdot 1\dfrac{\text{J / kg}}{\text{Gy}}}$$

$$= 1.44\ \times\ 10^{-11}\,\text{Gy}.$$

(b) 선량은 단위 질량당 흡수된 에너지로 정의된다. 여기서 초기 운동에너지는 9 MeV이고, 이 중 (1.6 + 1.4 + 2) MeV는 제동복사와 2개의 0.51 MeV 소멸방사선으로 전환된다. 이 모든 광자는 100 g 물체를 벗어난다. 따라서 흡수선량은 다음과 같다.

$$D = \frac{\text{absorbed energy}}{\text{mass}}$$

$$= \frac{\left[10\ \text{MeV} - \left(1.6 + 1.4 + 2 + \left(2\times 0.51\right)\right)\text{MeV}\right]\cdot 1.6\times 10^{-13}\ \dfrac{\text{J}}{\text{MeV}}}{0.1\ \text{kg}\cdot 1\dfrac{\text{J/kg}}{\text{Gy}}}$$

$$= 6.4\times 10^{-12}\,\text{Gy}.$$

국립 방사선방호 및 측정위원회(National Council on Radiation Protection and Measurement, NCRP)는 X선 장치 출력과 X선 준위를 공기 커마(*air kerma*) 단위로 명시한다. 일반적으로 전자평형은 공기 중 X선 장에서 이뤄지기 때문에, 실제 공기 커마는 조사선량 척도이다. 공기 커마와 C/kg 단위 및 R 단위 조사선량 간 수치적 관계는 다음과 같다.

$$1\,\mathrm{C/kg} = 34\ \mathrm{Gy}\ (\text{in air})$$

$$1\ \mathrm{Gy}\ (\text{air kerma}) = \frac{1}{34}\frac{\mathrm{C}}{\mathrm{kg}} = 0.02941\frac{\mathrm{C}}{\mathrm{kg}}$$

$$1\ \mathrm{mGy}\ (\text{air kerma}) = 0.02941\times10^{-3}\frac{\mathrm{C}}{\mathrm{kg}} = 2.94\times10^{-5}\frac{\mathrm{C}}{\mathrm{kg}} = 29.4\frac{\mu\mathrm{C}}{\mathrm{kg}}.$$

관습적 단위로 1 Gy 공기 커마에 해당하는 R 단위 조사선량은 다음과 같다.

$$1\ \mathrm{Gy}\ (\text{air kerma}) = 0.02941\frac{\mathrm{C}}{\mathrm{kg}}\cdot 3876\frac{\mathrm{R}}{\mathrm{C/kg}} = 114\ \mathrm{R}$$

$$1\ \mathrm{mGy}\ (\text{air kerma}) = 114\ \mathrm{mR}.$$

따라서 전통적 단위인 뢴트겐으로 측정한 값을 변환하기 위해, 뢴트겐 측정값을 114로 나누어 공기 커마 등가 조사선량을 구할 수 있다. 공기의 에너지 흡수와 연조직 에너지 흡수 간 차이 때문에, 공기 커마 1 mGy는 연조직 흡수선량 1 mGy 또는 100 mRads가 된다.

예제 6.9

NCRP는 의료 X선에 의한 직업상 피폭을 제한하기 위해 차폐설계 기준으로 1주일에 0.1 mGy 공기 커마를 권고하고 있다. 이 주간 피폭 한도를 다음 단위로 환산하면 얼마인가?

(a) mR

(b) $\frac{\mu\mathrm{C}}{\mathrm{kg}}$

풀이

(a) $0.1\text{-mGy air kerma}\cdot 114\frac{\mathrm{mR}}{\mathrm{mGy}} = 11.4\ \mathrm{mR}$ in 1 week.

(b) $0.1\text{-mGy air kerma}\cdot 29.4\frac{\mu\mathrm{C/kg}}{\mathrm{mGy}}\text{ air kerma} = 2.94\frac{\mu\mathrm{C}}{\mathrm{kg}}$ in 1 week.

간접 전리 방사선속의 연속적 감소 때문에, 커마는 흡수 매질 내에서 깊이가 깊어질수록 계속 감소한다. 그러나 흡수선량은 처음에는 매질 표면에서 값이 그 표면 아래 값보다 작다. 전자평형에 접근해 가고, 일차 전리 입자(광자 빔의 경우, 양전자-음전자 쌍, 콤프턴 전자, 광전자, 고속 중성자의 경우, 산란된 원자핵)에 의해 생성된

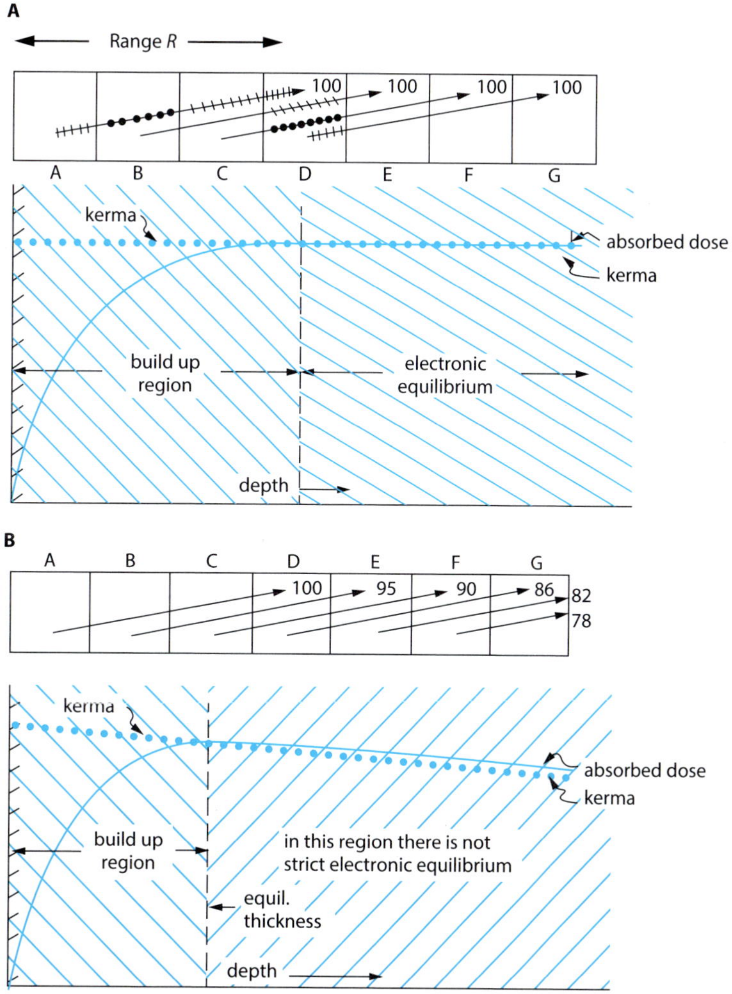

그림 6-7. (A) 그래프는 깊이에 따라 흡수선량이 어떻게 증가하는지와 일차 빔의 감쇠가 이루어지지 않을 때 전자평형이 어디서 이루어지는지를 보여준다. (B) 빔의 감쇠를 그래프에 포함하면 평형 두께를 지나서는 전자평형이 없다는 것을 볼 수 있다. 커마와 선량 단위는 같다. (Reproduced with permission from Johns HE, Cunnungham JR. The Physics of Radiology, 4th ed. Springfield, IL: Charles C. Thomas Publisher, Ltd.; 1983.)

이차 이온 수가 증가하며 이온화 밀도가 커지면서, 흡수선량이 증가한다. 흡수선량은 최댓값에 도달할 때까지 증가하고, 그 이후에는 깊이가 깊어지면서 감소한다. 최대 흡수선량은 일차 전리 입자의 최대 비정과 거의 같아지는 지점에서 발생한다. 광자 방사선과 고속 중성자에 대한 커마와 선량 간 관계는 그림 6-7에서 볼 수 있다.

제7장에서 논의될 이유 때문에, 보건물리 목적상, 공기 커마를 SI 단위로는 시버트(*sievert*, Sv), 전통 단위계에서는 렘(*rem*)이라고 부른다(1 Sv = 100 rems).

선원 강도: 고유감마선방출

어떤 주어진 감마선원에서 방출된 방사선 강도(intensity)는 방사선원 세기를 나타내는 척도로 사용된다. 단위 방사능을 가진 점 선원으로부터 단위 거리 떨어진 지점에서 감마선 조사선량률을 고유감마선상수(specific gamma-ray constant)라고 부르고, 1 MBq 점 선원으로부터 1 m 거리에서 시간당 시버트 단위(또는 관습적 단위계로, 1 Ci 점 선원으로부터 1 m 거리에서 시간당 뢴트겐)로 주어진다. 동위원소의 붕괴 양식을 안다면 방사선 강도를 계산할 수 있다. 예를 들어, 감마선이 그림 4-6에 나와 있고, 그 에너지에 상응하는 흡수계수를 그림 5-20에서 확인할 수 있는 ^{131}I의 경우, 다음과 같은 값을 얻는다.

MeV/PHOTON	PHOTONS PER TRANSFORMATION	μ_{en}/ρ, cm^2/g	μ (ENERGY ABSORPTION), m^{-1}
0.723	0.018	0.029	0.0036
0.643	0.002	0.03	0.0037
0.637	0.072	0.03	0.0037
0.503	0.004	0.03	0.0037
0.364	0.817	0.029	0.0036
0.326	0.003	0.029	0.0036
0.284	0.061	0.028	0.0034
0.177	0.003	0.026	0.0032
0.080	0.026	0.024	0.0029

※ 부록 F에서도 이 값을 확인할 수 있다.

Sv/h (Gy/h 공기 커마) 단위의 감마선 조사선량 준위는 식 (6.15)에서처럼, 1 MBq 점 선원으로부터 특정 거리 떨어진 지점에서 광자속에 의한 단위 질량당 흡수된 에너지를 고려하여 계산할 수 있다. 점 선원으로부터 1 m 떨어진 거리에 대해, 다음 식을 얻을 수 있다.

$$\dot{X} = \frac{f\,\dfrac{\text{photons}}{\text{t}} \cdot E\,\dfrac{\text{MeV}}{\text{photon}} \cdot 1.6\times10^{-13}\,\dfrac{\text{J}}{\text{MeV}} \cdot 1\times10^{6}\,\dfrac{\text{tps}}{\text{MBq}} \cdot 3.6\times10^{3}\,\dfrac{\text{s}}{\text{h}} \cdot \mu\ \text{m}^{-1}}{4\pi\,(1\ \text{m})^{2} \cdot \rho\,\dfrac{\text{kg}}{\text{m}^{3}} \cdot 1\,\dfrac{\text{J/kg}}{\text{Sv(air kerma)}}}, \tag{6.15}$$

여기서

$\dot{X}$ = 조사선량률, Sv/h (공기 커마),

f = 에너지 E인 광자를 방출하는 변환의 비율,

E = 광자 에너지, MeV,

μ = 선형 에너지흡수계수, m^{-1},

ρ = 공기 밀도, kg/m^3, 그리고 d = 선원으로부터의 거리, m.

그리고 1초당 변환은 tps로 줄여 쓴다.

에너지가 다른 양자들에 대해 이 계산을 수행하고, 그 결과들을 더해 선원 강도를 구한다. 0.080 MeV 감마선 1 MBq에 대해, 1 m 떨어진 거리에서, 다음을 구할 수 있다.

$$\dot{X} = \frac{2.6\times10^{-2} \cdot \left(8\times10^{-2}\right) \cdot 1.6\times10^{-13} \cdot \left(1\times10^{6}\right) \cdot 3.6\times10^{3} \cdot \left(2.9\times10^{-3}\right)}{4\pi\,(1)^{2} \cdot 1.29 \cdot (1)}$$
$$= 2.1\times10^{-10}\,\frac{\text{Sv}}{\text{h}}\,(\text{air kerma}).$$

이것은 1 MBq에 대해 1 m 떨어진 지점에 대한 값이기 때문에, 이것을 다음과 같이 표현할 수 있다.

$$\dot{X} = 2.1\times10^{-10}\,\frac{\text{Sv}\cdot\text{m}^{2}}{\text{MBq}\cdot\text{h}}.$$

에너지가 다른 양자 각각에 대해 그 에너지에 대응하는 빈도와 흡수계수를 사용한

다는 것을 제외하고, ^{131}I에서 방출된 다른 양자 각각에 대한 조사선량률은 비슷한 방식으로 계산된다. 이 계산 결과를 다음과 같이 표로 정리할 수 있다.

PHOTON ENERGY(MeV)	PHOTONS PER TRANSFORMATION	μ	$\frac{Sv \cdot m^2}{MBq \cdot h}$
0.723	0.018	0.0036	1.7×10^{-9}
0.643	0.002	0.0037	1.7×10^{-10}
0.637	0.072	0.0037	6.0×10^{-9}
0.503	0.004	0.0037	2.6×10^{-10}
0.364	0.817	0.0036	7.3×10^{-9}
0.326	0.003	0.0036	1.2×10^{-10}
0.284	0.061	0.0034	2.1×10^{-9}
0.177	0.003	0.0032	6.0×10^{-11}
0.080	0.026	0.0029	2.1×10^{-10}
			$\sum = 4.9\times10^{-8}\ \frac{Sv \cdot m^2}{MBq \cdot h}$

붕괴도에 있는 모든 저수율(low-yield) 광자를 포함하면 그 값은 다음과 같이 증가한다는 것을 주목하라.

$$5.26\times10^{-8}\ \frac{\text{Sv}\cdot\text{m}^2}{\text{MBq}\cdot\text{h}}.$$

식 (6.15)는 몇 개의 상수를 포함하고 있다: 1×10^6 tps/MBq, 3.6×10^3 s/h, 1.6×10^{-13} J/MeV, $4\pi(1\text{ m})^2$, 그리고 1.29 kg/m^3. 이 모든 상수를 묶으면, 1 m 거리에서 MBq 당, 시간당 Sv 공기커마 단위의 선원강도 Γ는 다음과 같이 주어진다.

$$\Gamma = 3.55\cdot 10^{-5}\sum_i f_i\cdot E_i\cdot \mu_i\ \frac{\text{Sv}\cdot\text{m}^2}{\text{MBq}\cdot\text{h}}, \tag{6.16a}$$

여기서

f_i = i번째 에너지의 광자를 생기게 하는 변환의 비율,

E_i = i번째 광자의 에너지, MeV, 그리고

μ_i = i번째 광자의 공기 중 선형 에너지흡수계수.

여러 가지 실용적 목적으로, 식 (6.16a)를 간단하게 할 수 있다. 약 60 keV에서 약 2 MeV까지 양자 에너지에 대해, 그림 5-20은 선형 에너지흡수계수가 에너지에 따라 거의 변하지 않는다는 것을 보여주고 있다. 이 범위에서, μ는 $3.5 \times 10^{-3}\ \mathrm{m}^{-1}$이다. 이 값을 이용하여, 식 (6.16a)를 다음과 같이 근사할 수 있다.

$$\Gamma = 1.24 \times 10^{-7} \sum f_i \cdot E_i \frac{\mathrm{Sv \cdot m^2}}{\mathrm{MBq \cdot h}}. \tag{6.16b}$$

식 (6.16b)를 34 Sv/C/kg으로 나누면, 조사선량 단위의 고유감마선방출을 구할 수 있다.

$$\Gamma = \frac{1.24 \times 10^{-7}}{34\ \dfrac{\mathrm{Sv\ air\ kerma}}{\mathrm{C/kg}}} \sum_i f_i \cdot E_i \frac{(\mathrm{Sv\ air\ kerma}) \cdot \mathrm{m^2}}{\mathrm{MBq \cdot h}}$$

$$= 3.66 \times 10^{-9} \sum_i f_i \cdot E_i \frac{\mathrm{C/kg \cdot m^2}}{\mathrm{MBq \cdot h}}. \tag{6.17}$$

조사선량을 뢴트겐으로, 방사능을 퀴리 단위로 측정할 때, 고유감마선방출은 다음과 같이 근사시킬 수 있다.

$$\Gamma = 0.5 \sum_i f_i \cdot E_i \frac{\mathrm{R \cdot m^2}}{\mathrm{Ci \cdot h}} \tag{6.18}$$

표 6-1에 보건물리학자들이 자주 접하는 몇 가지 방사성동위원소의 고유감마선방출을 열거하였다.

표 6-1 여러 가지 방사성동위원에 대한 고유감마선방출

동위원소	Γ		f factor (cGy/R)
	$\frac{R \cdot m^2}{Ci \cdot h}$	$\frac{(C/kg) \cdot m^2}{MBq \cdot s}$	
Antimony-122	0.257	4.97×10^{-13}	0.964
Cesium-137	0.343	6.64×10^{-13}	0.962
Chromium-51	0.0178	3.44×10^{-14}	0.876
Cobalt-60	1.29	2.50×10^{-12}	0.965
Fluorine-18[a]	0.53	1.17×10^{-12}	0.876
Gold-198	0.23	4.46×10^{-13}	0.965
Iodine-125	0.175	3.38×10^{-13}	0.921
Iodine-131	0.22	4.26×10^{-13}	0.963
Indium-192	0.46	8.91×10^{-13}	0.964
Iron-59	0.718	1.39×10^{-12}	0.965
Mercury-203	0.13	2.52×10^{-13}	0.963
Potassium-42	0.137	2.65×10^{-13}	0.965
Radium-226	0.00394	7.63×10^{-15}	0.962
Sodium-22	1.18	2.29×10^{-12}	0.965
Sodium-24	1.82	3.53×10^{-12}	0.964
Zinc-65	0.307	5.94×10^{-13}	0.965

f factor는 ICRU-44 연조직을 가정하여 에너지를 평균한 조직-대-공기 저지능 비에 바탕을 두고 있다.

[a] For use in PET facilities, from AAPM Task Group 108: PET and PET/CT shielding Requirements, Madsen MT et al. *Med Phys*. 33(1)4-5; January 2006.

베타 방사선

그림 5-2 곡선과 같은 베타 입자 흡수곡선을 살펴보면, 그 곡선을 세미로그 종이에 그리면 거의 직선이라는 것을 알 수 있다. 이는 베타 비정보다 짧은 깊이에 대해, 흡수 매질 내에서 깊이가 깊어질수록, 베타 강도의 감소를 다음과 같이 근사할 수 있다는 것을 의미한다.

$$\varphi = \varphi_0 e^{-\mu_\beta t}, \tag{6.19}$$

여기서

φ = 깊이 t에서의 강도,

φ_0 = 초기 강도, 그리고

μ_β = 베타 흡수계수.

최대 베타 에너지 E_m이 MeV로 주어질 때, 공기와 조직에 대한 베타 흡수계수는 다음과 같다.

$$\mu_\beta(\text{air}) = 16(E_m - 0.036)^{-1.4}\ \frac{\text{cm}^2}{\text{g}} \tag{6.20}$$

그리고

$$\mu_\beta(\text{tissue}) = 18.6(E_m - 0.036)^{-1.37}\ \frac{\text{cm}^2}{\text{g}}. \tag{6.21}$$

피부의 베타 오염

우리가 "피부선량(skin dose)"이나 "표층선량(shallow dose)"을 언급할 때, 피부의 기저막에 살아있으며 활발히 성장하는 기저세포에 대한 선량을 의미한다. 이 세포는 공칭 두께가 0.007 /cm^{2}인 죽은 세포로 된 조직 층으로 덮여 있다.

피부가 방사성핵종으로 오염되면, 방사선 중 50%는 아래 피부 쪽으로 향하고 나머지 50%는 위로 올라가 피부를 떠난다고 가정함으로써 오염된 피부에 대한 선량률을 계산할 수 있다. 피부가 1 Bq/cm^2 수준으로 오염되고, 평균 베타 에너지를 $\bar{E}$ MeV 라고 할 때, 피부로부터 깊이 0.007 g/cm^{2}에 있는 기저 세포에 대한 에너지 플루언스율 φ_β는 다음과 같다.

$$\varphi_\beta, \frac{\text{J/cm}^2}{\text{h}} = 1\ \frac{\text{Bq}}{\text{cm}^2} \cdot 1\ \frac{\text{tps}}{\text{Bq}} \cdot 0.5 \cdot \bar{E}\frac{\text{MeV}}{\text{t}} \cdot 1.6 \times 10^{-13}\ \frac{\text{J}}{\text{MeV}} \cdot 3.6 \times 10^3\ \frac{\text{s}}{\text{h}} \cdot e^{-\left(\mu_{\beta,t}\ \frac{\text{cm}^2}{\text{g}} \cdot 0.007\ \frac{\text{g}}{\text{cm}^2}\right)}. \tag{6.22}$$

기저세포에 대한 선량률, $\dot{D}_\beta$는 다음과 같다.

$$\dot{D}_{\beta} = \frac{\varphi_{b} \frac{\text{J}}{\text{cm}^2 \cdot \text{h}} \cdot \mu_{\beta,t} \frac{\text{cm}^2}{\text{g}}}{10^{-6} \frac{\text{J/g}}{\text{mGy}}} \frac{\text{mGy/h}}{\text{Bq/cm}^2}. \tag{6.23}$$

식 (6.22)를 식 (6.23)에 대입하고 간단히 하면, 다음 식을 얻는다.

$$\dot{D}_{\beta} = 2.9 \times 10^{-4} \bar{E} \cdot \mu_{\beta,t} \cdot e^{-(\mu_{\beta,t} \cdot 0.007)} \frac{\text{mGy/h}}{\text{Bq/cm}^2}. \tag{6.24}$$

예제 6.10

작업자 한 명이 우연히 ^{32}P 용액 3700 Bq (10 μCi)를 본인의 피부 면적 10 cm^2 위에 엎질렀다. 오염된 피부에 대한 선량률은 얼마인가?

^{32}P에 대해,

E_{max} = 1.71 MeV 그리고

$\bar{E}$ = 0.695 MeV

풀이

^{32}P에 대해, 피부에 대한 흡수계수는 식 (6.21)로부터 계산한다.

$$\mu_{\beta,t}\ (\text{tissue}) = 18.6(E_m - 0.036)^{-1.37} = 18.6(1.71 - 0.036)^{-1.37} = 9.18 \frac{\text{cm}^2}{\text{g}}.$$

1 Bq/cm^2에 의한 선량률을 계산하는 식 (6.24)에 $\bar{E}$와 $\mu_{\beta,t}$에 대한 값을 대입하면, ^{32}P에 의한 피부 오염에 대한 선량환산인자(dose conversion factor, DCF)를 구할 수 있다.

$$\text{DCF}\ (^{32}\text{P,skin}) = 2.9 \times 10^{-4} \bar{E} \cdot \mu_{\beta,t} \cdot e^{-(\mu_{\beta,t} \cdot 0.007)}$$

$$= 2.9 \times 10^{-4} \cdot 0.695\ \text{MeV} \cdot 9.18 \frac{\text{cm}^2}{\text{g}} e^{-(9.18 \cdot 0.007)}$$

$$\text{DCF}\ (^{32}\text{P,skin}) = 1.74 \times 10^{-3} \frac{\text{mGy/h}}{\text{Bq/cm}^2}.$$

따라서 오염된 피부에 대한 선량률은 다음과 같다.

$$\dot{D}, \frac{\text{mGy}}{\text{h}} = \text{DCF}\,\frac{\text{mGy/h}}{\text{Bq/cm}^2} \cdot C_{\text{a}}\,\frac{\text{Bq}}{\text{cm}^2}. \tag{6.25}$$

$$\dot{D} = 1.74 \times 10^{-3}\,\frac{\text{mGy/h}}{\text{Bq/cm}^2} \cdot \frac{3.7 \times 10^3\,\text{Bq}}{10\ \text{cm}^2} = 0.64\,\frac{\text{mGy}}{\text{h}}\left(64\,\frac{\text{mrads}}{\text{h}}\right).$$

표면오염에 의한 베타 선량

오염구역과 같이 베타를 방출하는 편평한 표면이 있다면, 표면선량률을 쉽게 계산할 수 있다. 표면 농도가 C_{a} Bq/cm^{2}이라면, 베타 입자 중 50%는 표면 위로 올라가고 50%는 표면 아래로 내려간다고 가정한다. 뿐만 아니라, 아래로 내려간 베타 입자 일부가 후방산란(backscattered) 된다. 이런 조건 하에서, 오염된 표면에서 에너지 플루언스율 $\varphi_0(E)$은 다음과 같다.

$$\varphi_0\ \frac{\text{J/cm}^2}{\text{h}} = C_{\text{a}}\,\frac{\text{Bq}}{\text{cm}^2} \cdot 1\,\frac{\text{tps}}{\text{Bq}} \cdot 0.5 \cdot f_{\text{b}} \cdot \bar{E}\,\frac{\text{MeV}}{\text{t}} \cdot 1.6 \times 10^{-13}\,\frac{\text{J}}{\text{MeV}} \cdot 3.6 \times 10^3\,\frac{\text{s}}{\text{h}}. \tag{6.26}$$

베타 에너지 중 25%가 후방산란 된다고 가정하면, $f_{\text{b}} = 1.25$이고, 식 (6.26)은 다음과 같이 간단히 할 수 있다.

$$\varphi_0 = 3.6 \times 10^{-10} \cdot C_{\text{a}} \cdot \bar{E}\,\frac{\text{J/cm}^2}{\text{h}}. \tag{6.27}$$

오염된 표면 중심으로부터 d 떨어진 높이에서, 베타 에너지속은 두께 d인 공기에 의해 감소될 것이고, 다음과 같이 근사할 수 있다.

$$\varphi_d = \varphi_0 \cdot e^{-(\mu_{\beta,\text{a}} \cdot d)}\,\frac{\text{J/cm}^2}{\text{h}} \qquad \text{for } d < \text{range of the betas} \tag{6.28}$$

$$= 3.6 \times 10^{-10} \cdot C_{\text{a}} \cdot \bar{E} \cdot e^{-(\mu_{\beta,\text{a}} \cdot d)}\,\frac{\text{J/cm}^2}{\text{h}}. \tag{6.29}$$

기저 세포에 대한 에너지 플루언스율은 비생존 피부 표면 0.007 g/cm^{2}의 차폐효과에 의해 더욱 감소될 것이다. 따라서 기저 세포에 대한 에너지속 φ_{b}은 다음과 같다.

$$\varphi_\beta = \varphi_d \cdot e^{-\left(\mu_{\beta,t}\ \frac{\text{cm}^2}{\text{g}} \cdot 0.007\ \frac{\text{g}}{\text{cm}^2}\right)}\ \frac{\text{J/cm}^2}{\text{h}}. \tag{6.30}$$

식 (6.29)를 식 (6.30)에 대입하면, 다음 식을 얻는다.

$$\varphi_\beta = 3.6\times10^{-10}\cdot C_\text{a}\cdot\overline{E}\cdot e^{-(\mu_{\beta,\text{a}}\cdot d)}\cdot e^{-(\mu_{\beta,t}\cdot 0.007)}\ \frac{\text{J/cm}^2}{\text{h}}. \tag{6.31}$$

오염된 구역으로부터 위로 $d\frac{\text{g}}{\text{cm}^2}$ 떨어진 곳에 있는 기저 세포에 대한 선량률 mGy/h은 다음과 같다.

$$\dot{D}_\beta,\ \frac{\text{mGy}}{\text{h}} = \frac{\varphi_\text{b}\ \frac{\text{J/cm}^2}{\text{h}}\cdot\mu_{\beta,t}\ \frac{\text{cm}^2}{\text{g}}}{10^{-6}\ \frac{\text{J/g}}{\text{mGy}}}, \tag{6.32}$$

식 (6.32)의 φ_β에 대해 식 (6.31)을 대입하고 나면, 식 (6.32)는 다음과 같이 된다.

$$\dot{D}_\beta = \frac{3.6\times10^{-10}\cdot C_\text{a}\cdot\overline{E}\cdot\mu_{\beta,t}\cdot e^{-(\mu_{\beta,\text{a}}\cdot d)}\cdot e^{-(\mu_{\beta,t}\cdot 0.007)}}{10^{-6}\ \frac{\text{J/g}}{\text{mGy}}}. \tag{6.33a}$$

$10^{-6}\ \frac{\text{J/g}}{\text{mGy}}$ 로 나누고 나면, 다음 식을 얻는다.

$$\dot{D}_\beta = 3.6\times10^{-4}\cdot C_\text{a}\cdot\overline{E}\cdot\mu_{\beta,t}\cdot e^{-(\mu_{\beta,\text{a}}\cdot d)}\cdot e^{-(\mu_{\beta,t}\cdot 0.007)}\ \frac{\text{mGy}}{\text{h}}. \tag{6.33b}$$

예제 6.11

^{32}P 용액이 엎질러져 넓은 표면이 오염되었는데, 그 구역 농도가 37 $\frac{\text{Bq}}{\text{cm}^2}$이었다. 그 오염 구역으로부터 높이 1 m에서 피부에 대한 예상 베타 선량률은 얼마인가? 실험실 온도는 27℃이다. (옷에 의한 차폐는 무시한다.)

풀이

^{32}P에 대해,

$$\text{비정} = (0.542 \cdot 1.71) - 0.133 = 0.8 \frac{\text{g}}{\text{cm}^2},$$
$$E_{\text{m}} = 1.71 \text{ MeV},$$
$$\bar{E} = 0.695 \text{ MeV}$$

$$27℃\text{에서 공기 밀도} = 1.29 \times 10^{-3} \cdot \left(\frac{273}{300}\right) = 1.2 \times 10^{-3} \frac{\text{g}}{\text{cm}^3}, \text{ and}$$
$$d = 100 \text{ cm} \cdot 1.2 \times 10^{-3} \frac{\text{g}}{\text{cm}^3} = 0.12 \frac{\text{g}}{\text{cm}^3}.$$

예제 6.10에서 조직의 베타 흡수계수를 계산하였으며, 그 값이 9.18 cm^2/g이라는 것을 알고 있다. 공기에 대해, 흡수계수는 식 (6.20)에 E_{m} 값으로 1.71을 대입하여 구할 수 있다.

$$\mu_{\beta,\text{air}} = 16 \cdot (1.71 - 0.036)^{-1.4} \frac{\text{cm}^2}{\text{g}} = 7.78 \frac{\text{cm}^2}{\text{g}}.$$

오염지역 위 1 m 높이에서 피부에 대한 선량률은 식 (6.33b)로 계산한다.

$$\dot{D}_\beta = 3.6 \times 10^{-4} \cdot C_{\text{a}} \cdot \mu_{\beta,t} \cdot \bar{E} \cdot e^{-\mu_{\beta,\text{a}} \cdot d} \cdot e^{-\mu_{\beta,t} \cdot 0.007} \frac{\text{mGy}}{\text{h}}$$
$$= 3.6 \times 10^{-4} \cdot 37 \cdot 0.695 \cdot 9.18 \cdot e^{-7.78 \cdot 0.12} \cdot e^{-9.18 \cdot 0.007}$$
$$= 3.1 \times 10^{-2} \frac{\text{mGy}}{\text{h}} \left(3.1 \frac{\text{mrads}}{\text{h}}\right).$$

관습적 단위계에서, 오염농도가 μCi/cm^{2}로 주어지고, 넓은 오염지역으로부터 높이 $d \frac{\text{g}}{\text{cm}^2}$에서 선량률을 $\frac{\text{mrads}}{\text{h}}$ 단위로 측정한다면, 식 (6.33b)는 다음과 같이 된다.

$$\dot{D}_\beta = 1.3 \times 10^3 \cdot C_{\text{a}} \cdot \bar{E} \cdot \mu_{\beta,t} \cdot e^{-\mu_{\beta,\text{a}} \cdot d} \cdot e^{-\mu_{\beta,t} \cdot 0.007} \frac{\text{mrads}}{\text{h}}. \tag{6.34}$$

베타 침잠 선량

무한대 방사성핵종 구름 속에서,

에너지 방출률 = 에너지 흡수율.

평균 베타 에너지가 $\overline{E}$ MeV인 베타 방출체를 C Bq/m^3 포함하고 있는 무한한 구름 속에서, 선량률은 다음과 같다.

$$\dot{D}_\infty(\text{air}),\frac{\text{mGy}}{\text{h}}=\frac{C\dfrac{\text{Bq}}{\text{m}^3}\cdot 1\dfrac{\text{tps}}{\text{Bq}}\cdot \overline{E}\dfrac{\text{MeV}}{\text{t}}\cdot 1.6\times 10^{-13}\dfrac{\text{J}}{\text{MeV}}\cdot 3.6\times 10^3\dfrac{\text{s}}{\text{h}}}{1.29\dfrac{\text{kg}}{\text{m}^3}\cdot 1\dfrac{\text{J/kg}}{\text{Gy}}\cdot\dfrac{1\text{Gy}}{10^3\,\text{mGy}}}. \tag{6.35}$$

식 (6.35)에 있는 상수들을 묶으면, 다음 식을 얻는다.

$$\dot{D}_\infty(\text{air})=4.5\times 10^{-7}\cdot C\cdot \overline{E}\,\frac{\text{mGy}}{\text{h}}. \tag{6.36}$$

무한 매질에 있는 사람 피부는 한쪽으로부터만 피폭을 받고, 연조직은 공기보다 킬로그램당 에너지를 약 10% 더 흡수를 하기 때문에, 반무한대(semi-infinite) 매질 속에서 피부 기저 세포에 대한 선량률은 다음과 같다.

$$\dot{D}_\beta=0.5\cdot(1.1)\cdot\dot{D}_\infty(\text{air})\cdot e^{-(\mu_{\beta,t}\cdot 0.007)}. \tag{6.37}$$

식 (6.36)과 (6.37)을 결합하면, 농도가 C Bq/m^{3}인 큰 구름 속에 잠겨있는 사람 피부에 대한 베타 선량이 다음과 같음을 알 수 있다.

$$\dot{D}_\beta=2.5\times 10^{-7}\cdot C\cdot\overline{E}\cdot e^{-(\mu_{\beta,t}\cdot 0.007)}\,\frac{\text{mGy}}{\text{h}}. \tag{6.38}$$

일반적으로, 흡수계수가 $\mu_{\beta,t}$이고 평균 에너지 $\overline{E}_i$ MeV인 베타 입자 방출률이 f_i라고 하면, 그때 베타 선량률은 다음과 같다.

$$\dot{D}_\beta=2.5\times 10^{-7}\cdot C\cdot\sum_i f_i\cdot\overline{E}_i\cdot e^{-(\mu_{\beta_i,t}\cdot 0.007)}\,\frac{\text{mGy}}{\text{h}}, \tag{6.39}$$

그리고 위 식을 농도 C로 나누면, DCF를 얻을 수 있다.

$$\mathrm{DCF(submersion)} = 2.5\times10^{-7}\cdot\sum_i f_i\bar{E}_i\cdot e^{-(\mu_{\beta_i,t}\cdot 0.007)}\ \frac{\mathrm{mGy/h}}{\mathrm{Bq/m^3}}. \tag{6.40}$$

예제 6.12

농도 37 kBq/cm^3 (10^{-6} μCi/mL)인 큰 ^{85}Kr 구름에 갇혀 있는 사람 피부 선량률을 계산하시오.

풀이

크립톤−85는 최대 에너지 0.687 MeV, 평균 에너지 0.252 MeV인 베타 입자를 방출하면서 ^{85}Rb로 변환하는 순수 베타 방출체이다. 조직 흡수계수는 식 (6.21)로 계산한다.

$$\mu_{\beta,\mathrm{tissue}} = 18.6\cdot(0.687-0.036)^{-1.37} = 33.5\,\frac{\mathrm{cm^2}}{\mathrm{g}},$$

그리고 피부 선량은 식 (6.38)로 계산한다.

$$\dot{D}_\beta = 2.5\times10^{-7}\cdot C\cdot\bar{E}\cdot e^{-(\mu_{\beta,t}\cdot 0.007)}\ \frac{\mathrm{mGy}}{\mathrm{h}}$$

$$\dot{D}_\beta = 2.5\times10^{-7}\cdot\left(3.7\times10^4\right)\cdot 0.252\cdot e^{-(33.5\cdot 0.007)}$$

$$\dot{D}_\beta = 1.8\times10^{-3}\ \frac{\mathrm{mGy}}{\mathrm{h}}\left(0.18\,\frac{\mathrm{mrads}}{\mathrm{h}}\right).$$

관습적 단위계를 사용하여 농도가 μCi/mL로 주어지면, 식 (6.39)와 (6.40)은 다음과 같이 된다.

$$\dot{D}_\beta = 9\times10^5\cdot C\cdot\sum_i f_i\bar{E}_i\cdot e^{-(\mu_{\beta_i,t}\cdot 0.007)}\ \mathrm{mrads/h} \tag{6.39a}$$

그리고

$$\text{DCF (submersion)} = 9\times10^5 \cdot \sum_i f_i \overline{E}_i \cdot e^{-(\mu_{\beta_i,t}\cdot 0.007)} \frac{\text{mrads/h}}{\mu\text{Ci/mL}}. \tag{6.40a}$$

베타 체적 선원

무한 두께(두께 ≥ 베타의 비정)의 체적 선원에서, 에너지 방출률은 에너지 흡수율과 같다. 베타 방출체 농도가 C_v Bq/kg이고 평균 에너지가 $\overline{E}$ MeV/beta라면, 무한 체적 내부에서 선량률은 다음과 같이 주어진다.

$$\dot{D}_{\infty v}, \frac{\text{mGy}}{\text{h}} = \frac{C_v \frac{\text{Bq}}{\text{kg}} \cdot 1 \frac{\text{tps}}{\text{Bq}} \cdot \overline{E} \frac{\text{MeV}}{\text{t}} \cdot 1.6\times10^{-13} \frac{\text{J}}{\text{MeV}} \cdot 3.6\times10^3 \frac{\text{s}}{\text{h}}}{10^{-3} \frac{\text{J/kg}}{\text{mGy}}} \tag{6.41}$$

$$\dot{D}_{\infty v} = 5.76\times10^{-7} \cdot C_v \cdot \overline{E} \frac{\text{mGy}}{\text{h}}. \tag{6.42}$$

"무한히 두꺼운" 체적 선원의 표면은 한쪽으로부터만 피폭을 받기 때문에, 그 표면에서 선량률은 다음과 같다.

$$\dot{D}_{\text{surf}.\infty v} = \frac{1}{2} \cdot \dot{D}_{\infty v} = 2.88\times10^{-7} \cdot C_v \cdot \overline{E} \frac{\text{mGy}}{\text{h}}. \tag{6.43}$$

변환당 $\overline{E}_i$ MeV인 베타 방출률이 f_i라면, 다음과 같이 된다.

$$\dot{D}_{\text{surf}.\infty v} = 2.88\times10^{-7} \cdot C_v \cdot \sum f_i \cdot \overline{E}_i \frac{\text{mGy}}{\text{h}}. \tag{6.44}$$

C_v가 관습적 단위인 μCi/g으로 주어지면, 식 (6.44)는 다음과 같이 된다.

$$\dot{D}_{\text{surf}.\infty v} = 1.1\times10^3 \cdot C_v \cdot \sum f_i \cdot \overline{E}_i \frac{\text{mrads}}{\text{h}}. \tag{6.44a}$$

예제 6.13

3 mm 벽 두께 5 L 폴리프로필렌(비중 = 0.95) 병에 5 mCi (185 MBq) ^{32}P 액체 폐기물이 담겨 있다. 병 외부 표면에서의 베타 선량률을 계산하시오.

풀이

인-32는 최대 에너지 1.7 MeV, 평균 에너지 0.695 MeV의 베타 입자를 방출하며 ^{32}S으로 변환한다. 이 액체는 베타 입자 비정에 비해 무한대로 두꺼우므로, 액체-벽 경계에서 선량률은 식 (6.44a)로 계산한다.

$$\dot{D}_{\mathrm{surf.\infty v}} = 1.1\times10^3 \cdot C_{\mathrm{v}} \cdot \sum f_i \cdot \bar{E}_i \frac{\mathrm{mrads}}{\mathrm{h}}$$

$$\dot{D}_{\mathrm{surf.\infty v}} = 1.1\times10^3 \cdot \frac{5\times10^3\,\mu\mathrm{Ci}}{5\times10^3\,\mathrm{g}} \cdot 0.695\ \mathrm{MeV}$$

$$= 765\,\frac{\mathrm{mrads}}{\mathrm{h}}\left(7.7\,\frac{\mathrm{mGy}}{\mathrm{h}}\right).$$

벽은 식 (6.19)에 따라 베타 선량률을 감쇠시킬 것이다.

$$\varphi = \varphi_0 e^{-\mu_\beta \cdot t}.$$

이 경우, 벽 두께는 0.285 g/cm^{2}이고 μ_β = 9.18 cm^2/g (예제 6.10으로부터)이므로, 다음을 얻는다.

$$\dot{D}_\beta = 765 \cdot e^{-9.18\cdot 0.285} = 56\,\frac{\mathrm{mrads}}{\mathrm{h}}\left(0.56\frac{\mathrm{mGy}}{\mathrm{h}}\right).$$

내부 침전 방사성핵종

내부에 침전된 방출체에 의한 방사선량

내부 방출체에 의한 방사선량은 직접 측정할 수 없고 계산만 할 수 있다. 계산된 선량은 물리적 요인과 생물학적 요인에 바탕을 두고 있다. 물리적 요인으로는 방사선 종류와 에너지, 그리고 방사학적 반감기가 있다. 생물학적 요인으로는 인체 내부에서 방사성동위원소 분포와 흡수율, 회전율(turnover rates) 그리고 다양한 기관과 조직에서 체류 시간 같은 동적 거동이 있다. 내부 선량평가를 위한 생물학적 요인은 체내 방사성동위원소 거동에 대한 약리학적 기반 생물동역학 모델(biokinetic model)로부터 도출된다.

내부 침전 방사성동위원소에 의한 흡수선량은 그레이의 정의에 따라 직접 계산할 수 있다. 균일하게 분포된 방사성핵종을 포함하고 있는 무한히 큰 매질에 대해, 흡수된 에너지 농도는 방출된 에너지 농도와 같다. 변환당, 단위 질량당 흡수된 에너지를 비유효에너지(*specific effective energy*, SEE)라고 부른다. 실제 보건물리 목적상, "무한히 크다"라는 것은 그 크기가 분포된 동위원소로부터 방출된 방사선 비정을 초과하는 조직 덩어리로 근사할 수 있다. 알파와 대부분의 베타 방사선에 대해, 실제 이 조건이 쉽게 만족되고, *SEE*는 단지 방사선의 평균 에너지를 방사선이 분포된 조직의 질량으로 나눈 것이 된다.

$$SEE(\alpha \text{ or } \beta) = \frac{\bar{E}}{m} \frac{\text{MeV / t}}{\text{kg}}. \tag{6.45}$$

조직 내부에 균일하게 분포된 베타 방출체에 의한 방사선 흡수선량 계산은 다음 예제를 통해 설명할 수 있다.

예제 6.14

무게가 18 g이고 ^{35}S 6660 Bq이 균일하게 분포되어 있는 고환에 대한 1일 선량률을 계산하시오.

풀이

황은 최대 에너지 0.167 MeV, 평균 에너지 0.0487 MeV인 베타 입자를 방출하는 순수 베타 방출체이다. 비유효에너지가 변환당, kg 당 *SEE* MeV라면, *m* kg 조직에 균일하게 분포된 *q* Bq에 의한 베타 선량률은 다음과 같다.

$$\dot{D}_{\beta},\frac{\text{Gy}}{\text{d}}=\frac{q\ \text{Bq}\cdot 1\,\frac{\text{tps}}{\text{Bq}}\cdot SEE\frac{\text{MeV/t}}{\text{kg}}\cdot 1.6\times 10^{-13}\,\frac{\text{J}}{\text{MeV}}\cdot 8.64\times 10^{4}\,\frac{\text{s}}{\text{d}}}{1\,\frac{\text{J/kg}}{\text{Gy}}}. \tag{6.46}$$

식 (6.45)를 (6.46)에 대입하면, 다음과 같이 된다.

$$\begin{aligned}\dot{D}_{\beta}&=\frac{q\ \text{Bq}\cdot 1\,\frac{\text{tps}}{\text{Bq}}\cdot \bar{E}\frac{\text{MeV}}{\text{t}}\cdot 1.6\times 10^{-13}\,\frac{\text{J}}{\text{MeV}}\cdot 8.64\times 10^{4}\,\frac{\text{s}}{\text{d}}}{m\ \text{kg}\cdot 1\,\frac{\text{J/kg}}{\text{Gy}}} \\ &=\frac{6.66\times 10^{3}\cdot(1)\cdot 4.87\times 10^{-2}\cdot(1.6\times 10^{-13})\cdot 8.64\times 10^{4}}{(0.018)\cdot 1} \\ &=2.5\times 10^{-4}\,\frac{\text{Gy}}{\text{d}}\left(0.025\,\frac{\text{rad}}{\text{d}}\right).\end{aligned} \tag{6.47}$$

유효 반감기

(예제 6.14에서) 고환에 황이 침전된 후 임의의 기간 동안 흡수된 총 선량은 필요한 시간 구간에 대해 선량률을 적분하여 계산할 수 있다. 이 계산을 하는 과정 중, 두 가지 인자를 고려해야만 한다. 즉,

1. 방사성핵종의 체내 방사성 붕괴 그리고

2. 방사성핵종의 생물학적 제거율.

대부분의 경우에서, 생물학적 제거는 1차 동역학을 따른다. 이 경우, 어떤 양 Q_0가 침전된 후 임의의 시간 t에서 어떤 기관 내 방사성 물질 양에 대한 방정식은 다음과 같이 주어진다.

$$Q = \left(Q_0 e^{-\lambda_R t}\right)\left(e^{-\lambda_B t}\right), \tag{6.48}$$

여기서 λ_R은 방사성 붕괴상수이고 λ_B는 생물학적 제거상수(biological elimination constant)이다. 식 (6.48)의 두 개 지수함수는 다음과 같이 결합할 수 있다.

$$Q = Q_0 e^{-(\lambda_R + \lambda_B)t}, \tag{6.49}$$

그리고

$$\lambda_E = \lambda_R + \lambda_B, \tag{6.50}$$

따라서 다음 식을 얻을 수 있다.

$$Q = Q_0 e^{-\lambda_E t} \tag{6.51}$$

여기서 λ_E을 유효제거상수(*effective* elimination constant)라고 한다. 그렇다면, 유효반감기(effective half-life)는 다음과 같다.

$$T_E = \frac{0.693}{\lambda_E}. \tag{6.52}$$

λ_E, λ_R 그리고 λ_B 사이 관계로부터, 다음 식을 얻는다.

$$\frac{1}{T_E} = \frac{1}{T_R} + \frac{1}{T_B} \tag{6.53}$$

즉,

$$T_E = \frac{T_R \cdot T_B}{T_R + T_B}. \tag{6.54}$$

예제 6.14에서, ^{35}S에 대해, T_R = 87.51일이다. 고환의 생물학적 반감기, T_B는 623 일로 알려져 있다. 따라서 고환의 유효반감기는 다음과 같다.

$$T_E = \frac{87.51 \cdot 623}{87.51 + 623} = 76.7 \text{ days},$$

그리고 유효 제거상수는 다음과 같다.

$$\lambda_E = \frac{0.693}{76.7 \text{ days}} = 0.009 \text{ d}^{-1}.$$

고환에서 ^{35}S의 유효반감기는 방사학적 반감기나 생물학적 반감기보다 짧다는 것을 주목해야 한다. 인체 내부 방사성핵종의 양은 방사성 붕괴와 생물학적 제거에 의해 계속 감소하기 때문에 반드시 이렇게 돼야만 한다. 이 때문에, 유효반감기는 생물학적 반감기 또는 방사학적 반감기 중 더 짧은 반감기보다 더 클 수가 없다.

총 선량: 선량예탁

초기 선량률 $\dot{D}_0$ 이후 시간 간격 t에서 극히 짧은 시간 간격 dt 동안의 선량 dD는 다음과 같다.

$$dD = \dot{D}_0 e^{-\lambda_E t} dt. \tag{6.55}$$

방사성핵종 침전 후 시간 간격 t 동안의 총 선량은 다음과 같다.

$$D = \dot{D}_0 \int_0^t e^{-\lambda_E t} \text{d}t, \tag{6.56}$$

이 식을 적분을 하면, 다음과 같이 된다.

$$D = \frac{\dot{D}_0}{\lambda_E}\left(1 - e^{-\lambda_E t}\right) \tag{6.57}$$

무한히 긴 시간 즉, 방사성핵종이 완전히 사라지는 시간에 대해, 식 (6.57)은 다음과 같이 된다.

$$D = \frac{\dot{D}_0}{\lambda_E}. \tag{6.58}$$

실질적으로, "무한히 긴 시간"은 유효 반감기의 약 6배에 해당한다. 총 붕괴에 의한 선량은 단지 초기 선량률 $\dot{D}_0$와 그 기관 내부 방사성핵종 평균 수명 $1/\lambda_E$의 곱과 같다는 것을 주목해야 한다. 예제 6.14 경우에 대해, 방사성 황이 고환에 침전된 후 첫 5일 동안 총 흡수선량은 식 (6.57)에 따라 다음과 같다.

$$D = \frac{2.5 \times 10^{-4} \frac{\text{Gy}}{\text{d}}}{0.009 \text{ d}^{-1}} \left(1 - e^{-0.009 \text{ d}^{-1} \cdot 5 \text{ d}}\right)$$

$$= 1.2 \times 10^{-3} \text{Gy} \qquad (0.12 \text{ rad}),$$

그리고 완전한 붕괴로 인한 선량은 식 (6.58)에 따라 다음과 같다.

$$D = \frac{2.5 \times 10^{-4} \frac{\text{Gy}}{\text{d}}}{0.009 \text{ d}^{-1}} = 0.028 \text{ Gy} \quad (2.8 \text{ rads}).$$

방사성 황의 침전에 의한 총 흡수선량 0.028 Gy을 이 사건으로 인한 고환에 대한 선량예탁(*dose commitment*)이라고 부른다. 선량예탁은 어떤 행위 또는 주어진 피폭에 의한 흡수선량으로 정의된다. 이 예제에서 선량예탁은 내부 침전 방사성핵종에 의한 것이었지만, 선량예탁 개념은 내부에 침전된 방사성핵종에서 방출되는 방사선뿐만 아니라 외부 방사선에도 적용할 수 있다.

앞서 인용한 예제에서, 고환은 마치 방사성핵종이 단일 격실(compartment)에 담겨있는 것처럼 거동했다. 많은 경우, 어떤 기관이나 조직은 마치 방사성동위원소가 하나 이상의 격실에 담겨있는 것처럼 거동한다. 각 격실은 1차 동역학을 따르고, 각자 고유의 제거율(clearance rate)을 갖고 비워진다. 예를 들어, 세슘은 인체 전체에 걸쳐 균일하게 분포되는 것으로 밝혀졌지만, 인체는 세슘이 두 개 격실에 보관되어 있는 것처럼 거동한다. 한 격실은 총 신체부하량(body burden)의 10%를 포함하고 체류 반감기는 2일인 반면, 두 번째 격실은 인체 세슘 양의 90%를 포함하고 제거 반감기는 110일이다. 따라서 세슘에 대한 잔류 곡선(retention curve)은 다음 식으로 주어진다.

$$q(\mathrm{t}) = 0.1q_0 e^{-\left(\frac{0.693}{2\ \mathrm{days}}\cdot t\right)} + 0.9q_0 e^{-\left(\frac{0.693}{110\ \mathrm{days}}\cdot t\right)}, \tag{6.59}$$

여기서 $q(t)$는 인체 내에 세슘 q_0가 침전된 지 시간 t가 지난 후 신체부하량이다. 총량의 10%가 격실 1에 침전되고 90%는 격실 2에 침전된다. 일반적으로, 격실이 하나 이상 있다면, 어떤 방사성 핵종 q_0가 침전된 후 임의의 시간 t에서 신체부하량은 다음과 같이 주어진다.

$$q(t) = f_1 q_0 e^{-\lambda_1 t} + f_2 q_0 e^{-\lambda_2 t} + \cdots + f_n q_0 e^{-\lambda_n t}, \tag{6.60}$$

여기서 f_1, f_2, ⋯, f_n은 격실 1, 2, ⋯, n에 침전된 총 방사능의 분율이고, λ_1, λ_2, ⋯, λ_n은 격실 1, 2, ⋯, n에 대한 유효제거율이다.

각 격실 방사능이 그 기관이나 조직 선량에 기여를 하기 때문에, 다수의 격실이 있는 경우, 식 (6.57)은 다음과 같이 된다.

$$D = \frac{\dot{D}_{10}}{\lambda_{1\mathrm{E}}}\left(1 - e^{-\lambda_{1\mathrm{E}} t}\right) + \frac{\dot{D}_{20}}{\lambda_{2\mathrm{E}}}\left(1 - e^{-\lambda_{2\mathrm{E}} t}\right) + \cdots + \frac{\dot{D}_{n0}}{\lambda_{n\mathrm{E}}}\left(1 - e^{-\lambda_{n\mathrm{E}} t}\right), \tag{6.61}$$

그리고 방사성핵종이 완전히 제거되면, 식 (6.61)은 다음과 같이 된다.

$$D(t) = \frac{\dot{D}_{10}}{\lambda_{1\mathrm{E}}} + \frac{\dot{D}_{20}}{\lambda_{2\mathrm{E}}} + \cdots + \frac{\dot{D}_{n0}}{\lambda_{n\mathrm{E}}}. \tag{6.62}$$

감마 방출체

감마-방출 동위원소에 대해, 투과력이 큰 감마선은 조직 안에서 먼 거리를 이동할 수 있으며 아무런 상호작용하지 않고 그 조직을 떠날 수 있기 때문에, 기관이 무한히 크다고 가정하여 흡수선량을 간단하게 계산할 수 없다. 따라서 방사성동위원소를 함유한 조직에서 비롯된 광자에 의해 운반되는 에너지 일부만 그 조직에 흡수된다. 컴퓨터 프로그램이 복잡한 계산방법을 가능케 하지만, 인체를 구와 원통으로 구성되어 있다고 가정하고, 내부선량을 결정할 수 있는 단순한 계산 기법을 사용하여, 내부 방사선에 의한 감마선량 계산을 단순화시켜 선량을 몇 퍼센트 오차 이내에서 빠르고 쉽게 근사할 수 있다. 예를 들어, 균일하게 분포된 감마-방출 핵종에 대해, 그림 6-8

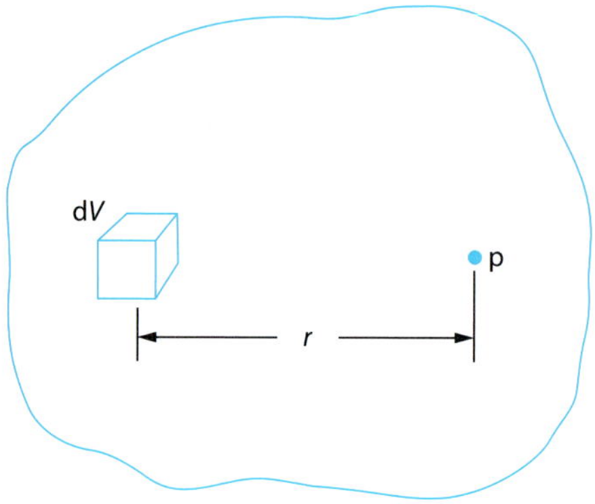

그림 6-8. 균일하게 분포된 방사성동위원소를 포함하고 있는 조직 덩어리 내 체적 성분 dV로부터 방출된 감마선에 의한 점 p에서의 선량을 계산하기 위한 그림.

에서처럼, 점 p로부터 거리 r만큼 떨어진 임의의 지점에서 미소 체적 $\mathrm{d}V$ 속 방사능에 의한 선량률은 다음과 같다.

$$\mathrm{d}\dot{D} = C\Gamma \frac{e^{-\mu r}}{r^2} \mathrm{d}V, \tag{6.63}$$

여기서 C는 동위원소 농도, Γ는 고유감마선상수, 그리고 μ는 선형 에너지흡수계수이다. 조직 내부에서 방출되는 모든 감마선에 의한 점 p에서의 선량률은 모든 극소 체적요소들로부터의 기여를 적분하여 계산할 수 있다.

$$\dot{D} = C\Gamma \int_0^v \frac{e^{-\mu r}}{r^2} \mathrm{d}V \tag{6.64}$$

구에 대해, 중심에서 선량률(그림 6-9)은 다음과 같다.

$$\dot{D} = 4C\Gamma \int_{r=0}^{r=R} \int_{\theta=0}^{\theta=\pi/2} \int_{\varphi=0}^{\varphi=\pi} \frac{e^{-\mu r}}{r^2} \cdot r\,\mathrm{d}\theta \cdot r\cos\theta\,\mathrm{d}\varphi \cdot \mathrm{d}r. \tag{6.65}$$

각 변수에 대해 적분을 하면, 구의 중심에서 선량률에 대해 다음 식을 얻는다.

$$\dot{D} = C\Gamma \cdot \frac{4\pi}{\mu}\left(1 - e^{-\mu R}\right). \tag{6.66}$$

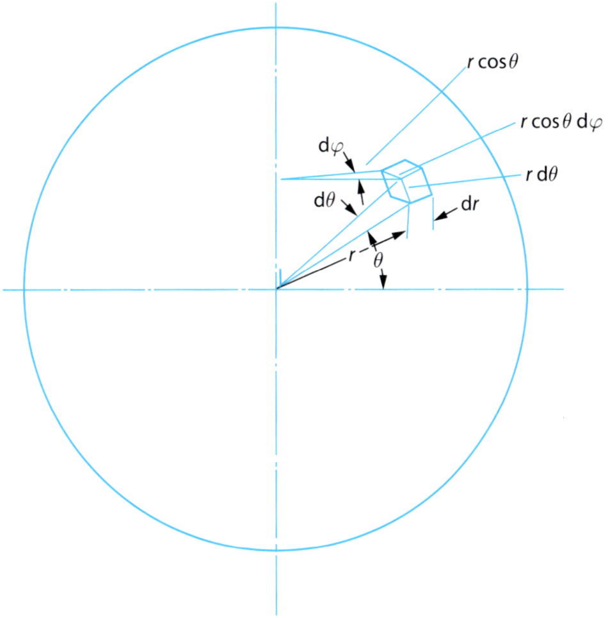

그림 6-9. 구의 중심에 대해 식 (6.65)을 평가하기 위한 기하학적 구조.

식 (6.63)에서 (6.66)까지를 살펴보면, $C\Gamma$에 곱해지는 인자들이 조직 덩어리의 기하학적 구조에만 종속적이라는 것을 알 수 있으며, 따라서 이 인자를 기하학적 인자(*geometry factor*)라고 부른다. 기하학적 인자 g는 다음과 같이 정의한다.

$$g = \int_0^v \frac{e^{-\mu r}}{r^2} dV \tag{6.67}$$

따라서 식 (6.64)를 다음과 같이 쓸 수 있다.

$$\dot{D} = C\Gamma g. \tag{6.68}$$

식 (6.67)의 g에 대한 정의를 조직 내 어떤 체적 속 정해진 지점에 적용한다. 수많은 보건물리 사례에서는 특정 지점에서의 선량률보다는 평균 선량에 관심을 갖는다. 이 목적으로, 평균 기하학적 인자를 다음과 같이 정의할 수 있다.

$$\bar{g} = \frac{1}{\mathrm{v}} \int g dV. \tag{6.69}$$

구에 대하여,

$$\bar{g}=\frac{3}{4}(g)_{\text{center.}} \tag{6.70}$$

구의 중심으로부터 거리 d만큼 떨어진 임의의 다른 지점에서, 기하학적 인자는 다음과 같이 주어진다.

$$g_{\mathrm{p}}=(g)_{\text{center}}\left[0.5+\frac{1-\left(\frac{d}{R}\right)^{2}}{4\left(\frac{d}{R}\right)}\ln\frac{1+\frac{d}{R}}{1-\frac{d}{R}}\right]. \tag{6.71}$$

원통에 대한 평균 기하학적 인자는 반지름과 높이에 종속적이다. 표 6-2는 다양한 높이와 반지름에 대한 평균 기하학적 인자 값을 보여주고 있다.

표 6-2 균일하게 분포된 감마 방출체를 포함하고 있는 원통에 대한 평균 기하학적 인자

원통의 높이 (cm)	원통의 반지름 (cm)							
	3	5	10	15	20	25	30	35
2	17.5	22.1	30.3	34.0	36.2	37.5	38.6	39.3
5	22.3	31.8	47.7	56.4	61.6	65.2	67.9	70.5
10	25.1	38.1	61.3	76.1	86.5	93.4	98.4	103
20	25.7	40.5	68.9	89.8	105	117	126	133
30	25.9	41.0	71.3	94.6	112	126	137	146
40	25.9	41.3	72.4	96.5	116	131	143	153
60	26.0	41.6	73.0	97.8	118	134	148	159
80	26.0	41.6	73.3	98.4	119	135	150	161
100	26.0	41.6	73.3	98.5	119	136	150	162

The independence of the geometry factors material type is based on an estimation of $0 \leq \mu \leq 0.03$ cm−1.
Source: Reproduced with permission from Hine, G. J., and Brownell, G. L.. eds. Radiation Dosimetry. New York, NY: Academic Press, Inc.; 1956.

예제 6.15

용량 1 m^3, 반지름 0.62 m인 구형 탱크에 총 방사능량이 37,000 MBq(1 Ci)인 ^{137}Cs 액체 폐기물이 가득 차있다. 탱크 벽에 의한 흡수를 무시한다면, 탱크 표면에서 선량률은 얼마인가?

풀이

표 6-1로부터, $\Gamma = 6.64 \times 10^{-13}$(C/kg)-$m^2$/MBq-s, f 인자는 0.962임을 알 수 있다. ^{137}Cs에서 방출되는 0.661 MeV 감마선에 대한 물의 흡수계수는 (0.6과 0.8 MeV 사이의 값을 보간하여) 표 5-4에 0.0323 cm^2/g로 실려 있다. 물의 밀도는 1 g/cm^3이므로, 선형 흡수계수는 0.0323 cm^{-1} 또는 3.23 m^{-1}이다.
먼저, 고유감마선상수, Γ를 선량단위(Gy)로 변환한다.

$$\Gamma = 6.64\times10^{-13}\frac{(\text{C/kg})\cdot\text{m}^2}{\text{MBq}\cdot\text{s}}\cdot\frac{0.962\ \text{cGy}}{2.58\times10^{-4}\,\text{C/kg}}\cdot\frac{\text{Gy}}{100\ \text{cGy}}\cdot\frac{3600\ \text{s}}{\text{h}} = 8.91\times10^{-8}\,\frac{\text{Gy}\cdot\text{m}^2}{\text{MBq}\cdot\text{h}}$$

구의 중심에서 선량률은 식 (6.66)에 값을 대입하여 구한다.

$$\dot{D}_0 = C\Gamma\cdot\frac{4\pi}{\mu}\left(1-e^{-\mu R}\right)$$

$$\dot{D}_0 = 37\times10^3\,\frac{\text{MBq}}{\text{m}^3}\cdot 8.91\times10^{-8}\,\frac{\text{Gy}\cdot\text{m}^2}{\text{MBq}\cdot\text{h}}\cdot\frac{4\pi}{3.23\ \text{m}^{-1}}\cdot\left(1-e^{-3.23\cdot0.62}\right)$$

$$\dot{D}_0 = 1.11\times10^{-2}\,\frac{\text{Gy}}{\text{h}}\quad\left(1.11\,\frac{\text{rad}}{\text{h}}\right).$$

식 (6.71)로부터, 표면선량률은 $0.5\cdot\dot{D}_0$임을 알 수 있다. 따라서,

$$\dot{D}_{\text{surface}} = 0.5\cdot\left(1.11\times10^{-2}\right) = 5.5\times10^{-3}\,\frac{\text{Sv}}{\text{h}}\quad\left(0.55\,\frac{\text{rad}}{\text{h}}\right).$$

체내 의료 방사선량 방법론

기관과 조직에서 감마선 에너지의 부분적 흡수를 고려하기 위해, 핵의학회(Society of Nuclear Medicine) 체내 의료방사선량(Medical Internal Radiation Dose, MIRD) 위원회는 균일하게 분포된 방사성 동위원소를 함유하고 있는 "선원(source)" 장기 (*S*)로부터 "표적(target)" 장기 또는 조직(*T*)이 받는 선량을 계산하는 형식 체계를 개발하였다. S와 T는 그림 6-10에서처럼 상호 가능한 관계 중 하나에 있는 동일한 장기이거나 두 개의 다른 장기일 수 있다. MIRD 체계는 선량 계산을 두 가지 기본 요소로 구분하는데, 하나는 방사선과 침전 방사능에 의해 방사된 에너지 중 조직이 흡수하는 분율을 다루는 물리적 요인이고, 나머지 하나는 방사성핵종에 대한 생리학적 기반 생동역학 모델로부터 도출되는 생물학적 요인이다. 표적 조직에 의해 흡수되는 방사된 에너지 분율은 침전된 방사성핵종으로부터 방출된 후 광자의 상호작용과 운명에 몬테카를로법을 적용하여 계산한다.

몬테카를로법은 물질과 광자의 상호작용 같은 사건이 결정론적 법칙보다는 확률론적 법칙에 의해 지배받는 문제의 해를 구하는 데 유용하다. 몬테카를로 해에서는 컴퓨터가 개별 모의 광자(또는 다른 입자 방사선)를 한 상호작용에서 그 다음 상호작용까지 추적한다. 방사성동위원소가 조직의 정해진 체적 전체에 걸쳐 균일하게 분포되어 있다고 가정한다(현재 더 복잡한 모델링은 분포를 달리 할 수 있다). 방사성 변

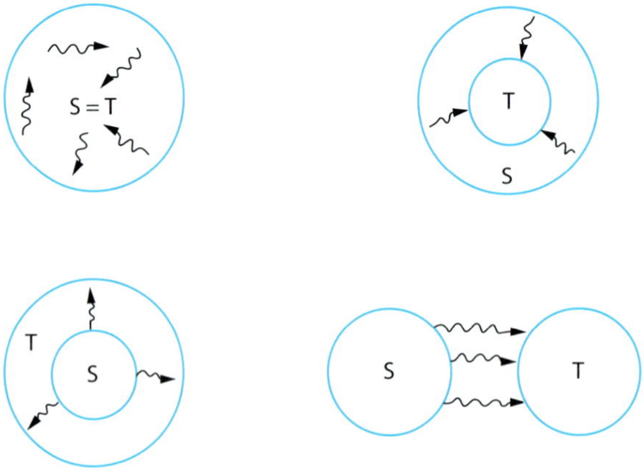

그림 6-10. 선원장기와 표적장기 사이 가능한 관계.

환은 방사성동위원소 특성인 평균 속도로 일어나는 무작위 과정이기 때문에, 우리는 어떠한 방사성 변환도 무작위로 유발시켜 그 과정을 시작할 수 있다. 이들 변환 중 어떠한 것에 대해서도, 우리는 방출된 방사선의 에너지, 출발 지점, 그리고 최초 방향을 알고 있다. 또한 장기 내부에서 일어날 수 있는 상호작용 유형의 확률과 각 상호작용 과정 중 전달되는 에너지를 안다. 어떤 상황에 대한 시뮬레이션은 먼저 매우 큰 수의 핵변환이 일어난다고 시작을 하여, 각 입자가 표적 조직을 가로지를 때 그 입자의 이력을 좇고, 그 입자가 표적 조직 내부에 방사한 에너지 총량을 더함으로써 이루어진다. 예를 들어, 조직의 농도가 1 Bq/cm^{3}이라면, cm^3/s 당 그러한 시작이 한 번 일어나는 것이다. 이들 입자의 최초 에너지 합이 알려져 있으므로, 표적 조직에 의해 흡수된 방출된 에너지의 분율을 다음과 같이 계산할 수 있으며, 이것을 흡수분율(*absorbed faction*, φ)이라고 부른다.

$$\varphi = \frac{\text{표적에 흡수된 에너지(energy absorbed by target)}}{\text{선원에서 방출된 에너지(energy emitted by source)}} \tag{6.72}$$

보통 광자의 평균자유행정은 광자–방출 동위원소가 분포돼 있는 장기의 크기에 비해 길기 때문에, 광자의 흡수분율은 1보다 작다. 비투과 방사선에 대해서는 선원과 표적장기가 동일한지 아닌지에 따라 흡수분율이 통상 1 또는 0이다.

MIRD가 조직과 물 속에 등방성 점 선원과 균일하게 분포된 선원이 있는 경우, 구, 원통 및 타원체에 대해 다양한 에너지를 가진 광자의 흡수분율을 계산하여 핵의학 학술지(*Journal of Nuclear Medicine*) 부록으로 발간하였다. 표 6–3에서 6–5까지는 이들 흡수분율의 일부를 보여주고 있다.

표 6-3 작은 구[a]와 두꺼운 타원체[a]에 균일하게 분포된 방사능에 대한 흡수분율

질량 (kg)	φ										
	0.020 (MeV)	0.030 (MeV)	0.040 (MeV)	0.060 (MeV)	0.080 (MeV)	0.100 (MeV)	0.160 (MeV)	0.364 (MeV)	0.662 (MeV)	1.460 (MeV)	2.750 (MeV)
0.3	0.684	0.357	0.191	0.109	0.086	0.085	0.087	0.099	0.096	0.092	0.077
0.4	0.712	0.388	0.212	0.121	0.096	0.093	0.097	0.108	0.108	0.099	0.083
0.5	0.731	0.412	0.229	0.131	0.104	0.099	0.104	0.116	0.117	0.104	0.089
0.6	0.745	0.431	0.244	0.140	0.111	0.105	0.111	0.122	0.124	0.109	0.093
1.0	0.780	0.486	0.289	0.167	0.135	0.125	0.130	0.142	0.144	0.125	0.106
2.0	0.818	0.559	0.360	0.212	0.173	0.160	0.162	0.174	0.173	0.153	0.127
3.0	0.840	0.600	0.405	0.245	0.201	0.188	0.186	0.197	0.195	0.174	0.143
4.0	0.856	0.629	0.438	0.271	0.222	0.209	0.205	0.216	0.213	0.190	0.156
5.0	0.868	0.652	0.464	0.294	0.241	0.227	0.222	0.231	0.228	0.204	0.167
6.0	0.876	0.671	0.485	0.312	0.258	0.241	0.236	0.245	0.240	0.216	0.177

[a] 작은 구와 두꺼운 타원체의 주축들은 그 비가 1:1.1과 1:0.667:1.333이다.

Source: Reprinted by permission of the Society of Nuclear Medicine from Brownell, G. L., Ellet W. H., and Reddy, A. R. MIRD Pamphlet No. 3: Absorbed Fractions for Photon Dosimetry. J. Nuclear Med. February 1968; 9(1 Suppl): 29–39.

표 6-4 직원기둥 중심에 있는 점선원에 대한 흡수분율[a]

질량 (kg)	0.040 (MeV)	0.080 (MeV)	0.160 (MeV)	0.364 (MeV)	0.662 (MeV)	1.460 (MeV)
2	0.528	0.258	0.224	0.240	0.229	0.200
4	0.645	0.336	0.290	0.295	0.288	0.253
6	0.712	0.391	0.335	0.333	0.326	0.286
8	0.757	0.435	0.370	0.363	0.354	0.311
10	0.789	0.471	0.399	0.387	0.376	0.332
20	0.878	0.593	0.501	0.472	0.453	0.401
30	0.917	0.668	0.568	0.528	0.504	0.446
40	0.940	0.721	0.618	0.571	0.543	0.480
50	0.954	0.761	0.658	0.605	0.575	0.509
60	0.964	0.792	0.691	0.633	0.602	0.533
70	0.971	0.818	0.719	0.658	0.625	0.553
80	0.977	0.838	0.743	0.679	0.646	0.572
90	0.981	0.856	0.763	0.698	0.664	0.588
100	0.984	0.871	0.781	0.714	0.680	0.603
120	0.989	0.894	0.811	0.742	0.708	0.629
140	0.992	0.911	0.834	0.765	0.730	0.651
160	0.994	0.924	0.852	0.784	0.749	0.669
180	0.994	0.933	0.866	0.800	0.765	0.685
200	0.994	0.939	0.877	0.813	0.777	0.698

[a] 직원기둥 주축들의 비는 1:1:0.75d이다.

Source: Reprinted by permission of the Society of Nuclear Medicine from Brownell, G. L., Ellett, W. H., and Reddy, A. R. MIRD Phamphlet No.3: Absorbed Fractions for Photon Dosimetry. J. Nuclear Med. February 1968; 9(1 Suppl):29–39.

표 6-5 구의 중심에 있는 점선원에 대한 흡수분율

Mass (kg)	φ									
	0.020 (MeV)	0.030 (MeV)	0.040 (MeV)	0.060 (MeV)	0.100 (MeV)	0.140 (MeV)	0.160 (MeV)	0.279 (MeV)	0.662 (MeV)	2.750 (MeV)
2	0.989	0.794	0.537	0.322	0.243	0.233	0.234	0.241	0.235	0.168
4	0.996	0.878	0.658	0.421	0.317	0.301	0.297	0.302	0.293	0.209
6	0.999	0.916	0.727	0.488	0.370	0.348	0.342	0.344	0.330	0.238
8	0.999	0.938	0.772	0.540	0.413	0.386	0.379	0.377	0.359	0.259
10	0.999	0.952	0.806	0.581	0.448	0.418	0.409	0.405	0.382	0.277
20	0.999	0.982	0.894	0.709	0.569	0.529	0.517	0.500	0.461	0.339
30	0.999	0.991	0.932	0.780	0.644	0.600	0.587	0.562	0.514	0.380
40	0.999	0.995	0.954	0.826	0.698	0.652	0.639	0.608	0.554	0.411
50	0.999	0.996	0.966	0.859	0.738	0.692	0.679	0.644	0.586	0.436
60	0.999	0.997	0.974	0.882	0.770	0.725	0.712	0.675	0.613	0.457
70	0.999	0.998	0.980	0.900	0.796	0.752	0.739	0.700	0.637	0.476
80	0.999	0.998	0.983	0.915	0.818	0.775	0.762	0.722	0.657	0.492
90	0.999	0.999	0.986	0.926	0.836	0.794	0.781	0.741	0.675	0.507
100	0.999	0.999	0.988	0.935	0.851	0.811	0.799	0.758	0.691	0.520
120	0.999	0.999	0.991	0.948	0.876	0.839	0.827	0.786	0.719	0.544
140	0.999	0.999	0.993	0.958	0.895	0.860	0.849	0.809	0.742	0.564
160	0.999	0.999	0.995	0.965	0.910	0.878	0.867	0.829	0.761	0.582
180	0.999	0.999	0.996	0.971	0.923	0.892	0.882	0.845	0.778	0.598
200	0.999	0.999	0.998	0.976	0.933	0.904	0.894	0.858	0.792	0.612

Source: Reprinted by permission of the Society of Nuclear Medicine from Brownell, G. L., Ellet W. H., and Reddy, A. R. MIRD Pamphlet No. 3: Absorbed Fractions for Photon Dosimetry. J. Nuclear Med. February 1968; 9(1 Suppl): 29–39.

예제 6.16

^{131}I 1 MBq이 균일하게 분포돼 있고 조직-등가 물질로 제작된 0.6 kg 구에 대한 선량률 계산에 흡수분율을 적용하여, 그것이 어떻게 사용되는지 설명할 수 있다.

풀이

이 경우, 베타 입자와 감마선에서 방출되는 에너지가 흡수될 것이다. 조직에서 베타 비정은 매우 짧기 때문에, 모든 베타 에너지가 흡수된다고 가정할 수 있다. 그러나 감마선은 그 에너지의 일부만 흡수될 것이다. ^{131}I로부터 흡수된 총 에너지는 단순히 그 구에 의해 흡수된 베타 에너지와 감마선 에너지 일부의 합이다. 이 합을 변환당 유효 에너지(effective energy per transformation)라고 부른다. 감마선 흡수분율은 흡수 매질 크기와 광자 에너지에 종속적이다.

표 6-3에 주어진 흡수선량 분율을 이용하고 표에 기재된 값들 사이의 감마선 에너지에 대해서는 보간(interpolating)하여, ^{131}I 변환당 흡수된 감마선 에너지를 다음과 같이 구할 수 있다.

$$E_e(\gamma) = \sum_i E_{\gamma_i} \cdot n_i \cdot \varphi_i, \tag{6.73}$$

여기서

$E_e(\gamma)$ = 흡수된 감마선 에너지, MeV/transformation,

$E_{\gamma i}$ = i번째 감마 광자의 에너지, MeV,

n_i = 변환당 i번째 에너지를 가진 광자의 수, 그리고

φ_i = i번째 광자 에너지의 흡수분율.

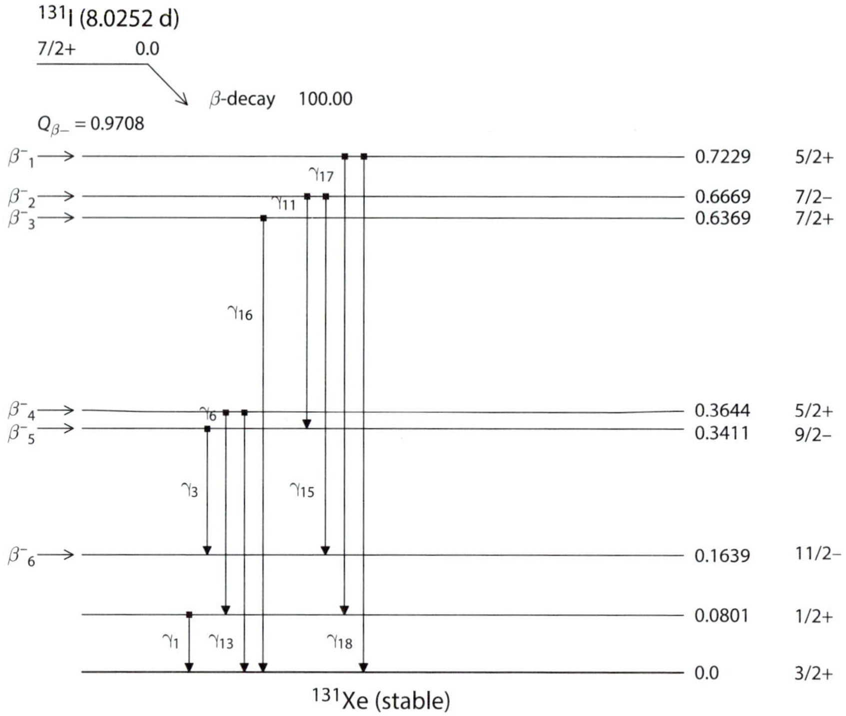

그림 6-11. ^{131}I 선량평가를 위한 붕괴도. (Reprinted from: National Nuclear Data Center, Brookhaven National Laboratory, Upton, N.Y., USA.)

광자 에너지 E_γ (MeV)	×	변환당 광자의 수 n_i	×	흡수분율 φ	=	흡수 에너지 (MeV/T)
0.7229		0.0177		0.123		0.00157
0.6427		0.00217		0.124		0.00017
0.6370		0.0716		0.124		0.00566
0.5030		0.00359		0.123		0.00022
0.3258		0.00273		0.120		0.00011
0.1772		0.00269		0.112		0.00005
0.3645		0.815		0.122		0.03624
0.2843		0.0612		0.118		0.00205
0.08019		0.0262		0.111		0.00023
						$E_e(\gamma)$ = 0.0463 MeV/t

방출된 베타 입자, 오제 전자, 그리고 전환 전자의 에너지 100%는 그들의 짧은 비정 때문에 국부적으로 흡수된다고 가정한다. 베타 입자 유효 에너지에 해당하는 ^{131}I 변환당 평균 베타 에너지는 아래 표에 기재돼 있는 ^{131}I의 평균 베타 에너지를 식 (6.74)에 대입하여 계산할 수 있다.

$$E_e(\beta) = \sum_i \bar{E}_{\beta i} \times n_{\beta i} \tag{6.74}$$

방사선 유형	$E_{\beta i}$ (MeV)	붕괴당 분율 n_i	흡수 에너지 $E_{\beta i} \times n_i$
β - 1	6.936×10^{-2}	2.08×10^{-2}	1.44×10^{-3}
β - 2	8.694×10^{-2}	6.45×10^{-3}	5.61×10^{-4}
β - 3	9.662×10^{-2}	7.23×10^{-2}	6.99×10^{-3}
β - 4	1.916×10^{-1}	8.96×10^{-1}	1.72×10^{-1}
β - 6	2.832×10^{-1}	3.90×10^{-3}	1.10×10^{-3}
ce-K, γ-1	4.562×10^{-2}	3.14×10^{-2}	1.43×10^{-3}
ce-L, γ-1	7.473×10^{-2}	4.45×10^{-3}	3.32×10^{-4}
ce-K, γ-6	2.497×10^{-1}	2.50×10^{-3}	6.24×10^{-4}
ce-K, γ-13	3.299×10^{-1}	1.56×10^{-2}	5.16×10^{-3}
ce-L, γ-13	3.590×10^{-1}	2.44×10^{-3}	8.75×10^{-3}
Auger-L	3.430×10^{-3}	5.62×10^{-2}	1.93×10^{-4}
			$E_e(\beta)$ = 0.191 MeV/t

Note for comparison that ICRP 107 gives a value of 0.1918 MeV/t for this calculation.

변환당 유효 에너지 E_e, 즉, ^{131}I 변환당 0.6 kg 조직-등가 구에 의해 흡수된 에너지 양은 조직에 누적된 광자와 베타 에너지의 합이다.

$$\begin{aligned} E_e &= E_e(\gamma) + E_e(\beta) \\ &= 0.0463 + 0.191 = 0.237 \frac{\text{MeV}}{\text{t}}. \end{aligned} \tag{6.75}$$

m kg의 질량이 그 안에 있는 q Bq 방사능으로부터 $E_e \frac{\text{MeV}}{\text{t}}$을 흡수했을 때, 그 질량에 대한 1일 선량률은 다음과 같이 주어진다.

$$\dot{D} = \frac{q\text{Bq} \cdot 1\dfrac{\text{tps}}{\text{Bq}} \cdot E_e \dfrac{\text{MeV}}{\text{t}} \cdot 1.6 \times 10^{-13} \dfrac{\text{J}}{\text{MeV}} \cdot 8.64 \times 10^4 \dfrac{\text{s}}{\text{d}}}{m \text{ kg} \cdot 1\dfrac{\text{J/kg}}{\text{Gy}}}. \tag{6.76}$$

$q = 1 \times 10^6$ Bq, $E_e = 0.237\dfrac{\text{MeV}}{\text{t}}$ 그리고 $m = 0.6$ kg을 식 (6.76)에 대입하면, 선량률을 구할 수 있다.

$$\dot{D} = 5.5 \times 10^{-3} \frac{\text{Gy}}{\text{d}} \left(0.55 \frac{\text{rad}}{\text{d}}\right).$$

전환 및 오제 전자의 기여는 무시하였고, 그 선량은 계산된 값의 5% 이내일 것임을 주목하라.

이제 내부 선량계산을 위한 MIRD 방법으로 되돌아가자. 인체 속 두 개 장기, 분포된 방사능을 함유하고 있으며 선원(source) S라 부르는 장기와 S에 의해 조사되는 관심 장기 T, 표적(target) 장기를 고려하자. S와 T는 그림 6-10의 가능한 기하학적 관계 중 하나에 속해있는 동일 장기이거나 서로 다른 장기일 수 있다.

임의의 시간에 선원에 있는 방사성핵종에 의해 i번째 입자가 가지고 나가는 에너지 방출률은 다음과 같이 주어진다.

$$\chi_{ei} = A_s \text{Bq} \cdot 1\frac{\text{tps}}{\text{Bq}} \cdot \bar{E}_i \frac{\text{MeV}}{\text{particle}} \cdot n_i \frac{\text{particle}}{\text{t}} \cdot 1.6 \times 10^{-13} \frac{\text{J}}{\text{MeV}} \tag{6.77}$$

$$= 1.6 \times 10^{-13} A_s \cdot \bar{E}_i \cdot n_i \frac{\text{J}}{\text{s}}, \tag{6.78}$$

여기서

χ_{ei} = 에너지 방출률, J/s,

A_s = 선원의 방사능, Bq,

$\bar{E}_i$ = i번째 입자의 평균 에너지, MeV, 그리고

n_i = 붕괴당 i번째 종류 입자의 수.

표적에 의해 흡수된, 방출 에너지의 분율을 φ_i라고 하면, 선원으로부터의 방출에 의해 그 표적이 흡수하는 에너지 양은 다음과 같이 주어진다.

$$\chi_{ai} = \chi_{ei} \cdot \varphi_i = 1.6 \times 10^{-13} \cdot A_s \cdot \overline{E}_i \cdot n_i \cdot \varphi_i \frac{\mathrm{J}}{\mathrm{s}}. \tag{6.79}$$

1 Gy는 1 J/kg 흡수에 해당하므로, i번째 입자로부터 무게 m kg 표적이 받는 선량률은 다음과 같이 정해진다.

$$\dot{D} = \frac{\left(1.6 \times 10^{-13} \cdot A_s \cdot \overline{E}_i \cdot n_i \cdot \varphi_i\right)\frac{\mathrm{J}}{\mathrm{s}}}{1\frac{\mathrm{J/kg}}{\mathrm{Gy}} \cdot m\ \mathrm{kg}}. \tag{6.80}$$

Δ_i을 다음과 같다고 하면,

$$\Delta_i = 1.6 \times 10^{-13} \cdot n_i \cdot \overline{E}_i \frac{\mathrm{kg} \cdot \mathrm{Gy}}{\mathrm{Bq} \cdot \mathrm{s}}, \tag{6.81}$$

식 (6.80)은 다음과 같이 쓸 수 있다.

$$\dot{D}_i = \frac{A_s}{m} \cdot \varphi_i \cdot \Delta_i \frac{\mathrm{Gy}}{\mathrm{s}}. \tag{6.82}$$

Δ_i는 농도 1 Bq/kg으로 균일하게 분포된 방사성 핵종을 함유한 무한히 큰 균질 조직 덩어리에서의 선량률이다. 무한히 큰 조직 덩어리 속 방사성동위원소에 의해 발생된 방사선 각각에 대한 Δ_i 값이 방사선량 예측 시 사용하기 위해 핵의학회 MIRD 위원회가 발간해 온 붕괴도와 핵적 변수에 대한 출력 데이터 절에 포함되어 있다. 선원에서 방출되는 모든 종류 입자를 고려했을 때, 표적장기에 대한 선량률은 다음과 같다.

$$\dot{D} = \frac{A_s}{m} \sum \varphi_i \Delta_i. \tag{6.83}$$

$\dot{D}$는 시간의 함수인 A_s의 함수이므로, $\dot{D}$도 시간의 함수다. 선량예탁, 즉 침전된 방사성핵종의 완전한 붕괴로 인한 총선량은 시간에 대해 선량률을 적분하여 구할 수 있다.

$$D = \int_0^\infty \dot{D}(t)\mathrm{d}t = \frac{\sum \varphi_i \Delta_i}{m} \int_0^\infty A_s(t)\mathrm{d}t. \tag{6.84}$$

표적 조직에서 핵변환 총수 S를 선원 영역에서 시간 적분 방사능 $\tilde{A}$라고 부른다[이전에는 누적방사능(cumulated activity)이라고 불렀다].

$$\tilde{A} = \int_0^\infty A_s(t)\mathrm{d}t, \tag{6.85}$$

그러면 표적장기에 대한 총 선량은 다음과 같이 주어진다.

$$D = \frac{\tilde{A}}{m}\sum \varphi_i \Delta_i. \tag{6.86}$$

예제 6.17

^{24}NaCl 1 MBq 정맥주사를 맞은 70 kg, 160 cm 참조인(reference man)에 대한 총선량과 초기 선량률을 계산하시오. ^{24}NaCl은 매우 짧은 시간 안에 균일하게 분포되고 생물학적 반감기는 ^{24}Na의 99.7%에 대해 10일(240시간)이라고 가정한다. 붕괴도와 입력과 출력 데이터에 대한 표는 그림 6-12에 있다.

풀이

붕괴도와 입력 데이터에 첨부된 표를 보면 붕괴당 평균 에너지가 0.5541 MeV인 베타 입자 하나(실제로는 > 0.999)와 감마선 두 개(1.369 MeV와 2.754 MeV)를 방출하는 것을 알 수 있다. 출력 데이터는 각 방사선에 대해 단위 누적방사능당 무한 매질에서 총선량을 열거하고 있다. MIRD 간행물에서 발견되는 과거 단위계를 SI 단위계로 변환하기 위해, 즉, $\frac{\mathrm{g \cdot rads}}{\mu\mathrm{Ci \cdot h}}$을 $\frac{\mathrm{kg \cdot Gy}}{\mathrm{Bq \cdot s}}$로 변환하기 위해, 다음 관계를 이용한다.

$$\frac{\mathrm{kg \cdot Gy}}{\mathrm{Bq \cdot s}} = \frac{\mathrm{g \cdot rad}}{\mu\mathrm{Ci \cdot h}} \cdot \frac{10^{-3}\,\frac{\mathrm{kg}}{\mathrm{g}} \cdot 10^{-2}\,\frac{\mathrm{Gy}}{\mathrm{rad}}}{3.7\times 10^{4}\,\frac{\mathrm{Bq}}{\mu\mathrm{Ci}} \cdot 3.6\times 10^{3}\,\frac{\mathrm{s}}{\mathrm{h}}}$$

$$\frac{\mathrm{kg \cdot Gy}}{\mathrm{Bq \cdot s}} = \frac{\mathrm{g \cdot rad}}{\mu\mathrm{Ci \cdot h}} \cdot 7.51\times 10^{-14}. \tag{6.87}$$

SI 단위를 전통 단위로 변환하기 위해서는,

$$\frac{\text{g}\cdot\text{rad}}{\mu\text{Ci}\cdot\text{h}}=\frac{1}{7.51\times10^{-14}}\cdot\frac{\text{kg}\cdot\text{Gy}}{\text{Bq}\cdot\text{s}}=1.33\times10^{13}\cdot\frac{\text{kg}\cdot\text{Gy}}{\text{Bq}\cdot\text{s}}. \tag{6.88}$$

이제 문제로 되돌아가자. ^{24}Na는 유효율 λ_E에 따라 지수함수적으로 제거되기 때문에, 선원 장기의 방사능 양은 다음과 같이 주어진다.

$$A_s(t)=A_s(0)\cdot e^{-\lambda_E t}, \tag{6.89}$$

여기서 $A_s(0)$는 선원장기의 초기 방사능이다.

$$\tilde{A}=\int_0^\infty A_s(t)\mathrm{d}t=A_s(0)\int_0^\infty e^{-\lambda_E t}\mathrm{d}t=\frac{A_s(0)}{\lambda_E}. \tag{6.90}$$

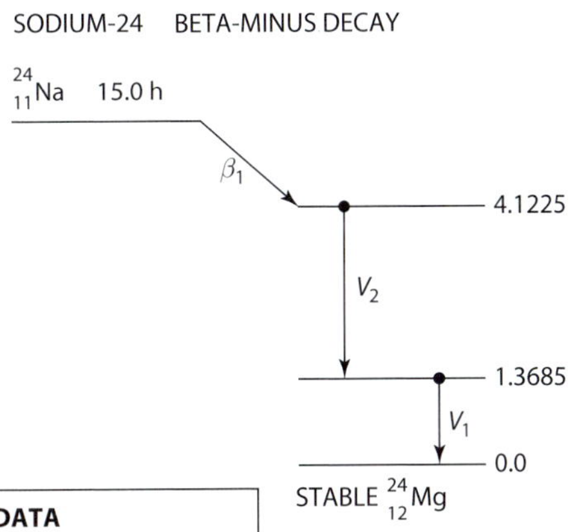

INPUT DATA

Radiation	%/disintegration	Transition energy (MeV)	Other nuclear parameters
Beta-1	99.9	1.392*	Allowed
All other betas	<0.1	—	—
Gamma-1	100.	1.3685	E2, αx < 0.00001 (T)
Gamma-2	99.9	2.7539	E2, αx < 0.00001 (T)
All other gammas	<0.1	—	—

Ref. Lederer, C. M. et al., *Table of Isotopes*, 6th ed.
*Endpoint energy (MeV). (T) = Theoretical value.

OUTPUT DATA

Radiation [1]	Mean number/disintegration (n_i)	Mean energy (MeV) [$\bar{E}_i$]	Δi $\left(\frac{\text{g-rad}}{\mu\text{Ci-h}}\right)$
Beta-1	0.999	0.5547	1.1803
Gamma-1	0.999	1.3685	2.9149
Gamma-2	0.999	2.7539	5.8599

그림 6-12. ^{24}Na 선량평가를 위한 붕괴도와 입·출력 데이터. (Reprinted by permission of the Society of Nuclear Medicine from Dillman LT. MIRD Pamphlet No. 4: Radionuclide Decay Schemes and Nuclear Parameters for Use in Radiation Dose Estimation. J Nucl Med. March 1969; 10(2 Suppl):1–32.)

$$\lambda_E = \frac{0.693}{T_E} = \frac{0.693}{\left(\frac{T_R \cdot T_B}{T_R + T_B}\right)},$$

이고, 국제방사선방호위원회(International Commission on Radiological Protection, ICRP) 발간물 30에서 생물학적 반감기 T_B는 240시간임을 확인할 수 있고, 방사학적 반감기 T_R은 15시간이므로,

$$\tilde{A} = \frac{10^6\,\text{Bq}}{1.37\times10^{-5}\,\text{s}^{-1}} = 7.31\times10^{10}\,\text{Bq}\cdot\text{s}.$$

이제 $\sum\varphi_i\Delta_i$ 을 계산해야만 한다.

다수 선원장기와 조직에서 방출되는 0.01에서 4 MeV까지의 광자에 대해 다수 표적장기와 조직에서의 흡수분율 φ_i이 1969년 8월 발행된 핵의학 간행물 부록 No.3 첨부 A에 표로 제시돼 있다. 표 6-6은 ^{24}Na 경우에서와 같이, 인체 전반에 걸쳐 균일하게 분포된 광자 방출체로부터의 흡수분율을 보여주고 있다. 1.369 MeV와 2.754 MeV 감마선에 대한 φ_i 값은 표 6-6에 제시된 값 사이를 보간하여 구하여, Δ_i와 함께 아래에 기재해 놓았다. Δ_i는 그림 6-12의 출력 데이터 목록에서 확인할 수 있으며, kg · fGy/Bq · s(1 fGy = 10^{-15} Gy)로 변환시킨 것이다.

방사선	E_i (MeV)	φ_i	Δ_i, $\frac{\text{kg}\cdot\text{f Gy}}{\text{Bq}\cdot\text{s}}$	$\varphi_i\Delta_i$
Beta 1	0.554	1.000	88.64	88.64
Gamma 1	1.369	0.31	218.91	67.86
Gamma 2	2.754	0.265	440.08	116.62
				$\sum = 273.12.\ \frac{\text{kg}\cdot\text{fGy}}{\text{Bq}\cdot\text{s}}$

(Gy 당 10^{15} femtoGy(fGy)와 함께) 다음 값들을 식 (6.86)에 대입하면,

$$\tilde{A} = 7.31\times10^{10}\,\text{Bq}\cdot\text{s},\quad \sum\varphi_i\Delta_i = 273.12\frac{\text{kg}\cdot\text{fGy}}{\text{Bq}\cdot\text{s}},\ \text{그리고}\ m = 70\ \text{kg}$$

표 6-6 흡수분율(과 변동계수), 인체 전체에 걸쳐 균일하게 분포된 감마 방출체.[a]

표적 장기	광자 에너지 (MeV) 0.010 φ	0.010 $100\sigma_\varphi/\varphi$	0.015 φ	0.015 $100\sigma_\varphi/\varphi$	0.020 φ	0.020 $100\sigma_\varphi/\varphi$	0.030 φ	0.030 $100\sigma_\varphi/\varphi$	0.050 φ	0.050 $100\sigma_\varphi/\varphi$	0.100 φ	0.100 $100\sigma_\varphi/\varphi$	표적 장기
부신	0.270E-03	35.	0.228E-03	34.	0.175E-03	37.	0.209E-03	28.	0.131E-03	23.	0.101E-03	26.	부신
방광	0.757E-02	6.6	0.762E-02	6.5	0.683E-02	6.6	0.625E-02	6.1	0.445E-02	5.6	0.352E-02	5.2	방광
GI (위)	0.570E-02	7.6	0.507E-02	8.0	0.573E-02	7.1	0.560E-02	6.4	0.391E-02	5.8	0.273E-02	5.9	GI (위)
GI (소장)	0.254E-01	3.6	0.236E-01	3.7	0.234E-01	3.6	0.209E-01	3.4	0.163E-01	3.1	0.120E-01	3.2	GI (소장)
GI (상부대장)	0.541E-02	7.8	0.561E-02	7.5	0.647E-02	6.6	0.533E-02	5.9	0.374E-02	5.4	0.262E-02	5.7	GI (상부대장)
GL (하부대장)	0.350E-02	9.7	0.441E-02	8.5	0.457E-02	7.7	0.285E-02	7.9	0.256E-02	6.2	0.187E-02	6.3	GL (하부대장)
심장	0.756E-02	6.6	0.804E-02	6.3	0.769E-02	6.2	0.635E-02	6.0	0.469E-02	5.4	0.420E-02	5.0	심장
신장	0.410E-02	9.0	0.446E-02	8.5	0.412E-02	8.3	0.338E-02	7.4	0.233E-02	6.4	0.183E-02	6.6	신장
간	0.260E-01	3.5	0.244E-01	3.6	0.249E-01	3.5	0.221E-01	3.3	0.154E-01	3.2	0.120E-01	3.2	간
폐	0.127E-01	5.1	0.142E-01	4.7	0.138E-01	4.4	0.122E-01	3.8	0.808E-02	3.4	0.551E-02	3.6	폐
골수	0.560E-01	1.4	0.594E-01	1.4	0.655E-01	1.3	0.740E-01	1.1	0.613E-01	1.1	0.329E-01	1.3	골수
췌장	0.134E-02	16.	0.103E-02	18.	0.828E-03	17.	0.780E-03	14.	0.567E-03	12.	0.449E-03	12.	췌장
Sk. (갈비)	0.168E-01	4.4	0.206E-01	3.9	0.247E-01	3.4	0.263E-01	2.9	0.176E-01	2.9	0.764E-02	3.3	Sk. (갈비)
Sk. (골반)	0.147E-01	4.7	0.160E-01	4.51	0.163E-01	4.3	0.224E-01	3.4	0.199E-01	3.0	0.103E-01	3.3	Sk. (골반)
Sk. (척수)	0.186E-01	4.2	0.190E-01	4.1	0.234E-01	3.7	0.253E-01	3.3	0.229E-01	3.0	0.144E-01	3.2	Sk. (척수)
Sk. (두개골)	0.103E-01	5.6	0.115E-01	5.3	0.123E-01	5.	0.128E-01	4.6	0.722E-02	5.1	0.313E-02	6.0	Sk. (두개골)
골격	0.144	1.4	0.153	1.3	0.167	1.2	0.188	1.1	0.153	1.1	0.810E-01	1.3	골격
(총합)													(총합)
피부	0.258E-01	3.5	0.227E-01	3.5	0.169E-01	3.7	0.116E-01	3.3	0.758E-02	2.9	0.585E-02	3.1	피부
비장	0.260E-02	11.	0.237E-02	12.	0.242E-02	11.	0.223E-02	9.1	0.149E-02	8.5	0.111E-02	8.7	비장
갑상선	0.265E-03	35.	0.263E-03	34.	0.602E-04	48.	0.111E-03	36.	0.114E-03	27.	0.873E-04	29.	갑상선
자궁	0.999E-03	18.	0.109E-02	17.	0.122E-02	15.	0.924E-03	13.	0.712E-03	12.	0.611E-03	11.	자궁
몸통	0.604	0.47	0.589	0.48	0.566	0.50	0.500	0.55	0.358	0.67	0.245	0.79	몸통
다리	0.309	0.86	0.299	0.88	0.285	0.90	0.242	0.97	0.171	1.1	0.113	1.3	다리
머리	0.488E-01	2.5	0.474E-01	2.5	0.440E-01	2.6	0.342E-01	2.7	0.200E-01	3.1	0.127E-01	3.1	머리
전신	0.959	0.11	0.933	0.15	0.892	0.19	0.774	0.27	0.548	0.43	0.370	0.56	전신

Source: Reprinted by permission of the Society of Nuclear Medicine from Snyder, W. S., Ford, M. R., Warner, G. G., and Fisher, H. L., Jr. MIRD Pamphlet No. 5: Estimates of Absorbed Fractions for Monoenergetic Photon Sources Uniformly Distributed in Variuous Organs of a Heterogeneous Phantom. J. Nucl Med. August 1969; 10(3 Suppl):7-52.

표 6-6 흡수분율(과 변동계수), 인체 전체에 걸쳐 균일하게 분포된 감마 방출체[a] (계속)

표적 장기	광자 에너지 (MeV)												표적 장기
	0.200		0.500		1.000		1.500		2.000		4.000		
	φ	$\frac{100\sigma_\varphi}{\varphi}$	φ	$\frac{100\sigma_\varphi}{\varphi}$	φ	$\frac{100\sigma_\varphi}{\varphi}$	φ	$\frac{100\sigma_\varphi}{\varphi}$	φ	$\frac{100\sigma_\varphi}{\varphi}$	φ	$\frac{100\sigma_\varphi}{\varphi}$	
부신	0.352E-04	36.	0.138E-03	35.	0.100E-03	42.	0.107E-03	43.	0.114E-03	43.			부신
방광	0.327E-02	5.0	0.341E-02	6.6	0.274E-02	8.3	0.291E-02	8.4	0.231E-02	9.6	0.147E-02	12.	방광
GI (위)	0.218E-02	7.0	0.258E-02	7.7	0.181E-02	9.8	0.199E-02	10.	0.212E-02	10.	0.119E-02	14.	GI (위)
GI (소장)	0.106E-01	3.4	0.114E-01	3.8	0.109E-01	4.2	0.915E-02	4.8	0.820E-02	5.2	0.409E-02	7.3	GI (소장)
GI (상부대장)	0.256E-02	6.3	0.306E-02	7.0	0.228E-02	8.9	0.209E-02	9.4	0.197E-02	10.	0.160E-02	12.	GI (상부대장)
GL (하부대장)	0.151E-02	7.6	0.184E-02	8.8	0.178E-02	9.7	0.181E-02	11.	0.157E-02	12.	0.673E-03	18.	GL (하부대장)
심장	0.337E-02	5.8	0.372E-02	6.6	0.301E-02	8.1	0.345E-02	7.8	0.312E-02	8.3	0.145E-02	13.	심장
신장	0.171E-02	7.4	0.142E-02	9.7	0.161E-02	10.	0.152E-02	11.	0.154E-02	12.	0.904E-03	16.	신장
간	0.111E-01	3.4	0.101E-01	4.1	0.896E-02	4.7	0.912E-02	4.9	0.847E-02	5.1	0.560E-02	6.4	간
폐	0.507E-02	4.3	0.496E-02	5.2	0.466E-02	6.1	0.466E-02	6.5	0.427E-02	6.9	0.568E-02	6.4	폐
골수	0.221E-01	1.5	0.194E-01	1.0	0.182E-01	2.0	0.164E-01	2.2	0.156E-01	2.3	0.969E-02	3.0	골수
췌장	0.444E-03	14.	0.382E-03	17.	0.534E-03	19.	0.348E-03	22.	0.358E-03	24.	0.142E-03	39.	췌장
Sk. (갈비)	0.505E-02	4.1	0.435E-02	5.6	0.421E-02	6.3	0.405E-02	7.0	0.350E-02	7.7	0.338E-02	8.0	Sk. (갈비)
Sk. (골반)	0.668E-02	3.9	0.569E-02	5.0	0.562E-02	5.7	0.511E-02	6.3	0.422E-02	7.0	0.256E-02	9.3	Sk. (골반)
Sk. (척수)	0.910E-02	3.6	0.763E-02	4.5	0.751E-02	5.1	0.610E-02	5.7	0.606E-02	5.9	0.341E-02	8.1	Sk. (척수)
Sk. (두개골)	0.277E-02	6.3	0.304E-02	7.2	0.280E-02	8.0	0.254E-02	9.0	0.292E-02	8.8	0.224E-02	10.	Sk. (두개골)
골격	0.550E-01	1.4	0.488E-01	1.7	0.456E-01	2.0	0.413E-01	2.2	0.396E-01	2.3	0.252E-01	3.0	골격
(총합)													(총합)
피부	0.677E-02	3.5	0.757E-02	4.2	0.745E-02	4.8	0.759E-02	5.0	0.664E-02	5.5	0.123E-01	4.3	피부
비장	0.798E-03	11.	0.116E-02	11.	0.914E-03	14.	0.903E-03	16.	0.740E-03	17.	0.368E-03	24.	비장
갑상선	0.418E-04	42.							0.810E-04	46.			갑상선
자궁	0.408E-03	15.	0.473E-03	16.	0.517E-03	18.	0.323E-03	23.	0.364E-03	25.	0.238E-03	33.	자궁
몸통	0.223	0.81	0.225	0.84	0.210	0.92	0.198	0.99	0.186	1.0	0.156	1.2	몸통
다리	0.102	1.3	0.101	1.4	0.965E-01	1.5	0.917E-01	1.6	0.846E-01	1.6	0.710E-01	1.8	다리
머리	0.134E-01	3.2	0.147E-01	3.5	0.145E-01	3.8	0.130E-01	4.1	0.139E-01	4.1	0.127E-01	4.4	머리
전신	0.338	0.57	0.340	0.60	0.321	0.67	0.302	0.73	0.284	0.73	0.240	0.90	전신

[a]기호 E 다음에 오는 숫자는 각 숫자에 곱해지는 10의 거듭제곱(power)을 가리킨다. 표에 있는 공란은 변동계수가 50% 이상임을 가리킨다. Total = head + trunk + legs.

$$D = \frac{7.31\times10^{10}\,\text{Bq}\cdot\text{s}}{70\text{ kg}}\cdot 273.12\frac{\text{kg}\cdot\text{fGy}}{\text{Bq}\cdot\text{s}}$$
$$= 2.85\times10^{11}\,\text{fGy} \qquad (29\text{ mrads}).$$

초기 선량률은 식 (6.83)의 A_s에 10^6 Bq를 대입하여 구할 수 있다.

$$\dot{D} = \frac{10^6\,\text{Bq}}{70\text{ kg}}\cdot 273.12\,\frac{\text{kg}\cdot\text{fGy}}{\text{Bq}\cdot\text{s}}$$
$$= 3.9\times10^6\,\frac{\text{fGy}}{\text{s}} \quad \left(1.4\frac{\text{mrads}}{\text{h}}\right).$$

내부 침전된 방사능에 의한 선량을 계산하는 데 근거가 되는 생리학적 동역학은 선원장기 내 누적방사능 $\tilde{A}$에 관한 항에 포함되어 있다. 반면 식 (6.86) 우변항의 나머지는 물리적 데이터와 측정값을 다루고 있다. 흡수분율 φ_i는 전체 장기 또는 조직에 의해 흡수된 에너지의 분율을 나타낸다. 식 (6.86)에 따라, 총흡수에너지 $\sum\varphi_i\Delta_i$을 표적장기 질량 m으로 나누어야만 한다. 표적장기에 의해 흡수된 에너지 분율을 고려한 다음 그 장기 질량으로 나누는 대신, 비흡수분율(specific absorbed fraction, Φ)을 사용하는 것이 더 편리하다.

$$\Phi = \frac{\text{absorbed fraction}}{\text{organ mass}} = \frac{\varphi}{m}. \tag{6.91}$$

이는 선원장기에서 방출된 i번째 입자에 의한 표적장기 단위 질량당 흡수된 에너지의 분율이다. 참조인에 대해 여러 가지 에너지 값을 갖는 광자의 비흡수분율들이 몬테카를로법으로 계산되어 부록 D의 표에 수록돼 있다. 베타와 알파 방사선에 대한 비흡수분율은 쉽게 계산할 수 있다. 균일하게 분포된 베타나 알파 방출체를 포함한 큰 매질은 본질적으로 방출된 모든 에너지를 흡수한다. 표적과 선원장기가 같고, 침전된 방사성동위원소로부터 나온 방사선 비정이 그 방사성동위원소가 침전된 장기의 가장 작은 크기보다 작은 경우, 질량 m인 장기의 비흡수분율은 다음과 같이 가깝게 근사할 수 있다.

$$\Phi = \frac{\varphi}{m} = \frac{1}{m}. \tag{6.92}$$

표적장기가 선원장기와 멀리 떨어져 있을 때, 즉 두 장기 사이 거리가 베타나 알파 입자 비정보다 클 때, 표적장기는 선원장기로부터 에너지를 흡수할 수 없으므로, $\Phi = 0$이다. 표적장기가 선원장기에 의해 둘러싸인 영역인 경우, 표적장기의 비흡수분율은 다음과 같다.

$$\Phi = \frac{1}{m(\text{source})}. \tag{6.93}$$

예를 들어, 베타 방출체가 인체 전체에 균일하게 분포되어 있고, 간 무게는 1.8 kg, 사람 무게는 70 kg이라고 할 때, 간 외부의 방사능으로부터 간에 전달되는 비흡수분율은 다음과 같다.

$$\Phi = \frac{1}{70 - 1.8} = 1.47 \times 10^{-2}\,\text{kg}^{-1}.$$

비흡수분율을 사용할 때, 흡수선량은 다음과 같이 주어진다.

$$D = \tilde{A} \sum_i \Delta_i \Phi. \tag{6.94}$$

인체 속 모든 장기는 선원장기로부터 나오는 방사선의 표적장기가 될 수 있으므로, 정확한 표적장기–선원장기 관계는 다음 기호로 명확하게 구분한다.

$$(r_T \leftarrow r_S),$$

여기서 r_T는 표적장기를, r_S는 선원장기를 의미한다. 따라서 선원장기 r_S의 방사능 $\tilde{A}_h$에 의한 표적장기 r_T의 선량은 다음과 같이 쓸 수 있다.

$$D(r_T \leftarrow r_S) = \tilde{A}_S \sum_i \Delta_i \Phi(r_T \leftarrow r_S). \tag{6.95}$$

비흡수분율을 이용하여 다음의 양을 정의할 수 있다.

$$S(r_T \leftarrow r_S) = \sum_i \Delta_i \Phi(r_T \leftarrow r_S). \tag{6.96}$$

S는 선원장기와 표적장기 사이 기하학적 관계와 같은 물리적 인자에만 의존하므로, 관심이 되는 모든 표적장기–선원장기 관계에 대해 그리고 선원장기 내 모든 방

사성 동위원소에 대해 S 값을 계산할 수 있다. 선원장기 r_S로부터 임의의 표적장기 r_T에 대한 선량은 다음과 같이 된다.

$$D(r_T \leftarrow r_S) = \tilde{A}_S \cdot S(r_T \leftarrow r_S). \tag{6.97}$$

방사능은 보통 인체 안에 넓게 퍼지기 때문에, 어떤 표적장기는 몇 개의 다른 선원장기에 의해 피폭된다. 따라서 표적장기에 대한 선량은 다음과 같이 된다.

$$D(r_T) = \sum_S D(r_T \leftarrow r_S). \tag{6.98}$$

다수의 표적 및 선원장기와 관심 있는 다수의 방사성 핵종에 대해, 단위 누적방사능당 $S(r_T \leftarrow r_S)$에 대한 표가 MIRD 팸플릿 No. 11에 발간되었다. (MIRD 11에서는 선원장기를 아래첨자 h로 표적장기를 k로 표기하였다.) 팸플릿 No. 11에서 발췌한 표 6-7과 6-8은 ^{203}Hg와 ^{99m}Tc에 대한 S 값들이다. 내부 선량을 계산하는 데 있어 "S" 표 사용을 예제 6.18에서 설명한다.

예제 6.18

^{203}Hg가 표지된 수은 증기를 우연히 흡입하여 유발된 피폭으로 ^{203}Hg(T_R = 47일) 0.5 MBq(13.5 μCi)이 신장에 침전되었다. 이 피폭으로 인한 신장의 선량예탁(dose commitment)을 계산하시오.

풀이

무기 수은에 대한 ICRP 생물동역학 모델(ICRP 간행물 30/2, 1980)은 혈액으로부터 전달된 후, 흡수 Hg의 8%는 콩팥에, 나머지 92%는 인체 전체에 균일하게 분포된다고 가정한다. 콩팥이나 다른 곳에 있든, 인체 내 모든 Hg 양 중 95%는 생물학적 반감기 40일에 따라 제거되고, 5%는 생물학적 반감기 10,000일에 따라 제거된다.

^{203}Hg에 대한 붕괴도(그림 6-13)는 수은이 최대 에너지 0.213 MeV, 평균 에너지 0.058 MeV인 일군의 베타 입자를 방출한다는 것을 보여주고 있다. 0.279 MeV 감마선은 베타 붕괴 후에 방출된다. 그러나 감마 변환 중 18.3%는 내부 전환되고, 따라서 K, L, 또는 M 준위로부터 전환 전자가 방출된다. 따라서 유효 감마선 방출은 변환 중 81.7%에서만 일어난다.

표 6-7은 ^{203}Hg 단위 누적방사능당 흡수선량을 보여주고 있다. 선원장기를 신장으로 둘 때, S (kidneys ← kidneys) = 8.1×10^{-4} rad/μCi × h이고, 선원장기를 전신으로 둘 때, 신장에 대한 선량 S (kidneys ← total body) = 6.1×10^{-6} rad/μCi × h이다. 신장에 대한 총선량은 신장에 침전된 ^{203}Hg에 의한 선량과 인체 나머지 부분에 누적된 방사성 수은에 의한 선량의 합이다. 신장에 있는 0.5 MBq(13.5 μCi)가 Hg 신체부하량의 8%라고 한다면, 인체의 총 방사능은 다음과 같다.

$$\frac{0.5\ \text{MBq}}{0.08} = 6.25\ \text{MBq}(168.9\ \mu\text{Ci}).$$

0.5 MBq은 신장에 있으므로, 인체 나머지 부분에 걸쳐 분포된 ^{203}Hg 양은 6.25 − 0.5 = 5.75 MBq이다.

MERCURY-203 BETA-MINUS DECAY

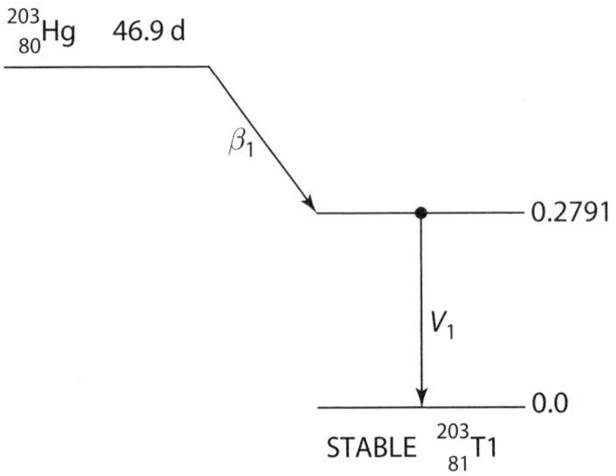

INPUT DATA

Radiation	%/dis-integra-tion	Transition energy (MeV)	Other nuclear parameters
Beta-1	100.	0.213*	Allowed
Gamma-1	100.	0.2791	E2 + 38% M1, α_K = 0.162, K/L = 3.39, K/M = 11.3

Ref.: Lederer, C. M. et al., *Table of Isotopes*, 6th ed.
* Endpoint energy (MeV).

OUTPUT DATA

Radiation (i)	Mean number/ disinte-gration (n_i)	Mean energy (MeV) ($\bar{E}_i$)	Δi $\left(\frac{\text{g-rad}}{\mu\text{Ci-h}}\right)$
Beta-1	1.00	0.0580	0.1235
Gamma-1	0.817	0.2791	0.4857
K int. con. electron, gamma-1	0.132	0.1936	0.0544
L int. con. electron, gamma-1	0.0390	0.2648	0.0220
M int. con. electron, gamma-1	0.0117	0.2761	0.0069
K α-1 *x*-rays	0.0634	0.0729	0.0098
K α-2 *x*-rays	0.0350	0.0708	0.0053
K β-1 *x*-rays	0.0223	0.0826	0.0039
K β-2 *x*-rays	0.0063	0.0855	0.0011
L α *x*-rays	0.0273	0.0103	0.0006
L β *x*-rays	0.0256	0.0122	0.0007
L γ *x*-rays	0.0035	0.0143	0.0001
KLL Auger electron	0.0032	0.0570	0.0004
KLX Auger electron	0.0018	0.0683	0.0003
KXY Auger electron	0.0003	0.0796	0.0001
LMM Auger electron	0.0893	0.0084	0.0016
MXY Auger electron	0.271	0.0030	0.0017

그림 6-13. ^{203}Hg 선량평가를 위한 붕괴도와 입력 및 출력 데이터. (Reprinted by permission of the Society of Nuclear Medicine from Dillman LT. MIRD Pamphlet No. 4: Radionuclide Decay Schemes and Nuclear Parameters for Use in Radiation Dose Estimation. J Nucl Med. March 1969; 10(2 Suppl): 1-32.)

인체에 침전된 6.25 MBq 중 95%, 즉, 5.938 MBq은 식 (6.54)로부터 유효 반감기 T_E에 의해 제거될 것이다.

$$T_E = \frac{T_R \cdot T_B}{T_R + T_B} = \frac{47\,\text{days} \cdot 40\,\text{days}}{47\,\text{days} + 40\,\text{days}} = 21.6\,\text{days},$$

그리고 침전된 ^{203}Hg 중 나머지 5%의 유효 반감기는 47일이다. 이들 유효 반감기에 해당하는 유효 제거율 상수는 다음과 같다.

$$\lambda_1 = \frac{0.693}{21.6\,\text{days}} = 3.2 \times 10^{-2}\,\text{d}^{-1}$$

그리고

$$\lambda_2 = \frac{0.693}{47\,\text{days}} = 1.47 \times 10^{-2}\,\text{d}^{-1}.$$

신장의 누적방사능은 식 (6.90)을 다음과 같이 어떤 장기나 조직 내부에 여러 개의 격실 c_1, c_2, ⋯, c_n들로 확장하여 구할 수 있다.

$$\tilde{A} = \frac{A_{c_1}(0)}{\lambda_{E_1}} + \frac{A_{c_2}(0)}{\lambda_{E_2}} + \cdots + \frac{A_{c_n}(0)}{\lambda_{E_n}}. \tag{6.99}$$

표 6–7로부터, S (kidneys ← kidneys)는 8.1 × 10^{-4} rad/μCi · h임을 확인할 수 있다. rad/μCi · h을 Gy/Bq · d로 변환을 하면,

$$\frac{\text{Gy}}{\text{Bq} \cdot \text{d}} = \frac{\text{rad}}{\mu\text{Ci} \cdot \text{h}} \cdot \frac{1\text{Gy}}{100\,\text{rad}} \cdot \frac{1\mu\text{Ci}}{3.7 \times 10^4\,\text{Bq}} \cdot \frac{24\,\text{h}}{\text{d}}$$

$$\frac{\text{Gy}}{\text{Bq} \cdot \text{d}} = \frac{\text{rad}}{\mu\text{Ci} \cdot \text{h}} \cdot 6.5 \times 10^{-6}. \tag{6.100}$$

식 (6.100)의 변환인자를 이용하여, 다음을 확인할 수 있다.

$$S(\text{kidney} \leftarrow \text{kidney}) = 8.1 \times 10^{-4} \frac{\text{rad}}{\mu\text{Ci} \cdot \text{h}} \cdot 6.5 \times 10^{-6} = 5.27 \cdot 10^{-9} \frac{\text{Gy}}{\text{Bq} \cdot \text{d}}.$$

신장 내 수은에 의한 신장 선량은 식 (6.97)로 계산할 수 있다.

표 6-7 수은-203(반감기 1.12E-03 h) 단위 누적방사능(rad/μCi · h) 당 흡수선량, S

표적장기	선원장기									
	부신	방광 내용물	장관腸管				신장	간	폐	기타 조직 (근육)
			위 내용물	소장 내용물	상부대장 내용물	하부대장 내용물				
부신	1.6E-02	3.6E-07	4.2E-06	2.7E-06	1.7E-06	8.4E-07	1.9E-05	9.0E-06	4.4E-06	2.7E-06
방광 벽	2.1E-07	6.6E-04	5.0E-07	5.0E-06	3.8E-06	1.1E-05	5.9E-07	3.6E-07	1.0E-07	3.2E-06
뼈 (전체)	2.9E-06	1.3E-06	1.3E-06	1.8E-06	1.6E-06	2.3E-06	2.1E-06	1.6E-06	2.1E-06	1.9E-06
GI (위벽)	5.3E-06	5.2E-07	5.1E-04	6.5E-06	6.7E-06	3.2E-06	6.1E-06	3.5E-06	3.3E-06	2.5E-06
GI (소장)	1.6E-06	5.1E-06	4.7E-06	3.2E-04	3.0E-05	1.7E-05	5.1E-06	3.0E-06	3.9E-07	2.8E-06
GL (상부대장 벽)	1.7E-06	4.2E-06	6.3E-06	4.2E-05	5.5E-04	7.7E-06	5.2E-06	4.5E-06	4.9E-07	2.9E-06
GL (하부대장 벽)	4.6E-07	1,3E-05	2.3E-06	1.3E-05	5.4E-06	8.7E-04	1.5E-06	4.6E-07	1.8E-07	3.1E-06
신장	2.1E-05	5.5E-07	6.3E-06	5.5E-06	5.0E-06	1.7E-06	8.1E-04	6.9E-06	1.7E-06	2.5E-06
간	8.9E-06	4.1E-07	3.6E-06	3.3E-06	4.6E-06	5.3E-07	7.0E-06	1.6E-04	4.4E-06	2.0E-06
폐	4.4E-06	5.6E-08	3.1E-06	4.8E-07	5.2E-07	1.6E-07	1.6E-06	4.5E-06	2.4E-04	2.4E-06
골수 (적색)	5.2E-06	3.0E-06	2.3E-06	5.8E-06	5.0E-06	6.9E-06	5.3E-06	2.3E-06	2.7E-06	2.9E-06
기타 조직 (근육)	2.7E-06	3.2E-06	2.5E-06	2.8E-06	2.7E-06	3.1E-06	2.5E-06	2.0.E-06	2.4E-06	1.0E-05
난소	1.0E-06	1.3E-05	8.1E-07	1.8E-05	2.1E-05	3.4E-05	2.2E-06	7.6E-07	2.3E-07	3.6E-06
췌장	1.5E-05	5.2E-07	3.2E-05	3.7E-06	4.1E-06	1.3E-06	1.2E-05	7.4E-06	4.7E-06	3.2E-06
피부	1.1E-06	1.1E-06	9.0E-07	8.5E-07	8.6E-07	9.8E-07	1.1E-06	9.8E-07	1.1E-06	1.5E-06
비장	1.2E-05	3.3E-07	1.8E-05	2.8E-06	2.5E-06	1.5E-06	1.6E-05	1.7E-06	4.1E-06	2.6E-06
고환	9.2E-08	8.4E-06	9.9E-08	6.3E-07	6.5E-07	3.7E-06	2.2E-07	1.6E-07	2.8E-08	2.1E-06
갑상선	3.0E-07	9.0E-09	2.3E-07	4.8E-08	5.2E-08	2.0E-08	1.3E-07	3.8E-07	1.7E-06	2.4E-06
자궁 (비임신)	3.3E-06	2.8E-05	1.5E-06	1.7E-05	8.5E-06	1.2E-05	1.8E-06	7.2E-07	1.7E-07	4.0E-06
전신	6.0E-06	3.7E-06	4.1E-06	6.0E-06	4.9E-06	5.2E-06	6.0E-06	6.1E-06	5.6E-06	5.5E-06

(Continued)

표 6-7 수은-203(반감기 1.12E-03 h) 단위 누적방사능(rad/μCi · h) 당 흡수선량, S

표적장기	선원장기									
	난소	췌장	골격			피부	비장	고환	갑상선	전신
			적색 골수	피질골	해면질골					
부신	7.7E-07	1.5E-05	4.4E-06	2.5E-06	2.5E-06	1.4E-06	1.2E-05	9.2E-08	3.0E-07	6.5E-06
방광 벽	1.2E-05	3.0E-07	1.4E-06	9.3E-07	9.3E-07	1.0E-05	2.9E-07	8.8E-06	9.1E-09	6.2E-06
뼈 (전체)	2.1E-06	2.0E-06	1.0E-05	4.9E-05	4.0E-05	1.6E-06	1.6E-06	1.4E-06	1.5E-06	6.0E-06
GI (위벽)	1.4E-06	3.3E-05	1.9E-06	1.0E-06	1.0E-06	1.0E-06	1.7E-05	1.2E-07	1.1E-07	6.4E-06
GI (소장)	2.1E-05	3.3E-06	4.7E-06	1.4E-06	1.4E-06	9.0E-07	2.5E-06	8.0E-07	2.4E-08	6.6E-06
GL (상부대장 벽)	2.0E-05	4.0E-06	3.8E-06	1.3E-06	1.3E-06	8.9E-07	2.3E-06	6.4E-07	2.0E-08	6.3E-06
GL (하부대장 벽)	2.6E-05	1,0E-06	5.3E-06	1.9E-06	1.9E-06	9.4E-07	1.2E-06	5.1E-06	1.6E-08	6.2E-06
신장	1.8E-06	1.1E-05	4.1E-06	1.6E-06	1.6E-06	1.2E-06	1.6E-06	1.2E-07	7.3E-08	6.1E-06
간	1.1E-06	7.8E-06	1.8E-06	1.2E-06	1.2E-06	1.1E-06	1.9E-06	7.7E-08	2.3E-07	6.0E-06
폐	1.4E-07	4.5E-06	2.2E-06	1.8E-06	1.8E-06	1.2E-06	4.0E-06	2.2E-08	1.8E-06	5.6E-06
골수 (적색)	7.2E-06	3.8E-06	1.3E-04	6.5E-06	3.5E-05	1.5E-06	2.5E-06	1.1E-06	1.7E-06	6.4E-06
기타 조직 (근육)	3.6E-06	3.2E-06	2.3E-06	1.9E-06	1.9E-06	1.5E-06	2.6E-06	2.1.E-06	2.4E-06	5.5E-05
난소	2.1E-02	6.0E-07	4.7E-06	1.4E-06	1.4E-06	8.0E-07	1.2E-06	0.0	1.9E-08	6.3E-06
췌장	9.1E-07	2.5E-03	3.0E-06	1.9E-06	1.9E-06	1.0E-06	3.4E-05	1.2E-07	1.8E-07	6.7E-06
피부	1.5E-07	8.1E-07	1.2E-06	1.4E-06	1.4E-06	8.4E-05	9.6E-07	2.7E-06	1.5E-06	4.5E-06
비장	1.0E-06	3.5E-05	1.6E-06	1.3E-06	1.3E-06	1.1E-06	1.4E-03	8.6E-08	2.2E-07	6.2E-06
고환	0.0	1.3E-07	6.1E-07	1.1E-06	1.1E-06	1.8E-06	1.3E-07	6.6E-03	2.8E-09	5.3E-06
갑상선	1.9E-08	2.9E-07	1.4E-06	1.7E-06	1.7E-06	1.4E-08	2.2E-07	2.8E-09	1.1E-02	5.3E-06
자궁 (비임신)	3.7E-05	1,1E-06	4.0E-06	1.1E-06	1.1E-06	7.8E-07	7.4E-07	0.0	1.8E-08	6.7E-06
전신	6.7E-06	6.6E-06	5.9E-06	5.6E-06	5.6E-06	4.5E-06	6.1E-06	5.5E-06	5.3E-06	5.6E-06

Source: Reprinted by permission of the Society of Nuclear Medicine from Snyder, W. S., Ford, M. R., Warner, G. G., and Watson, S. B. MIRD Pamphlet No. 11: "S" Absorbed Dose per Unit Cumulated Activity for Selected Radionuclides and Organs, Reston, VA: Society of Nuclear Medicine, 1975.

표 6-8 테크네튬-99M(반감기 6.03 h) 단위 누적방사능(rad/μCi · h) 당 흡수선량, *S*

표적장기	선원장기									
	부신	방광 내용물	장관腸管				신장	간	폐	기타 조직 (근육)
			위 내용물	소장 내용물	상부대장 내용물	하부대장 내용물				
부신	3.1E-03	1.5E-07	2.7E-06	1.0E-06	9.1E-07	3.6E-07	1.1E-05	4.5E-06	2.7E-06	1.4E-06
방광 벽	1.3E-07	1.6E-04	2.7E-07	2.6E-06	2.2E-06	6.9E-05	2.8E-07	1.6E-07	3.6E-08	1.8E-06
뼈 (전체)	2.0E-06	9.2E-07	9.0E-07	1.3E-06	1.1E-06	1.6E-06	1.4E-06	1.1E-06	1.5E-06	9.8E-07
GI (위벽)	2.9E-06	2.7E-07	1.3E-04	3.7E-06	3.8E-06	1.8E-06	3.6E-06	1.9E-06	1.8E-06	1.3E-06
GI (소장)	8.3E-07	3.0E-06	2.7E-06	7.8E-05	1.7E-05	9.4E-06	2.9E-06	1.6E-06	1.9E-07	1.5E-06
GL (상부대장 벽)	9.3E-07	2.2E-06	3.5E-06	2.4E-05	1.3E-04	4.2E-06	2.9E-06	2.5E-06	2.2E-07	1.6E-06
GL (하부대장 벽)	2.2E-07	7.4E-06	1.2E-06	7.3E-06	3.2E-06	1.9E-04	7.2E-07	2.3E-07	7.1E-08	1.7E-06
신장	1.1E-05	2.6E-07	3.5E-06	3.2E-06	2.8E-06	8.6E-07	1.9E-04	3.9E-06	8.4E-07	1.3E-06
간	4.9E-06	1.7E-07	2.0E-06	1.8E-06	2.6E-06	2.5E-07	3.9E-06	4.6E-05	2.5E-06	1.1E-06
폐	2.4E-06	2.4E-08	1.7E-06	2.2E-07	2.6E-07	7.9E-08	8.5E-07	2.5E-06	5.2E-05	1.3E-06
골수 (적색)	3.6E-06	2.2E-06	1.6E-06	4.3E-06	3.7E-06	5.1E-06	3.8E-06	1.6E-06	1.9E-06	2.0E-06
기타 조직 (근육)	1.4E-06	1.8E-06	1.4E-06	1.5E-06	1.5E-06	1.7E-06	1.3E-06	1.1.E-06	1.3E-06	2.7E-06
난소	6.1E-07	7.3E-06	5.0E-07	1.1E-05	1.2E-05	1.8E-05	1.1E-06	4.5E-07	9.4E-08	2.0E-06
췌장	9.0E-06	2.3E-07	1.8E-05	2.1E-06	2.3E-06	7.4E-07	6.6E-06	4.2E-07	2.6E-06	1.8E-06
피부	5.1E-07	5.5E-07	4.4E-07	4.1E-07	4.1E-07	4.8E-07	5.3E-07	4.9E-07	5.3E-07	7.2E-07
비장	6.3E-06	6.6E-07	1.0E-05	1.5E-06	1.4E-06	8.0E-07	8.6E-06	9.2E-07	2.3E-06	1.4E-06
고환	3.2E-08	4.7E-06	5.1E-08	3.1E-07	2.7E-07	1.8E-06	8.8E-08	6.2E-08	7.9E-09	1.1E-06
갑상선	1.3E-07	2.1E-09	8.7E-08	1.5E-08	1.6E-08	5.4E-09	4.8E-08	1.5E-07	9.2E-07	1.3E-06
자궁 (비임신)	1.1E-06	1.6E-05	7.7E-07	9.6E-06	5.4E-06	7.1E-06	9.4E-07	3.9E-07	8.2E-08	2.3E-06
전신	2.2E-06	1.9E-06	1.9E-06	2.4E-06	2.2E-06	2.3E-06	2.2E-06	2.2E-06	2.0E-06	1.9E-06

(Continued)

표 6-8 테크네튬-99M(반감기 6.03 h) 단위 누적방사능(rad/μCi · h) 당 흡수선량, *S*

표적장기	선원장기									
	난소	췌장	골격			피부	비장	고환	갑상선	전신
			적색 골수	피질골	해면질골					
부신	3.3E-07	9.1E-06	2.3E-06	1.1E-06	1.1E-06	6.8E-07	6.3E-06	3.2E-08	1.3E-07	2.3E-06
방광 벽	7.2E-06	1.4E-07	9.9E-07	5.1E-07	5.1E-07	4.9E-07	1.2E-07	4.8E-06	2.1E-09	2.3E-06
뼈 (전체)	1.5E-06	1.5E-06	4.0E-06	1.2E-05	1.0E-05	9.9E-07	1.1E-06	9.2E-07	1.0E-06	2.5E-06
GI (위벽)	8.1E-07	1.8E-05	9.5E-07	5.5E-07	5.5E-07	5.4E-07	1.0E-05	3.2E-08	4.5E-08	2.2E-06
GI (소장)	1.2E-05	1.8E-06	2.6E-06	7.3E-07	7.3E-07	4.5E-07	1.4E-06	3.6E-07	9.3E-09	2.5E-06
GL (상부대장 벽)	1.1E-05	2.1E-06	2.1E-06	6.9E-07	6.9E-07	4.6E-07	1.4E-06	3.1E-07	1.1E-08	2.4E-06
GL (하부대장 벽)	1.5E-05	5.7E-07	2.9E-06	1.0E-06	1.0E-06	4.8E-07	6.1E-07	2.7E-06	4.3E-09	2.3E-06
신장	9.2E-07	6.6E-06	2.2E-06	8.2E-07	8.2E-07	5.7E-07	9.1E-06	4.0E-08	3.4E-08	2.2E-06
간	5.4E-07	4.4E-06	9.2E-07	6.6E-07	6.6E-07	5.3E-07	9.8E-07	3.1E-08	9.3E-08	2.2E-06
폐	6.0E-08	2.5E-06	1.2E-06	9.4E-07	9.4E-07	5.8E-07	2.3E-06	6.6E-09	9.4E-07	2.0E-06
골수 (적색)	5.5E-06	2.8E-06	3.1E-05	4.1E-06	9.1E-06	9.5E-07	1.7E-06	7.3E-07	1.1E-06	2.9E-06
기타 조직 (근육)	2.0E-06	1.8E-06	1.2E-06	9.8E-07	9.8E-07	7.2E-07	1.4E-06	1.1.E-06	1.3E-06	1.9E-06
난소	4.2E-03	4.1E-07	3.2E-06	7.1E-07	7.1E-07	3.8E-07	4.0E-07	0.0	4.9E-09	2.4E-06
췌장	5.0E-07	5.8E-04	1.7E-06	8.5E-07	8.5E-07	4.4E-07	1.9E-05	5.5E-08	7.2E-08	2.4E-06
피부	4.1E-07	4.0E-07	5.9E-07	6.5E-07	6.5E-07	1.6E-05	4.7E-07	1.4E-06	7.3E-07	1.3E-06
비장	4.9E-07	1.9E-05	9.2E-07	5.8E-07	5.8E-07	5.4E-07	3.3E-04	1.7E-08	1.1E-07	2.2E-06
고환	0.0	5.5E-08	4.5E-07	6.4E-07	6.4E-07	9.1E-07	4.8E-08	1.4E-03	5.0E-10	1.7E-06
갑상선	4.9E-07	1.2E-07	6.8E-07	7.9E-07	7.9E-07	6.9E-07	8.7E-08	5.0E-10	2.3E-03	1.5E-06
자궁 (비임신)	2.1E-05	5.3E-07	2.2E-06	5.7E-07	5.7E-07	4.0E-07	4.0E-07	0.0	4.6E-09	2.6E-06
전신	2.6E-06	2.6E-06	2.2E-06	2.0E-06	2.0E-06	1.3E-06	2.2E-06	1.9E-06	1.8E-06	2.0E-06

Source: Reprinted by permission of the Society of Nuclear Medicine from Snyder, W. S., Ford, M. R., Warner, G. G., and Watson, S. B. MIRD Pamphlet No. 11: "S" Absorbed Dose per Unit Cumulated Activity for Selected Radionuclides and Organs, Reston, VA: Society of Nuclear Medicine, 1975.

$$D(r_T \leftarrow r_S) = \tilde{A}_S \cdot S(r_T \leftarrow r_S)$$

$$D(\text{kidney} \leftarrow \text{kidney}) = \left[1.65\times10^{7}\,\text{Bq}\cdot\text{d}\right]\cdot\left[5.27\times10^{-9}\,\frac{\text{Gy}}{\text{Bq}\cdot\text{d}}\right] = 8.7\times10^{-2}\,\text{Gy}.$$

인체의 나머지 부분에 걸쳐 분포된 ^{203}Hg가 신장 선량에 미치는 기여분은 인체 누적방사능 $\tilde{A}$에 표 6–7에서 구한 S (kidney ← body) 값을 곱해 계산한다.

$$\tilde{A}(\text{body}) = \frac{A_{b_1}(0)}{\lambda_{E_1}} + \frac{A_{b_2}(0)}{\lambda_{E_2}}$$

$$\tilde{A}(\text{body}) = \frac{(0.95)\cdot 5.75\times10^{6}\,\text{Bq}}{3.2\times10^{-2}\,\text{d}^{-1}} + \frac{(0.05)\cdot 5.75\times10^{6}\,\text{Bq}}{1.47\times10^{-2}\,\text{d}^{-1}} = 1.903\times10^{8}\,\text{Bq}\cdot\text{d}.$$

표 6–7로부터 S (kidney ← body) 값은 6.1×10^{-6} rad/μCi · h임을 알 수 있다. 이 값을 식 (6.100)을 이용하여 SI 단위로 변환을 하면 다음과 같다.

$$\begin{aligned}\frac{\text{Gy}}{\text{Bq}\cdot\text{d}} &= \frac{\text{rad}}{\mu\text{Ci}\cdot\text{h}}\cdot 6.5\times10^{-6}\\ &= \left(6.1\times10^{-6}\right)\cdot 6.5\times10^{-6} = 3.97\times10^{-11}\,\frac{\text{Gy}}{\text{Bq}\cdot\text{d}}.\end{aligned}$$

인체 나머지 부분 전체에 걸쳐 분포된 수은에 의한 신장 선량은 식 (6.97)로 계산한다.

$$D(r_T \leftarrow r_S) = \tilde{A}_S \cdot S(r_T \leftarrow r_S)$$

$$\begin{aligned}D(\text{kidneys} \leftarrow \text{body}) &= \tilde{A}(\text{body})\cdot S(\text{kidneys} \leftarrow \text{body})\\ &= \left(1.903\times10^{8}\,\text{Bq}\cdot\text{d}\right)\cdot 3.97\times10^{-11}\,\frac{\text{Gy}}{\text{Bq}\cdot\text{d}}\\ &= 7.555\times10^{-3}\,\text{Gy}.\end{aligned}$$

신장에 대한 총선량은 두 개 선원 각각에 의한 선량의 합이다.

$$D(\text{kidneys}) = D(\text{kidneys} \leftarrow \text{kidneys}) + D(\text{kidneys} \leftarrow \text{body})$$

$$D(\text{kidneys}) = 8.72\times10^{-2}\,\text{Gy} + 7.555\times10^{-3}\,\text{Gy} = 9.48\times10^{-2}\,\text{Gy (9.48 rads)}.$$

식 (6.99)는 어떤 장기나 조직의 누적방사능은 다음과 같이 주어진다는 것을 말해 주고 있다.

$$\tilde{A} = \frac{A_{s_1}(0)}{\lambda_{E_1}} + \frac{A_{s_2}(0)}{\lambda_{E_2}} + \cdots + \frac{A_{s_n}(0)}{\lambda_{E_n}}$$

그리고 식 (6.97)은 어떤 장기에 대한 선량은 선원장기의 누적방사능과 적절한 S 인자의 곱이라는 것을 알려주고 있다.

$$D(r_T \leftarrow r_S) = \tilde{A}_S \cdot S(r_T \leftarrow r_S).$$

식 (6.99)에서 구한 $\tilde{A}$을 식 (6.97)에 대입하면, 다음 식을 얻는다.

$$\begin{aligned} D(r_T \leftarrow r_S) &= \left(\frac{A_{Sc_1}(0)}{\lambda_{Ec_1}} + \frac{A_{Sc_2}(0)}{\lambda_{Ec_2}} + \cdots + \frac{A_{Sc_n}(0)}{\lambda_{Ec_n}} \right) \cdot S(r_T \leftarrow r_S) \\ &= \sum \frac{A_{c_i}}{\lambda_{Ec_i}} \cdot S(r_T \leftarrow r_S). \end{aligned} \tag{6.101}$$

제4장에서, 방사성동위원소의 평균 수명은 단지 변환율 상수의 역수라는 것을 알았다. 내부 침전된 방사성동위원소 제거는 방사성 변환과 동일한 동역학을 따르기 때문에, 내부 침전된 방사성핵종의 평균 체류시간(residence times)은 유효 제거율 상수의 역수, 즉 유효 반감기의 1.44배로 주어진다.

$$\tau = \frac{1}{\lambda_E} = 1.44\, T_E. \tag{6.102}$$

식 (6.102)로부터 $1/\lambda_E$에 대한 식을 식 (6.101)에 대입하면, 다음 식을 얻는다.

$$D(r_T \leftarrow r_S) = \sum \tau_{Sci} A_{Si}(0) \cdot S(r_T \leftarrow r_S), \tag{6.103}$$

여기서 τ_{Sci}는 장기 S의 i번째 격실에서 체류시간이다.

평균 체류시간의 사용은 다음 예제에서 설명하기로 한다.

예제 6.19

초기 신체부하량이 1 MBq(이는 전신계수기로 결정한다)에 이르는 ^{137}Cs의 우연한 흡입으로 인한 선량을 계산하시오.

풀이

^{137}Cs에 대한 잔류 곡선(retention curve)은 식 (6.59)와 같이 주어진다.

$$q(t) = 0.1 \cdot q_0 e^{-\left(\frac{0.693}{2\ \mathrm{d}} \cdot t\right)} + 0.9 \cdot q_0 e^{-\left(\frac{0.693}{110\ \mathrm{d}} \cdot t\right)},$$

그리고 MIRD 팸플릿 No. 11에 따르면, 초단수명 자핵종 ^{137m}Ba과 함께 ^{137}Cs에 대한 S (body ← body) 값은 1.4 × 10^{-5} rad/μCi · h (3.8 × 10^{-6} Gy/MBq · h)이다.

격실 1에서 평균 체류시간 τ_1은 다음과 같이 계산한다.

$$\tau_1 = 1.44 \cdot 2\ \text{days} = 2.88\ \text{days}.$$

격실 1은 방사능의 10%을 포함하고 있으므로, 격실 1의 누적방사능은 다음과 같다.

$$\tilde{A}_1 = 0.1 \cdot (1\ \text{MBq}) \cdot 2.88\ \text{d} \cdot \frac{24\ \text{h}}{1\ \text{d}} = 6.912\ \text{MBq} \cdot \text{h}.$$

격실 1에 의한 선량은 식 (6.97)을 이용하여 계산한다.

$$D_1 = (6.912\ \text{MBq} \cdot \text{h}) \cdot 3.8 \times 10^{-6}\ \frac{\text{Gy}}{\text{MBq} \cdot \text{h}} = 2.6 \times 10^{-5}\ \text{Gy}.$$

격실 2에 대한 평균 체류시간 τ_2는 다음과 같다.

$$\tau_2 = 1.44 \cdot 110\ \text{days} = 158.4\ \text{days}$$

그리고

$$\tilde{A}_2 = 0.9 \cdot (1\ \text{MBq}) \cdot 158.4\ \text{d} \cdot \frac{24\ \text{h}}{1\ \text{d}} = 3.42 \times 10^3\ \text{MBq} \cdot \text{h}.$$

격실 2의 방사성 세슘에 의한 선량은 다음과 같다.

$$D_2 = \left(3.42\times10^3\ \text{MBq}\cdot\text{h}\right)\cdot 3.8\times10^{-6}\frac{\text{Gy}}{\text{MBq}\cdot\text{h}} = 1.3\times10^{-2}\,\text{Gy}.$$

총선량은 두 격실에 의한 선량들 합이다.

$$\begin{aligned} D = D_1 + D_2 &= \left[2.6\times10^{-5}\,\text{Gy}\right] + \left[1.3\times10^{-2}\,\text{Gy}\right] = 1.3\times10^{-2}\,\text{Gy} \\ &= 13\ \text{mGy}\,(1.3\times10^3\ \text{mrads}). \end{aligned}$$

ICRP 방법론

MIRD 방법론은 의료 목적으로 주입된 방사성 핵종에 의한 선량을 계산하기 위해 개발되었다. ICRP 방법론은 내부에 침전된 방사성 핵종에 의한 선량을 보건물리 목적으로 계산하기 위해 개발되었다. 두 방법의 목적, 즉 내부 방출체에 의한 선량을 계산하는 것이 같기 때문에, 두 방법이 본질적으로 같다는 것은 놀랍지 않다. 그러나 두 방법이 동일한 종착점을 향하고는 있지만, 이 두 계산 방법론은 각자의 공식을 구성하는데 있어 다른 용어를 사용하고 있다. 대부분 경우 사소하지만, 두 방법의 또 다른 차이점은 MIRD 공식은 방사성 핵종 흡입 후 무한대의 긴 시간에 대해 선량률을 적분하여 Gy 단위 선량을 계산하는 반면, ICRP 공식은 흡입 후 어른에 대해서는 50년, 아이에 대해서는 70년 동안 누적된 등가 선량을 Sv (또는 전통적 단위를 사용할 때는 rems) 단위로 계산을 한다.

MIRD에서는 단일 선원장기 내 단일 방사성 핵종에 의한 단일 표적장기 선량은(다수 선원장기와 다수 방사성 핵종에 대해서는 각 선원장기와 각 방사성 핵종의 기여분을 단순히 더하면 된다) 식 (6.97)에 의해 다음과 같이 주어진다.

$$D(r_T \leftarrow r_S) = \tilde{A}_S \times S(r_T \leftarrow r_S).$$

ICRP 공식은 다음과 같이 주어진다.

$$H_{50,T}(T \leftarrow S) = \left(U_S\,\text{transf.}\right)\cdot SEE\left(T \leftarrow S\right)\frac{\text{Sv}}{\text{trans.}}, \tag{6.104}$$

여기서

$H_{50,T}$ $(T \leftarrow S)$는 흡입 후 50년 동안 누적된 등가선량이고, U_S는 흡입 후 50년 동안 총 붕괴수이며, SEE $(T \leftarrow S)$는 선원장기 방사능에서 방출된 각 방사선 R에 의한 표적장기 단위 그램당 흡수된 비유효에너지(specific effective energy)이다.

비유효에너지는 다음 식으로 계산한다.

$$SEE(T \leftarrow S)$$
$$= \sum_{\mathrm{R}} \frac{Y_{\mathrm{R}} \frac{\text{particles}}{\text{trans.}} \cdot (E \cdot w_{\mathrm{R}}) \frac{\text{effective MeV}}{\text{particle}} \cdot 1.6 \times 10^{-13} \frac{\mathrm{J}}{\mathrm{MeV}} \cdot AF(T \leftarrow S)_{\mathrm{R}}}{m_{\mathrm{T}}\ \mathrm{kg}} \cdot \frac{1\ \mathrm{Sv}}{\frac{\text{eff. J}}{\text{trans.}}}$$
$$= \frac{\mathrm{Sv}}{\text{trans}}, \tag{6.105}$$

여기서

Y_{R}은 고려하는 방사선의 붕괴당 수율 비율이다.
w_{R}은 방사선가중치(옛날에는 기호로 Q를 썼다)이다.
감마선과 베타 방사선에 대해 w_{R}은 1이며, 알파에 대해서는 20이다.
AF $(T \leftarrow S)_{\mathrm{R}}$은 S에서 변환당 T에서 방사선 R의 흡수분율이다.
m_T는 T의 질량(kg)이다.

식 (6.97)과 식 (6.104)를 비교하면, MIRD와 ICRP 방정식이 본질적으로 같다는 것을 알 수 있다. 둘 사이에 두 가지 차이점이 있다. 하나는 MIRD는 Gy[전통적 단위로는 라드(rads)]로 표시하는 총생애선량(total lifetime dose)인 반면, ICRP는 Sv[전통적 단위로는 렘(rems)]로 표시하는 흡입 후 50년 동안에 대한 유효선량이다. MIRD와 ICRP 식의 유사성을 비교하면 아래와 같다.

MIRD	ICRP
$D(r_T \leftarrow r_S)$, 총생애선량, Gy	$H_{50,T}(T \leftarrow S)$, 50년 등가선량, Sv
$\tilde{A}$, 누적방사능, Bq · d	U_S, 50년 동안 총 변환 수
$S(r_T \leftarrow r_S)$, $\frac{\mathrm{Gy}}{\mathrm{Bq \cdot s}}$	$SEE(T \leftarrow S)$, $\frac{\mathrm{Sv}}{\mathrm{trans}}$

ICRP 방법론 적용은 다음 예제를 통해 설명한다.

예제 6.20

흡입한 수용성 ^{210}Po 입자 방사능의 10%(f_1 = 0.1)가 작업자 한 명의 혈액으로 이동한다. 혈액으로 전달된 폴로늄 분포는 다음과 같다.

장기	분포 비율	생물학적 반감기
간	0.3	50 d
신장	0.1	50 d
비장	0.05	50 d
적색골수	0.1	50 d
기타 조직	0.45	50 d

^{210}Po 입자 1 Bq 흡입에 의한 비장(m = 150 g)의 선량을 계산하시오.

풀이

^{210}Po은 변환당 5.3 MeV 알파 입자를 방출하며, 이 변환은 5.4 MeV(5.3 MeV + 0.1 MeV ^{206}Pb 자핵종의 되튐 에너지)를 방사한다.

^{210}Po의 유효 반감기는

$$T_E = \frac{T_B \cdot T_R}{T_B + T_R} = \frac{50\,\text{d} \cdot 138\,\text{d}}{50\,\text{d} + 138\,\text{d}} = 36.7\ \text{d},$$

그리고 유효 제거율 상수 λ_E는 $0.693/T_E = 0.019$ per day이다.

^{210}Po 1 Bq 흡입은 비장에 다음 값의 침전을 초래한다.

$$q\,(\text{spleen}) = 0.1 \cdot (1\text{Bq}) \cdot 0.05 = 0.005\ \text{Bq}.$$

비장에서 총변환수 U_S는 식 (6.90)을 이용해 구할 수 있다.

$$U_S = \frac{A_S(0)}{\lambda_E} = \frac{0.005\,\text{Bq} \cdot 1\,\frac{\text{tps}}{\text{Bq}} \cdot 8.64 \times 10^4\,\frac{\text{s}}{\text{d}}}{0.019\ \text{d}^{-1}} = 2.3 \times 10^4\,\text{transformations.}$$

우리가 알파 입자를 다루고 있기 때문에, 흡수분율(AF)는 1이다. 비장에 있는 ^{210}Po에 의한 비장의 등가선량은 식 (6.105)로 계산한다.

$$H_{50}(T \leftarrow S)_R = U_S \frac{Y_R \cdot (E \cdot w_R)\text{AF}(T \leftarrow S)_R}{m_T} \cdot 1.6 \times 10^{-13} \cdot \frac{1\,\text{Sv}}{\text{J/kg}}.$$

$$H_{50}(\text{spleen} \leftarrow \text{spleen})$$

$$= 2.3 \times 10^4 \text{trans.} \cdot \frac{\left(5.4\,\frac{\text{MeV}}{\alpha} \cdot 20\right) \cdot 1\,\frac{\alpha}{\text{trans.}} \cdot 1.6 \times 10^{-13}\,\frac{\text{J}}{\text{MeV}}}{0.15\,\text{kg}} \cdot \frac{1\,\text{Sv}}{\text{J/kg}}$$

$$= 2.6 \times 10^{-6}\,\text{Sv.}$$

따라서 비장에 대한 예탁등가선량은 흡입한 ^{210}Po 1 Bq당 2.6×10^{-6} Sv이다.

외부 피폭: 중성자

중성자에 의한 피폭은 항상 외부 선원에 의한 것이다. 그러나 중성자 선량 계산의 한 측면이 균일하게 분포된 방사성 핵종에 의한 선량을 시뮬레이션하고 있기 때문에, 그 논의를 지금까지 미뤄왔던 것이다.

속중성자

중성자 빔에 의한 흡수선량은 중성자와 반응하는 조직 원소 각각이 흡수하는 에너지를 고려하여 계산할 수 있다. 물론 반응 유형은 중성자 에너지에 종속적이다. 약 20 MeV까지의 고속중성자에 대해, 주요 에너지 전달 메커니즘은 탄성 충돌이다. 열중성자는 포획되어 핵반응을 일으킬 수 있다. 고속 중성자의 탄성충돌인 경우, 산란된 원자핵은 일차 중성자 반응이 일어난 곳 바로 근처에서 자신의 에너지를 방사한다. 이렇게 국부적으로 흡수된 방사선 선량을 단일 충돌 선량(*first collision dose*)이라고 하고, 전적으로 일차 중장자속에 의해 결정된다. 일차 반응 후 산란 중성자는 고려하지 않는다. 고속 중성자에 대해, 에너지 E인 중성자에 의한 단일 충돌 선량은 다음과 같다.

$$\dot{D}_n(E) = \frac{\phi(E)E\sum_i N_i \sigma_i f_i}{1\frac{\text{J/kg}}{\text{Gy}}}, \tag{6.106}$$

여기서

$\phi(E)$ = 에너지가 E인 중성자속, neutrons/cm^2 · sec,
N_i = i번째 원소의 킬로그램당 원자 수,
σ_i = 에너지 E인 중성자에 대한 i번째 원소의 산란 단면적, barns × 10^{-24}cm$_2$,
f = 중성자와 충돌 과정 중 중성자로부터 산란 원자로 전달되는 에너지의 평균 비.

등방성 산란에 대해, 원자질량번호 M인 원자핵과 탄성 산란에서 전달되는 중성자 에너지의 평균 비는 다음과 같다.

$$f = \frac{2M}{(M+1)^2}. \tag{6.107}$$

방사선 선량 평가를 목적으로, 표 6-9에 연조직 성분을 제시하였다. 또한 표 6-10에는 조직 원소 각각에 대해 전달되는 중성자 에너지의 평균 비도 포함돼 있다.

표 6-9 인공 조직의 성분, 총 질량의 비

원소	원자 번호	ICRP 연조직	지방 질 조직 (ICRP)	근육, 골격 (ICRP)	근육, 골격 (ICRU)	ICRP 23	MIRD	ICRU 44 4개 성분
H	1	0.104472	0.119477	0.100637	0.101997	0.10454	0.1	0.101172
C	6	0.23219	0.63724	0.10783	0.123	0.22663	0.1489	0.111
N	7	0.02488	0.00797	0.02768	0.035	0.0249	0.0347	0.026
O	8	0.630238	0.232333	0.754773	0.729003	0.63525	0.7139	0.761828
Na	11	0.00113	0.0005	0.00075	0.0008	0.00112	0.0015	–

원소	원자 번호	ICRP 연조직	지방질 조직 (ICRP)	근육, 골격 (ICRP)	근육, 골격 (ICRU)	ICRP 23	MIRD	ICRU 44 4개 성분
Mg	12	0.00013	0.00002	0.00019	0.0002	0.00013	–	–
P	15	0.00133	0.00016	0.0018	0.002	0.00134	–	–
S	16	0.00199	0.00073	0.00241	0.005	0.00204	–	–
Cl	17	0.00134	0.00119	0.00079	–	0.00133	0.001	–
K	19	0.00199	0.00032	0.00302	0.003	0.00208	–	–
Ca	20	0.00023	0.00002	0.00003	–	0.00024	–	–
Fe	26	0.00005	0.00002	0.00004	–	0.00005	–	–
Zn	30	0.00003	0.00002	0.00005	–	0.00003	–	–
밀도		1	0.92	1.04	1.04	1.04	1	1

Source: ICRU 44: Tissue Substitutes in Radiation Dosimetry and Measurements, ICRU 1989 Report 44: Report on the Task Group on Reference Man ICRP 1975 Publication 23; ICRU: Photon, Electron, Proton and Neutron Interation Data for Body Tissues (Report 46).

표 6-10 단위 질량당 원자 수와 전달된 중성자 에너지의 평균 비

원소	조직 질량의 비	원자 질량	*N*(atoms/kg)	*f*
H	0.1	1	6.02×10^{25}	0.5
C	0.1489	12	7.47×10^{24}	0.142
N	0.0347	14	1.49×10^{24}	0.124
O	0.7139	16	2.69×10^{25}	0.111
Na	0.0015	23	3.93×10^{22}	0.08
Cl	0.001	35.45	1.70×10^{22}	0.053

Tissue mass fractions used are from MIRD Pamphlet 3.

예제 6.21

강도가 2000 neutrons/cm^2/second인 5 MeV 중성자 빔에 의한 연조직에 대한 흡수선량은 얼마인가?

풀이

5 MeV 중성자에 대한 조직 원소 각각의 산란 단면적은 아래와 같다. 염소에 대한 산란

단면적은 존재비에 단면적을 곱해 계산한다. 존재비 76%인 Cl−36은 1.93 b이고 존재비 24%인 Cl−37은 2.25 b이다. 따라서 염소의 총 단면적은 다음과 같다.

1.93(0.76) + 2.25(0.24) = 1.69 b

중성자 산란 값은 Brookhaven National Labs National Nuclear Data Center Evaluated Nuclear Data File (ENDF)로부터 얻었다.

원소	N	$\sigma_s \times 10^{-24}$	f	$N_i\sigma_i f_i$
H	6.02×10^{25}	0.9	0.500	27.09
C	7.47×10^{24}	1.12	0.142	1.188
N	1.49×10^{24}	1.2	0.124	0.301
O	2.69×10^{25}	0.78	0.111	2.32
Na	3.93×10^{22}	0.9	0.080	0.003
Cl	1.7×10^{22}	1.69	0.053	0.002

$$\sum N_i \sigma_i f_i = 30.9 \frac{\text{cm}^2}{\text{kg}}$$

적절한 값을 식 (6.106)에 대입하면,

$$\dot{D}_n = \frac{2\times10^3 \dfrac{\text{neutrons}}{\text{cm}^2\cdot\text{s}} \cdot 5 \dfrac{\text{MeV}}{(\text{neutron})} \cdot 1.6\times10^{-13} \dfrac{\text{J}}{\text{MeV}} \cdot 30.9 \dfrac{\text{cm}^2}{\text{kg}}}{1 \dfrac{\text{J/kg}}{\text{Gy}}}$$

$$= 4.9\times10^{-8} \frac{\text{Gy}}{\text{s}} \left(4.17\times10^{-6} \frac{\text{rad}}{\text{s}}\right),$$

$$4.9\times10^{-8} \frac{\text{Gy}}{\text{s}} \cdot 10^6 \frac{\mu\text{Gy}}{\text{Gy}} \cdot 3.6\times10^3 \frac{\text{s}}{\text{h}} = 178 \frac{\mu\text{Gy}}{\text{h}} \quad \left(17.8 \frac{\text{mrads}}{\text{h}}\right).$$

앞의 예제에서, 중성자 빔은 단일 에너지 값을 갖고 있기 때문에 하나의 중성자 에너지만을 고려하였다. 만약 중성자 빔이 여러 개 에너지 값을 갖는 중성자를 포함하고 있다면, 각 에너지 군에 대해 별도로 계산을 수행해야 한다.

열중성자

열중성자에 대해, 두 가지 반응 $^{14}N(n,\ p)^{14}C$ 와 $^{1}H(n,\ \gamma)^{2}H$을 고려한다. 앞의 반응에 대해, 선량률은 다음 식으로 계산할 수 있다.

$$\dot{D}_{n,p} = \frac{\phi N_{N} \sigma_{N} Q \cdot 1.6 \times 10^{-13} \dfrac{J}{MeV}}{1 \dfrac{J/kg}{Gy}}, \tag{6.108}$$

여기서

ϕ = 열중성자속, neutrons/cm^2/s,
N_N = kg 조직당 질소 원자 수, 1.49 × 10^{24},
σ_N = 질소에 대한 흡수단면적, 1.568 × 10^{-24} cm^2,
Q = 이 반응에 의해 방출되는 에너지 = 0.63 MeV.

뒤의 반응 $^{1}H(n,\ \gamma)^{2}H$은 전신에 균일하게 분포된 감마-방출 동위원소를 갖고 있는 것과 마찬가지여서, 자동적으로 총 감마선 선량이 된다. 이 분포된 감마 방출체의 비방사능, 초당, 그램당 반응 수는 중성자속에 의해 지배되고, 그 값은 식 (6.109)와 같이 주어진다.

$$A = \phi N_{H} \sigma_{H} \frac{Bq}{kg}, \tag{6.109}$$

여기서

ϕ = 열중성자속, neutrons/cm^2/s,
N_H = kg 조직당 수소 원자 수 = 6.02 × 10^{25}, 그리고
σ_H = 수소에 대한 흡수 단면적 = 0.332 × 10^{-24} cm^2.

예제 6.22

평균 열중성자속 10,000 neutrons/cm²/s에 전신 피폭을 받은 70 kg 사람의 흡수선량률은 얼마인가?

풀이

식 (6.108)로부터 n, p 반응에 의한 선량률을 계산할 수 있다.

$$\dot{D}_{n,p} = \frac{10^4 \dfrac{\text{neutrons}}{\text{cm}^2 \cdot \text{s}} \cdot 1.49 \times 10^{24} \dfrac{\text{atoms}}{\text{kg}} \cdot 1.568 \times 10^{-24} \dfrac{\text{cm}^2}{\text{atom}} \cdot (0.63 \text{ MeV}) \cdot 1.6 \times 10^{-13} \dfrac{\text{J}}{\text{MeV}}}{1 \dfrac{\text{J/kg}}{\text{Gy}}}$$

$$\dot{D}_{n,p} = 2.36 \times 10^{-9} \frac{\text{Gy}}{\text{s}}.$$

n, p 반응에 의한 시간당 선량률은 다음과 같다.

$$\dot{D}_{n,p} = 2.36 \times 10^{-9} \frac{\text{Gy}}{\text{s}} \cdot \frac{3600 \text{ s}}{\text{h}} = 8.5 \frac{\mu\text{Gy}}{\text{h}} \quad \left(0.85 \frac{\text{mrad}}{\text{h}}\right)$$

식 (6.109)를 이용하여, $^1\text{H}(n, \gamma)^2\text{H}$에 의한 감마선 "방사능"을 계산한다.

$$A = 10^4 \frac{\text{neutrons}}{\text{cm}^2 \cdot \text{s}} \cdot 6.02 \times 10^{25} \frac{\text{atoms}}{\text{kg}} \cdot 0.332 \times 10^{-24} \frac{\text{cm}^2}{\text{atom}} = 2.0 \times 10^5 \frac{\text{Bq}}{\text{kg}}.$$

이 균일하게 분포된 감마선 방출체에 의한 선량률은 식 (6.82)로부터 계산한다.

$$\dot{D}_\gamma = \frac{A_S}{m} \cdot \varphi \cdot \Delta \frac{\text{Gy}}{\text{s}}.$$

2.23 MeV 감마선에 대한 흡수분율 φ는 표 6-6에서 2와 4 MeV 값 사이를 보간하면 0.278임을 알 수 있다. 비방사능이 $1 \frac{\text{Bq}}{\text{kg}}$인 무한히 큰 질량에서 선량률은 식 (6.81)로부터 구할 수 있다.

$$\Delta = 1.6\times10^{-13}\cdot 2.23\frac{\text{MeV}}{\gamma} = 3.57\times10^{-13}\frac{\text{Gy/s}}{\text{Bq/kg}}.$$

따라서 자동적 총 감마선 선량률은 다음과 같다.

$$\begin{aligned}\dot{D}_{\gamma} &= 2.0\times10^{5}\frac{\text{Bq}}{\text{kg}}\cdot(0.278)\cdot 3.57\times10^{-13}\frac{\text{Gy/s}}{\text{Bq/kg}}\\ &= 1.98\times10^{-8}\frac{\text{Gy}}{\text{s}}\quad\left(1.98\times10^{-6}\frac{\text{rad}}{\text{s}}\right)\end{aligned}$$

또는

$$71\frac{\mu\text{Gy}}{\text{h}}\quad\left(7.1\frac{\text{mrad}}{\text{h}}\right).$$

이 경우, 감마선에 의한 1 Gy 흡수선량은 양성자에 의한 1 Gy와 생물학적으로 등가가 아니기 때문에, 자동적 총 감마선 선량을 *n*, *p* 반응에 의한 선량에 더할 수 없다. 다양한 방사선의 상대적 생물학적 효과를 다루는 것은 다음 장에서 논의하기로 한다.

요약

전리 방사선이 임의의 매질(공기, 조직, 물, 플라스틱 등)과 상호작용할 때, 에너지가 방사선장에서 매질로 전달된다. 이 에너지 전달을 기술하는 양이 흡수선량(absorbed dose)이고 흡수된 에너지의 농도로 측정된다. 전통적으로, 이 양을 라드(*rad*)라 부르고, 1 rad는 *조사된 매질 1그램당 에너지 100 ergs의 흡수*로 정의되었다. SI 단위계에서, 흡수선량에 대한 양은 그레이(*gray*, Gy)이고, 1 gray는 *킬로그램당 1줄의 에너지 흡수*로 정의된다. 1 Gy는 100 rads이다. 흡수선량은 거시적인 양이어서, 흡수 매질의 단위 질량당 흡수한 에너지의 평균 양에 적용한다.

방사선 선량에 대해 사용되었던 첫 번째 정량적 단위는 뢴트겐(roengen, R)이었다. 기술적으로, 뢴트겐은 *오로지 공기에 대한* 선량단위이다. 따라서 뢴트겐은 방사선 선량이 아니라 X 또는 감마선 조사선량에 대한 크기이다. 그러나 1 R 조사선량이 연조직에 대해 약 1 rad 선량을 초래하기 때문에, 방사선 방호에서 계속 유용하게 쓰인다. SI 단위계에서, X선 또는 감마선에 의한 조사선량은 공기 1 kg 당 그 방사선에 의해 생성된 이온의 전하량(쿨롬)으로 측정한다. 1 R은 2.58×10^{-4} C/kg이다.

흡수선량은 내부 침전된 방사성동위원소에 의한 선량에 대해 정의되는 것과 동일한 방식으로 외부 방사선에 대해서도 정의된다. 외부 방사선에 대한 흡수선량은 측정할 수 있다. 내부 침전된 방사성동위원소에 대한 선량은 측정할 수 없다. 내부 침전된 방사성핵종에 의한 선량은 방사성핵종의 방사선 특성과 침전된 방사성핵종의 생물학적 특성을 고려한 생리학적 기반 생물동역학적 모델의 도움을 받아 계산한다. 이 방법은 의료 내부 방사선량 평가를 위한 MIRD 시스템에 공식화되어 있는데, 여기에서 계산은 방사성동위원소에 의해 방출된 에너지가 관심 조직에 흡수된 분율과 장기나 조직에서 방사능의 평균 체류시간에 바탕을 두고 있다. 보건물리 목적으로 내부 선량 계산을 위한 또 다른 계산 방법론이 ICRP에 의해 개발되었다. ICRP 공식은 선원장기에 침전된 하나의 방사성핵종이 한 번 붕괴하면서 조사된 표적장기 kg 당 흡수된 에너지를 계산하고, 그 다음 여기에 방사성핵종 흡입 후 50년 간 선원장기에서 일어난 총 붕괴수를 곱하는 것에 바탕을 두고 있다.

문제

6.1 공기-등가 벽을 가진 50 μCi/kg (~200 mR) 포켓선량계가 0.5인치(직경)와 2.5인치(길이) 크기의 감응부를 갖고 있다. 그 체적은 대기압에서 공기로 채워져 있다. 이 선량계의 정전용량은 10 pF이다. 챔버를 충전하는 데 200 V가 필요하다면, 선량계가 50 μC/kg (~ 200 mR)을 가리키고 있을 때, 이 챔버에 인가된 전압은 얼마인가?

6.2 27℃, 700 torr 압력에서 환경감시기로서 체적이 1 L인 공기전리함을 사용한다. 포화전류가 10^{-13} A라면 조사선량률은 μC/kg/h와 mR/h 단위로 얼마인가?

6.3 1 MeV 감마선 빔과 또 다른 0.1 MeV 감마선 빔이 공기 중에서 동일한 전리 밀도를 생성하였다. 1:0.1 MeV 광자속의 비는 얼마인가?

6.4 인체 비열이 1 cal/g/℃라고 할 때, 전신선량 5 Gy에 의한 체온 상승을 계산하시오.

6.5 아래 붕괴도를 참조하여, 다음 같은 수용액 10 mL을 포함하고 있는 작은 유리병으로부터 50 cm 떨어진 지점에서 선량률 mGy/h를 계산하시오.

(a) 2 GBq (54.1 mCi) ^{51}Cr

(b) 2 GBq (54.1 mCi) ^{24}Na

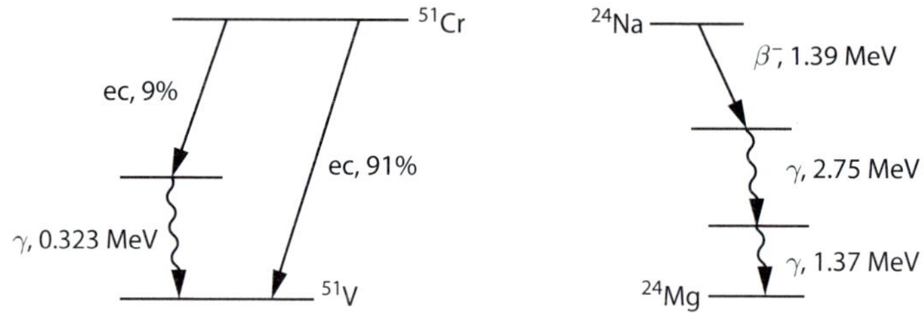

6.6 0.5 MeV 감마선에 의해 25.4 μC/kg/h (100 mR/h)로 피폭되는 동안 연조직 선량률은 얼마인가?

6.7 에너지속이 5 $J/m^2/s$인 조절된 0.3 MeV 감마선 빔이 2 cm Pb에 의해 차폐되고 있다.

(a) 차폐체로 입사되는 광자속, $photons/cm^2/s$은 얼마인가?

(b) 입사 및 탈출 빔에서 조사선량률은 mR/h와 C/kg/h 단위로 얼마인가?

(c) 입사 및 탈출 빔에서 조직 선량률은 mGy/h 단위로 얼마인가?

6.8 100 keV 감마선 빔의 조사선량률이 시간당 25.8 μC/kg (100 mR)이다. 다음 값을 얼마인가?

(a) 광자속, $photons/cm^2/s$ 단위

(b) 출력밀도, W/m^2 및 mW/cm^2 단위

6.9 어떤 실험에서, 250 g 쥐에다 ^{203}Hg 10-μCi를 $Hg(NO_3)^2$ 형태로 주입하였다. 그 쥐를 전신계수기로 매일 계수를 하였고, 그 계수 데이터를 다음 식으로 적합화(fitted) 하였다.

$$Y = 0.55e^{-0.346t} + 0.45e^{-0.0346t}$$

여기서 Y는 주입한 지 t일이 지난 후 주입된 선량의 잔류 비율이다. 이 곡선의 장수명 성분이 신장으로부터의 제거를 나타내고, 단수명 성분이 몸의 나머지 부분으로부터 제거를 나타낸다고 한다면, 신장 하나의 무게가 0.7 g이라고 할 때 전신과 신장에 대한 흡수선량을 계산하시오. 수은은 전신과 신장에 균일하게 분포되어 있다고 가정

한다. 계산은 그림 6-13에 주어진 붕괴도에 기반을 둔다.

6.10 요오드는 갑상선에 0.139 h^{-1} 속도로 침전된다. ^{123}I 방사성 반감기가 13시간이라면, 유효 침전 반감기는 얼마인가?

6.11 갑상선 암 환자 갑상선이 요오드의 50%를 흡수한다는 것이 밝혀졌다. 30 g인 갑상선에 3일 후 15 Gy (1500 rads) 선량을 전달하기 위해 얼마만큼의 ^{131}I을 주입해야 하는가?

6.12 바닷물의 칼륨 평균 농도가 380 mg/kg이다. 녹아 있는 ^{40}K에 의한 바다 깊은 곳에서 선량률은 mGy/yr 및 mrad/yr 단위로 얼마인가?

6.13 참조인에 침전된 ^{40}K와 ^{14}C에 의한 연간 선량을 계산하시오. 탄소의 비방사능은 0.255 Bq(6.9 pCi)/g이다. 두 경우에서, 방사성동위원소는 몸 전체에 균일하게 분포된다고 가정한다.

6.14 체적이 2 cm^3인 얇은 벽의 탄소-벽 전리함이 0℃, 760 torr에서 표준 공기로 채워져 있고, 깊이-선량 측정을 위해 물탱크 안에 설치해 놓았다. 24 MeV 베타트론 빔이 전리함 내에 0.02 μA 전류를 생성하였다. 흡수선량률은 얼마였는가?

6.15 20℃와 760 torr에서 10 cm^3 공기를 포함한 알루미늄 전리함이 Bragg-Gray 조건 하에서 작동된다. ^{60}Co 감마선에 1시간 피폭된 후, 3.6×10^{-9} C 전하가 수집되었다. ^{60}Co 감마선에 의해 생성된 전자들에 대한 알루미늄의 상대 질량저지능이 0.875라면, 알루미늄에 대한 선량은 얼마인가?

6.16 50 g 구리로 제작된 전리함이 STP 공기로 채워진 10 cm^3 공동을 갖고 있다. ^{60}Co 감마선에 피폭된 후 구리 온도가 0.002 ℃ 상승하였다. 구리 질량저지능이 공기 대비 0.753이고, 구리 비열이 0.092 cal/g/C라면, 다음을 계산하시오.

(a) 구리에 대한 흡수선량

(b) 피폭 과정 중 이온화에 의해 형성된 전하량 (쿨롬 단위)

6.17 바이러스가 포함된 수성 현탁액을 반가층이 2 mm Cu인 X선으로 조사하였다. 조사선량이 335 C/kg (1.3×10^6 R)이었고, 현탁액 깊이가 5 mm라면, 흡수선량과 평균 전리 농도가 얼마인가?

6.18 한 어린이가 ^{131}I이 33.3 Bq(900 pCi)/L 농도로 포함된 우유를 매일 1 L씩 30일간 마신다. 어린이에게 ^{131}I의 다른 흡입 경로는 없다고 가정한다. 30일 섭취 기간 말에 갑상선에 대한 선량과 선량예탁을 계산하시오.

6.19 무게가 50 kg인 환자에게 4 MBq (108 μCi) ^{14}C으로 표지된 유기 화합물을 주었다. 생물학적 정량에 기초하여, 다음의 전신 체류 데이터를 추론할 수 있었다.

일	0	1	2	3	4	5	6	8	10	12	14
MBq	4	2.94	2.32	1.9	1.6	1.4	1.2	0.9	0.8	0.6	0.5

(a) 체류 데이터를 그림으로 그리고 시간의 함수로서 잔류 곡선 식을 쓰시오.

(b) ^{14}C이 몸 전체에 균일하게 분포되었다고 가정할 때, 약을 주입한 지 7일과 14일 후에 환자에 대한 흡수선량을 계산하시오.

(c) 이 조치에 의한 선량예탁은 얼마인가?

6.20 2 MeV 전자빔을 사용하여 두께가 0.5 g/cm^{2}인 플라스틱 표본을 조사하였다. 250 μA 빔이 직경 1 cm 포트를 통과하여 플라스틱을 때린다고 할 때 흡수선량률을 계산하시오.

6.21 다음에 대해 농도 10 MBq/L인 ^{60}Co 수용액의 평균 출력밀도를 W/kg 단위로 계산하시오.

(a) 무한히 큰 매질에서

(b) 6 L 구형 탱크에서

6.22 밀봉된 20 L 폴리에틸렌 실린더에 ^{137}Cs 3700 MBq (100 mCi)가 균일하게 분포된 콘크리트 폐기물이 담겨 있다. 뚜껑에 의한 흡수를 무시하고, 그 컨테이너 꼭대기에서 그리고 꼭대기 중심 위로 1 m 떨어진 곳에서 선량률을 예측하시오.

6.23 핵폭탄이 높이 200m에서 폭발하였다. 폭발 시 1 MeV 핵분열 감마선 6개와 2 MeV 즉발 중성자 2개를 방출하는 핵분열이 10^{18} 일어났다고 가정하면, 폭발 지점에서 1500 m 떨어진 지점에서 감마선과 중성자에 의한 선량을 계산하시오. 공기의 차폐효과와 지표면으로부터의 산란은 무시한다.

6.24 ^{24}Na 370 MBq (10 mCi)를 함유하고, 표지도 없고 차폐도 안 된 유리병을 후드에 놓아두었다. ^{24}Na 존재를 인식하지 못한 방사화학자가 ^{24}Na로부터 2 m 떨어진 그의 벤치에서 8시간을 보냈다. 문제 6.5에서 보여준 ^{24}Na 붕괴도에 근거하여, 다음을 계산하시오.

(a) 5 mm 두께 유리병(직경 2 cm와 높이 5 cm) 접촉면에서 선량률

(b) 370 MBq 선원으로부터 2 m 거리에서 선량률

(c) 8시간 피폭에 따른 선량예탁

6.25 신장 기능 연구에서 ^{197}Hg나 ^{203}Hg로 표지된 클로르메로드린(Chlormerodrin)을 진단용으로 사용한다. 이들 방사성동위원소 각각을 3.7 MBq (100 μCi) 주입 시 신장으로 35% 흡입되는 정상적인 경우에 대해 신장 선량을 계산하시오. 매우 빠른 신장 침전이 일어나고 생물학적 반감기 6.5시간에 의한 제거가 뒤따른다고 가정한다.

6.26 폐 혈류 평가를 위한 핵의학절차에서 폐에 의해 빨리 흡수되고, 폐의 모세혈관에서 소량이 잠시 갇히는 ^{99m}Tc-표지 중심체를 정맥주사로 주입한다. 폐의 어떤 부위에 방사능이 없다는 것은 그 부위 혈류가 감소한 것을 의미하고 폐색전을 시사한다. ^{99m}Tc 방사능의 60%가 생물학적 반감기 1.8시간으로 폐 밖으로 전달되고, 나머지 40%의 생물학적 제거 반감기가 36시간이라면,

(a) 폐 안에서 ^{99m}Tc의 평균 잔류 시간은 얼마인가?

(b) 주입된 MBq 당 폐 속 방사능에 의한 폐 선량은 얼마인가?

6.27 간을 시각화하기 위해 ^{99m}Tc 표지 황 콜로이드 3 mCi (111 MBq)를 주입하였다. 주입물의 60%는 간에, 30%는 비장에, 10%는 적색골수에 침전된다. 다음 장기에 대한 흡수선량을 계산하시오.

(a) 간 (b) 비장, 그리고

(c) 적색골수

6.28 그레이브스 병 환자 치료를 위해 ^{131}I 111 MBq (3 mCi)을 처치하였다. ^{125}I 추적자 선량을 이용한 흡입 연구를 통해 갑상선이 60%를 흡수하고 생물학적 반감기는 2일이라는 것이 밝혀졌다. 갑상선에 매우 빨리 흡수된다고 가정하고, 이 처치로 인한 갑상선에 대한 선량을 계산하시오.

6.29 절연이 잘된 물 표본을 10 Gy (1000 rads)/h 감마 선량률로 조사하였다. 물의 온도 상승률은 ℃/h 단위로 얼마인가?

6.30 몸무게가 70 kg인 어떤 연구실 작업자가 삼중수소 증기가 포함된 대기에서 수 시간 동안 우연히 피폭되었다. 삼중수소에 대한 소변 검사를 피폭 후 1일차부터 7주간 수행하여, 24시간 소변 샘플에 대한 다음 데이터를 얻었다.

일	1	2	3	5	7	10	14	21	28	35	42	49
Bq	524	485	450	402	342	293	227	147	94	60	40	26

참조인에 따르면, 하루 물 배출량의 47%는 소변을 통해 나간다. 삼중수소가 인체 수분 전반에 걸쳐 균일하게 분포되어 있다고 가정하고,

(a) 데이터에 대한 그림을 그리고 제거 곡선에 대한 식을 쓰시오.

(b) 이 우연한 피폭에 의한 작업자의 선량예탁을 계산하시오.

6.31 ^{99m}Tc가 표지된 콜로이드 3 mCi (111 MBq)을 환자의 간을 시각화하기 위해 주입하였다. 생체 바이오에세이를 통해 주입된 방사능의 40%가 간에 침전이 되고, 0.231/h의 제거율로 간에서 사라진다는 것이 밝혀졌다. 다음이 주어져 있다.

- 간의 무게는 1.8 kg이다.
- ^{99m}Tc 반감기는 6시간이다.
- ^{99m}Tc은 붕괴 시 0.14 MeV 감마선만 방출한다.
- 간에서 그 감마선 에너지의 흡수분율은 0.25이다.

다음을 계산하시오.

(a) 간에서 ^{99m}Tc의 유효 반감기

(b) 간에서 ^{99m}Tc의 생물학적 반감기

(c) 간에서 ^{99m}Tc의 평균 체류시간

(d) 간에 침전된 방사능에 의한 간 선량

6.32 몸무게 70 kg인 환자의 갑상선에 대한 진단 검사에서, 환자에게 ^{131}I 10 μCi (0.37 MBq)이 포함된 캡슐을 주었다. 방사성 요오드의 30%를 30 g의 갑상선이 재빨리 흡수한다. 다음 데이터가 주어져 있다.

- 갑상선에서 ^{131}I의 생물학적 반감기는 120일이다.
- ^{131}I의 방사학적 반감기는 8일이다.
- 갑상선에서 흡수되는 평균 에너지는 0.21 MeV (disintegration)$^{-1}$이다.

다음을 계산하시오.

(a) 갑상선에서 방사성 요오드의 유효 반감기(일)

(b) 갑상선에서 방사성 요오드의 유효 회전율(%/day)

(c) 갑상선에서 방사성 요오드의 평균 체류시간

(d) 갑상선에서 방사성 요오드의 90%가 제거되는 시간 그리고

(e) 갑상선에 대한 예탁선량(cGy)

6.33 500 keV 감마선 빔에서의 조직 선량률이 1 Gy/min이다. 광자속은 photons/cm^2/ min 단위로 얼마인가?

6.34 어떤 사람이 ^{210}Po 1 MBq을 삼켰다. 섭취된 ^{210}Po의 10%는 혈액으로 흡수되고 나머지는 배설된다. 혈액으로 이송된 폴로늄 중, 0.1, 0.1, 0.1 그리고 0.7의 비율로 각각 간, 신장, 비장 그리고 다른 모든 조직으로 간다. 이들 조직으로 들어가게 되면, 폴로늄은 생물학적 반감기 50일을 갖고 체류한다고 가정한다. 참조 남성, 5.3 MeV 알파입자, 그리고 0.1 MeV ^{206}Pb 반도 원자에 대한 값들을 이용하여, 다음을 계산하시오.

(a) 4개 격실 각각에 대한 선량

(b) ICRP 60 조직가중치를 사용하여 50년 예탁유효선량당량, Sv와 rems 단위

6.35 우연히 Xe−133이 가득찬 방에서 1시간 동안 일을 할 필요가 있다. 피부 깊이 7 mg/cm^2에서 50 rads의 피부선량을 야기하는 농도는 Bq/m^3과 μCi/cm^3 단위로 얼마인가?

6.36 교정 실험실에 있는 한 사람이 넓이 1 cm^2와 1 mm 두께의 다양한 37 MBq 선원을 취급하고 있다. 다음 선원을 다룰 때 그 사람 손 7 mg/cm^2 깊이에서 선량률을 Gy/h 단위로 결정하시오.

(a) H−3

(b) C−14

(c) Sr−90

(d) Pu−238

6.37 Tc−99m 고방사능 입자가 어떤 작업자의 팔에서 발견되었으며, 그 방사능은 3.7 MBq이다. 7 mg/cm^2 깊이에서 피부에 대한 선량률을 계산하시오.

6.38 후쿠시마 현, 고리야마 시 한 공원의 선량률은 정화하기 전 지상 위 1 m에서 2.7 μGy/h이었다. 정화 후 선량률은 지상 위 1 m에서 0.23 μGy/h이었다. 모든 초과 선량(2.47 μGy/h)이 Cs−137의 균일한 침전(토양 밀도 1.6×10^3 kg/m^3)에 의한 것이라고 가정할 때, 다음을 계산하시오.

(a) 모든 오염이 표면에만 있다고 할 때, 오염(Bq/m^2 단위)

(b) 토양이 1, 5 그리고 15 cm까지 균일하게 오염됐다고 할 때, 토양 오염(Bq/m^3 단위)

6.39 임의의 표면으로부터 1 m 떨어진 지점에서 시간당 최대 10 mrads를 초과하지 않고 표면 선량률이 200 mrads/h를 초과하지 않도록 직경 57 cm, 높이 85 cm 드럼을 Cs-137로 채울 때, 토양의 최대 농도(Bq/m^3과 μCi/cm^3 단위)는 얼마인가? 토양의 밀도는 1.6 × 10^3 kg/m^3, 질량에너지흡수는 0.0025 m^2/kg 그리고 토양 내 균일한 Cs-137 분포를 가정한다.

6.40 200 mCi ^{252}Cf 선원이 Ci 당 2.3 × 10^{12} n/s와 물 등가 차폐 두께 10 cm(반경)를 갖는다.

(a) 차폐물 표면에서 열중성자속을 구하시오.

(b) 총 질량 2.5 g 그리고 90% 은인 동전을 총 10 μCi Ag 108을 만들기 위해 방사화시키는 시간을 계산하시오.

7 방사선 안전에 대한 생물학적 기초

방사선은 가장 철저히 연구된 질병 관련 기병성 인자(etiologic agent) 중 높은 순위를 차지하고 있다. 방사선의 생물학적 영향에 대한 우리의 경험이 2차 세계대전 중 핵무기 프로젝트와 함께 시작되었다는 일반적 생각과는 달리, 실제로는 방사선을 사용한 초창기까지 거슬러 올라간다. 1906년 초, 두 명의 프랑스 생리학자는 다양한 조직과 장기의 방사선 민감성에 대한 그들의 연구결과를 발표하였다. 그들은 "방사선 조사에 대한 세포들의 민감성은 그들의 생식 활동에 직접 비례하고, 그들의 분화 정도에 반비례한다"는 것을 발견하였다. 이 발견은 오늘날까지 유효하며, 방사선 암치료에 대한 근거 중 하나이다. 그 이후, 과학자, 의료진, 우라늄광 광부, 라듐-눈금판 도장공, 원자력 작업자, 방사선촬영기사 등을 포함한 작업자들의 직업상 피폭에 대한 관찰을 통해 방사선의 생물학적 영향에 대한 거대한 데이터베이스가 구축돼 왔다. 진단과 치료를 위해 방사선에 피폭된 환자들이 두 번째 정보 공급원이다. 우리의 방사선 데이터베이스에 정보를 여전히 제공하고 있으며, 가장 철저히 연구된 큰 인구집단은 일본에서 핵폭격으로부터 살아남은 사람들이다. 폭격 시 그들의 위치에 따라 배경 방사선보다 약간 큰 수준부터 수 Gy(수백 rads)까지 다양한 범위의 선량을 받은 약 280,000명이 이 인구집단에 포함되어 있다. 방사선 피폭의 장기적 영향을 연구하기 위해, 1945년 트루먼 대통령의 지령에 따라 원자폭탄희생자위원회(Atomic Bomb Casualty Commission, ABCC)가 설립되고 미국의 재정 지원을 받았다. 1948년 일본이 과학적 그리고 재정적으로 미국과 동참하면서 ABCC는 원자폭탄의 장기 생물·의학적 후유증을 연구하는 공동 기관이 되었다. 1975년 ABCC는 방사선영향연구재

단(Radiation Effects Research Foundation)이 되었고, 현재는 미국과 일본 정부가 공동으로 재정 지원을 하는 비영리기관으로 운영되고 있다. 방사선영향연구재단의 "수명 연구"를 통해, 원자폭탄의 급성 피폭에 의한 방사능 유발 지연 영향들(delayed radiogenic effects)에 대한 선량-반응 데이터를 수집하고 있다. 이 연구는 피폭선량이 알려진 86,572명의 원폭 생존자 집단을 대상으로 수행되고 있다. 이 집단의 약 65%는 낮은 선형에너지전달(LET) 방사선에 의해 100 mGy (10,000 mrads) 이하의 선량을 받았고, 이 집단의 나머지는 고선량, 즉 100 mGy (10 rads) 이상을 받았다.

1994년, 미국과 러시아는 핵무기 생산 시설에서 일하거나 그 주변에서 살고 있는 사람들에 대한 방사선 영향을 연구하기 위해 공동방사선영향연구조정위원회를 설립하였다. 이 연구 대상 인구집단에는 미국과 캐나다 작업자의 선량보다 훨씬 큰 선량을 받은 원자력종사자들, 구소련의 Mayak 생산 조합의 하류에 살고 있고 1949~1956년 동안 Techa 강에 방류된 대량의 장수명 방사성폐기물에 외부 및 내부 피폭된 마을사람들이 포함돼 있다. 이 인구집단은 일본 원폭 생존자들과 한 가지 점에서 현저히 다르다. 일본 인구가 급성 고선량 방사선 피폭을 겪은 반면, 소련의 원자력종사자들과 Techa 강 마을사람들은 오랫동안 수십 mGy/yr (rads/yr) 수준의 고준위 선량을 지속적으로 겪었다. 뿐만 아니라, 이 인구집단의 외부선량과 내부선량은 만성적 고준위 선량에 대한 선량-반응 곡선을 결정할 수 있을 만큼 정확도를 갖고 결정돼 왔다.

1955년, 유엔 총회는 전 세계에 걸친 방사선 준위를 보고하고 전리 방사선에 의한 피폭의 영향을 평가하기 위해, 방사선영향에 대한 유엔 과학위원회(United Nations Scientific Committee on the Effects of Atomic Radiation, UNSCEAR)를 창설하였다. UNSCEAR은 21개 회원 국가의 과학자로 구성되어 있다. 연구 대상 인구집단으로는 핵무기 파편 낙진, 사망과 방사선 상해를 초래했던 심각한 밀봉선원 관련 사고뿐만 아니라 1956년 영국 Windscale 사고, 1986년 체르노빌(쓰리마일 섬 사고 시에는 일반 대중의 피폭은 없었다)과 같은 원자로 사고 시 방출된 방사선에 피폭된 사람들이 포함돼 있다. 21명을 사망에 이르게 한 60건의 임계 사고와 수많은 방사선 부상 사례도 있다. 마지막으로 그러나 앞의 사례와 마찬가지로 중요한 인구집단은 낮거나 높은 배경방사선 환경에 살고 있는 사람들이다. 거주 구역 배경방사선에 의한 연간 선량 평균은 저선량 지역과 고선량 지역 간 약 10배 차이가 난다. 이런 연구결과들은 방사선 위험 평가와 방사선 안전기준을 제정하기 위한 과학적 근거를 강화해 왔다.

전리 방사선과 생체간 상호작용에 대해 여전히 배워야 할 것이 많지만, 대부분의 다른 환경 스트레스 인자에 대해 알려진 것보다 분자, 세포 및 기관 수준에서의 방사선 영향 메커니즘은 더 많이 알려져 있다. 사실, 사회가 일반적으로 안전하다고 용인하는 과학기술을 응용하는 데 따른 위험보다 더 크지 않게, 때로는 더 낮은 수준에서 원자력기술을 의학, 과학 그리고 산업에 계속 응용할 수 있도록, 보건물리학자들이 환경 방사선 준위와 공학적 통제수단을 명확히 말할 수 있는 것은 선량–반응에 대한 정량적 데이터가 방대하게 축적되어 있기 때문이다.

선량–반응 특성

관측된 방사선 영향(또는 다른 유해 물질의 영향)은 크게 두 가지 범주, 즉 확률적(*stochastic*) 영향(무작위로 발생하는 영향, 그리고 영향의 심각도보다는 그 영향의 발생 확률이 선량 크기에 종속적이다. 암과 같은 확률적 영향은 그 영향과 관련된 물질에 피폭되지 않은 사람 중에서도 관찰될 수 있다)과 비확률적(*nonstochastic*) 영향 또는 결정적(*deterministic*) 영향으로 분류할 수 있다. 대부분의 생물학적 영향은 결정적 영향에 속한다. 약 500년 전 "복용량의 크기가 독을 결정한다"[이에 대한 당연한 추론으로 유해한 화학물질(또는 방사선)은 없고, 오로지 화학물질(또는 방사선)의 유해한 사용만 있을 뿐이라는 격언이 있다]고 썼던 스위스 의사이자 과학자인 파라켈수스(Paracelsus)가 말한 세 가지 속성으로 결정적 영향을 특징지을 수 있다.

1. 어떤 최소의 복용량을 초과해야만 특정 영향을 관측할 수 있다.
2. 영향의 크기는 복용량의 크기에 따라 증가한다.
3. 유해 물질에 대한 피폭과 관측된 영향 사이에 분명하고 확실한 인과관계가 있다.

예를 들어, 사람은 어떤 알코올 섭취량을 초과해야만 취한 징후를 보인다. 그 이후, 알코올 영향은 그 사람이 얼마나 마셨는지에 좌우된다. 결국 개인이 취태를 보이면, 그 행위가 음주 결과라는 데 의심할 여지가 없다. 그런 비확률적 영향에 대해, 선량과 영향 간 *정량적 관계*를 얻기 위해, 그 영향의 크기나 어떤 주어진 선량에서 반응하는 사람들의 비율을 선량 함수로 그림을 그려보면, 그림 7–1과 같은 선량–반응 곡선 A를 얻을 수 있다. 개인이 그 영향을 보이기 전에 반드시 초과해야만 하는 최소 선량 때문에, 비확률적 영향을 문턱 영향(*threshold effects*)이라고 한다. 임상학적으로 중요한 몇 가지 결정적 영향에 대한 발단 선량을 표 7-1에서 볼 수 있다.

표 7-1 임상적으로 중요한 몇 가지 해로운 결정적 영향에 대한 예상 문턱 선량

장기	5년 후 증상	1-5% 선량 (Gy)	25-50% 선량 (Gy)
간	기능부전	35	45
신장	신장경화증	23	28
방광	궤양	60	80
고환	영구 불임	5-15	20
난소	영구 불임	2-3	6-12
갑상선	갑상선 기능 저하증	45	150
가슴	위축증	<50	<100

Source: Upton AC. Nonstochastic effects of ionizing radiation. In: Some Issues Important in Developing Basic Radiation Protection Recommendations: Proceedings of the 20th Annual Meeting. Bethesda, MD: National Council on Radiation Protection & Measurement; 1985. NCRP Proceedings 6.

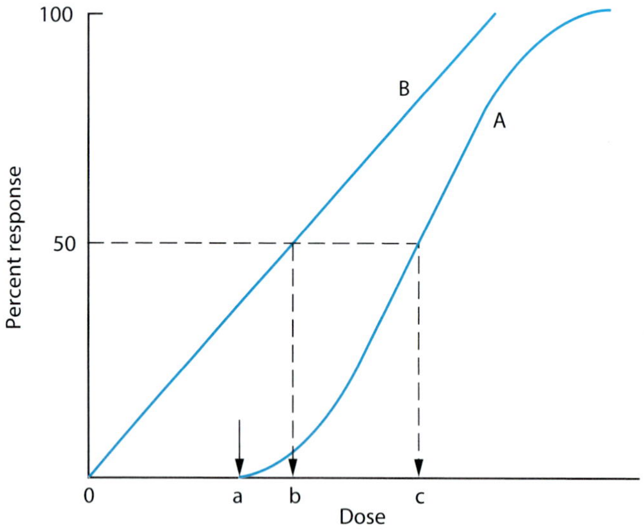

그림 7-1. 선량-반응 곡선. 곡선 A는 발단 선량 - 점 *a*가 표시된 어떤 생물학적 영향에 대한 특징적 모양이다. 점 *a*의 문턱부터 100% 반응까지의 곡선 폭은 50% 선량이라고 하는 평균 선량, 점 *c* 주변의 "생물학적 가변성"에 의한 것으로 간주한다. 곡선 B는 제로-문턱(zero-threshold), 선형적 반응을 나타낸다. 점 *b*는 연구 중인 제로-문턱 생물학적 영향에 대한 50% 선량을 나타낸다.

선량-반응 곡선을 결정하기 위한 실험에서, 50% 선량, 즉 피폭된 사람의 50%가 반응하는 선량이 통계학적으로 가장 신뢰성이 높다. 이 때문에, 특별한 반응을 이끌어내는 특정 물질의 상대적 효과 지표로서 50% 선량이 가장 자주 사용된다. 사망이 생물학적 종말점일 때, 50% 선량을 LD_{50} 선량(*dose*)이라고 부른다. 유해 물질이 작용하는 데 필요한 시간이 중요하므로, 그 선량과 함께 시간을 항상 명시한다. 따라서 실험 동물군의 50%가 30일 이내에 사망을 하면, 우리는 그 선량을 $LD_{50/30-day}$ 선량이라고 부른다. 독물학자들이 어떤 물질의 상대적 독성을 표시할 때, 이 지표, $LD_{50/30-day}$ 선량을 자주 사용된다.

선량 크기에 대해 확률적 효과의 발생 빈도를 그려 보면(그림 7-1에서 곡선 B), 문턱 반응과 연관된 물질의 특징인 S-모양 곡선대신 선형적 선량 관계를 볼 수 있다. 이 선형적 선량-반응 관계와 분자생물학 지식에 양립하는 생물학적 모델은 하나의 DNA 분자에 암호화된 유전 정보가 뒤섞여서 암이 유발되거나 유전학적 변화가 일어난다고 가정한다. 따라서 발암 및 돌연변이는 기본적으로 동일한 분자 현상의 다른 발현일 뿐이다. 이 가상의 모델에 따르면, 암은 체세포 염색체에 저장된 정보가 손상되면서 시작되는 반면, (유전성) 유전적 변화는 생식세포(정자 또는 난자) 염색체에 저장된 정보 손상에 기인된다. 이 가상의 모델은 확률적 영향에 대해 제로-문턱값을 예측하고 있다. 즉, 이 모델은 화학물질의 경우 단일 분자, X선의 경우 단일 광자처럼 아무리 적은 발암 또는 돌연변이 물질이라도 우연히 적당한 DNA 분자 염기쌍과 상호작용을 하면, 확률적 영향이 유발될 수 있다고 가정한다. 이런 이유 때문에, 확률적 영향은 선형적, 제로-문턱 선량-반응 곡선(*linear, zero-threshold dose-response curve*) 위에 있다고 가정한다. 이 선형적, 제로-문턱 모델(이는 LNT 모델로 알려져 있다)에 따르면, 아무리 작더라도, 모든 방사선 증가는 이에 상응하는 확률적 영향의 확률 증가를 수반한다.

관측된 확률적 방사선 영향에 대한 역학 및 실험실 데이터는 비교적 높은 선량에 바탕을 두고 있기 때문에, 낮은 선량의 확률적 영향을 평가하기 위한 생물학 기반의 수학 모델이 만들어졌다. 몇 가지 대안 모델이 제안돼 왔다. 모두는 아니지만, 많은 DNA 손상이 회복되고, DNA 분자에 저장된 정보가 복제된다는 사실에도 불구하고, 보수적 관점에서, 방사선 안전기준을 설정하는 근거로서 LNT 모델이 채택되고 있다. 모든 관련 데이터를 최근에 분석한 국립과학아카데미는 BEIR(biological effects of ionizing radiation) VII 위원회 보고서를 통해, "현재의 과학적 증거는 전리방사선에 대한 피폭과 인간의 암 발달 사이에 선형적이고 문턱 없는 선량-반응 관계가 있다는 가설과 일치한다"고 결론지었다. 그러나 이 결론 다음에, 이 판단에 대한 불확실성을 인지하고 유의해야 한다고 기술하였다. 낮은 선량(< 100 mGy 또는 < 10 rads)에 의해 확률적 영향이 일어날 것이라 가정하는 숫자가 확률적 영향이 자연 발생하는 비율의 통계적 가변성 보다 작기 때문에, 본래 그런 낮은 선량에서 LNT 모델은 입증될 수가 없다.

프랑스 과학아카데미와 국립의학아카데미가 수행한 병행 연구(공동 보고서)는 BEIR VII 위원회와 반대의 결론에 도달하였다. 공동 보고서는 BEIR 위원회가 낮은 방사선량에서 DNA 손상 회복이나 방사선에 의해 치명적 손상을 입은 세포 소멸 또는 발생학적으로 프로그램 된 세포사에 의한 제거를 충분히 고려하지 않았기 때문에 LNT 모델은 정당화될 수 없다고 결론지었다. 공동 보고서는 동물 데이터 분석 결과와 알파 방출체로 오염된 피실험자들에게서 발암 영향이 없는 사실은 LNT 가설과 일치하지 않는다고 지적하였다. 공동 보고서는 LNT 가설의 기본적인 방사선생물학 가정은 최근 데이터와 부합하지 않으며, 20 mSv (2,000 mrems) 이하에서 위험도를 평가하기 위해 LNT를 사용하는 것은 정당화될 수 없으므로 자제해야 한다고 결론지었다.

방사능에 의한 영향의 개시 메커니즘

직접 작용

방사선 과피폭(overexposure)으로 인한 생물학적 총 영향은 유기체 내 비교적 소수 분자의 이온화나 여기에 의해 시작되는 길고 복잡한 일련의 사건 결과다. 예를 들어, 사람에 대한 감마선의 $LD_{50/30\text{-}day}$ 선량은 약 4 Gy(400 rads)다. 1 Gy는 1 J/kg 또는 6.25×10^{15} eV/g에 해당하고 한 번의 이온화를 발생시키는 데 약 34 eV가 소모되므로, 조직에서 치사선량(lethal dose)은 조직 1 kg 당 다음 숫자만큼의 이온화된 원자를 만든다.

$$\frac{4\ \text{Gy} \times 6.25 \times 10^{18}\ \dfrac{\text{eV/kg}}{\text{Gy}}}{34\ \dfrac{\text{eV}}{\text{ion}}} = 7.35 \times 10^{17}$$

이온화된 원자 하나당 약 9개의 다른 원자들이 여기 된다고 추정할 때, 치사선량에 의해 약 7.35 × 10^{18} atoms/kg of tissue가 직접 영향을 받는다는 것을 알 수 있다. 연조직에는 약 9.5 × 10^{25} atoms/kg가 있다. 따라서 직접 영향을 받는 원자의 비율은 다음과 같다.

$$\frac{7.35\times10^{18}}{9.5\times10^{25}}\approx1\times10^{-7},$$

즉, 약 1,000만 개 중 1개 원자 꼴이다.

제로-문턱 선량을 가정한 방사선 영향들은 이온화나 여기에 의한 분자의 직접 손상과 뒤이어 일어나는 분자 해리(dissociation)로 일어나는 결과로 간주한다. 홑유전자 자리(single gene locus)에서 변화가 생기는 점 돌연변이(point mutation)가 그런 영향의 일례이다. 이온화나 여기에 의해, DNA 분자 속 원자 하나가 해리되면 유전자가 본래 담고 있던 정보가 다음 세대로 전해지지 못한다. 이런 점 돌연변이가 생식 세포에서 일어날 수 있는데, 이 경우 점 돌연변이는 다음 세대 세포로 옮겨진다. 체세포에서도 일어날 수 있는데, 이 때는 딸세포에서 점 돌연변이가 야기된다. 이 점 돌연변이들은 (돌연변이 유전자가 또 다른 돌연변이를 겪는 거의 가능성이 없는 경우를 제외하고) 후세대 세포에 유전되기 때문에, 점 돌연변이에 종속적인 방사선의 생물학적 영향에 대해, 방사선량은 누적적이다. 모든 사소한 선량도 유전자 부담(genetic burden)을 변화시킬 수 있고, 이는 연속적으로 유전된다. 그러나 그러한 현상을 정량적으로 다룰 때, 피폭된 개인의 자손들에게서 유전적 변화가 관측될 확률을 고려해야만 한다. 약 250 mGy (25 rads) 이상의 방사선량에 대해, 유전자 돌연변이 빈도로 측정한 그 영향의 크기는 선량에 비례한다. 약 250 mGy 이하의 선량에서, 돌연변이 확률은 너무 낮아서 방사선에 기인되는 돌연변이를 검출하기 위해서는 엄청난 수의 동물을 사용해야만 한다. 이 때문에, 0~250 mGy 범위에서 발생학적 변화에 대해 신뢰성 있는 전(全) 동물 실험 데이터가 없다.

간접 작용

방사선의 직접 영향인 이온화와 여기는 특이하지 않으며, 인체 속 어디에서나 일어날 수 있다. 직접 영향을 받은 원자가 단백질 분자나 핵산 분자에 있을 때, 그 손상된 분자에 의해 어떤 특정 영향이 발생할 수 있다. 그러나 인체 대부분이 물이어서, 방사선의 직접 작용 대부분은 물에 대해 일어난다. 물이 이 에너지를 흡수하면 화학적으로 유독한 고반응성 유리기(free radical; 유리기는 쌍을 이루지 못한 전자를 포함하고 있는 화합물이나 원소의 파편이다)가 생성되고, 이것은 다른 분자에 자신의 독성을 행사한다. 순수한 물이 조사되면, 다음과 같이 된다.

$$H_2O \rightarrow H_2O^+ + e^- \tag{7.1}$$

양이온은 다음 식에 따라 즉시 해리된다.

$$H_2O^+ \rightarrow H^+ + OH \tag{7.2}$$

반면 중성의 물 분자는 전자를 포획한다.

$$H_2O + e^- \rightarrow H_2O^- \tag{7.3}$$

이것은 즉시 다음과 같이 해리된다.

$$H_2O^- \rightarrow H + OH^- \tag{7.4}$$

모든 체액에 이미 상당한 농도의 H^+와 OH^- 이온이 포함돼 있기 때문에, 이 두 개의 이온은 중요치 않다. 라디칼들처럼 유리기 H와 OH는 용액 속 다른 분자와 결합하거나 반응할 수 있다. 이들 자유기의 가장 가능성 높은 운명은 주로 방사선 LET에 의해 결정된다. 알파 입자나 비전리가 큰 입자가 통과하면서 만들어지는 것과 같이 LET가 큰 경우, OH 유리기들이 가까이 생성되어, H 유리기들과 결합하기 전에 이들 유리기끼리 재결합할 수 있으며, 이로 인해 과산화수소가 생성된다.

$$OH + OH \rightarrow H_2O_2 \tag{7.5}$$

반면 H 유리기들은 결합하여 수소 기체가 된다. 식 (7.1)부터 (7.4)까지의 일차 반응 생성물들은 수명이 마이크로초 수준으로 매우 짧은 반면, 비교적 안정된 화합물인 과산화수소는 생성 지점에서 꽤 멀리 떨어진 곳까지 확산될 만큼 충분히 오랫동안 잔존한다. 따라서 매우 강력한 산화제인 과산화수소는 방사선 손상을 직접 입지 않은 분자나 세포에 영향을 줄 수 있다. 조사된 물이 용존 산소를 포함하고 있다면, 수소 유리기는 다음과 같이 산소와 결합하여 과수산기(hydroperoxyl radical)를 형성한다.

$$H + O_2 \rightarrow HO_2 \tag{7.6}$$

과수산기는 OH 유리기만큼 반응성이 크지 않아서, 그보다 수명이 더 길다. 이런 안정성 때문에 과수산기는 수소 유리기와 반응하여 과산화수소가 되고, 그것 때문에 방사선 독성이 커진다.

따라서 방사선은 두 가지 메커니즘, 즉 분자 여기와 이온화에 이은 분자 해리에 의해 직접적으로, 그리고 체액 속 수분에서 유리기와 과산화수소 생성에 의해 간접적으로 생물학적 영향을 초래하는 것으로 볼 수 있다. 우리의 방사선생물학 지식 중 가장 큰 공백은 앞서 기술한 분자 수준에서의 일차 초기 사건들과, 조사 후 오랫동안 관측될 수 있는 총체적 생물학적 영향 사이에 일어나는 연속적인 사건들이다.

내부 선량평가를 위한 생리학적 기초

체내 방사성 핵종에 의한 방사선량을 결정하고, 흡입이나 섭취해도 안전한 양을 계산하는 것은 체내에서 이들 핵종의 운명에 대한 지식에 종속적이다. 구체적으로, 방사성핵종이 따라가는 경로, 이 경로를 이루는 장기와 계통, 이들 핵종이 경로를 따라 이동하는 속도, 그리고 이들 핵종이 체외로 배설되는 속도를 알아야 한다.

방사성 핵종 신진대사의 동태를 수학적으로 기술하기 위해, 생리학적 기반의 약물동태학 모델이 사용된다. 방사성 핵종의 피폭, 섭취, 흡수, 침전 및 배설 사이의 정량적 관계를 안다면, 주어진 피폭에 의한 방사선량을 계산할 수 있다. 신진대사의 동태에 대한 지식을 사용하여, 바이오에세이 측정을 통해 방사선량을 추정하고, 환경에서의 최대 허용농도를 설정한다. 같은 방법론을 사용하여, 비방사성 환경 오염물질을 통제하기도 한다. 이런 기초적인 정량적 관계는 생리학적 과정을 지배하는 생물화학 및 생물물리학 원칙에 바탕을 두고 있다.

생물동역학 과정

생리학적 활동은 네 가지 필수 과정을 포함하고 있다.

- 물질의 수송
- 정보의 수송
- 조직 형성, 그리고
- 에너지 보존

생리학적 수송

물질의 수송은 두 개의 다른 메커니즘에 의해 이뤄진다.

- 압력차에 의한 용적 수송(bulk transport)
- 농도차에 의한 확산(diffusion)

용적 수송의 한 예는 폐 안팎으로 드나드는 공기 흐름이다. 이 공기 흐름은 수동적이며, 흉강의 팽창과 이완으로 야기된 압력차에 의해 일어난다. 흡입(inhalation)은 흉강이 팽창하여 그 체적이 증가할 때 일어난다. 이로 인해 흉내 압력이 수 mmHg 감소하면서 공기가 폐로 들어온다. 호기(exhalation) 중에는 흉강의 체적을 조절하는 근육이 이완되면서 흉내 체적이 감소하고, 이에 따라 흉내 압력이 증가하여 공기를 폐 밖으로 내보낸다.

용적 수송의 다른 예로는 심장의 펌프 작용으로 생기는 압력차에 의한 혈액 순환과 연동(*peristalsis*)이라 부르는 위장관(gastrointestinal(GI) tract) 벽의 압착 행위에 의해 위장관을 따라 음식물이 통과하는 것이 있다.

물질 수송의 두 번째 메커니즘은 용액 성분들의 농도 차와 고농도 영역에서 저농도 영역으로 가는 분자 확산에 바탕을 두고 있다. 이런 분자들의 순 이동은 농도가 균일해지거나 다른 평형 상태에 도달할 때까지 계속된다. 예를 들어, U 튜브가 물로 가득 차있고, 이 U 튜브 한 쪽에 용질을 추가하면, 처음에는 한쪽에 모여 있었던 용질 분자들이 U 튜브 양쪽에 균일하게 분포될 때까지 물 전체에 확산될 것이다.

U 튜브를 물 분자만 통과할 수 있는 반투과성 장벽으로 이등분하고 (그림 7–2) 한쪽에 용질을 추가하면, 삼투(osmosis)라 불리는 과정을 관찰하게 될 것이다. 용액 쪽

에 용해된 물질이 존재하기 때문에, 그쪽이 물만 있는 쪽보다 물이 덜 모여 있다. 따라서 물은 삼투에 의해 물만 있는 쪽에서 용액 쪽으로 반투과성 장벽을 통과하여 흐르고, 용액 부분의 수위가 올라갈 것이다. 물은 계속하여 장벽을 통과하는데, 용액 쪽 수위가 증가하여 물이 더 이상 유입되지 않을 만큼 수압이 충분히 커질 때까지 물은 계속해서 흐른다. 더 이상 장벽을 통과하여 흐르지 않도록 하는 데 필요한 수압을 그 용액의 삼투압(*osmotic pressure*)이라고 한다. 삼투압은 용액 농도에 의해 결정되며, 농도가 커질수록 증가한다.

생물학적 막은 다양한 분자들을 선택적으로 투과시킬 수 있다. 어떤 이온만 통과시키는 선택적 투과성은 신경계와, 심장 근육을 포함한 근육을 조작하는 데 기초가 되는 전위차의 원인이 된다. 그림 7–3에서처럼, K^+ 이온만 통과시키는 막으로 분리된 U 튜브 갈래들을 생각해보자. U 튜브의 한쪽 갈래에 상대적으로 고농도의 KCl과 저농도의 NaCl을 함유한 용액을 붓고, 다른 쪽 갈래에는 K^+보다 Na^+가 상대적으로 더 많이 농축된 KCl–NaCl 용액을 붓자. 막 양쪽의 용액들은 전기적으로 중성이다. 그러나 막이 K^+ 이온을 통과시키기 때문에, K^+ 이온은 고농도 용액에서 저농도 용액 쪽으로 확산될 것이다. 이러한 K^+ 이온 전달로 인해, 막의 한 쪽에서는 양이온의 순손실, 다른 한 쪽에서는 순증가가 일어나면서, 전기적 중성이 깨진다. 한쪽에는 양이온이, 나머지 한쪽에는 음이온 누적이 일어나면서 막을 가로질러 전위차가 형성된다. 더 많은 K^+ 이온이 막을 통해 이동할수록 이러한 전위차는 계속 증가하며, 이러한 증가는 누적된 양의 전압이 너무나 커져 더 이상의 K^+ 이온이 막을 통과할 수 없을 때까지 지속된다. 고농도에서 저농도 영역으로 이온 이동은 에너지 소모 없이 일어난다. 그러나 능동 수송(*active transport*)이라 부르는, 농도 기울기에 반하는 이온 이동에는 에너지 소비가 필요하다.

정보도 두 개의 다른 메커니즘에 의해 전달된다. 즉, 전기 충격이 1초당 수 미터의

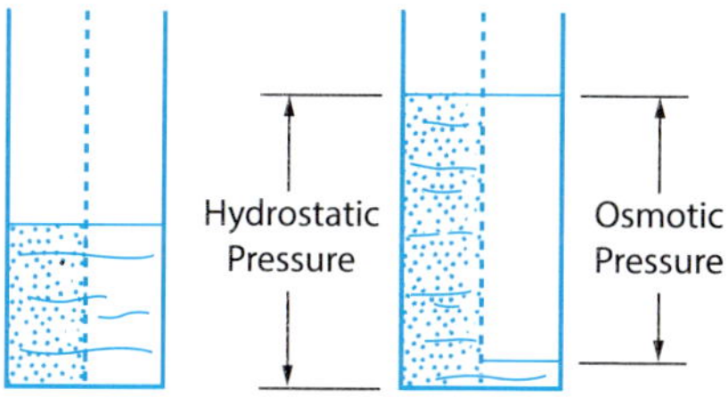

그림 7–2. 반투과성 막의 결과인 삼투에 대한 개요도. 오로지 물 분자만 막을 관통한다. 막 왼쪽 부분의 염 이온은 흐르지 않는다. 물이 한쪽 방향으로 흐르는 결과를 삼투압이라고 부른다.

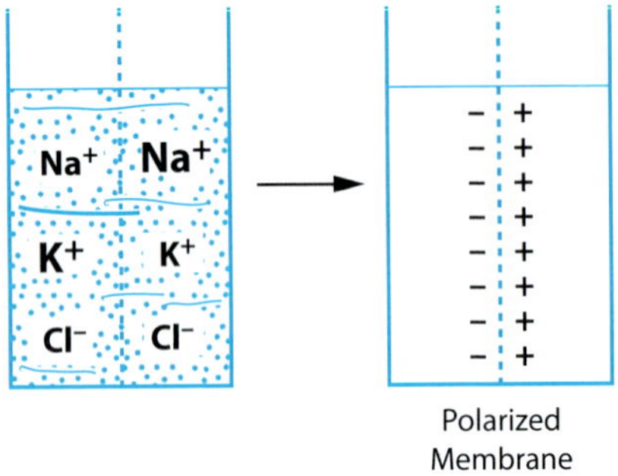

그림 7-3. 이온 수송에 대한 개요도. 이 그림에서 막은 오로지 K^+ 이온만 통과시킨다. 막 한 쪽에는 양이온이, 다른 한 쪽에는 음이온이 누적되면서 막을 가로질러 전위차가 형성된다.

속도로 신경을 따라 통과하는 신경계에 의해, 그리고 갑상선 같은 내분비 샘이 혈액으로 직접 분비하고 그 혈액이 호르몬에 반응하는 특정 수용장기까지 운반하는 그 호르몬에 의해 정보가 전달된다.

신진대사: 조직 생성 및 에너지 보존

모든 조직과 장기를 만드는 세포들은 그들 고유의 생애주기를 겪는다. 세포는 피부 기저세포, 골수 줄기세포와 같이 비교적 덜 분화된 간세포(progenitor cells)에서 태어나서, 성숙, 성장 및 소멸의 주기를 거치며 사라진다. 세포소멸(*apoptosis*)이라 부르는 세포사에 대한 시간과 새로운 조직 합성에 대한 명령이 세포 내부 DNA 분자의 암호화된 정보에 포함되어 있다. 조직 생성뿐만 아니라, 인체는 특정 기능을 수행하는 효소와 호르몬 같은 단백질 분자를 합성한다. 이런 미분화 세포는 이 세포로부터 발달한 성숙 세포보다 방사선 손상에 훨씬 더 민감하다. 이러한 조직-생성 과정에 사용되는 원료 물질은 우리가 소비하는 음식과 물로부터 온다. 이 생명 활동을 하는 데 필요한 에너지는 음식물의 화학적 결합에 저장돼 있는 분자내 결합에너지의 방출에서 얻는다. 복잡한 음식물 분자가 해체되고 다시 세포 물질과 특수 단백질로 재결합하고, 음식물에 저장된 에너지를 유용한 에너지로 변환하는 과정을 총괄하여 신진대사(*metabolism*)라고 부른다.

우리가 소비하는 음식물과 음료 - 단백질, 탄수화물, 지방 그리고 물은 새로운 조직을 만들고 특수 분자를 합성하기 위한 물질을 공급한다. 신진대사라 부르는 과정에서, 음식물은 그것을 구성하는 아단위들 - 아미노산, 당, 지방산, 그리고 글리세롤 등으로 분해되고 이들 아단위는 조직과 장기를 만드는 데 필요한 세포 물질로 재결합된다. 신진대사 과정은 음식물의 분자내 결합에 저장된 에너지를 모든 생명 활동을 추진하는 에너지-소비 반응에 전달하는 수많은 산화-환원 반응을 포함하고 있다. 이들 산화반응을 위한 산소는 호흡기계를 통해 몸속으로 들어온다. 유용한 에너지는 주로 탄수화물과 지방에 의해 공급되는 반면, 단백질은 새로운 단백질 합성을 위한 대부분의 물질을 공급한다. 다른 영양소의 신진대사 과정 초기 단계들은 다르지만, 결국 모든 아단위는 새 분자들이 합성되는 공통의 대사물 집합소로 합쳐진다.

신진대사 과정에서 모든 화학 반응은 용액에서만 일어날 수 있다. 이를 위해, 인체는 무게 기준으로 약 60%가 물이고(참조인의 경우 약 42L이다), 이 중 약 2/3는 인체 세포 속에 담겨 있고, 세포내액(intracellular fluid)이라고 부른다. 나머지 1/3은 세포 외부에 있고, 세포외액(extracellular fluid)이라고 한다. 세포외액의 약 1/3은 혈액에 있고, 그 나머지는 세포 사이 작은 틈에 있으면서, 세포에게 수생 환경을 제공한다. 이런 다양한 공간을 격실로 간주할 수 있다. 따라서 우리는 혈액을 담고 있는 혈관 격실, 세포간 격실, 그리고 세포내 격실을 갖고 있다. 물은 위장관을 통해 인체로 들어와, 신장을 거쳐 소변으로, 위장관을 거쳐 대변의 한 성분으로, 피부를 거쳐 땀으로, 그리고 폐를 거쳐 날숨의 수증기로 배출된다.

기관계

인체는 구조와 그 기능이 조화를 이루는 여러 기관계가 통합된 집합체이다. 이들 기관계에는 다음이 포함돼 있다.

- 순환계(circulatory system)
- 호흡기계(respiratory system)
- 소화기계(digestive system)
- 골격계(skeletal system)
- 근육 조직(muscular system)
- 피부기관(integumentary system)
- 비뇨기계(urinary system)
- 신경계(nervous system)
- 내분비계(endocrine system)

- 생식계(reproductive system) 그리고
- 감각기관 및 조직(sensory organs and tissue)

기관계는 몇 가지 다른 유형의 조직으로 구성돼 있고, 각 조직은 특정 기능들을 수행하는 특수 세포들로 구성돼 있다. 주요 조직 유형으로는 다음이 있다.

- 많은 기관의 표면과 인체 외부 표면을 형성하는 상피조직(epithelial tissue), 상피조직은 세포들의 최저층 아래에 있는 기저막(basement membrane)에 의해 특징지어진다. 기저막 세포는 방사선 손상에 민감한 세포이다.
- 뼈, 연골, (두 개의 뼈를 연결하는) 인대, (근육과 뼈를 연결하는) 힘줄을 형성하는 결합조직(connective tissue)
- 근육(muscle)
- 신경조직(nervous tissue)

순환계

심장이 혈액을 보내는 혈관(*blood vessel*)이라 부르는 관들의 망으로 이루어진 순환계(그림 7-4)는 다음을 포함하여 몇 가지 다른 목적을 수행한다.

- 산소와 이산화탄소 수송
- GI 관에서 다양한 기관으로 영양소와 대사물질 수송
- 호르몬과 항체 수송
- 배설을 위해, 신진대사 폐기물을 신장으로 수송
- 몇 개 체액 격실의 체액 균형과 체온 유지를 위한 수분저장소 제공

혈액이 이 모든 기능을 수행한다. 심장의 펌프 작용으로 생긴 압력에 의해, 혈액은 동맥(*arteries*), 정맥(*veins*), 모세관(*capillaries*)이라 불리는 혈관을 통해 장기로 흘러들어가거나 장기로부터 흘러나온다. 아주 얇은 혈관망인 모세관은 장기들 전반에 퍼져있으며, 장기 내부 세포들과 기체 및 다른 분자들을 주고받는 기능적 단위이다.

혈액은 혈장(*plasma*)이라 부르는 액체 성분, 혈장에 떠있는 혈구, 그리고 혈장에 용해되어 있는 단백질과 전해질로 구성돼 있다. 혈구는 혈액 전체 체적의 약 44%를 차지하고 있다. 모든 혈구는 조혈(*hemopoiesis*)이라 불리는 과정에 의해 적색 골수에

서 만들어지고, 줄기세포(*stem cell*)라 부르는 미분화된 단일 세포 유형에서 발생한다. 조혈세포의 방사선 민감성은 고도로 미분화된 줄기세포 때문이다.

혈구는 다음과 같이 세 개의 주요 범주로 구분할 수 있으며, 각 범주는 특정 기능을 수행한다.

- 적혈구(red blood cells, RBC)
- 백혈구(white blood cells, WBC)
- 혈소판(platelets)

적혈구의 주요 기능은 산소와 이산화탄소 수송이다. 이들 기체는 세포막을 가로질러 확산되고 적혈구 속 철-함유 화합물인 헤모글로빈과 느슨하게 결합돼 있다. 적혈구의 또 다른 중요한 기능은 이산화탄소와 물의 반응을 촉진시키고, 혈액 속 산-염기 균형을 유지하는 데 중요한 역할을 하는 탄소 탈수 효소를 생산하는 것이다. 혈액 1 mm^3 당 5~7백만 개의 적혈구가 있으며, 적혈구 수명은 3~4개월이다.

백혈구는 면역체계의 일부이며, 주요 역할은 감염과 싸우는 것이다. 혈액 1 mm^3 당 4,000~8,000개의 백혈구가 있다. 백혈구는 두 개의 주요 범주로 구분된다. 약 70%는 과립구(granulocyte), 약 30%는 림프구(lymphocyte)이다. 이들 주요 범주 밑에 몇 개의 세부 범주가 있다. 백혈구의 정확한 수명은 그 범주에 종속적이다. 그러나 모든 경우, 이들 세포 수명은 약 1일 수준이다.

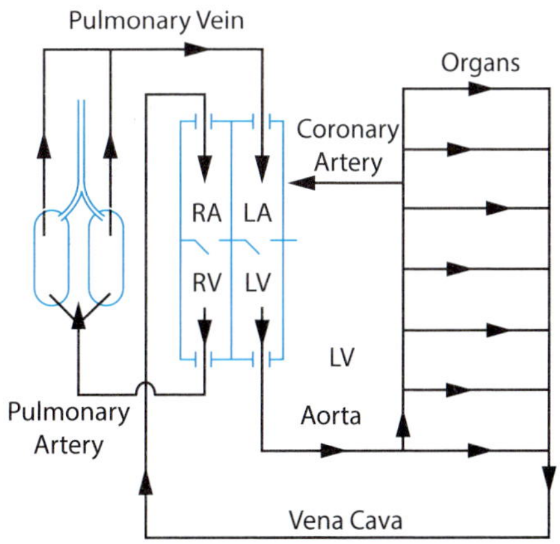

그림 7-4. 순환계와 심장 격실에 대한 개요도.

세포의 세 번째 그룹인 혈소판은 혈액을 응고시키는 계통의 일부를 형성하고 있다. 따라서 혈소판이 부족하면, 부상을 입었을 때 출혈이 일어난다. 보통 혈액 1 mm^3 당 약 200,000~400,000개의 혈소판이 있다. 혈소판 수명은 약 8일이다.

혈액을 흐르게 하는 압력을 제공하는 심장은 하나의 장기에 결합된 두 개의 펌프라고 생각할 수 있다. 두 개의 펌프 중 하나인 오른쪽 심장은 산소-결핍 공기를 폐로 보낸다. 여기에서 혈액에 의해 운반된 이산화탄소가 혈액으로부터 폐포(*alveoli*)라 부르는 폐 공간으로 확산되고, 폐 공간의 산소가 혈액으로 확산된다. 폐에서 재산소화된 혈액은 왼쪽 심장으로 흘러들어와 심근 자체를 포함하여 다양한 장기와 조직으로 보내진다. 심장의 각 부분, 즉, 두 개의 펌프 각각은 혈액을 한 방향으로만 흐르게 하는 1방향 밸브에 의해 분리된 두 개의 방을 갖고 있다. 펌프 속으로 들어온 혈액을 수용하는 첫 번째 방을 심방(*atrium*)이라 부른다. 심방이 수축되면서 혈액은 심실(*ventricle*)이라 부르는 두 번째 방으로 보내진다. 심실의 강력한 수축은 혈액을 다양한 장기와 조직(왼쪽 심장) 또는 폐(오른쪽 심장)로 보내는 압력을 제공한다.

혈액은 폐정맥(*pulmonary vein*)을 통해 왼쪽 심장의 심방으로 들어가고, 대정맥(*vena cava*)을 통해 오른쪽 심장의 심방으로 들어간다. 심장이 쉴 때 혈액은 심방으로 흘러들어오고, 심실이 수축할 때 장기와 조직에 혈액을 공급하는 동맥으로 흘러들어간다. 심장 고동은 심방과 심실의 수축과 이완이 번갈아 일어나면서 생기는 것이다. 보통 이 주기는 1분당 약 70~80번 반복된다. 흥분했거나 신체적 요구가 있을 때, 심박동수는 상당히 증가한다. 이 주기는 혈액을 이완된 심실로 보내는 심방수축(atrial systole)이라 부르는 심방들의 동시 수축과 함께 시작된다. 이러한 심방의 펌프 작용은 약 0.1초간 지속된다. 1방향 밸브는 즉시 닫히고, 심실수축(*ventricular systole*)이라 불리는 심실들의 수축이 시작된다. 심실수축은 약 0.3초간 지속된다. 따라서 전체 수축은 약 0.4초간 지속된다. 수축에 의한 혈압은 보통 약 120~140 mmHg이다. 심실수축 기간 중 심방은 이완되고 약 0.7초간 이완된 상태로 있다. 수축 후 약 0.5초간 심실들이 이완된다. 이 이완 기간들을 심이완(*diastole*)이라 부른다. 심이완 기간 중, 혈압은 보통 약 60~80 mmHg이다.

호흡기계

호흡기계(그림 7–5)는 외부 환경의 산소와 혈액의 이산화탄소를 교환하는 장소이다. 호흡기계는 그 구조와 기능이 연관된 세 개의 주요 구획, 즉 비인두(*nasopharyngeal*, NP), 기관기관지(*tracheobronchial*, TB) 그리고, 폐포(*alveolar*, AI)라고도 부르는 폐(*pulmonary*, P) 영역으로 구성되어 있다.

오른쪽에 세 개의 폐엽(lobes), 왼쪽에 두 개의 폐엽, 그리고 호흡관(trachea)으로 구성된 폐는 흉강 안에 있다. 호흡관은 입과 코 – NP 영역을 통해 외부 공기와 연결돼 있다. 공기는 NP 영역을 통해 들어와, 직경 16 mm, 길이 10 cm 가량의 호흡관으로 들어간다. 공기는 호흡관으로부터 일차 기관지[*primary* (*main*) *bronchi*]라고 하는 직경 약 1 cm의 짧은 연결관을 통해 폐엽으로 들어온다. 폐 안에서, 기관지는 두 갈래로 분기된다. 그 후에도 크기가 직경 약 0.5 mm에 이를 때까지 계속 분기된다. 그 수가 수십만에 이르는 이들 관을 종말세기관지(*terminal bronchioles*)라고 부른다. 호흡관부터 종말세기관기까지의 도관 계통을 상기도(*upper respiratory tract*) 또는 TB 영역이라고 한다. 기관지와 세기관지가 폐 전체에 걸쳐 균일하게 분포되어 있기 때문에, "상기도"라는 용어는 기능적 정의임을 주목해야 한다. 구조적으로 TB 영역은 기도 내부 표면의 독특한 구조로 특징지어진다. 상피 세포는 기도 안쪽으로 삐져나온 50 μm 길이의 가느다란 솜털을 갖고 있다. 이 솜털을 섬모(*cilia*)라고 하고, 이 세포를 섬모상피(*ciliated epithelium*)라고 부른다. 배상 세포(goblet cells)라고 부르는 다른 유형의 구조가 섬모세포 사이에 있다. 이 배상 세포는 상기도를 약 60 μm 두께로 덮을 수 있도록 점액을 분비한다. 섬모는 급속복귀(quick–return) 메커니즘을 닮은 동기화된 휘젓기 동작을 한다. 이 운동은 기도관에서 점액 막을 약 1 cm/min 속도로 인후까지 밀어 올린다. 이 섬모 "승강기"는 TB 영역에 침전된 입자를 폐에서 제거하는 주요 수단이다. TB 영역으로부터의 제거는 통상 몇 시간 내에 일어난다. TB 영역은 기체 교환이 일어나는 호흡기계의 기능적 부위로 공기를 운반하는 도관계통이다.

기체가 교환되는 폐 부위는 심부기도(*deep respiratory tract*)라 부르는 P 또는 AI 영역이다. P 영역은 종말세기관지가 분기되는 호흡세기관지(respiratory bronchioles)부터 시작된다. 호흡세기관지 내벽 세포는 섬모가 없고, 점액을 분비하는 배상 세포도 없다. 종말세기관지는 분기되어 폐포관(alveolar ducts)을 형성한다. 기체 교환은 그림 7–6에서처럼 폐포관에서 일어나며, 이 폐포관은 직경 100~200 μm의 구형 낭

상돌출(outpouching)이다. 수억 개의 폐포가 있어, 기체 교환을 위한 총 표면적은 약 50~200 m^2에 이른다. 폐포 표면은 외부 환경과 인체 내부 환경의 접촉면이다. 이처럼 큰 접촉면적 때문에, 흡입을 몸속으로 유해 물질이 유입되는 주요 경로로 간주한

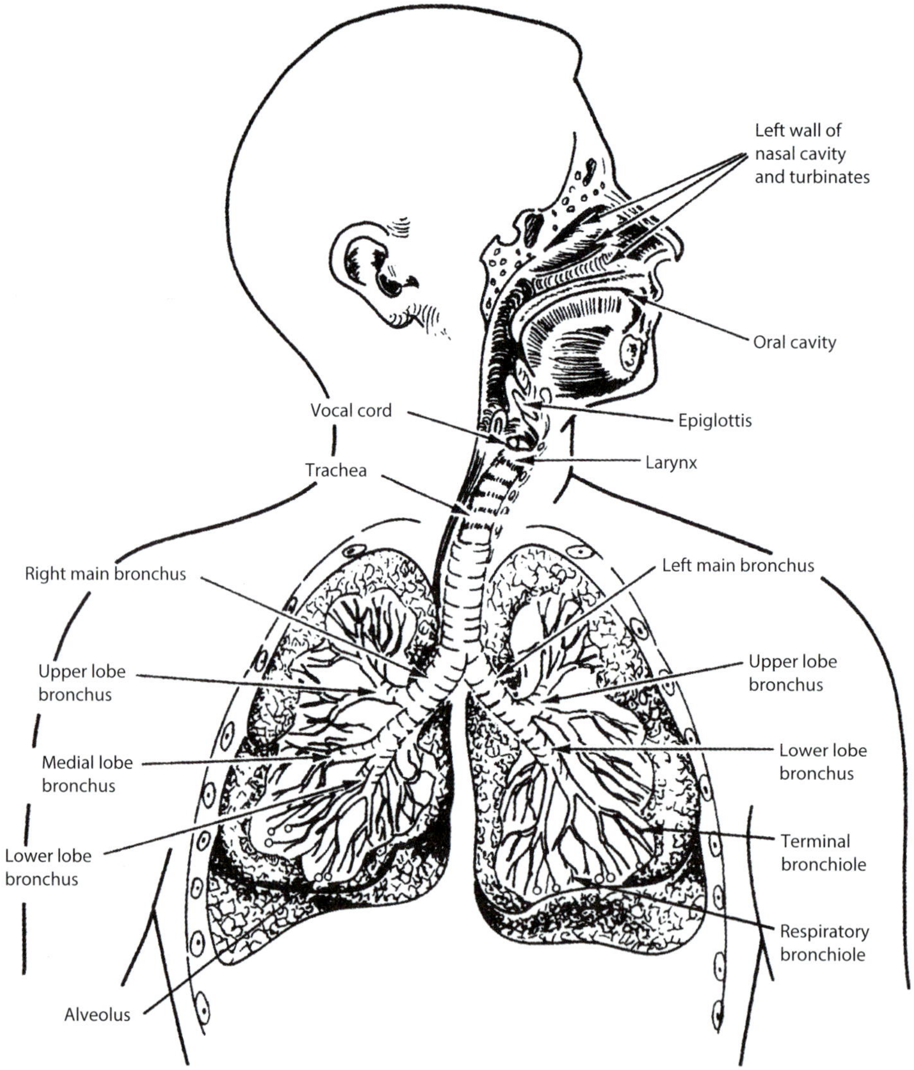

그림 7-5. 인간의 호흡기관에 대한 개요도. (Reproduced with permission from Raabe OG. Deposition and clearance of inhaled aerosols. In Witschi HR, Nettesheim P, eds. Mechanisms in Respiratory Toxicology. Vol 1. 5th ed. Boca Raton, FL: CRC Press; 1982. Republished with permission of Taylor & Francis Group, LLC, a division of Informa plc.)

다. 각 폐포는 벽이 겨우 세포 하나 두께인 모세혈관 망에 둘러싸여 있다. 폐포 벽도 세포 하나 두께이다. 따라서 기체는 폐에서 혈액 속으로 확산되어 들어오기까지 단지 두 개의 세포벽만 지나면 된다.

폐 안팎으로의 공기 흐름, 즉 호흡은 흉강 체적 변화에 따른 수동적 과정이다. 흡입하는 동안, 늑간근(intercostal muscles)과 횡경막(diaphragm)의 복합 작용에 의해 흉강 체적이 증가하고, 이에 따라 폐의 공기압이 대기압보다 수 mmHg 낮아진다. 이 압력차로 인해 공기는 폐 안으로 들어온다. 호기 중에는 이 과정이 반대로 된다. 가슴 근육과 횡경막의 이완으로 흉강의 체적이 감소하면, 흉부 압력이 증가하면서 공기를 폐 밖으로 내보낸다.

호흡기 생리학자는 몇 가지 공기 체적과 폐 용량을 다룬다.

- 일회 호흡량(tidal volume, TV) – 일상적 조건에서 한 번의 호흡으로 흡입한 공기체적

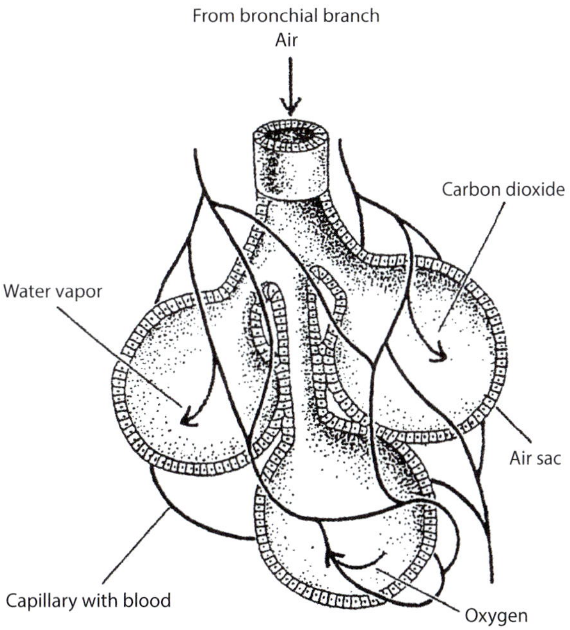

그림 7-6. 기체 교환이 일어나는 폐포, 즉, 공기 주머니에 대한 개요도. (Reproduced with permission from Lesser MS. Review Text in Life Science: Intermediate Level. New York, NY: Amsco School Publications; 1967.)

- 흡기 예비량(inspiratory reserve volume, IRV) – 정상적 (일회) 흡입을 한 후, 흡입할 수 있는 최대 공기 체적
- 호기 예비량(expiratory reserve volume, ERV) – 정상적 (일회) 호기를 한 뒤, 힘을 주어 내뱉을 수 있는 최대 공기 체적
- 흡기 용량(inspiratory capacity) – 자연스런 호기 후 흡입할 수 있는 최대 공기 체적
- 폐활량(vital capacity, VC) – 최대 흡입 후 폐로부터 힘을 주어 내뱉을 수 있는 최대 공기 체적
- 예비량(reserve volume, RV) – 최대 호기 후 폐에 남아 있는 공기의 체적
- 기능적 잔기량(functional residual capacity, FRC) – 일상적 (일회) 호기 후 폐에 남아 있는 공기의 체적
- 전폐용량(total lung capacity, TLC) – 최대 흡입 후 폐의 공기 체적
- 호흡 빈도(breathing frequency, f_R) – 1분당 호흡 수
- 1분 호흡용적 – 1분 동안 흡입한 공기 체적 = $f_R \times TV$ = 18–22 L/min.

이들 체적 사이 관계를 그림 7–7에 도표로 나타냈으며, 성인 남성에 대한 명목 값을 표 7–2에 열거해 놓았다.

표 7–2 폐의 통기[a]

체적	공칭 값(L)
일회 호흡량 (TV)	0.6
흡기 예비량 (IRV)	2.0
호기 예비량 (ERV)	1.5
흡기 용량 (IC)	3.6
폐활량 (VC) = TV + IRV + ERV	4.1
예비량 (RV)	1.6
전폐용량 (TLC) = VC + RV	5.7
호흡률 (f_R) = 18–22 min^{-1}	
1분 호흡 용적 = TV × f_R	

[a] See ICRP, 1994. Human Respiratory Tract Model for Radiological Protection. ICRP Publication 66. Ann. ICRP. 24 (1–3); Annex B for additional details.

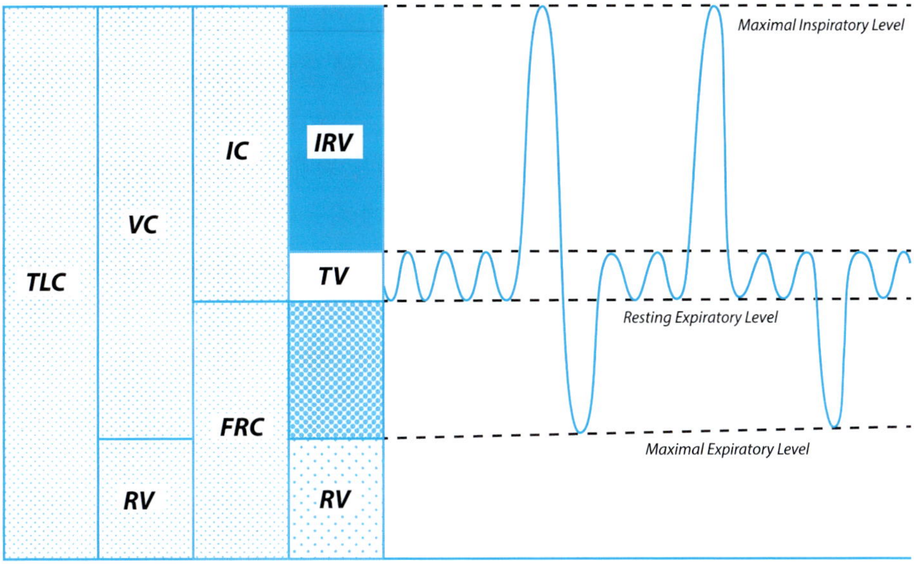

그림 7-7. 폐용량 곡선에 나타난 폐의 체적들. 약어: TLC, 전폐용량, VC, 폐활량, RV, 예비량, FRC, 기능적 잔기량, TV, 일회 호흡량, IRV, 흡기 예비량, IC, 흡기 용량. (Reproduced with permission from Comroe JH Jr, Foster RE II, DuBios AB, Briscoe WA, Fisher AB. The Lung: Physiologic Basis of Function Tests. 3rd ed. Chicago, IL: Year Book Medical Publishers, Inc.; 1986. Copyright © 1986, with permission from Elsevier.)

소화기계

소화기계는 입부터 시작하여 몸통을 거쳐 항문에서 끝나는 연속 경로를 포함한다. 게다가, 소화기계는 소화에 필요한 효소와 다른 물질을 공급하고, 대사가 일어나는 몇 개의 보조 장기를 포함한다. 이 연속 경로를 위장관(GI tract)이라고 부른다. 위장관은 입, 식도, 위, 소장 및 대장을 포함한다. 대장은 직장에서 끝나며, 직장은 항문을 통해 외부 환경에 이어져 있다. 보조 장기로는 입 속에 있는 침샘, 위의 아래 끝 뒤편에 있는 췌장, 복부 상단 오른쪽 사분면에 위치한 매우 큰 장기인 간, 그리고 간 밑에 있는 쓸개가 있다.

소화 과정은 입에서 시작되며, 이곳에서 녹말을 당으로 변환시키기 위한 프티알린(*ptyalin*)이라는 효소가 침샘에 의해 분비된다. 음식 한 입을 삼키면 인두를 지나 식도로 가며, 여기에서 연동 운동(*peristalsis*)이라는 과정에 의해 음식이 위로 이동한다. 연동 운동할 때, 위장관 벽 근육은 위장관을 따라 내려가며 무의식적 수축이 일어나며,

이것에 의해 수축 발생 지점 앞에 있는 내용물이 밀려간다. 이런 규칙적인 연동 수축은 자율신경계에 의해 조정된다. 이렇게 음식물 덩어리가 식도에서 위까지 밀려 내려가며, 위에서 이 음식물은 염산, 점액 그리고 소화 효소와 뒤섞인다. 총 3 L/d 가량의 체액이 위 내벽에서 분비된다. 위 속 내용물은 위벽의 연동 수축에 의해 완전히 섞여, 유미즙(*chyme*)이라 부르는 비교적 균일하게 유동화된 덩어리를 만든다. 위 내용물의 평균 체류 시간은 약 1시간이다. 유미즙은 연동 운동에 의해 소장으로 간다. 유문(*pylorus*)이라는 구멍을 통해 위에서 소장으로 간다. 유문 구멍의 크기는 유문괄약근(*pyloric sphincter*)이라는 주위 근육에 의해 제어된다. 위 내용물에 의해 결정되는 빈도에 따라 유문괄약근이 열리고 닫히면서, 유미즙은 간헐적으로 장으로 밀려간다.

소장은 소화가 일어나고 유미즙으로부터 영양소와 다른 물질을 흡수하여 혈액으로 보내는, 길이 약 6 m 관이다. 소장 내부 표면을 막처럼 싸고 있는 상피조직은 융털(*villi*)이라 부르는 손가락 모양의 돌기 수백만 개(20~40/mm^2)로 덮여 있다. 융털을 덮고 있는 상피조직은 소장 내부 표면을 뒤덮고 있는 상피세포와 인접해 있다. 상피세포는 생식세포로 구성된 기저막을 뚫고 성장하며, 이 기저막은 상피세포가 발달하는 생식세포로 구성돼 있다. 기저막은 방사선 손상에 대한 소장의 결정 조직이다. 선량을 약 7.5 Gy (750 rads)이상 받아 기저막이 파괴되면 "위장관(GI) 증후군"이 발생한다. 융털 벽을 가로지르는 확산에 의해 영양소 분자는 내장에서 혈액으로, 그리고 융털 각각의 내부 혈관으로 이동한다. 수많은 융털은 소장 표면적을 엄청나게 증가시켜, 영양소 물질이 혈액으로 원활히 이동케 한다. 위장관에 있는 물질은 실제로는 인체 내부 환경에 있지 않다는 것을 유의해야 한다. 위장관은 양 끝단에서 외부 환경과 이어져 있으며, 물질은 인체 내부 환경으로 받아들여지거나 흡수되지 않고 통과할 수 있다. 간, 췌장 그리고 장 점막은 소장으로 소화액을 분비한다. 유미즙은 연동 수축에 의해 섞여 대장으로 간다. 약 4시간의 체류시간이 지난 뒤, 대다수 영양소 물질은 혈액으로 흡수된다. 소장의 나머지 내용물은 대장으로 간다.

대장, 즉 결장은 위장관의 마지막 주요 부위다. 결장은 길이 약 1 m이며, 그 직경이 소장의 직경보다 크기 때문에 "대장"이라고 부른다. 소장은 맹장에서 대장과 합류하고, 유미즙이 대장으로 이동하는 것은 돌막창자판막에 의해 제어된다. 연동 수축이 계속되며 장내 내용물을 직장으로 보낸다. 대장에 들어온 유미즙은 대부분 물이다. 대장의 첫 번째 부위인 상부 대장에서 나트륨과 다른 무기물뿐만 아니라 대부분의 물이 혈액으로 재흡수되고, 배설물이라 부르는 찌꺼기가 남는다. 상부 대장을 통과하는데 약 반나절이 걸린다. 약 하루에 걸쳐 하부 대장을 통과한 뒤 배설물은 직장으로 들어온다. 배설물은 배변 행위를 통해 몸에서 배설될 때까지 직장에 머문다.

골격계

몸무게의 약 10%(약 4%에 해당하는 골수는 제외)을 차지하는 골격은 연골에 의해 연결된 206개의 뼈로 이루어져 있다. 다수의 다른 장기와 마찬가지로, 골격은 여러 가지 기능을 수행한다.

- 모든 다른 장기와 조직을 떠받치기 위한 하중-지지 뼈대를 제공한다.
- 중요 기관에 대한 보호막을 제공한다.
- 적색 골수를 포함하여 혈구를 만드는 골수를 담고 있다.
- 인체의 칼슘 저장고다.

뼈는 다수의 방사성핵종에 대한 결정 장기(critical organ)이다. 이는 뼈가 단일 조직임을 시사한다. 그러나 뼈는 방사선 민감성과 대사 동력학이 각기 다른 여러 개의 조직으로 구성된 복합 장기이다. 두 가지 주요 유형의 뼈를 쉽게 확인할 수 있다. 이것들은 빽빽하고 촘촘한 피질골(*cortical bone*)과, 부드럽고 다공성이며 골수를 담는 공간을 형성하는 골조직의 얇은 벽들로 구성된 해면질골(*trabecular bone*)이다. 치밀뼈는 골내관(*haversian canal*)이라 부르는 작은 원통형 구멍 부근에 동축 배열된 세포층으로 이루어져 있다. 뼈로 공급되는 혈관은 골내관 속에 퍼져있다. 피질골과 해면질골은 콜라겐 섬유질을 함유한 기질에 박혀있는 세포[골아세포(*osteoblasts*)라고 부른다]로 구성돼 있다. 이 기질은 무기질인 수산화인회석 $Ca_{10}(PO_4)_6(OH)_2$에 의해 결합되어 있다. 2가 라듐, 스트론튬, 그리고 납 이온들은 무기물질 속 칼슘과 교환될 수 있고, 이 때문에 뼈가 이들 원소에 대해 결정장기가 된다. 뼈의 바깥 표면은 골막(*periosteum*)이라 부르는 조직 층으로 둘러싸여 있고, 해면질골 벽을 포함하여 뼈의 안쪽 표면은 골내막(*endosteum*)이라 불리는 내벽으로 덮여 있다. 해면질골의 큰 표면적 때문에, 골내막 조직이 골막 조직보다 훨씬 더 많다. 이들 내벽은 뼈 성장과 관련이 있어, 골형성 조직(*osteogenic tissue*)이라고 부른다. 라듐과 스트론튬은 무기물 함유 뼈 속에 침전되는 반면, 토륨과 플루토늄은 뼈의 내층, 골막과 골내막에 침전된다. 방사능 유발 암 발생 위험이 있는 골격 세포는 뼈 표면에 있는 골형성 세포, 특히, 골내막 세포와 골수의 조혈 세포다. 이 손상된 세포들의 DNA 손상과 증식은 골육종(osteosarcoma)으로 발달하는 것으로 알려져 있다.

근육 조직

근육은 수축성을 고유 특성으로 가진 특수 조직이다. 근육은 결합조직(connective tissue)에 의해 묶여 있는 근섬유 그룹으로 구성돼 있다. 우리는 세 가지 다른 종류의 근육 조직을 발견할 수 있다.

- 골격근(*skeletal muscle*) 또는 가로무늬근(*striated muscle*). 뼈에 붙어 있는 이 근육은 신경 펄스에 의해 자극을 받으면 수축되고, 그것에 의해 동작을 조절한다. 이 동작은 우리 통제 하에 있기 때문에, 골격근을 수의근(*voluntary muscle*)이라고도 부른다.
- 심근(*cardiac muscle*). 이 근육은 심장에서만 발견되는 특수 근육이다. 심근은 규칙적으로 수축하지만 우리 통제 하에 있지 않다. 따라서 심근을 불수의근(*involuntary muscle*)이라 부른다.
- 내장근(*visceral muscle*). 이 근육은 위장관, 혈액 및 림프관 벽, 자궁에서 발견되는 불수의근이다. 위장관 벽을 형성하는 이 근육들의 수축에 의해 연동이 일어난다.

피부

인체의 외부 덮개를 형성하고 있는 피부(그림 7–8)는 다기능적이며 복잡한 장기이다. 피부의 평균 표면적은 약 1.8 m^2이다. 피부 기능은 다음과 같다.

- 몸 가리기
- 세균과 화학물질 같은 위험 물질에 대한 보호막 제공
- 체내 노폐물 배출
- 인체 냉난방
- 혈액 흐름 조절

피부는 두 개 층, 표피(*epidermis*)라 불리는 외피층과 진피(*dermis*)라 불리는 내피층으로 구성돼 있다. 이 두 개 층 사이 경계에 기저막이 있다. 피부 외피 표면의 세포

를 발생시키는 생리 활성 간세포(progenitor cells)로 이루어져 있는 이 기저막은 피부 선량을 제한하는 결정장기이다. 기저막 세포 하나가 분열할 때, 두 개 세포 중 하나는 피부 외부 표면으로 이동을 시작하고 다른 하나는 기저막의 일부로서 남아 있다. 딸세포는 이동하며, 피부 보호 기능을 수행하는 고도로 분화된 세포로 변하는 점진적 변화를 겪는다. 이런 변화 과정 중, 세포의 세포질은 각질(*keratin*)이라 불리는 고밀도 물질로 변한다. 이 과정 중 세포핵은 각질화가 확대되면서 쪼개지고 결국에는 사라진다. 이때 세포는 생물학적으로 사망한 것이며, 이 세포가 표면에 도달한 후에는 떨어져나간다. 표피는 죽은 세포들로 이루어져 있기 때문에, 표피의 유일한 방사선생물학적 중요성은 피부의 방사선 민감 층인 기저막에 도달하기 전 베타 또는 알파 입자의 에너지를 감쇠시키는 것이다. 표피와 진피 사이의 기저막 경계는 외부 표면으로부터 깊이가 눈꺼풀에 대해 약 30 μm에서 발바닥에 대해 1400 μm까지로, 상당히 차이가 나는 물결모양의 층이다. 실제 깊이의 변동성에도 불구하고, 선량평가 목적 상 기저막 깊이는 표면 아래 70 μm(0.007 cm)로 간주한다. 따라서 우리는 7 mg/cm^2 깊이에서 선량을 표층선량(*shallow dose*)으로 정의한다. 표피는 상처 가장자

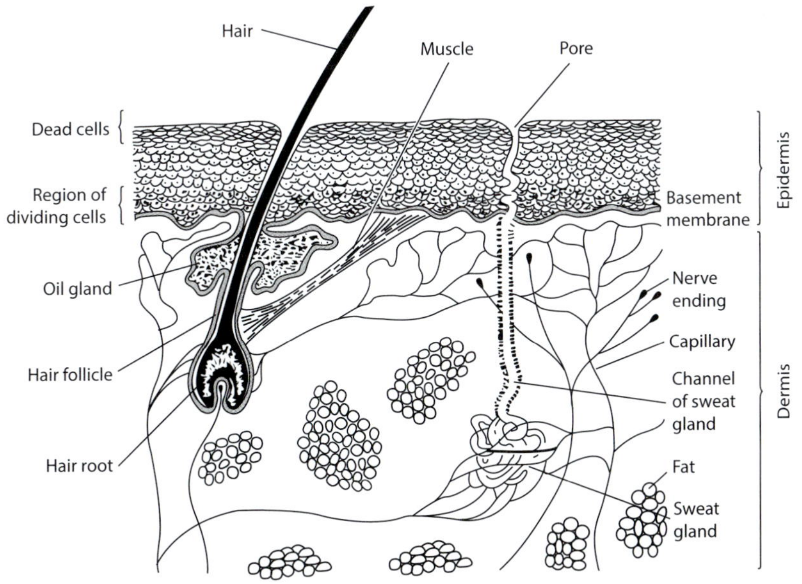

그림 7-8. 피부에 대한 단면도. (Reproduced with permission from Lesser MS. Review Text in Life Science: Intermediate Level. New York, NY: Amsco School Publications; 1967.)

리에 새로운 조직을 만들 수 있는 기저 세포가 살아있기 때문에 상처를 입은 후에도 쉽게 회복된다.

피부의 하위 층인 진피 구조는 표피 구조와 상당히 다르다. 진피는 결합조직, 탄성 섬유, 물 그리고 지방으로 이뤄져 있다. 땀샘과 피지선(지방 분비선), 모낭, 혈관 그리고 신경이 진피에 끼여 있다. 땀샘은 배설 장기로서, 그리고 인체 냉각계통의 일부로서 기능을 하는 반면, 피지선은 피부 표면을 매끄럽게 하는 지성 물질을 분비하는 동시에 물이 피부를 뚫지 못하게 하는 장벽 역할을 한다. 진피에 있는 신경 끝단은 우리가 촉감을 느끼고, 피부와 닿는 무엇이든, 그 물질의 온도를 느낄 수 있게 해준다.

비뇨기계

비뇨기계는 음식물 대사과정에서 발생한 노폐물과 화학물질이나 방사성핵종 같은 유해물질 흡입으로 인한 노폐물들을 제거하고, 수분, 전해질과 산-염기 항상성을 유지하는 데 중요한 역할을 한다. 소변이 만들어지는 두 개의 신장, 소변이 신장에서 방광으로 흐르는 요관, 소변이 모이는 방광, 소변이 몸 밖으로 나가는 요도가 비뇨기계에 포함된다. 체내 환경과 외부 환경 사이 경계 장기들 중 하나인 신장은 혈액으로부터 소변으로 수분, 전해질, 대사 노폐물과 다른 유해 분자들을 선택적으로 여과하는 기능을 한다. 이들 활동은 약 100만개의 신단위(*nephron*)에서 이루어지는데, 이 신단위는 신장의 기능적 단위이다. 신단위(그림 7-9)는 한쪽 끝에 컵같이 생긴 구조[보우만낭(Bowman's capsule)이라 부른다]를 가진 소용돌이 모양의 관이다. 이 신단위는 다른 쪽 끝에서 다른 신단위와 만나는데, 그곳에 소변이 모이고 결국 요관으로 흘러간다. 보우만낭은 몇 가지 물질이 신단위의 관상 조직으로 확산돼 나가는 모세관 덩어리(사구체라고 부름)이다. 여과율은 혈압과 혈액 삼투압에 의해 결정된다. 1분당 약 1 L의 혈액이 신장을 통과한다. 이로부터, 180 L/d에 해당하는 약 125 mL/min이 사구체에 의해 여과된다는 것을 알 수 있다. 하루 소변양이 약 2.2 L이기 때문에, 사구체 여과액 대부분은 보우만낭 하류부에 있는 신단위 구조체에 의해 재흡수된다. 사구체 여과액으로부터 수분, 칼슘과 칼륨을 재흡수하는 것은 뇌하수체에서 분비하는 호르몬(항이뇨 호르몬)과 부신피질에서 분비하는 호르몬(알도스테론)에 의해 조절된다. 혈액의 정상 pH는 7.35~7.45이다. 정상 수치로부터 벗어난 편차의 방향에 따라, 신단위는 산 또는 염기 이온을 분비하거나 재흡수한다. pH 조절은 주로 탄산과 중탄산나트륨

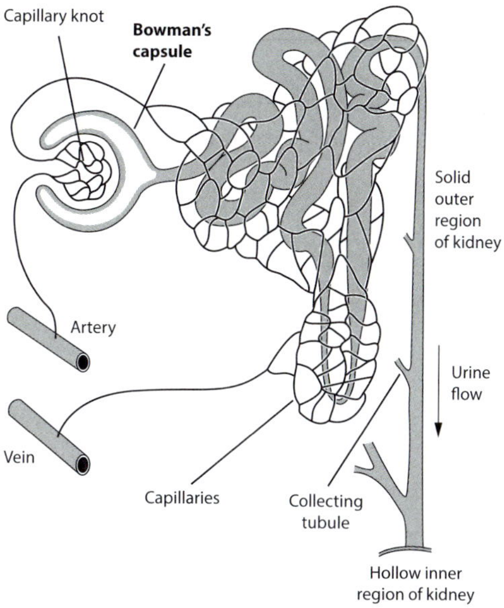

그림 7-9. 포유류 콩팥 신단위의 주요 구성요소들. (Reproduced with permission from Lesser MS. Review Text in Life Science: Intermediate Level. New York, NY: Amsco School Publications; 1967.)

의 혈장 농도를 변화시켜 정상 수치에서 벗어난 편차를 줄이는 방향으로 한다.

신경계

신경계는 다음 기능을 수행하는 통신망이다.

- 외부 환경을 지각하고 환경 자극에 대한 인체 운동 반응을 제어한다.
- 내부 장기 계통의 작동을 조절한다.
- 정보를 배우고 저장한다.

이들 목적 달성을 위해, 신경계는 중앙처리장치인 뇌(*brain*), 뇌로부터 오는 신호를 운반하는 몸통 본선인 척수(*spinal cord*), 신경세포의 유통 조직인 뉴런(*neurons*)으로 구성되어 있다. 뇌와 척수는 중추신경계(central nervous system, CNS)를 구성하고 있다. 뇌로부터 뇌신경(12개의 뇌신경이 있다)이 활성화시키는 장기들로 직접 가는 뇌신경(*cranial nerves*)이라 부르는 신경 범주를 제외하고, 신경계의 모든 신경은 척수로 거슬러 올라갈 수 있다. 신경망은 두 개의 주요 하위범주, 즉 우리의 통제 아래 팔, 다리, 눈 등을 움직이는 수의 신경계(*voluntary nervous system*)와, 심장과 위와 같이 우리의 내부 장기들을 제어하는 불수의, 또는 자율 신경계(*involuntary* or *automatic nervous system*)로 구분할 수 있다. 자율 신경계는 교감(*sympathetic*) 및 부교감(*parasympathetic*) 신경계로 세분된다. 교감 및 부교감 신경계는 반대 방향으로 작용한다. 교감 신경계로부터 오는 신호는 수용 장기를 자극하여 활동을 증가시키는 반면, 부교감 신경계로부터 오는 신호는 수용 장기의 활동을 억제한다. 따라서 우리가 흥분했을 때 심장박동이 증가하고 위가 수축되는 것은 교감 신경계로부터 온 신호 때문이다.

신경계의 기본 세포는 뉴런(그림 7-10)이다. 뉴런은 세포체(*cell body*)와 축색돌기(*axon*)라 부르는 긴 섬유로 구성돼 있다. 세포체는 가지돌기(*dendrites*)라 부르는 몇 개의 실 같은 돌기를 가지고 있으며, 축색돌기는 축삭끝가지(*telodendria*)라 부르는 몇 개의 실 모양 꼬리를 갖고 끝난다. 신경 펄스는 시냅스(*synapse*)라 부르는 축삭끝가지와 가지돌기의 교차점에서 한 축색돌기에서 다른 축색돌기로 전달된다. 시냅스 교차점에서, 신경전달물질(*neurotransmitter*)이 축삭끝가지에 의해 분비되고, 이것이 가지돌기 수용 영역에 작용하여 신경 펄스가 축색돌기를 따라 이동하여 다음 시냅스까지 이동하게 한다. 이 작용은 전기 펄스가 근육을 자극하는 신경근 교차점에 도달할 때까지 계속된다. 신경 펄스 자체는 뉴런을 따라 1초당 수 m의 속도로 이동하는 뉴런 벽의 일시적 탈분극(depolarization)으로 구성된다. 신경세포가 움직이지 않으면, Na^+와 K^+이온 농도 차이 때문에 축색돌기 내외부에 걸쳐 약 80 mV의 전위차가 생긴

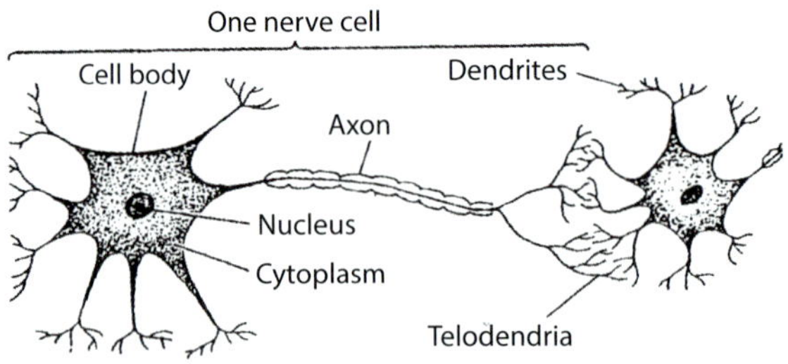

그림 7-10. 뉴런의 구조. 신경 펄스가 신경계를 따라 진행하는 것을 허용해주는 두 개 뉴런 사이의 시냅스도 볼 수 있다. (Reproduced with permission from Lesser MS. Review Text in Life Science: Intermediate Level. New York, NY: Amsco School Publications; 1967.)

다. Na^+와 K^+이온을 자유롭게 통과시키는 뉴런 벽의 투과성이 순간적으로 변화되면서 탈분극이 발생하고, 이로 인해 전위차가 감소한다. 이런 투과성 변화는 약 1,000분의 1초 동안 지속되고, 그 직후 신경 세포벽의 재분극이 수반된다.

신경계는 방사선 영향에 가장 덜 민감한 계통으로, 체세포 영향에 대한 문턱 값은 10~20 Gy 수준으로 높다.

내분비계

내분비계는 다양한 인체 부위에 있으며, 호르몬(*hormones*)이라고 하는 특수 물질을 혈액으로 분비하는 일군의 독립된 분비샘들로 이루어져 있다. 이들 호르몬은 혈액에 의해 특정 위치까지 운반되고, 그곳에서 특정 효과를 일으킨다. 많은 경우 분비샘끼리 상호작용하고, 한 분비샘의 작동은 다른 분비샘이 분비한 호르몬과의 상호작용에 종속적이기 때문에, 분비샘들을 하나의 기관계로 부른다. 다른 분비샘을 자극하는 호르몬은 명칭으로 구분되는데, 그 명칭의 접두사는 호르몬이 자극하는 분비샘의 이름이고, 접미사로 "tropin"을 붙인다. 따라서 갑상선자극호르몬(*thyrotropin*)은 갑상선에 의한 티록신 분비를 자극한다. 내분비계의 다양한 분비샘과 그들 호르몬은 다음을 포함하고 있다.

뇌하수체(pituitary). 입천장 위, 두개골 밑바닥에 위치한 뇌하수체는 다음을 포함해 수많은 다른 호르몬을 분비하기 때문에 주 분비샘(*master gland*)이라고 부른다.

- 부신피질 성장과 호르몬 분비를 조절하는 부신피질자극 호르몬(adrenocortico tropic hormone)
- 남성과 여성의 성호르몬 생성을 촉진하는 생식샘자극호르몬
  - 난포자극호르몬 – 여성에 대해, 이 호르몬은 여성호르몬 에스트로겐 생성과 난소 여포 발달을 촉진한다.
  - 황체형성호르몬 – 이 호르몬은 고환을 자극하여 남성호르몬 테스토스테론을 분비하고, 여성에게서는 황체 발달과 프로게스테론 생성을 촉진한다.
  - 황체자극호르몬 – 이 호르몬은 아기 출산 후 젖 분비가 시작되게 자극한다.
- 성장을 촉진하기 때문에 주로 급성장기 중 분비되는 성장 호르몬. 어린 시절 과다 분비는 거인증을 유발하고, 분비 감퇴는 왜소증을 초래한다. 성인기에 성장

호르몬의 과다 생성은 머리와 손발 뼈가 비정상적으로 커지는 선단비대증을 유발한다.

- 갑상샘을 자극하여 갑상선 호르몬인 티록신을 분비시키는 갑상샘자극호르몬
- 수유부의 가슴에 모유로 찬 유관을 수축하여 모유를 밖으로 짜내는 옥시토신
- 혈액 삼투압에 반응함으로써 체액 균형을 유지하는 데 도움을 주는 바소프레신(항이뇨 호르몬)

갑상선(Thyroid). 갑상선은 각각 약 10~15 g이며 목젖 위에 있는 두 개의 타원형 갑상선엽으로 구성돼 있다. 두 개의 갑상선엽은 지협(*isthmus*)이라 불리는 가는 조직으로 연결되어 있다. 갑상샘의 주요 역할은 대사 조절이다. 이를 위해, 갑상샘은 갑상선에서 합성한 두 가지 요오드-함유 호르몬, 즉, 티록신(T4)과 트리요오드사이로닌(T3)을 분비한다. 이들 호르몬 합성에 사용된 요오드는 요오드 첨가 식염, 해산물과 우유를 포함한 음식으로부터 온다. 혈액으로 나오면, 이들 호르몬은 혈장 단백질과 결합하여, 단백질-결합 요오드로 순환한다. 티록신 농도는 100 mL 혈청당 약 10 mg이고, 트리요오드사이로닌 농도는 100 mL 혈청당 약 0.1 μg이다. 이들 갑상선 호르몬은 세포 대사율을 조절한다. 이들 호르몬은 세포 내부의 산화 반응률을 증가시키는 촉매로서 작용한다고 알려져 있다.

갑상선 호르몬 방출은 뇌하수체 활동을 조절하는 뇌 조절 영역인 시상하부(hypothalamus)의 간접 통제를 받는다. 혈중 갑상선 호르몬 농도가 떨어지면, 시상하부는 갑상샘자극호르몬-방출 호르몬을 분비하여 뇌하수체에 신호를 보내 뇌하수체가 갑상선자극호르몬(thyroid-stimulating hormone, TSH)을 혈액으로 방출케 한다. 이 호르몬은 결국 갑상샘을 자극하여 갑상선 호르몬을 방출한다. 갑상선 호르몬들은 필요할 때마다 만들어지지 않는다는 것을 유의해야 한다. 상당한 양의 호르몬이 만들어져 갑상샘에 저장되고, 필요할 때마다 호르몬이 방출된다. 갑상샘에 요오드가 머무는 시간은 꽤 길다. 참조 작업자의 경우, 요오드 평균 체류기간은 약 173일이다. 갑상선 호르몬이 너무 적게 또는 너무 많이 방출되면 병리학적 상태가 초래된다. 갑상선기능부전(hypothyroidism)으로 기초대사율이 낮아지고, 이로 인해 심신 능력이 저하된다. 어린이의 경우, 심각한 갑상선기능부전은 크레틴병(cretinism)이라 알려진 건강상태를 초래한다. 어른의 경우, 갑상선기능부전을 점액수종(myxedema)이라 부

르고 갑상선종이라 부르는 상태로 이어질 수 있다. 갑상선 호르몬이 과다 생성되는 갑상선기능항진(hyperthyroidism)은 사람을 매우 신경질적이고 쉽게 흥분시키며, 갑상선이 커지는 갑상선기능항진증을 초래한다.

^{131}I이 고수율 핵분열 생성물이기 때문에 갑상선은 방사선 안전 분야에서 중요하다. 섭취나 흡입을 하면, ^{31}I은 갑상선 호르몬에 섞여 (갑상선에 있는 방사성 요오드 양에 따라) 갑상샘에 고방사선량을 초래할 수 있다. 결국 이는 갑상선암을 유발할 수도 있다. 1986년 체르노빌 원자로 사고 기간 중 대량의 방사성 요오드 방출 이후 젊은이들 사이에서 갑상선 암 발생률이 크게 증가하였다.

부갑상선(Parathyroids). 부갑상선은 각 갑상선엽 뒤에 위치한 두 개의 완두콩 크기 분비샘으로 구성돼 있다. 부갑상선은 칼슘과 인의 혈장 농도를 제어하는 부갑상선 호르몬을 분비한다.

부신(Adrenals). 부신은 신장 위에 놓여 있다. 각각의 부신은 두 개의 다른 내분비 조직으로 만들어져 있다. 부신 피질(*adrenal cortex*)이라는 외부 조직이 부신 수질(*adrenal medulla*)이라는 내부 조직을 둘러싸고 있다. 부신 수질은 카테콜아민(*catecholamines*)이라고 부르는 일군의 호르몬을 분비하는데 그중 가장 유명한 호르몬이 아드레날린(*adrenaline*; 에피네프린, epinephrine)이다. 부신 피질은 스테로이드 호르몬을 분비한다. 글루코코르티코이드(*glucocorticoids*)라 부르는 일군의 스테로이드 호르몬은 주로 하드로코르티손(hydrocortisone)을 포함하고 있으며, 탄수화물, 단백질, 지방 그리고 전해질 대사와 관련이 있다. 또 다른 일군의 부신피질 호르몬은 주로 알도스테론(aldosterone)으로 구성된 무기질대사 부신피질 호르몬(mineralocorticoids)이다. 알도스테론은 나트륨과 염화물 이온 체류와 칼륨과 수소 이온 제거를 조절한다. 따라서 이 호르몬은 혈압과 혈액 체적 제어와 연관이 있다.

랑게르한스섬(Islets of Langerhans). 랑게르한스섬은 췌장 내부에 넓게 분포되어 있다. 이들은 두 개의 호르몬–생성 세포, 즉 글루카곤을 만드는 알파 세포와, 인슐린을 만드는 베타 세포를 포함하고 있다. 인슐린은 탄수화물 대사에 필수적이다. 인슐린–의존성 당뇨병 또는 제1형 당뇨병이라 알려진 병의 경우, 베타 세포들이 자기면역 메커니즘에 의해 파괴되어, 환자가 생존해 있는 경우 인슐린을 반드시 주입해주어야만 한다. 제2형, 또는 인슐린–비의존성 당뇨병인 경우, 불충분한 양의 인슐린이 생성된다. 이 병은 인슐린 생성을 촉진하는 약이나 식이요법을 통해 필요한 인슐린 양

을 줄이는 방법으로 치료한다. 글루카곤은 알파 세포에서 분비되고, 혈액에 의해 간으로 운반되어 간을 자극하여 포도당을 생성한다. 글루카곤 작용은 인슐린 작용과 반대다. 그 결과, 인슐린과 글루카곤의 조율된 방출을 통해 혈액 포도당을 섬세하게 제어할 수 있다.

생식선(gonads). 생식선(여성의 난소와 남성의 고환)은 성호르몬을 생성한다. 여성의 성호르몬으로는 에스트로겐(estrogens)과 프로제스테론(progesterone)이 있다. 남성의 성호르몬은 주로 테스토스테론으로 구성되어 있다. 성호르몬은 남성과 여성을 구분하는 특성들을 결정하고 성행위와 번식을 조절한다.

생식계

남성 생식계는 음경, 고환, 정액이 요도까지 흐르고 오르가즘 시 그곳에서 정액이 사정되는 관들, 전립선, 그리고 정액을 생성하는 쿠퍼선을 포함한다. 고환은 남성 성호르몬인 테스토스테론과 정액에 의해 운반되는 정자를 생성한다. 고환 양쪽 내부에는 수많은 나선형 정세관이 있으며, 정세관 내부 표면은 나중에 정자로 발달하는 정원세포들로 구성된 기저막으로 덮여 있다. 생식 세포는 일차 정모세포(spermatocytes)로 발달하는 정원세포(spermatogonia)를 발생시킨다. 일차 정모세포는 그들 염색체가 이배체(diploid) 수 46에서 반수체(haploid) 수 23으로 줄어들어 이차 정모세포가 되는 감수분열(meiotic division)을 한다. 이차 정모세포는 두 번째 감수분열을 겪으며 정세포(spermatids)가 되며, 이 정세포는 정자(spermatozoa)라 불리는 성숙한 남성 생식세포로 발달한다. 따라서 정모세포 한 개에서 정자 네 개가 발달되고, 이들 정자 모두는 여성 난자를 수정시킬 수 있다. 남성 생식계의 유일한 목적은 여성 생식세포를 수정시키도록 계획된 남성 생식세포를 생산하는 것이다. 정세관의 생식세포 조직은 남성 생식계에서 가장 방사선민감성이 크다. 나선형의 정세관 기저막에 대해 약 6 Gy (600 rads) 선량은 불임을 유발할 수 있다. 그러나 남성 정력은 혈액의 테스토스테론 수준과 관계가 있다. 고환에서 테스토스테론이 생성되지 않게 하기 위해서는 고환에 약 30 Gy (3000 rads) 이상 선량을 조사해야 한다.

여성 생식계는 두 개의 난소, 수정란이 배아로 발달하고 그 이후 태아로 자라는 자궁, 난소에서 자궁까지 안내하는 나팔관, 그리고 질로 이루어져 있다. 난소는 난모세포(*oocytes*)라 부르는 수천 개의 미성숙 난자를 갖고 있는데, 이 모든 난자는 여자 아이가 태어날 때부터 가지고 있다. 그러나 겨우 수백 개만이 성숙한 난자로 발달한다. 난모세포는 정자 형성과 마찬가지로 두 번의 감수분열을 겪는다. 그러나 난자 형성 시에는 오로지 하나의 성숙한 난자, 즉 여성 생식세포만 생성된다. 연속 과정인 남성 생식 세포 생성에 반해, 난자 형성은 약 28일마다 반복되는 주기적 과정이다. 남성 생식계는 정자 생성과 사정으로 자신의 임무를 마치는 반면, 여성 생식계는 태어날 때까지 발달하는 태아를 양육하고 보호하도록 설계되어 있다. 프로제스테론 호르몬은 월경 기간 중 난소에서 형성된 황체(*corpus leteum*)에 의해 분비된다.

감각기관 및 조직

감각기관 및 조직은 눈, 귀, 코에 있는 후각신경 종말, 혀에 있는 미뢰, 그리고 촉각과 체온 감시를 위해 피부에 있는 감각신경 종말을 포함한다. 전리 및 비전리 방사선, 그리고 소음 규제 요건 때문에 보건물리와 산업위생 분야는 눈, 피부 그리고 귀에 큰 관심을 두고 있다.

눈. 눈 구조는 그림 7-11과 같다. 눈의 시각 계통은 망막 위에 물체의 실제 상을 분명하게 맞추기 위해 함께 움직이는 조직을 포함하고 있다.

1. 각막(cornea) – 평균 굴절률 1.376, 두께 약 0.5 mm의 투명한 층이다. 앞 표면의 곡률반경은 약 7.7 mm인 반면, 뒤 표면의 곡률반경은 약 6.8 mm이다.
2. 수양액(aqueous humor) – 알부민, 글로불린, 그리고 당이 섞인 맑고 투명하며 묽은 용액(> 99% 물). 굴절률은 1.336이다.

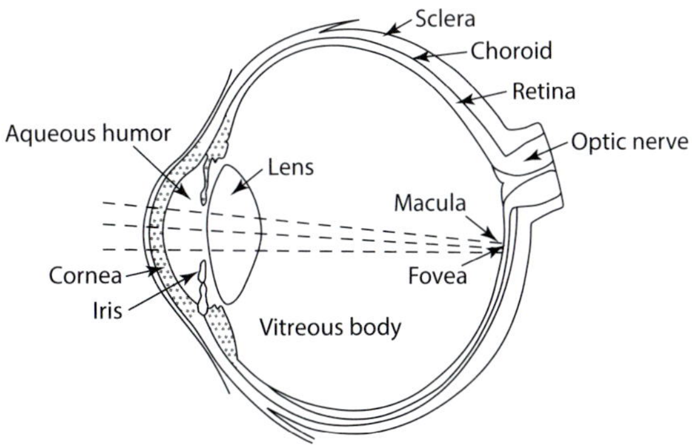

그림 7-11. 사람 눈의 전체 구조.

3. 수정체(lens) – 피막(*capsule*)이라 부르는 투명한 막으로 싸여 있으며, 양쪽이 볼록하고, 맑고 투명한 반고체의 조직, 굴절률은 1.413이다. 눈의 초점 조정은 원근조절(*accommodation*)이라 불리는 수정체를 두껍게 하거나 길게 늘이는 과정을 통해 이루어진다.
4. 유리액(vitreous humor) – 수정체와 망막 사이의 눈 공간을 채우는 부드럽고, 젤리 같으며, 맑고 투명한 물질. 유리액의 약 99%는 물이고, 굴절률은 1.336이다.

눈에 빛을 비추면 각막으로 입사되는 빛은 눈의 시각계통에 의해 한 점에 모이게 되어 각막보다 훨씬 더 큰 빛의 세기를 가진 상을 망막에 만든다. 빛 세기와 연령에 따라 홍채 막에 의해 직경이 변하는 동공을 통해 빛이 들어온다. 이 연령 의존성을 표 7-3에 정리하였다. 동공을 지난 후, 빛은 수정체에 의해 망막 위로 모이고, 여기서 빛이 신경 펄스로 변환된다. 이들 임펄스는 시신경(두 번째 뇌신경)을 통해 뇌로 전달이 되어 시각을 느낀다.

망막은 안구 내부로 들어가는 입구, 시신경 디스크(*optic disk*)를 확장한 복잡한 구조이다. 망막은 황반(*macula lutea*)이라 불리는 직경 약 0.6 mm 황색 점으로 모이며, 이 점은 시선 축(visual axis)보다 약간 높이 있다. 황반 중심에 황반중심오목(*fovea centralis*)이라 불리는 작고 함몰된 영역이 있다.

선명한 시력은 황반 위에 실제 상이 형성되느냐에 따라 좌우된다. 망막에는 두 가

표 7-3 동공의 평균 직경

연령(년)	암순응 9 cd/m^2 (mm)	명순응 4400 cd/m^2 (mm)	차이 (mm)
18–19	7.5	4	3.5
20–29	7	3.8	3.2
30–39	6.8	3.6	3.2
40–49	6.5	3.5	3.0
50–59	6	3.3	2.7
60–69	5.8	3.2	2.6
70–79	5.2	3.0	2.2
80+	4.8	2.8	2.0

Source: Data from Factors Affecting Light-Adapted Pupil Size in Normal Human Subjects; Barry Winn, David Whitaker, David B. Elliot, and Nicholas J. Phillips, Invest Ophthalmol Vis Sci. March 1994; 35(3): 1132–1137.

지 유형의 광수용체 신경종말, 즉 간상체(*rods*)와 추상체(*cones*)가 있다. 추상체는 주로 황반중심오목에 모여 있으며 미세한 것을 분별하고 다양한 색조를 구분한다. 그러나 추상체는 상대적으로 둔감하고 조명이 좋은 상태에서만 기능을 한다. 반면에 간상체는 추상체보다 빛에 더 민감하고, 따라서 희미한 조명에서 그리고 야간 시력에 유용하다. 그러나 간상체는 미세한 것들을 구분할 수 없을 뿐만 아니라 색조도 분별하지 못한다. 그래서 낮은 조명에서는 물체들이 그것들 색깔과 무관하게 어렴풋하고 희끄무레하게 보인다. 망막은 광수용기 층들을 지나는 내내 투명하다. 마지막 층은 불투명한 색소 상피들로 이루어져 있다. 맥락막(*choroid*)이라 부르는 혈관이 고도로 발달된(혈관이 많은) 조직이 색소 상피 뒤에 있다. 이 조직은 망막에 대한 영양공급원으로서 역할을 하고 망막 세포들로부터 발생하는 세포대사 노폐물을 운반해간다. 망막 자체는 혈관이 없다. 따라서 망막에 흡수된 열에너지는 제거를 위해 열-교환 매질인 혈액으로 가기 전에 맥락막으로 전달돼야만 한다.

귀. 귀(그림 7-12)는 음파가 운반한 기계 에너지를 전기 펄스로 변환하는 일종의 변환기이며, 변환된 전기 펄스는 청각(여덟 번째 뇌) 신경을 통해 뇌로 보내져 그곳에서 처리된다. 귀는 구조적 그리고 기능적으로, 세 개의 주요 하위 구성요소로 이뤄져 있다고 볼 수 있다. 귓불(귓바퀴, pinna)과 이도(auditory canal)를 포함하는 외이(outer ear)는 음파를 붙잡아 공기로 채워진 중이(middle ear)가 시작되는 고막까지 운반한다. 고막에 대한 음압(sound pressure)은 총칭하여 이소골(ossicles)이라 부르는 세 개의 작은 뼈(추골, 침골, 등골)의 기계적 연결을 활성화시킨다. 중이의 기능은 고막의 음압-유발 진동을 기계적으로 증폭시켜, 이 진동을 내이(inner ear)가 시작되는 난원창(oval window)까지 보내는 것이다. 내이는 외림프액(*perilymph*)이라 부르는 분비액으로 채워져 있다. 내임파액(*endolymph*)이라 불리는 또 다른 생리학적 분비액으로 채워져 있는 두 개의 독립적 도관계통들이 외림프액에 잠겨있다. 이들 계통 중 하나인 반고리관은 평형 조절과 관련이 있다. 또 다른 계통은 음파의 기계적 운동을 뇌로 보내는 전기적 임펄스로 변환하는 소용돌이 모양의 달팽이관(*cochlea*)이다. 난원창은 등골에 연결돼 있으며, 이소골을 경유하여 전달된 힘에 의해 떨린다. 이로 인해 내임파액이 앞뒤로 움직인다. 막의 전체 길이를 따라, 수많은 털이 내임파액 쪽으로 삐져나온 막(코르티 기관이라고 부른다)이 내임파액 속에 잠겨 있다. 이 털은 청각신경의 일부이다. 내임파액의 진동 운동은 털을 앞뒤로 구부러지게 하고, 이런 구부러

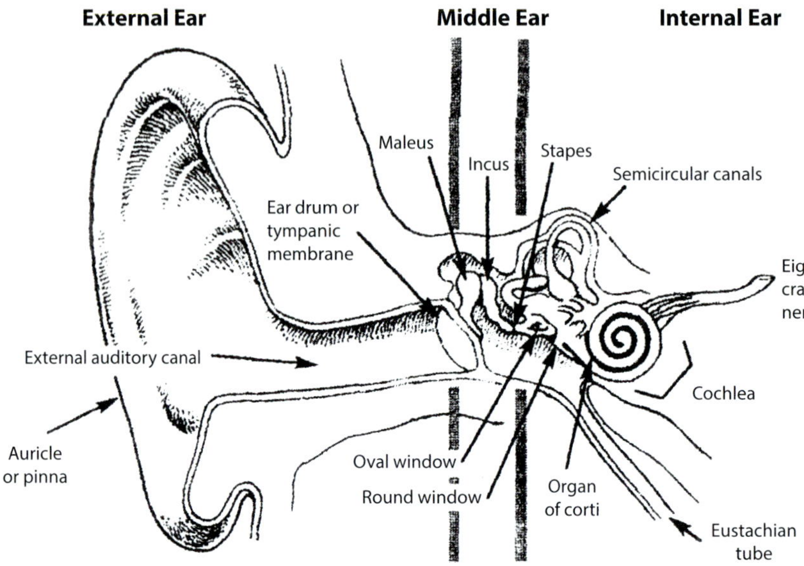

그림 7-12. 사람 귀의 전체 구조 . (From Fleeger A, and Lillquist D. Industrial Hygiene Reference & Study Guide. 2nd ed. Fairfax, VA: American Industrial Hygiene Association; 2006. Reproduced with permission from Elliott Berger, Aero Technologies.)

짐은 전기적 임펄스를 발생시켜 뇌로 보내져 소리로서 인식된다. 코르티 기관은 음파 주파수와 압력 수준에 반응한다.

보건물리 업무 시 관심이 되는 준위의 방사선은 청력 감소를 초래하지 않는다. 그러나 90 dB을 초과하는 큰 소음은 청력 상실을 초래한다. 따라서 소음 제어는 원자력발전소 터빈 층과 같이 큰 소음이 발생하는 구역에서 중요하다.

인체의 통일성

방사선 선량평가를 위한 생리학적 근거에 대한 기술이 마치 다양한 장기 계통이 독립적 개체인 것처럼 보이게 할 수 있다. 그러나 그보다 사실과 더 먼 것은 없다. 인체는 내부 환경을 일정하게 유지하기 위해 함께 작동하는 통합된 음의 피드백 루프 계통으로 간주할 수 있다. 이 통합 계통의 총괄적 활동을 항상성(*homeostasis*)이라고 부른다. 이런 식으로 모든 계통은 통일된 개인을 만들어내기 위해 고도로 조화된 방식으로 함께 기능을 한다.

방사선영향: 결정론적 영향

급성 영향

급성 전신 방사선 과피폭은 인체의 모든 장기와 계통에 영향을 준다. 그러나 모든 장기와 계통의 방사선 민감성이 같지 않기 때문에, 과피폭된 개인의 반응 패턴, 즉 질환 증후군은 선량 크기에 종속적이다. 분류를 단순화하기 위해, 급성 방사선 증후군을 세 종류로 세분한다. 이 증후군을 심각성이 커지는 순서로 나열하면, (1) 조혈 증후군(hemopoietic syndrome), (2) GI 증후군, (3) CNS 증후군이다(표 7-4). 어떤 영향은 모든 범주에서 공통으로 일어나는데, 다음과 같은 것들이 있다.

- 구역질(nausea)과 구토(vomiting)
- 불쾌감(malaise)과 피로(fatigue)
- 체온 상승(increased temperature)
- 혈액 변화(blood change)

이들 영향 외에, 수많은 다른 변화를 관측할 수 있다.

조혈 증후군

증후군(syndrome)은 특정 질환 상태 징후와 증상의 모임이다. 조혈 증후군인 경우, 그 영향이 주로 조혈 조직에 미친다. 100 mGy (10 rads) 이하의 전신 감마선량에 피폭된 개인에게서 혈구 수치 변화가 관측된 적이 있다. 그러나 과피폭 사례 대부분에서, 선량이 250~500 mGy (25~50 rads) 범위일 때, 혈구 수치가 변한다. 선량이 약 500 mGy (50 rads) 이상일 때, 혈구 수치 변화는 거의 확실하게 나타난다.

조혈 증후군은 약 2 Gy (200 rads)의 전신 감마선량 피폭 후 나타나고, $LD_{50/60-day}$ 선량을 포함하고 있다. 이 질환 상태는 골수 기능저하 또는 삭마와 이로 인한 생리적 영향으로 특징지어진다. 치사량에 가까운 급성 방사선량 피폭 후, 과립구 수가 일시적으로 급증하지만, 며칠 내 감소하기 시작해서 피폭 몇 주 후에는 최소치에 도달하고, 몇 주에서 몇 개월이 지난 후에 정상 수치로 돌아온다. 피폭 후 림프구는 급격히 떨어지고 몇 개월간 떨어진 채로 있다. 방사선 과피폭에 대한 백혈구의 매우 빠른 반응에 비하여, 적혈구 수는 피폭 후 약 일주일이 되어서야 과피폭에 반응한다. 적혈구

표 7-4 급성 저-LET 전신 방사선에 전신피폭 후 발생하는 급성 방사선증후군 관련 선량과 영향(100 rad = 1 Gy)

단계	특징	무증상 범위	1-8Gy (치사량에 가까운 범위)			8 Gy 이상(치사 범위)	
		0-1 Gy	1-2 Gy	2-6 Gy	6-8 Gy	8-30 Gy	〈 30 Gy
초기 단계	구역질과 구토 발병률	없음	5-50%	50-100%	75-100%	90-100%	100%
	발병 시간		3-6 시간	2-4 시간	1-2 시간	< 1시간	< 1시간
	지속 기간		< 24 시간	< 24 시간	< 48 시간	< 48 시간	< 48 시간
	정신 및 신체 능력	100%	100%	일상적 업무 수행 가능함. 6-20시간 동안 인지능력 저하	단순하고 일상적 업무 수행 가능함. 상한에 가까운 선량을 받은 경우, 상당히 무기력해짐. 24시간 이상 지속	점진적으로 무기력해짐	
잠복기	기간	> 2주	7-15일	0-7일	0-2일	없음	
제2기	전조 및 징후	없음	완만한 백혈구 감소	심각한 백혈구 감소		설사, 발열, 전해 균형 교란	경련, 발작, 수족 기능장애, 혼수
	피폭 후 발병 시간		> 2주	며칠에서 2주		2-3일	
	피폭 후 임계 기간		없음	4-6주		5-14일	1-48시간
	영향 받는 장기 계통	없음		조혈 및 호흡 조직	조혈 및 호흡 조직	위장관, 호흡 조직	중추신경계
입원	백분율 기간	없음	< 5% 45-60일	90% 60-90일	100% 90-120일	100% 2주	100% 2일
사망률		없음	없음	0-80%	90-100%	90-100%	
사망까지 평균 시간				3주에서 2개월		1-2주	2일
의학 요법		없음	혈액 감시	수혈 및 항생제	전해질 균형 유지		진정제

출처: Centers for Disease Control and Prevention, Toxicological Profile for Ionizing Radiation, September 1999, p.99.

수 감소는 피폭 후 1~2개월 사이 최솟값에 도달할 때까지 지속되고, 그 이후 몇 주에 걸쳐 서서히 회복된다. 혈소판 수는 최소에 도달할 때까지 서서히 떨어진다. 회복도 더뎌 회복될 때까지 몇 개월이 걸린다. 모든 경우에서, 혈구 수 변화율과 변화의 정도는 방사선량 함수이다. 그림 7-13은 우발적인 비치명적 과피폭 후 혈구 수 변화의 경향과 정도를 보여주고 있다.

조혈 증후군은 다소 갑작스럽게 발병되며, 과피폭 후 몇 시간 내에 구역질과 구토가 일어난다. 피해자들이 불쾌감과 피로를 느끼긴 하지만, 불쾌감 정도가 선량 크기와 상관이 있어보이지는 않는다. 거의 모든 경우 관측되는 탈모(머리카락 손실)는 피폭 2~3주 후에 나타난다. 의료 개입이 성공하지 못하면 피폭 후 1~2개월 사이에 사망할 수도 있다. 유의할 만한 주된 영향은 골수와 혈액에서 일어난다. 골수 억제는 2 Gy (200 rads)에서 관측된다. 약 4~6 Gy (400~600 rads)에서, 골수가 거의 완전히 삭마된다. 희생자가 골수 박탈에 따른 생리학적 영향을 견뎌내면, 골수의 자생적 재성장이 가능하다. 약 7 Gy (700 rads) 이상 피폭은 골수의 비가역적 삭마를 초래한다. 사람을 포함한 대부분의 포유동물에 대한 $LD_{50/60\text{-day}}$ 선량이 이 범위에 속한다. 혈액상은 골수 손상을 반영한다. 앞서 기술한 변화들을 볼 수 있고, 변화 크기와 선량은 거의 상관관계가 있다. 피폭 후 첫째 날 500/mm^3 이하로 림프구 수가 크게 떨어진다는 것은 사망할 수 있음을 암시하는 것이다.

GI 증후군

GI 증후군은 약 10 Gy (1000 rads) 이상의 전신선량 피폭 후 발생하며, 골수의 완전한 파괴뿐만 아니라 장내 상피세포가 파괴돼서 나타나는 결과다. 조혈 증후군의 모든 징후와 증상이 관측되지만, 심한 구역질, 구토 그리고 설사가 피폭 후 즉시 시작된다. 특단의 치료 노력에도 불구하고 피폭 후 수 주내에 사망할 가능성이 높다.

CNS 증후군

약 20 Gy (2000 rads)를 초과하는 전신 감마선량은 인체의 다른 장기계통뿐만 아니라 중추신경계(CNS)에 손상을 입힌다. 피폭 후 수 분 이내에 의식불명이 되고 수 시간에서 수일 내에 사망한다. 의식불명에 빠지는 속도는 선량과 직접 관련이 있다. 중성자와 감마선이 섞인 200 ms 버스트(burst)에 의해 약 44 Gy (4400 rads)의 평균 전

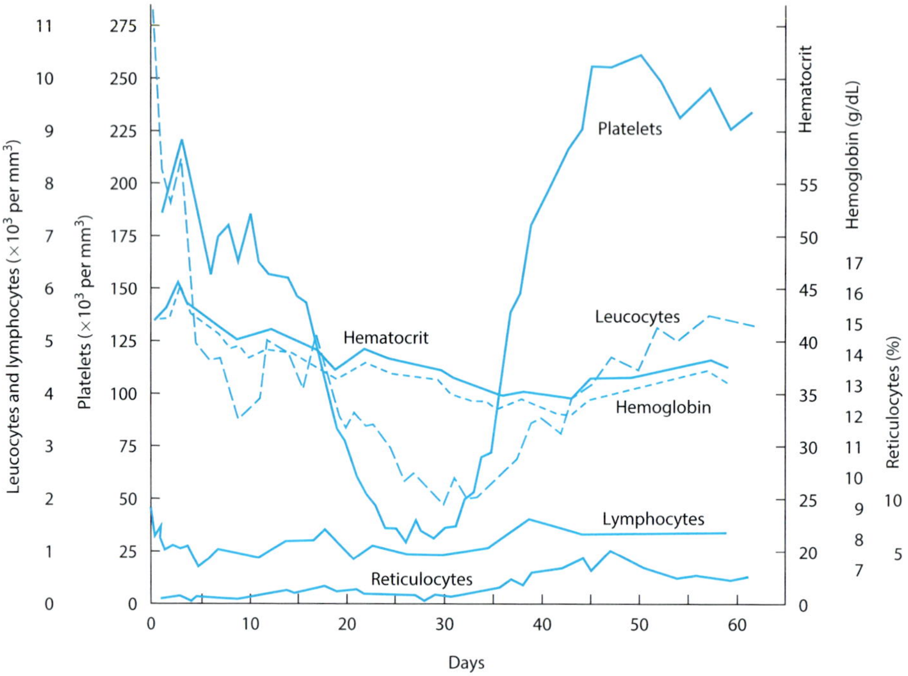

그림 7-13. 방사선 과피폭의 혈액 영향. 1958년 6월 16일 오크리지 Y-12 플랜트에서 발생한 임계사고 중 236~365 rads(추정)에 피폭 받은 5명의 환자에 대한 평균값. (Reproduced with permission from Andrews GH, Sitterson BW, Kretchmar AL, and Brucer M. Criticality accident at the Y-12 plant. In: Diagnosis and Treatment of Acute Radiation Injury. Geneva, Switzerland: World Health Organization; 1961:27-48.)

신선량을 초래하는 경우, 희생자는 30초 내에 사지 기능이 마비되고 방향 감각을 상실하였다. 그는 10분 내에 의식불명이 되었고 쇼크를 일으켰다. 사고 35분 후, 급격한 물 설사의 배설물 액체를 분석한 결과 매우 많은 체액이 GI 관으로 이동한 것이 밝혀졌다. 적극적인 대증요법을 시행하여 환자를 사고 후 34시간 동안 살릴 수 있었다. 부검을 통해, 희생자의 뉴런 핵들이 정상적인 뇌에서 발견되는 뉴런 핵 직경의 약 1/3이었다는 것이 밝혀졌다.

기타 급성 증후군

피부. 피부는 신체적 위치 때문에, 특히, 저에너지 X선과 베타선으로부터 대부분의 다른 조직보다 더 많은 방사선피폭을 받는다. 그렌츠선 또는 저에너지 진단 X선에

의한 약 3 Gy (300 rads) 선량은 홍반(피부가 붉게 됨)을 초래한다. 선량이 커질수록 색소 변화, 탈모, 물집, 괴사, 그리고 궤양이 일어난다. 손과 얼굴에 발생하는 방사선 피부염은 20세기 초 개업한 방사선전문의에게 비교적 자주 일어났던 직업병이었다. 넓은 면적의 피부에 방사선 피폭을 받았을 때 발생할 수 있는 주된 확률론적 위험은 비흑색종 피부암, 기저세포 암종, 그리고 편평상피 암이다.

원자로와 핵물질 시설에서 발견될 수 있는 분리된 방사선입자, 즉 고방사능 입자들(hot particles)에서 방출되는 알파 또는 베타 방사선의 방사선영향이 특별 관심사항이다. 고방사능 입자 대부분의 크기는 약 10 μm에서 약 250 μm 사이에 있고, 방사능은 약 400 Bq (10 nCi)에서 약 200 kBq (5 μCi) 사이에 있다. 이들 입자는 핵연료봉 바깥에 있는 떠돌이 우라늄(우라늄 오염)에 의한 핵분열생성물 또는 핵연료봉 있는 미세 결함을 통한 누설(핵연료봉의 0.1% 이하가 누설 핵연료이다), 그리고 원자로냉각재 순환 배관계통 속 스텔라이트 밸브 시이트에 사용되는 ^{59}Co 합금에서 발생하는 ^{60}Co과 같이, 냉각수에서 만들어지는 중성자-방사화 생성물로 구성돼 있다. 이들 입자는 냉각재 재순환 계통 보수 작업 중 환경으로 방출될 수 있다. 일단 환경으로 방출되면, 이들 입자는 피부에 침전되거나 흡입될 수 있다.

피부에 침전된 고방사능 입자(실질적으로 점선원이다)에 의한 방사선 흡수선량은 극도로 비균질적인 공간 분포를 가지므로 대면적 조사에 의한 흡수선량과는 상당히 다르기 때문에, 고방사능 입자에 대해 특별히 관심을 둔다. 그 입자 표면과 접촉한 조직은 비교적 큰 선량을 받으며, 정확한 선량 크기는 고방사능 입자에 포함된 방사성 핵종에 종속적이다. 역자승 효과에 의한 분산과 피부에 의한 흡수 때문에, 입자로부터 거리가 멀어질수록 방사선 선량은 급격하게 줄어든다. 이런 흡수 에너지의 가파른 변화로 인해, 방사선 흡수선량은 피부 표면에 있는 (또는 흡입이나 섭취된 고방사능 입자인 경우, 조직에 박혀 있는) 고방사능 입자에서 방출되는 방사선의 비정 이내에 위치한 조직 속 개별 세포에 따라 달라진다. 이런 흡수선량 공간분포의 극단적 변동은 고방사능 입자에 대해 생물학적으로 유의미한 방사선 평가를 하는 데 있어 불확정성 요인이 된다. 물리적으로, 방사선 선량을 세 가지 다른 방법으로 표현할 수 있다.

- 입자로부터의 거리와 선량률 간 정량적 관계에 의해(표 7-5). 통상, 선량은 몬테카를로(Monte Carlo) 시뮬레이션을 이용하여 계산한다.

- 반경이 고방사능 입자에서 방출된 알파나 베타 입자 비정과 같은 구형 조직에 대한 평균 선량인 평균 조직 선량에 의해. 이 평균 조직 선량은 조사된 조직 질량을 조직이 흡수한 총 에너지의 양으로 나누어 계산한다(표 7-6).
- 피부에 고방사능 입자가 있는 경우, 표면으로부터 0.007 cm 깊이에 있는 기저층 10 cm^2에 대해 평균을 낸 평균 선량에 의해.
- 장기에 흡수된 총 에너지의 양을 그 장기의 총 무게로 나누어 계산하는 전체 장기에 대한 평균 선량인 평균 장기 선량에 의해. 이는 불연속적인 점 선원에 집중돼 있는 대신 장기 전체에 균일하게 분포된 방사능과 등가이다.

표 7-5 조직 선량률 대 1 μCi 입자로부터의 거리

거리(microns)	선량률 (rads/h)		
	^{14}C	^{90}Sr - ^{90}Y	^{32}P
10	2,000,000	800,000	380,000
100	1500	7700	3700
200	40	1780	930
400	0.03	360	230
600		130	100
1000		36	30
2000		7	7
4000		1	0.7
6000		0.3	0.1
8000			0.01

표 7-6 1 μCi 입자에 대한 조직 평균 선량률 (rads/hr)

구의 반경 (cm)	조직의 체적 (cm^3)	^{14}C	^{32}P	^{90}Sr - ^{90}Y
0.01	4.2×10^{-6}	21,000	9400	24,000
0.1	0.0042	25	110	166
0.62	1.0	0.096	1.4	2.13
1.0	4.2	0.023	0.36	0.58

Source: Reproduced from Effects of Inhaled Particles: Report of the Subcommittee on Inhalation Hazards, Committee on Pathologic Effects of Atomic Radiation. Washington, DC: National Academy Press; 1961. Publication 848.

고방사능 입자 주변 흡수선량의 가파른 변화는 특히 입자(알파 또는 베타) 방사선 비정 이내에 있는 세포에게 유해하다고 생각해 왔다. 방사성 입자에 매우 가까이 있는 세포는 고방사선량에 의해 사망하는 반면, 멀리 떨어진 세포는 치사량 이하 선량을 받을 수는 있지만, 발암성 장애가 개시될 만큼 충분한 크기일 수 있다. 수많은 실험 연구와 인간 경험을 통해, 이것은 사실이 아님이 밝혀졌다. NCRP는 보고서 번호 106, 피부 표면 고방사능 입자 피폭에 대한 한도(*Limit for Exposure to "Hot Particles" on the Skin*)에서 피부 위 분리된 방사성 입자에 의한 치사암 위험도를 보수적으로 약 1×10^{-9} Gy^{-1} (1×10^{-11} rad^{-1})로 예측하였다. NCRP 보고서 130에 기술된 후속 연구에서, 고방사능 입자에 의한 선량은 피부에 거의 위험이 되지 않으며, 유의미한 안전성 위험이 되지 않는다는 것이 밝혀졌다.

피부의 일정 부위가 방사선에 의해 손상이 되면, 그 손상은 손상 부위 안쪽과 주변 생존 세포들이 재생되며 회복된다. 손상된 부위 크기가 작아질수록, 치료 과정에서 그 주변 세포의 역할이 커진다. 손상된 부위가 매우 좁으면, 그 부위 안쪽 세포 모두가 사망할 수 있지만, 그 주변 주위 세포가 재생되면서 영구 손상이 거의 없거나 전혀 없이 완치될 수 있다. 세포가 파괴된 총 부위가 그 부위를 재생할 수 있는 주변 세포의 능력을 초과하면, 궤양이 생길 수 있다. 피부 기저세포에 대한 문턱 부위와 문턱 선량이 있는데, 궤양이 생기기 전에 이 두 값을 반드시 초과해야 한다. 조사 부위가 0.05 mm^2(직경 = 0.25 mm)를 초과하지 않는다면, 아무리 큰 선량에서도 궤양이 일어나지 않는다. 기저 세포에 대한 선량이 20 Gy를 초과하지 않는다면, 조사 부위가 아무리 커도 궤양이 일어나지 않는다. 1 cm^2 부위에 대해, 궤양에 대해 계산된 문턱 선량은 약 30 Gy (3000 rads)이다.

생식선. 생식선은 방사선에 특히 민감하다. 일회 선량 300 mGy (30 rads)를 고환에 조사하면 남성의 일시적 불임이 유발될 수 있다. 여성의 경우, 난소에 대한 3 Gy (300 rads) 선량은 일시적 불임을 초래할 수 있다. 고환에 대한 선량이 4.4 Gy (440 rads) 이하였던 남자는 몇 년 동안 무정자증을 겪었었다. 여성의 일시적 불임은 선량에 따라 월경이 1개월 이상 중단되는 것에 의해 입증될 수 있다. 생식선의 기능적 변화를 암시하는 월경의 불규칙적 주기는 일시적 불임을 초래하는데 필요한 선량보다 작은 선량으로 난소가 국부적으로 피폭되면 발생할 수 있다.

눈. 중재적 심장병 전문의와 방사선전문의들의 백내장 발생 위험이 형광투시 수술

중 일어나는 X선 선란에 의해 증가하는 것으로 알려져 왔다. 오랫동안 중성자와 감마선이 혼합된 방사선에 간헐적으로 피폭되었던 사이클로트론 연구실 과학자 사이에서 백내장 발병률이 훨씬 높다는 것이 밝혀졌다. 일회 고방사선에 눈이 피폭되었던 핵폭탄 생존자들 사이에서, 눈에 대한 만성 그리고 급성 과피폭이 백내장을 유발할 수 있다는 것이 확인되었다. 방사선은 눈의 각막, 결막, 홍채, 그리고 수정체에 손상을 입힐 수 있다. 수정체의 경우, 주요 손상 지점은 수정체 전방 표면 렌즈 덮개의 증식성 상피세포이다. 이는 비정상적 수정체 섬유질을 야기하며, 이는 결국 퇴화되면서 불투명한 구역이 형성되어 빛이 망막에 도달하지 못하게 한다. 이것이 시력을 방해할 정도로 커지게 되었을 때, 이 불투명 상태를 백내장(cataract)이라고 부른다. 눈 수정체에 대한 백내장 유발 선량은 베타 또는 감마선 0.5 Gy (50 rads) 수준이다. 중성자 및 감마선의 혼합 방사선에 의한 눈 선량이 0.6~1.5 Gy (60~150 rads) 범위에 있었을 것으로 추정되는 핵폭탄 생존자들 사이에서 백내장이 관측돼 왔다.

모든 방사선이 동일하게 백내장을 유발하는 것은 아니다. 중성자는 베타나 감마선 보다 백내장을 훨씬 더 잘 발생시킨다. 동물을 대상으로 한 연구실 실험에서 백내장 유발 선량은 나이의 함수라는 것이 밝혀졌다. 어린 동물이 늙은 동물보다 더 민감하다. 직업상 피폭 데이터에 기초하여, 인간의 백내장에 대한 고속중성자 문턱선량은 약 0.15와 0.45 Gy (15와 45 rads) 사이에 있을 것으로 예측되고 있다. X선에 의한 직업상 피폭으로 방사선 유발 백내장이 발견되지는 않았다. X선 치료 과정 중 눈에 조사를 받고 그 결과로 백내장이 걸린 환자들로부터, 백내장 유발 문턱선량이 약 2 Gy (200 rads)라는 것을 추정할 수 있다. 직업적으로나 치료과정에서 유도된 방사선 백내장의 경우, 피폭에서 백내장 발현까지 통상 몇 년의 긴 잠복기를 거쳤다.

선천적 장애(기형발생)

기형발생은 배아나 태아의 방사선 과피폭에 기인한 것일 수 있다. 방사선 유발 손상 유형은 방사선 과피폭 시점에 태아의 개월 수가 얼마인가에 따라 다르다. 9개월 임신 기간을 세 개의 식별가능한 단계로 구분할 수 있다.

1. 1~2주차 – 수정이 일어나는 착상 전과 자궁벽에 수정란 착상. 수정은 나팔관에서 일어나며, 접합자(수정란)는 자궁으로 이동한다. 수정된 지 약 8~10일 후, 접

합자는 자궁벽에 착상되고, 일차 배조직이 형성된다. 이 단계에서, 세포는 빨리 성장하고, 잘 분화되지 않는다. Bergonié와 Tribindeau 법칙에 따라, 이 세포는 방사선의 치명적 영향들에 매우 민감하다. 따라서 이 단계 배아 세포들은 기형유발 방사선 선량에 생존하기보다는 사망하기 쉽다.

2. 3~7주차 – 기관형성기. 배조직이 주요 장기로 분화한다. 태아에 대한 ≥0.15 Gy (15 rads)의 방사선량은 태아 사망이나 선천적 장애를 초래할 수 있다.
3. 8주차~출생 – 이 기간을 태아기라고 부르며, 태아의 급속한 성장으로 특징지어진다. 태아는 ≥ 0.25 Gy (25 rads) 선량 조사 후 정신지체가 될 수 있다. 자궁 내 조사를 받았거나 일본 핵폭격에서 생존한 어린이들을 연구한 결과, 선량과 관련한 정신지체 증가가 확인되었다. 이 영향은 특히 임신 8주에서 17주차 사이에 피폭 받은 사람들에게서 현저하였다. 임신기간 중 이 기간에, 뇌의 뉴런 수가 급속히 증가하는데, 뉴런은 자신이 영구히 머물 뇌의 특정 부위로 이동한다. 17주 이후, 뇌세포는 계속 분화하여 시냅스 접합부를 형성하지만, 더 이상 세포분열을 하지 않는다. 따라서 아기는 자신이 평생 가지게 될 뇌세포를 가진 채 태어난다. 8주차에서 17주차 기간 중 빠른 유사분열 활동은 CNS가 방사선 민감성이 큰 이유가 되고, 표 7-7에서처럼 자궁 내 조사를 받은 핵폭격 생존자들 사이에서 정신 장애가 관측되는 것에 대한 설명이 된다. 임신 25주차 이후 자궁 내 조사는 아이의 IQ에 영향을 주지 않았다.

표 7-7 원폭 생존자 중 자궁내 피폭에 따른 정신 지체

평균 선량 (RADS)	선량 범위 (RADS)	수태 전 기간			10-17 주		
		수	정신지체 수	%	수	정신지체 수	%
0	Control	1085	9	0.8	257	2	0.8
4	1-9	292	4	1.4	69	3	4.3
23	12-49	169	4	2.4	50	4	8.0
72	50-99	34	6	17.6	13	4	30.8
131	100-199	15	5	6	5		
274	200+	4	2	37[a]	3	1	67[a]

[a] 적은 숫자 때문에, 두 개의 최고선량 데이터를 결합하였다.

Source: Reprinted with permission from Otake M, and Schull WJ. Mental Retardation in Children Exposed In-Utero to Atomic Bombs: A Reassessment. Hiroshima, Japan: Radiation Effects Research Foundation; 1983. RFRF TR 1-83.

급성 과피폭 치료

급성 과피폭된 사람 치료는 주로 증상 완화에 집중한다. WBC의 심각한 저하(백혈구 감소)는 면역체계를 손상시키므로, 환자는 항생제 치료를 받고, 감염을 막기 위해 비교적 무균 환경으로 격리된다. 혈소판 감소는 혈액 응고에 영향을 줘서 출혈을 일으킨다. 적혈구는 수명이 3~4개월이기 때문에 RBC가 즉각 감소하지는 않는다. 그러나 모든 혈액 세포를 발생시키는, 방사선 민감성이 극도로 큰 미분화 줄기 세포가 심하게 고갈되기 때문에, 1~2주 내에 빈혈이 생긴다. 이들 영향과 싸우기 위한 첫 번째 조치 중 하나는 수혈이다. 골수기능이 극히 저하된 경우, 골수 이식을 해왔다. 그러나 골수 이식의 정확한 예후에 대해서는 상당한 불확실성이 있다. 그 수술의 어려움과 복잡함 때문에, 이 치료법은 과립구대식구집락자극인자(granulocyte macrophage colony stimulating factor)를 사용하는 치료로 보완하거나 대체되고 있다. 적색 골수 활동이 심각히 저하된 후 이 요법으로 골수를 자극하여 과립구를 생성케 한다. 구토와 설사는 탈수와 전해질 불균형을 초래한다. 따라서 체액과 전해질을 음식과 정맥주사를 통해 주입한다.

외부 방사선에 의한 심각한 과피폭은 피부를 손상시킨다. 부기, 탈모, 그리고 건조하고 젖은 표피탈락(피부의 벗겨짐과 물집 생김)이 관측된다. 이들 영향이 발생하는 정도는 선량 크기에 종속적이다. 이 피부 상처는 국소진통제, 소독제, 그리고 항생제로 치료한다. 필요한 경우 피부 손상을 외과적으로 제거한다. 결국 상처는 낫는다. 매우 심하게 과피폭된 손과 발의 경우, 방사선 화상이 치료된 듯 보일 때 심각한 합병증이 생길 수 있다. 사지에 공급하는 소동맥(매우 작은 혈관)이 치료 과정에서 과잉 보상할 수 있다. 손상된 소동맥 벽을 적절한 두께로 재건할 만큼의 세포를 재생하는 대신, 벽 두께가 소동맥 전체 내강이 빽빽하게 찰 때까지 계속 증가할 수 있다. 이렇게 되면, 조직에 대한 혈액 공급이 중단되고, 괴저(gangrene)가 발생하여, 손이나 발의 영향 받은 부위를 절단해야만 한다.

급성 전신 과피폭 치료는 선량이 조혈 증후군 범위 이내일 때만 성공적이다. GI 증후군 범위의 선량에 대해서는 사망을 막을 수 있는 유효한 치료법이 없다.

흡입, 섭취, 피부나 상처를 통해 신체로 들어간 방사성 물질에 의한 과피폭이 발생하면, 일부의 경우, 방사성 핵종이 결정 장기에 침전되는 것을 막기 위해 즉각적인 조치를 취할 수 있다. 예를 들어, 방사성 요오드 흡입 후 2시간 이내에 주입된 요오드는 갑상선을 사실상 포화시켜, 방사성 요오드가 더 이상 침전되는 것을 막을 수 있다. 방사성 세슘에 의한 과피폭인 경우, 가장 효과적인 치료는 세슘과 결합하는 프러시안 블루(제2철 페로시안화합물)로 하는 것이다. 결합된 세슘은 혈액으로 흡수되지 않고, 배설물과 함께 배출된다. DPTA(diethylenetriaminepentaacetate)의 칼슘 또는 아연 염류와의 킬레이트 화합물 형성은 인체로부터 초우란 원소를 제거하는 데 유용하다. 킬레이트화 요법은 피폭 후 몇 시간 안에 주입해야만 효과적이다. 킬레이트화 그 자체의 위험이 없지 않으므로, 오염물질을 제거하는 이득과 킬레이트화 위험을 비교해야 한다.

지연 영향

방사선의 지연 영향은 일회 대량 과피폭 또는 지속적인 저준위 과피폭에 의해 발생할 수 있다.

지속적인 과피폭은 외부 방사선장에 의한 피폭이거나, 인체로 들어와 조직의 단백질과 화학 반응을 하여 인체 내에 고착되거나, 방사성동위원소와 일반 대사물질의 화학적 유사성 때문에 어떤 장기나 조직 내부에 규칙적으로 흡수되는 방사성동위원소의 흡입이나 섭취에 기인할 수 있다. 어떤 경우든, 내부에 침전된 방사성동위원소는 오랫동안 계속해서 조직에 방사선을 조사할 수 있다. 이런 연유로, 일회 또는 "급성" 피폭이 방사성 물질이 들어있는 조직에 지속적 또는 "만성" 피폭을 유발할 수 있기 때문에, 독물학자들이 일상적으로 일회 및 지속적 피폭을 각각 설명하기 위해 사용하는 것처럼, "급성(acute)" 또는 "만성(chronic)"이라는 형용사를 흡입 또는 섭취된 방사성동위원소에 직접 적용할 수 없다는 것을 유의해야 한다.

일본 원폭 생존자들에게서 관측된 과피폭의 지연 영향으로는 암 및 백내장에 더하여 수명 단축이 있다[1 Gy (100 rads) 이상 선량에서 생존한 사람들에 대한 수명단축 중앙값은 2.6년이고, 0을 초과하는 선량을 받은 코호트의 모든 구성원에 대한 수명단축 중앙값은 약 4개월이었다]. 원폭 생존자에게서 방사선과 관련하여 폐경이 시작되는 연령이 2~3년 앞당겨지는 것이 발견되었고, 일본 생존자의 수명 단축이 어떤 의학적 원인에 기인한다고 할 수 없기 때문에, 방사선과 관련하여 가속화된 생리적

노화로 추론하는 것은 타당하다. 다른 관측된 지연 영향으로는 심장병, 뇌졸중, 그리고 조혈, 소화기 및 호흡기계 질환이 있다. 통계적으로 유의미하지만, 문턱 값이 0.5 Gy (50 rads) 이상일 수 있는 정량적 선량-반응 곡선을 만들만큼 충분한 데이터가 없다.

방사선 영향: 확률론적 영향

유전적 영향

자연 배경방사선 선량부터 일본 원폭 생존자들이 받은 선량 사이의 선량을 피폭한 인구 집단 내에서 방사선에 의한 어떠한 유전적(유전성) 영향도 관측된 바 없다.

새로운 유기체의 생성과 기능 수행을 위해 필요한 유전 정보는 생식 세포인 정자와 난자의 염색체에 포함돼 있다. 보통 인간의 체세포는 46개 염색체를 갖고 있으며, 성숙한 정자와 난자 각각은 23개 염색체를 갖고 있다. 난자가 정자와 수정하여 만든 세포, 즉 접합체(*zygote*)라 부르는 세포는 완전한 46개 염색체를 갖게 된다. 9개월의 임신 기간 중, 연속적인 세포 분열과 분화에 의해 수정란은 새로운 개체로 발달한다. 세포 분열 과정 중, 염색체가 정확히 복제되어 인체의 모든 세포는 동일한 유전 정보를 갖는다. 염색체 속 정보 단위를 유전자(*genes*)라고 부른다. 유전자는 디옥시리보핵산(*deoxyribonucleic acid*, DNA)이라 부르는 매우 복잡한 거대분자이며, 여기에는 유전 정보가 염기(*bases*)라 부르는 분자 결합체 순서에 따라 암호화돼 있다. 분자 질량이 10^7 Da 정도인 DNA 분자(그림 7-14)는 이중나선 구조로 서로 감겨있는 5탄당(디옥시리보오스)과 인산염으로 구성된 두 개의 긴 사슬로 이루어져 있다. 두 개의 길고 서로 꼬인 가닥은 상호 수소 결합된 한 쌍의 염기에 의해 결합되어 있다. 염기쌍은 사다리의 디딤 횡목처럼, 긴 가닥 사이의 가교를 형성하고 있다(그림 7-14). 두 개의 푸린(purines)인, 아데닌(adenine, A)과 구아닌(guanine, G), 그리고 두 개의 피리미딘(pyrimidines)인, 시토신(cytosine, C)과 티민(thymine, T) 등 네 개의 다른 염기가 있다. 이들 염기 중 두 개가 서로 붙어있고, 그 중 하나는 긴 가닥에 연결돼 있을 때 염기 가교(base cross-links)가 형성된다. 이 가교 결합은 독특한데, 아데닌은 오로지 티민과 결합(A-T)하고, 시토신은 오로지 구아닌과 결합(C-G)한다. 정보는 다양한 A-T와 C-G 가교 결합으로 이뤄진 트리플릿(triplets)에 암호화되고, 이들 트리플

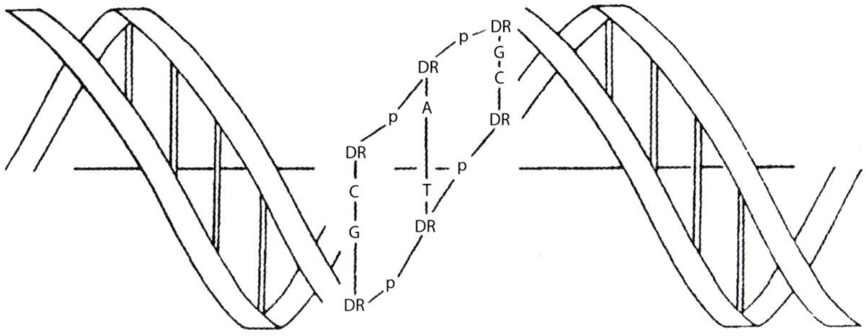

그림 7-14. DNA 분자 구조. 핵산, 이중나선 가닥은 데옥시리보스(DR)와 인산염(p) 단위들이 번갈아가며 결합된 구조로 이루어져 있다. 두 쌍의 상보적 염기들, 아데닌(A)과 티민(T), 구아닌(G)과 시토신(C)은 두 개의 핵산 사슬을 연결한다.

릿의 순서가 DNA 분자에 담긴 유전자 정보를 결정한다.

유전자 정보는 DNA 분자의 염기 서열을 깨뜨리는 돌연변이 유발요인(mutagens)이라 부르는 수많은 화학 및 물리적 요인에 의해 변경될 수 있다. 체세포 속 정보가 뒤섞이면, 그 후손들은 몇 가지 이상이 나타날 수 있다. 생식세포 속 정보가 뒤섞이고, 그 세포가 수정이 되면, 새로운 개체는 유전적 결함, 즉 돌연변이(mutation)가 나타날 수 있다. 돌연변이가 유전자 속 한 지점의 손상에 기인한 것이기 때문에, 이런 돌연변이를 흔히 점돌연변이(*point mutation*)라고 부른다. 유전학자 대부분은 사람에게 나타나는 그런 돌연변이의 대부분은 바람직하지 않거나 해로운 것이라고 믿고 있다.

점돌연변이에 더하여, 유전적 손상은 염색체 이상에 의해 발생할 수 있다. 전리 방사선을 포함하여 어떤 화학 및 물리적 요인은 염색체를 끊을 수 있다. 이런 절단이 일어나도 대부분의 경우, 파편들은 재결합한다. 그러나 드물게, 절단된 파편들이 재결합하지 않을 수 있다. 이렇게 됐을 때, 절단 파편 중 하나를 세포 분열 중 잃게 되면, 딸세포는 잃어버린 파편에 담긴 유전 정보를 받지 못한다. 특히 두 개 이상의 염색체에서 이중-가닥 절단이 일어나면, 염색체 손상 후 발생하는 또 다른 가능성은 손상된 염색체 간 파편을 주고받아 비정상 염색체를 만드는 것이다. 보통 이런 비정상 염색체를 가진 세포는 다른 기형뿐만 아니라 재생능력이 손상된다. 배경 방사선, 화학물질, 그리고 분자간 진동에 의한 자연발생적 절단을 포함하여, 다양한 원인에 의해 매년 세포당 약 200개의 이중-가닥 절단이 일어난다. 전신선량 10 rads (0.1 Gy)는 세포당 약 네 개의 이중 -가닥 절단을 유발한다.

전리방사선의 돌연변이 발생 성질은 1927년 허만 J. 뮐러에 의해 발견되었다(이 발견으로 그는 1946년 노벨상을 수상하였다). 그는 X선이 초파리에 미치는 유전적 영향을 연구했다. 그 이후, 피폭된 수많은 다른 유기체에 대한 실험 연구를 통해 모든 유형의 전리방사선이 돌연변이를 유발한다는 것이 확인되었다.

점돌연변이는 분자 수준의 변화다. 그러나 선량-반응 관계를 변경시킬 수 있는 많은 생물화학적 사건은 유전자의 분자적 변화와 그 분자적 변화의 신체적 발현 사이의 기간에 일어난다. 예를 들어, 유전적 손상으로 생식세포나 접합자가 생존하기 힘들게 되면, 그 돌연변이를 지닌 생물은 태어나지 않게 될 것이다. 따라서 실험적으로는 어떠한 악영향도 관측되지 않는다. 유전적 영향을 설명하기 위해 사용되는 생물학 모델이 방사선의 유전적 영향에 대한 문턱 값으로 0을 가정했지만, 선량률 영향에 대한 연구들은 유전적 손상을 바로잡는 회복 메커니즘이 있다는 것을 보여주고 있다. 저선량률에 피폭된 동물들의 돌연변이율은 고선량률에서 관측된 돌연변이율의 1/10에서 1/5이다. 이런 선량률 종속성은 고선량률에서 회복 메커니즘이 제대로 발휘되지 못한다는 것을 시사하고 있다.

방사선 선량과 돌연변이 확률 사이의 정량적 관계는 무엇인가? BEIR VII 위원회는 동물 데이터로부터 배가 선량(doubling dose) – 즉, 자연 돌연변이율을 결국 두 배로 높이는 생식선 선량 – 을 계산하여, 그 선량이 0.82 ± 0.29 Gy (82 ± 29 rads)임을 확인하였다. 위원회는 1 Gy (100 rads)를 예상 배가선량으로 제안하였다. 인구 집단의 평형 유전 하중(equilibrium genetic load)을 배가시키기 위해서는 몇 세대를 연속하여 배가선량으로 피폭해야 한다. 오직 한 세대만 배가선량을 받으면, 그 인구 집단의 평형 유전 하중은 피폭되기 이전 값으로 점근적으로 접근할 것이다(표 7-8). 이들 수치는 동물 실험에 바탕을 둔 이론적 계산 값이다. 어떠한 피폭된 인구집단에서도, 돌연변이율 증가가 관측된 적이 없다.

암

고선량률이며 1 Gy (100 rads) 이상인 감마 방사선의 발암성 영향은 잘 기록돼 있으며 일관성이 있다. 표 7-9는 BEIR VII 위원회가 몇 가지 고형암과 백혈병에 대해 전신선량 100 Sv(100 rems) 당 초과 상대위험도(excess relative risk, EER)를 추정한 값을 열거하고 있다. EER은 1950~2000년 동안 방사선 선량이 꽤 알려진 일본 원폭 생존자 86,572명의 사망 데이터에 바탕을 두고 있다. ERR은 발암물질(이 경우에는 전리 방사선)에 노출됨으로써 암으로 발달될 확률 증가에 대한 전망적 척도이며, 연령, 성별 그리고 피폭 이력을 포함한 몇 가지 인자에 종속적이다. ERR은 다음과 같이 정의된다.

$$\text{ERR} = \frac{\text{피복된 집단에서 암 발병률}}{\text{피복되지 않은 집단에서 암 발병률}} - 1. \quad (7.7)$$

표 7-8 돌연변이율의 일회 또는 영구적 배가선량이 돌연변이 유전자 빈도 p와 가상의 상염색체우성 질환의 발생 빈도 P에 미치는 영향

세대	영구 배가선량		일회 배가선량	
	$p(\times 10^{-5})$	$P(\times 10^{-5})$	$p(\times 10^{-5})$	$P(\times 10^{-5})$
최초	2.0	4.0	2.0	4.0
1	3.0	6.0	3.0	6.0
2	3.5	7.0	2.5	6.0
3	3.8	7.5	2.3	4.5
4	3.9	7.8	2.1	4.3
5	3.9	7.9	2.1	4.1
새로운 평형	4.0	8.0	2.0	4..0

Reprinted with permission from the National Academies Press from BEIR VII. Health Risks from Exposure to Low Levels of Ionizing Radiation. Washington, DC: National Academies Press: 2005. Copyright © 2005, National Academy of Sciences.

표 7-9 방사선 선량이 알려진 원폭 생존자 86,572명의 암 발병률

암 위치	환자 수	초과 상대위험도 (per Sva)	
		남성	여성
위	3602	0.21(0.11-0.40)[a]	0.48(0.31-0.73)
대장	1165	0.63(0.37-1.1)	0.43(0.19-0.96)
간	1146	0.32(0.16-0.64)	0.32(0.10-1.0)
폐	1136	0.32(0.15-0.70)	1.40(0.94-2.11)
가슴	952	-	0.51(0.28-0.83)
전립선	281	0.12(0-0.69)	-
자궁	875	-	0.055(0-0.22)

암 위치	환자 수	초과 상대위험도 (per Sva)	
		남성	여성
난소	190	–	0.38(0.10–1.4)
방광	352	0.50(0.18–1.4)	1.65(0.69–4.0)
기타 고형암	2969	0.27(0.15–0.50)	0.45(0.27–0.75)
갑상선	243	0.53(0.14–2.0)	1.05(0.28–3.9)
백혈병 (CLL 제외)	296	1.1(0.1–2.6)	1.2(0.1–2.9)

[a] 30세 이상에서 피폭되고 60세에 발병된 경우에 대한 Sv 당 ERR. 괄호 안의 숫자들은 ERR에 대한 95% 신뢰구간이다.

약어: CLL. chronic lymphocytic leukemia; ERR. excess relative risk

Source: Reprinted with permission from the National Academies Press from BEIR VII: Health Risks from Exposure to Low Levels of Ionizing Radiation. Washington, DC: National Academies Press; 2005 Copyright © 2005, National Academy of Science

특정 선량을 받은 인구 집단에 대한 방사선 위험을 추정하는데 사용하는 또 다른 척도는 초과 절대위험도(excess absolute risk, EAR)이다. EAR은 특정 선량에 피폭된 인구 집단에서 질환 또는 사망자 수의 가상적 증가에 대한 척도이다. 즉, EAR은 얼마나 많은 질환과 사망이 피폭에 기인하는지를 보여준다. 따라서 이를 기여위험도(*attributable risk*)라고 부른다(표 7–10). EAR은 다음과 같이 정의한다.

$$\text{EAR} = \text{피폭 집답 발병률} - \text{통제 집단 발병률} \tag{7.8}$$

암은 몇 년에 걸쳐 전개되는 다단계 연쇄사건의 정점이라고 믿고 있다. 첫 번째는 단일 세포에서의 초기 사건이다. 이 사건은 전리 방사선 또는 화학 반응에 의한 DNA 분자 손상이라 생각된다. 게다가 분자 내부 진동 에너지의 맥스웰–볼츠만 분포 때문에 자연적 손상이 일어날 수 있다. 진동 에너지가 결합 에너지를 초과할 때 일부 DNA 분자에서 절단이 일어난다. 초기 사건 후 종양 촉진기(tumor promotion)라는, 손상된 세포가 증식하는 종양발현전 단계(preneoplastic phase)가 뒤따른다. 자연 방어 메커니즘이 실패하면, 손상된 클론은 임상적 암으로 진전되는 악성 변환을 겪는다. 이 연쇄사건의 매 단계에 있는 수많은 방어 메커니즘 때문에, 개시된 세포 중 매우 낮은 비율만이 실제 암으로 진전된다.

방사선 과피폭 후 어떠한 장기나 조직도 종양으로 발달할 수 있지만, 특정 장기나 조직이 다른 것에 비해 이런 측면에서 더 민감할 수 있다. 방사선–유발 암은 조혈 계통, 갑상선, 뼈, 그리고 피부에서 가장 빈번하게 관측된다. 모든 경우, 인간에게 있어 종양-유도 시간은 피폭 후 5~20년 정도로 비교적 길다. 악성 피부 종양은 X선 피폭과 관련된 악성 종양의 첫 번째 유형이었다. 물리학자와 의사를 포함하여 초창기 X선 작업자들의 피부암 발병률은 그 질환의 무작위 발병률 예상치보다 훨씬 높았다. 방사선 과피폭과 관련된 100명 이상의 피부암 환자가 문헌에 기록돼 있다. 1900년대 초, 수술에 X선을 사용해 왔던 의사가 X선 피폭 영향을 기술하였다. 그는 홍반과 가려움증을 기록해 놓았는데, 이 증상은 과색소침착, 궤양 그리고 결국 종양 형성까지 진전되었다. 전체 투병 과정은 그가 전이암종(metastatic carcinoma)으로 사망할 때까지 9년간 지속되었다. X선의 발암성이 잘 알려지기 전, 치과의사의 직업병은 환자 치아를 X선 촬영하는 동안 환자 입 속에서 치과용 X선 필름을 잡고 있었던 손가락 암이었다.

표 7-10 모든 고형암과 백혈병에 대해 증가된 환자 및 사망자 수에 대한 BEIR VII의 예측치[a]

	모든 고형암		백혈병	
	남성	여성	남성	여성
피폭되지 않은 경우 환자의 수	45,500	36,900	830	590
0.1 Gy 선량 시 초과 환자의 수	800(400-600)	1300(690-2500)	100(30-300)	70(20-250)
피폭되지 않은 경우 사망자의 수	22,100	17,500	710	530
0.1 Gy 선량 시 초과 사망자의 수	410(200-830)	610(300-1200)	70(20-220)	50(10-190)

[a] 이 연구는 전체 미국 인구의 연령분포와 유사한 연령분포를 가졌고, 0.1 Gy (10 rads)에 피폭된 100,000명의 인구집단을 대상으로 수행되었다.

[b] 괄호 안의 숫자들은 생애 기여위험도에 대한 95% 신뢰구간이다.

Source: Reprinted with permission from the National Academies Press from BEIR VII: Health Risks from Exposure to Low Levels of Ionizing Radiation. Washington, DC: National Academies Press; 2005 Copyright © 2005, National Academy of Science

방사선 과피폭이 암 확률을 높이지만, *어떤 피폭이 있을 때 어떤 암이 발병하는지 분명하게 규명하는 것은 불가능하다*. 의사가 병리학 전문가라해도 환자가 방사선에 피폭되지 않았다면, 어떤 특정 암은 발생하지 않는다고 자신 있게 말할 수 없다. 암과 방사선 피폭의 연관성은 역학 조사를 통해 오로지 통계적으로만 말할 수 있다. 수많은 출처로부터 수집한 저준위 방사선의 발암성(carcinogenicity) 관련 역학 자료는 서로 모순되고 확정적이지 않다. 1991년 국제방사선방호위원회(ICRP)가 자체 발행물 No. 60에서 보고한 것처럼, 심지어 어떤 자료는 암 발병과 저선량 범위의 선량과는 음의 상관관계를 보여주고 있다. 따라서 방사선 위험 관리를 위한 기준 마련을 목적으로, ICRP는 저준위 방사선에 의한 위험도를 고선량 사례로부터 외삽하여 추정하는 것이 합리적이라고 생각하고 있다.

인과확률

이름에서 암시하듯이, 확률적 영향은 우연히 일어나는 영향이다. 이 영향은 피폭된 개인뿐만 아니라 피폭되지 않은 개인에게서도 발생한다. 따라서 취기가 알코올 소비량과 관계 있고, 햇볕에 타는 것이 햇볕에 과다 노출되는 것과 관계가 있는 것처럼, 확률적 영향은 유해 물질에 노출과 분명한 관계가 있지 않다. 방사선 안전 맥락에서, 확률적 영향은 암과 유전적(유전성) 영향을 의미한다. 발암 또는 돌연변이 유발성 물질에 피폭된 결과는 선량 크기에 비례하여 그 영향의 발생확률이 증가하는 것이다. 따라서 사람은 발암 물질에 피폭되든 안 되든 암에 걸릴 수 있다. 그러나 발암 물질에 피폭되면 암 발생확률이 커지는데, 피폭이 클수록 그 확률도 커진다. 그러나 어떤 경우든 선량 크기와 무관하게 암이 피폭 때문이라고 확신할 수 없다. 발암 물질에 피폭된 후 암에 걸렸을지라도, 알코올 소비와 취기의 경우처럼, 우리는 암이 그 발암 물질 때문이라고 확신할 수 없다. 어떠한 병리학자도 사람이 발암 물질에 노출되지 않았었다면, 암이 발생하지 않았을 것이라고 확실하게 얘기할 수 없다. 우리가 할 수 있는 최선은 피폭 이력과 선량에 바탕을 두어 암이 발암 물질에 의해 야기됐을 확률을 예측하는 것이다. 예를 들어, 우리는 비흡연자보다는 흡연자에게서 폐암이 훨씬 높은 비율로 발병하는 것을 발견한다. 흡연자 중, 경미한 흡연자보다 심한 흡연자에게서 폐암이 더 높은 비율로 관측된다. 흡연자 대부분은 폐암에 걸리지 않지만, 일부 비흡연자는 폐암에 걸릴 수 있다. 흡연, 심지어 심한 흡연도 흡연자가 폐암에 걸린다는 것을 확신할 수 없다. 흡연은 단지 암에 걸릴 가능성을 높일 뿐이다. 암의 인과확률(probability of causation of cancer, PC)은 다음과 같이 정의된다.

$$\mathrm{PC} = \frac{\mathrm{ERR}}{1 + \mathrm{ERR}}. \tag{7.9}$$

예제 7.1

여성 핵의학전문가가 25세부터 30년간 근무하는 동안 누적선량 0.15 Gy (15 rads)를 받았다. 그녀는 60세에 결장암 진단을 받았다. 그녀는 비흡연자고, 결장암에 대한 다른 위험 요인에 노출되지 않은 것으로 알려졌다. 여성 결장암에 대한 자연발생적 평생 위험도는 4.2%(BEIR VII)이고, BEIR VII에 실린 여성의 결장암에 대한 ERR은 0.43/Gy이며, 95% 신뢰구간은 0.19~0.96/Gy이다. 그녀의 결장암이 방사선량에 기인했을 추정 확률은 얼마인가?

풀이

자연발생적 위험도와 ERR에 대한 값들을 식 (7.9)에 대입하면,

$$PC = \frac{0.43\ \text{Gy}^{-1} \cdot 0.15\ \text{Gy}}{1 + \left(0.43\ \text{Gy} \cdot 0.15\ \text{Gy}\right)} = 0.061 = 6.1\%.$$

식 (7.9)에 95% 신뢰구간을 대입하면, PC의 95% 신뢰구간이 2.8~12.6%임을 알 수 있다.

백혈병

백혈병, 특히, 급성 골수성 백혈병, 그리고 보다 느린 만성 골수성 또는 급성 림프성 백혈병은 방사선에 전신 과피폭하여 발생할 가능성이 가장 큰 악성종양이다. 만성 림프성 백혈병은 방사선 피폭과는 관련 없는 것 같다.

엄격한 보건물리 관행이 일반화되기 전, 진료 시 X선을 사용했던 방사선의학자와 다른 의사는 방사선을 사용하지 않았던 그들 동료보다 백혈병 발병률이 상당히 높았다. 미국 방사선의학자에게서, 백혈병 발병률 증가와 관련된 선량은 1 Gy (100 rads)/yr 수준이었다. 보건물리 관행이 정착되면서, 방사선의학자와 다른 의사 간 백혈병 발병률 차이가 점차 없어졌다. 백혈병 발병률 증가가 강직성 척추염(척추 관절의 류마티스성 혈관염)을 X선으로 치료받았던 환자에게서 관측되었다.

일본의 원폭 생존자 중에서, 폭격 시점에 폭심(hypocenter)에서 더 멀리 떨어져 있던 사람들보다 폭심에서 1500 m 이내에 있었던 사람들에게서 백혈병 발병률이 상당히 높았다(그림 7-15). 생존자 중 백혈병 발병률의 최초 증가는 폭격한 지 약 3년 뒤

에 관측되었고, 폭격한 지 약 7년 뒤 최고점에 도달할 때까지 계속 증가하였다. 그 이후 백혈병 발병률은 피폭되지 않은 집단의 값과 같아질 때까지 천천히 감소하였다.

저준위 방사선의 백혈병유발성(leukemogenicity)과 백혈병 유도에 대해 0이 아닌 문턱값 존재 여부에 관한 질문의 답은 여전히 나오지 않았고 논란거리이다. 분명한 선량-반응 관계를 히로시마와 나가사키에서 관측하였다. 원폭 데이터는 선량이 0.4 Gy (40 rads) 이상인 사람에게서 백혈병 사망률이 높았으나, 0.4 Gy 이하 선량에서는 사망률 증가는 없었다는 것을 보여주고 있다. 폭탄에서 방출된 방사선에 자궁 내 피폭을 받은 사람에게서는 방사선-유발 백혈병이 발견되지 않았다. 그러나 영국의 한 연구는 산모가 X선 검사를 받던 중 자궁 내 피폭을 받았던 어린이들이 자궁 내 피폭을 받지 않았던 어린이들보다 상당히 높은 백혈병 발병률을 보인다는 것을 발견하였다. 이들 연구에 근거하여, X선에 의한 5~50 mGy (0.5~5 rads)이하의 태아 선량도 백혈병을 초래할 수 있다고 추정하였다.

일부 의학적 징후 대신 정례적인 골반측정을 위한 자궁 내 X선 피폭과 관련된 다른 연구에서, 방사선 영향에 대한 어떠한 증거도 관측되지 않았다. 서로 다른 두 관측 간 차이점은 진단 X선을 필요로 한 의료적 요인 때문이라고 생각한다. 따라서 모든 가용한 데이터가 전리방사선은 고선량에서 백혈병유발성임을 보여주고 있지만,

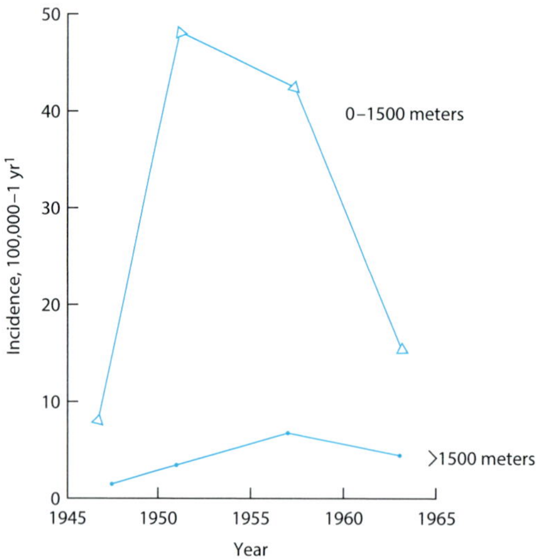

그림 7-15. 히로시마와 나가사키 원폭 생존자들의 백혈병 발병률.

저선량의 백혈병유발성 영향에 대한 연구 결과는 확정적이지 않고 논쟁의 여지가 있다. 그러나 저선량 연구 결과들이 일치하지 않기 때문에, 대부분의 진단 X선 절차, 권고 한도 내에서의 직업상 피폭, 자연 배경방사선 수준 선량의 저준위 방사선도, 최악의 경우, 매우 약한 백혈병 유발인자이며, 저준위 방사선에 의한 백혈병 기여위험도는 극히 작다고 추리하는 것이 타당하다.[1] BEIR VII 위원회에 의해 단위 선량 당 백혈병 위험은 고선량에서 증가한다는 것이 밝혀졌다. 따라서 백혈병에 대한 방사선유발 위험도를 예측하기 위한 BEIR VII 모델은 일차-이차 곡선이다(그림 7-16).

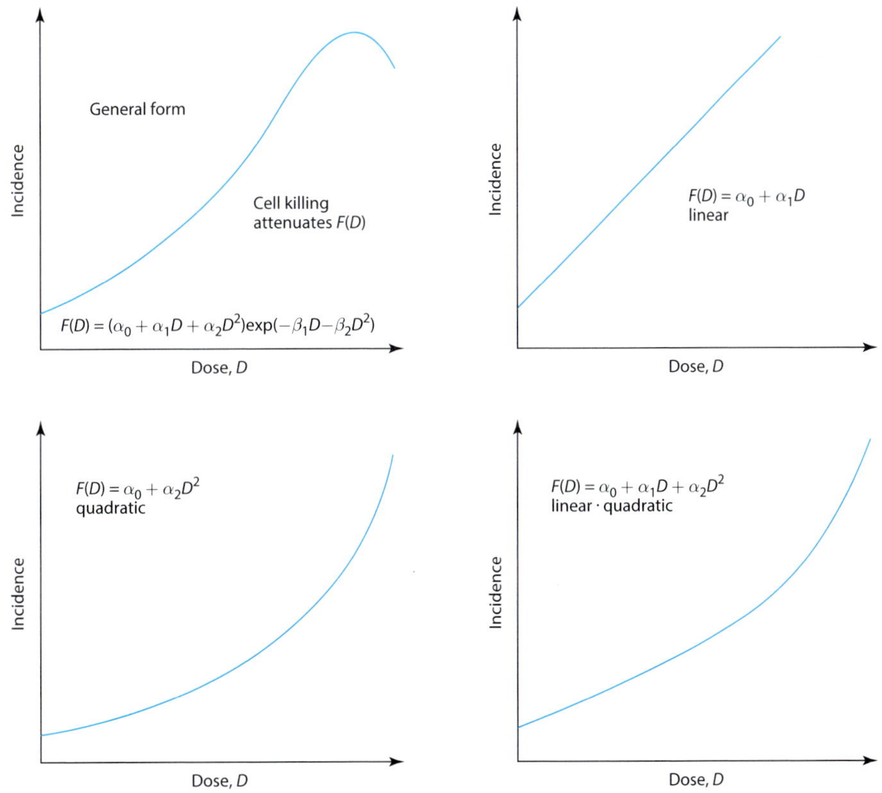

그림 7-16. 선량-반응 대안 곡선들. (Reproduced from BEIR III: The Effects on Populations of Exposure to Low Levels of Ionizing Radiation: 1980. Washington, DC: National Academy Press; 1980.)

1 NCRP 보고서 174, Preconception and Prenatal Radiation Exposure: Health Effects and Protective Guidance, 2013을 참조하라.

골암

역사적으로, 직업상 방사선에 의해 유발된 골암과 폐암은 내부 침전된 방사성동위원소들의 발암성을 연구하는 데 중요하다. 1902년 피에르와 마리 퀴리가 라듐을 발견한 몇 년 뒤에 라듐의 발암성 성질이 알려졌지만, 사람을 라듐의 해로운 영향으로부터 보호하기 위한 노력은 거의 이루어지지 않았다. 라듐의 최초 산업적 이용 중 하나는 형광 페인트 제조였다. 가루로 된 라듐을 ZnS 결정과 섞으면, 결정은 라듐에서 방출된 알파 입자 에너지를 흡수하여 빛을 낸다. 이렇게 제조된 형광 페인트를 기계와 시계 눈금판을 칠하는 데 사용하였다. 이러한 라듐 이용은 제1차 세계대전이 시작됐을 때 크게 늘었다. 가는 선을 그리기 위해, 눈금판 칠장이로 채용된 소녀들은 그들의 붓을 입술 사이에 넣어 뾰족하게 했다. 붓을 뾰족하게 할 때마다, 미량의 라듐과 메소토륨을 삼켰다. 1920년대 초, 눈금판 칠장이로 일을 했던 몇 명의 여성이 턱뼈 퇴화로 고생하다 빈혈로 사망했다. 눈금판 칠장이 중 한 명을 치료한 치과의사는 이 질환의 직업상 병인을 의심하였다. 추가 조사를 통해, 골육종(osteogenic sarcoma)을 포함하여 더 많은 뼈 손상을 밝혀냈고, 라듐을 기병성 인자(etiologic agent)로 규명하였다. 라듐 눈금판 칠장이와 라듐 주입 치료를 받은 환자들에 대한 후속 연구들을 통해 이 사실을 확인하였다. 이들 연구는 라듐이 뼈에 끈질기게 붙어있다는 것을 보여줬다. 피폭된 지 25~35년 후에도 상당한 양의 라듐이 침전돼 있는 것을 발견하였다. 실험실 동물을 이용한 추가 실험 연구를 통해, 라듐과 같은 유형의 손상을 일으키는 수많은 “향골성(bone-seeking)” 방사성동위원소를 밝혀냈다.

라듐뿐만 아니라, 방사성 스트론튬과 바륨은 칼슘과 화학적으로 유사하기 때문에, 뼈의 무기물 구조로 편입되어 골단(epiphysis)으로 간다. ^{144}Ce$-^{144}$Pr와 같은 향골성 희토류 핵분열생성물도 무기물 구조에 축적된다. 플루토늄은 뼈의 골막, 골내막, 그리고 섬유주에 축적된다는 것이 밝혀졌다. 모든 향골성 핵종은 소량이라도 골수의 방사선 민감성 골세포와 조혈 조직에 손상을 입힐 수 있기 때문에 유해한 것으로 간주한다. 충분한 양을 실험실 동물에게 주입했을 때, 모든 향골성 핵종은 암을 유발한다.

폐암

방사선-유발 악성종양에 대한 폐의 민감성은 오랫동안 알려져 왔다. 16세기 초, 카르파티아(Carpathian) 산맥 Schneeberg와 Joachimsthal 지역 광부들 중 대다수가 광부병

(*Bergkrankheit*)이라 부르는 폐질환으로 사망하였다. 약 100년 전, 광부병이 폐암이라는 것을 깨달았다. 그러나 1924년이 되어서야, 방사성 기체 라돈이 폐암에 의한 매우 높은 사망률의 기병성 인자라고 생각했다. 이들 광산은 다른 광물, 주로 코발트를 채굴했지만, 그 땅은 우라늄과 라듐이 풍부하였다. 토양에 라듐 함량이 높았던 결과로, 라듐의 방사성 자핵종인 라돈 기체가 만들어져 땅 밖으로 나와 갱도 공기 중으로 확산되었다. 이로 인해 갱도 공기 중 라돈과 라돈 자핵종 농도가 높았다. 갱도 공기 중 라돈 농도가 10 $\mu Ci/m^3$ (3.7×10^5 Bq/m^3)이었을 것으로 추정되고 있다. 이 추정 농도를 IAEA가 권고한 최댓값 1000 Bq/m^3과 비교해 볼 수 있다. 라돈이 기체이긴 하지만, 라돈의 방사성 자핵종들(표 4-4)은 사실상 미립자이고 공기 중에 떠있는 먼지 입자에 들러붙는다. 갱도의 먼지가 많은 환경에서, 라돈 기체는 그 자핵종인 RaA(^{218}Po)과 평형상태를 이루고 있는 반면, 연이은 세 개의 자핵종인 RaB(^{214}Pb), RaC(^{214}Bi)와 RaC′ (^{214}Po)은 평형 값의 절반에 해당하는 농도로 갱도 공기 중에 존재한다고 조사되었다. 미국, 캐나다, 호주, 그리고 프랑스 우라늄 광산, 스웨덴 Malmberget 철광산, 중국 주석 광산, 캐나다 뉴펀들랜드 형석 광산의 라돈 및 자핵종 농도가 높다. 표 7-11에서 본 것처럼, 모든 경우에서 고농도 라돈과 자핵종은 폐암의 발병률 증가와 관련 있는 것으로 밝혀졌다. ERR은 총 선량과 함께 피폭 당시 연령, 도달 연령, 피폭률, 흡연습관과 같은 몇 가지 다른 요인에 종속적이다. 비가중 평균 ERR은 WLM 당 1.19%이며, 그 범위는 WLM 당 0.16~5.06%라고 조사되었다. ICRP 115는 최근 역학 자료에 근거하여, WLM 당 생애 위험을 5×10^{-4}으로 권고하였다.[2]

WLM, 즉 작업수준월(working level month, WLM)은 공기 중 라돈 및 그 자핵종에 대한 피폭의 척도이다. 작업수준(working level, WL)은 라돈과 그 자핵종의 대기 중 농도에 대한 척도이다. 1 WL은 *알파 에너지 1.3×10^5 MeV의 최종 방출을 야기하는 공기 1 L 중 단수명 라돈 자핵종들의 임의 조합*으로 정의한다. 이는 자핵종과 평형상태에서 리터당 ^{222}Rn 100 pCi (3700 Bq/m^3)의 대기 중 농도에 상응한다. 1 WLM은 1 작업월(working month, 170시간) 동안 1 WL 농도의 공기 흡입으로 인한 피폭이다. 갱도 조건에서 1 WLM 피폭은 폐의 표적 세포에 대해 약 1200 mrads (12 mGy)의

2 ICRP, 2010, Lung Cancer Risk from Radon and Progeny and Statement on Radon. ICRP Publication 115, Ann. ICRP. 40(1).

알파선량을 초래한다. 미국 규정들은 작업자에 대해 연간 4 WLM으로 제한하고 있다. ICRP 115는 200 Bq/m^3이 폐암과 연관성이 있어 왔기 때문에, 작업장은 100 Bq/m^3 (2.7 pCi/L) 이하를 유지할 것을 권고하고 있다. 최근 미국 EPA는 가정에 대해 4 pCi/L (148 Bq/m^3)을 권고하였다. ICRP(권고 126)[3]는 라돈 피폭 관리 지침을 제공하고 있다. 우라늄 광부 데이터에 근거하여, 흡입된 라돈 자핵종에 의한 폐암 위험을 평가할 때, 우라늄 광부들은 우라늄 및 이산화규소를 함유한 다른 광물이 함유된, 디젤 엔진 배기가스와 광산 먼지 같은 다른 유해 물질과 잠재적 발암 물질에도 피폭되었었다는 것을 알아야만 한다. 표 7-11의 ERR을 계산할 때, 우라늄 광부들의 폐암 발병 증가에 기여했을 수 있는 다른 인자들을 고려하였다.

표 7-11 라돈과 라돈 자핵종들에 직업상 피폭된 광부들의 폐암

연구	후속 기간	위험에 처한 인-년수	평균 WLM	폐암 사망자수	WLM 당 ERR%a
중국	1976-1987	134,842	286.0	936	0.16(0.1-0.2)
체코	1952-1990	102,650	196.8	701	0.34(0.2-0.6)
콜로라도	1950-1990	79,556	578.6	334	0.42(0.3-0.7)
온타리오	1955-1986	300,608	31.0	285	0.89(0.5-1.5)
뉴펀들랜드	1950-1984	33,795	388.4	112	0.76(0.4-1.3)
스웨덴	1951-1991	32,452	80.6	79	0.95(0.1-4.1)
뉴멕시코	1943-1985	46,800	10.9	68	1.72(0.6-6.7)
비버라지, 캐나다	1950-1980	67,080	21.2	56	2.21(0.9-5.6)
포트 레이디엄, 캐나다	1950-1980	30,454	243.0	39	0.19(0.1-0.6)
레이디엄 힐, 호주	1948-1987	24,138	7.6	31	5.06(1.0-12.2)
프랑스	1948-1986	29,172	59.4	45	0.36(0.0-1.2)

[a] 괄호 안의 숫자들은 95% 신뢰구간이다. 추정치들은 연령(모든 연구), 다른 광산에서의 피폭(중국, 콜로라도, 온타리오, 뉴멕시코 및 프랑스), Rn 피폭의 지표(비버라지), 그리고 인종(뉴멕시코)에 대해 보정하였다.

약어: ERR. excess relative risk; WLM, working level month.

Source: Reprinted with permission from the National Academies Press from BEIR VII: Health Risks from Exposure to Radon. Washington, DC: National Academies Press; 1999 Copyright © 1999, National Academy of Science

3 ICRP, 2014, Radiological Protection against Radon Exposure. ICRP Publication 126. Ann. ICRP. 43(3).

공기 중 방사능은 기체 물질, 용해성 입자, 또는 상대적으로 비용해성인 입자로서 흡입될 수 있다. 흡입된 기체는 폐 전체에 균일하게 분포된다고 가정한다. 폐 내부에 입자가 침전되는 것은 주로 먼지 입자 크기에 종속적이며, 폐에서 체류는 폐의 생리적 상태뿐만 아니라 먼지의 물리 및 화학적 성질에 종속적이다. 흡입된 용해성 입자 내 방사성 핵종은 폐에서 용해된 후 체액에 흡수되어 그 핵종이 침전되는 조직이나 장기로 이동한다. 흡입 방사성핵종의 화학적 형태에 따라, 용해된 입자에서 나온 방사성 핵종이 폐의 단백질과 결합할 수도 있다. 상기도에 침전되는 상대적으로 비용해성인 입자는 폐로부터 빠르게 제거되어 목구멍으로 넘겨진다. 기도 깊숙이 침전된 비용해성 입자는 비교적 오랫동안 그곳에 남아있으며, 방사성 입자 주변 흡수선량의 매우 가파른 기울기 때문에 폐 조직은 매우 국부적인 방사선 손상을 받을 수 있다. 방사성 입자에 매우 가까이 있는 세포는 고방사선량에 의해 사망할 수 있고, 멀리 떨어진 세포는 치사량에는 미치지 못하지만 발암 손상이 개시될 만큼 충분히 큰 선량을 받을 수도 있다. 수많은 실험 연구를 통해, 이것은 사실이 아님이 밝혀졌다. 폐 속 입자 방사능이 폐 전체에 균일하게 분포된 동일한 양의 방사능보다 더 큰 위험이 아니라는 것이 밝혀졌다. 따라서 미립자 물질을 포함하여 흡입 방사능에 대한 방사선 안전기준을 설정하기 위해 사용하는 폐 모델들은 기도 속 방사선 민감 조직에 대한 평균 선량에 기반을 두고 있다.

폐암은 외부 방사선에 의한 과피폭과도 연관이 있다. 강직성 척추염으로 X선 치료를 받은 4,111명의 환자 중, 겨우 59명의 사망을 예상했지만 88명이 폐암으로 사망하였다. 폐암 발병률의 유사한 증가가 자궁경부암으로 방사선 치료를 받았던 대규모 여성 집단에게서 발견되었다. 폐암 발병률 증가가 고선량 방사선에 피폭된 일본 원폭 생존자들에게서도 관측되었다. 이 데이터에 따르면, 1 Gy (100 rads) 선량은 폐암 사망 확률을 남성의 경우, 약 32%, 여성의 경우, 약 140% 증가시킬 것으로 예측되고 있다(표 7–9).

갑상선암

방사선 과피폭 후 어린이와 젊은이에게서 갑상선 암 발병률이 증가한 것이 잘 정리돼 있다. 발병률 증가는 흉선 확장, 두피 백선, 그리고 여드름을 X선으로 치료받아 온 어린이 중에서 관측되었다. 방사선 유발 갑상선 암도 흡입된 방사성 요오드에서 방출된 내부 방사선과 마셜 군도의 BRAVO 핵폭탄 실험 낙진에 의한 외부 방사선에 과피폭된 어린이들에게서 관측되었다. 갑상선 암은 일본 원폭 생존자들에게서 예상 발병률보다 더 높게 관측된 고형암 중 첫 번째였다. 이 모든 경우에서, 피폭과 갑상선 암 과잉 발현 사이의 잠복기는 몇 년으로 측정되었다.

비교적 많은 수의 어린이들이 네바다 핵무기 시험 프로그램으로부터 발생한 낙진 속 방사성 요오드에 피폭되었다. 낙진에 피폭됐던 총 1,378명의 어린이를 1971년까지 14년간 추적하였다. 피폭된 어린이의 갑상선 발병률과 피폭되지 않은 어린이의 발병률 차이는 발견되지 않았다. 그러나 그 데이터는 피폭된 그룹에서 다른 갑상선 이상 발생률이 피폭되지 않은 그룹에서 보다 더 높았음을 보여주었다.

더 최근에, 1986년 4월 체르노빌 원자력발전소 재난 후 우크라이나 젊은이들에게서 갑상선 암 발생률이 급증한 것이 보고되었다. 1986년, 원자로 사고 시점에 18세 이하였던 우크라이나인 중 겨우 15개의 갑상선 암 확정 사례만이 보고되었다. 1989년, 이 숫자는 36으로 증가하였고, 1992년 108, 1993년 101에 이르렀다. 이 경우, 증가된 갑상선 암 발병률 증가는 체르노빌 사고 결과로 받은 피폭 때문이라는 것을 의심할 여지가 없다.

1944~1957년 동안, 약 740,000 Ci (2.7×10^{16} Bq)의 ^{131}I가 핸퍼드(Hanford) 연구소 부지의 대기 중으로 방출되었다. 1940~1946년 중 태어난 3,190명을 그들이 46~57세에 도달했을 때 조사하였다. 그들 대부분은 핸퍼드 지역에 그대로 거주하였다. 갑상선 선량은 0.0008 mGy에서 2842 mGy (0.08 mrad~284,200 mrads) 사이에 있었고, 중앙값은 104 mGy (10,400 mrads)로 예측되었다. 이 연구는 95% 신뢰수준에서 갑상선 암은 2.5%/Gy 증가, 갑상선 양성 결절은 5%/Gy 증가를 발견할 만큼 세심하였다. 그러나 이 연구는 방사선 선량과 갑상선 암 또는 다른 갑상선 이상 사이의 관계를 찾지 못했다.

방사성 요오드를 이용하는 진단 절차로 인해 0.5 Gy (50 rads) 수준의 갑상선 선량을 받은 사람들에 대한 역학 조사 결과, 갑상선 암은 증가하지 않았다.

위험도 계수 평가: BEIR Ⅷ

위험 관리를 위해 사용하는 기준은 위험도 크기를 근거로 하여 설정한다. 기술 혁신을 통해 잠재 위험을 관리하는 공공 정책은 종종 실제 위험보다는 인지 위험

(perceived risk)에 의해 결정된다. 일반 용어로서, "위험"은 생명 또는 수족에 대한 즉각적 위협을 암시한다. 보건물리 맥락에서, "위험도(risk)"는 해로운 영향의 발생확률을 말하며, 위험도 계수(risk coefficient)는 단위 선량당 해로운 영향의 발생확률 값이다. 모든 해로운 영향이 똑같이 해로운 것은 아니다. 사망을 초래하는 영향은 관리가능한 상황이나 (치료할 수 있는 암과 같은) 치료 가능한 질환을 초래하는 영향보다 분명히 더 해롭다. 이 때문에, ICRP는 발행물 No. 60에서, 손상(*detriment*) 개념을 도입하였다. 손상은 단위 선량당 해로운 영향의 발생확률뿐만 아니라, 그 영향의 심각성을 나타내는 가중인자(weighting factor)까지를 포함한 계수다. ICRP는 확률적 영향들에 대한 명목상 값들을 표 7-12에 기재된 것처럼 권고하였다.

ICRP 위험도 평가에 따르면, 30년 근무기간 중 연평균 300 mrems (3.0 mSv), 총 9000 mrems (90 mSv)의 선량을 받은 작업종사자가 퇴직 후 방사선 유발 암으로 사망할 확률은 다음과 같다.

$$4\times10^{-4}\ \frac{1}{\text{rem}}\cdot 9\times10^{3}\ \text{mrems}\cdot\frac{1\ \text{rem}}{10^{3}\ \text{mrems}}=36\times10^{-4},$$

즉, 36/10,000이다. 이것은 그가 암으로 사망할 "통상적" 확률 값인 24%보다 0.36% 포인트 높아졌다는 것을 의미한다.

전리 방사선에 대한 저준위 피폭 위험도의 경우, 해로운 영향의 극히 낮은 발생확률과 함께, 그 영향의 확률적 성질은 위험도 크기 및 관련 위험도 계수 계산은 오로지 역학 조사, 즉 연구대상 물질에 피폭되지 않은 인구 집단에 대해 수행한 유사 연구와 비교하여, 그 연구대상 물질에 피폭된 대규모 인구집단을 관찰한 결과에 의해서만 결정될 수 있다는 것을 암시하고 있다. ICRP 권고들은 주로 일본의 원폭 생존자들에 대한 연구결과에 바탕을 두고 있다. 미국 국립과학아카데미 전리방사선의 생물학적 영향 위원회(BEIR 위원회)가 저준위 전리방사선의 건강상 영향에 대해 발표하였다. 이 위원회는 방사선작업자, 방사선치료를 받았던 사람, 배경방사선이 높은 지역에 사는 사람에 대한 연구뿐만 아니라 일본 원폭 생존자로부터 얻은 최신 결과, 그리고 관련 실험 연구를 검토하여, BEIR VII 보고서, *저준위 전리방사선 피폭에 의한 건강 위험도*(*Health Risks From Exposure to Low Levels of Ionizing Radiation*) (2005)로 알려진 보고서에 위원회의 결론을 제시하였다.

표 7-12 확률론적 영향들에 대한 명목상 확률계수

피폭된 인구집단	손상 (× 10^{-2} Sv^{-1})			
	치사암	비치사암	심각한 유전영향	합
성인 작업자	4.0	0.8	0.8	5.6
전체 인구	5.0	1.0	1.3	7.3

Source: Reprinted with permission from ICRP Publication 60. 1990 Recommendations of the International Commission on Radiological Protection. Ann ICRP. 1991; 21(1-3):22. Copyright © 1991 International Commission on Radiological Protection.

저준위 방사선의 신체적 영향 – 주로 암 –과 유전적 영향을 다룬 BEIR VII 보고서에서, 이 위원회의 위원들은 고선량률로 전달된 0.1 Gy (10 rads) 이상 선량에서의 선량–반응 관계에 대해 동의하였다. 또한 그들은 다른 요인에 의한 "노이즈"로 통계적 한계가 있어서 방사선 유발 영향을 자연발생적 영향과 구분할 수 없게 하기 때문에, 저선량에 의한 건강상 영향을 평가하기 어렵다고 밝혔다. 따라서 위험도 계수는 적절한 선량–반응 모델을 기반으로, 선량 0부터 영향이 관측되는 최소 선량까지 보간하여 평가를 해야 한다.

일반화된 선량–반응 곡선(그림 7–16)의 함수 형태는 다음과 같다.

$$F(D) = (\alpha_0 + \alpha_1 D + \alpha_2 D^2)e^{(-\beta_1 D-\beta_2 D^2)} \tag{7.10}$$

여기서 $F(D)$는 선량 D에서 고려 중인 영향(예, 암)의 발생률이다. α_0, α_1, α_2, β_1과 β_2는 양수이다. α_0는 영향의 "자연발생적" 또는 "자연적" 발생률이다. β_1과 β_2는 고선량에서만 중요해진다. 이들 계수 중 어떤 것이 사소해지는가에 따라, 일반화된 곡선이 그림 7–16에서 보는 것과 같은 세 가지 단순한 곡선(즉 일차, 순 이차, 그리고 일차–이차 곡선)으로 된다.

발암 위험도 평가

방사선 유발 암 발생 위험도를 평가하면서, 위원회는 데이터가 방사선 유발 암의 상대적 위험도가 선량과 관련해 증가한다는 것을 뒷받침하고 있다는 것을 발견하였다. 이러한 관계에도 불구하고, 위원회는 가용한 실험데이터만으로 그림 7–16의 몇 가지 선량–반응 모델 중 하나를 단호하게 선택할 수 없었다. 그러나 BEIR VII 위원회는, 백혈병을 제외한 모든 암과 실험 연구에서 관측된 유전적 영향에 대해, 데이터가

LNT 모델과 모순되지 않음을 확인하였다. 위원회는 현재의 과학적 증거는 전리방사선 피폭과 인간 암 발생 사이에 선형적, 문턱값이 없는 선량–반응 관계가 있다는 가설과 일치한다고 결론을 내렸다. (이 결론은 본 장 앞에서 논의했던 프랑스의 공동보고서의 결론과 합치하지는 않는다.) 따라서 LNT 모델이 저선량 방사선에 의한 고형암 위험도 계수를 평가하는 기준으로 선택되었다. 백혈병 위험도 계수 평가를 위해 일차–이차 모델이 선택되었다. 위원회는 연령과 성별을 고려하기 위해 인자들을 수정하고, 이들 모델을 사용하여, 연령과 성별 분포가 미국 인구를 대표하는 100,000명의 집단에 대해, 그들 모두가 0.1 Gy (10 rads)를 받았다고 할 때 증가된 암 사망자 수를 평가하였다(표 7–13).

표 7–13 미국 인구와 동일한 연령과 성별 분포를 가진 피폭된 100,000명당 평생 초과 암(고형암과 백혈병) 사망률에 대한 BEIR Ⅶ 위원회의 평가치

선량 시나리오	초과 암 사망	
	수	퍼센트
0.1 Gy (10 rads) 급성 선량	572	2.8
1 mGy (100 mrads) 연속 피폭	416	2.0
10 mGy/yr (1 rad/yr) 근무 기간 중 연속 피폭, 18–65세	2048	10.0

Source: Data from BEIR VII: Health Risks from Exposure to Low Levels of Ionizing Radiation. Washington, DC: National Academies Press; 2005.

저준위 피폭에 대한 위험도 계수를 평가하는 데는 상당한 불확실성이 있다. 이들 불확실성 출처 중 하나는 데이터를 수집하고 모델 변수를 추정하는 데 있어서의 통계적 불확실성이다. 통계적 불확실성은 신뢰구간으로 정량화하여 간단하게 취급된다. 두 번째 불확실성 출처는 발암 메커니즘들과 가상의 선량–반응 모델 중 어떤 것이 실제 선량–반응을 가장 정확하게 표현하는가에 대한 우리의 제한된 지식에 바탕을 두고 있다. 불확실성에 대한 두 번째 출처와 매우 낮은 선량에서 영향과 관련하여, BEIR VII 위원회는 다음과 같이 말하였다.

"어떤 유형의 위험도 모델을 사용하든 저선량과 저선량률에 대한 위험도 평가는 아직 입증이 되지 않은 가정들을 필요로 한다. … 역학조사 데이터는 밀리시버트(수백 밀리렘) 선량 영역에서 문턱값의 존재를 엄밀하게 배제하지 못한다. 따라서 외부 자연 배경

방사선과 비슷한 피폭에 의해 어떠한 위험도 없을 것이라는 가능성을 배제할 수 없다. … 위험도 평가 시 불확실성 범위에 대한 하한은 0까지 연장한다."

이런 주의사항을 염두하고, BEIR VII 위원회는 10 rem (0.1 Sv) 일회 피폭, 100 mrem/yr (1 mSv/ur) 연속 피폭, 그리고 18세에서 65세까지 근무 기간 중 1 rem/yr (10 mSv/yr)의 연속적 직업상 피폭과 같이 세 가지 다른 시나리오에 대해 초과 암 사망률을 계산하였다. 이 계산결과는 표 7-13에 있다.

우리는 원폭 생존자의 수명 연구 코호트에 대한 암 사망률 데이터로부터 센티시버트(rem)당 미보정 암 위험도를 평가할 수 있다(표 7-14). 코호트 구성원의 선량은 잘 알려져 있으며, 그들의 집단선량은 1.11 × 10^6 person · cSv (person-rems)이다. 이 데이터로부터 센티시버트(rem) 당 미보정 암 위험도를 계산할 수 있다.

낮게 오랫동안 받은 선량에 대해, 위원회는 선량 및 선량률 효과인자(dose and dose-rate effectiveness factor) 1.5를 적용하였다. 따라서 미보정(피폭 당시 나이와 성별을 고려하지 않은) 암 위험도 계수를 다음과 같이 평가하였다.

$$\frac{491 \text{ fatal cancers}}{1.1 \times 10^6 \text{ person} \cdot \text{cSv} \times 1.5} = 3 \times 10^{-4} \text{ fatal cancer per cSv.}$$

표 7-14 원폭 생존자 중 수명 연구 코호트의 사망률 경험치

연구 집단	인원 수	사망자 수	비(%)
암 사망			
피폭 집단	49,114	5502	11.2
통제 집단	37,458	3833	10.2
초과 사망	(0.112-0.102)×49,114= 491		
암과 관련이 없는 사망			
피폭 집단		18,049	36.8
통제 집단		13,832	36.9

Source: Data from BEIR VII: Health Risks from Exposure to Low Levels of Ionizing Radiation. Washington, DC: National Academies Press; 2005.

유전적 위험도 평가

사람에게서 방사선-유발 유전적 영향이 관측되지 않았기 때문에, 유전적 위험도 계수 평가는 전적으로 동물 연구결과에 바탕을 두고 있다. 위험도 계수는 배가선량 방법(*doubling dose method*)으로 평가한다. 동물 실험에서 관찰된 방사선 유발 돌연변이율을 사람들의 유전적 장애 자연발생률과 비교하고, 자연발생률을 두 배로 만드는 데 필요한 선량을 실험 데이터를 이용하여 계산한다. BEIR VII 위원회의 배가선량 평가치는 0.82 ± 0.29 Gy (82 ± 29 rads)이고, 1세대 후손 백만 명당, Gy 당 0.41~0.64 ($0.41 \times 10^{-8} - 0.64 \times 10^{-8}$ rad^{-1}) 위험도에 해당하는 1 Gy를 배가선량으로 사용할 것을 권고하였다. 현재의 돌연변이율이 두 배로 되는 새로운 평형상태는 번식 인구집단의 생식선을 배가선량으로 여러 세대, 10세대 이상 조사한 뒤에야 도달한다. 현재, (자연발생적 그리고 방사선 피폭이외의 다른 원인에 의한) 인간의 유전적 장애 발생률은 1백만 정상 출산당 약 88,000이다.

선질 계수 및 방사선가중인자

중성자가 X선보다 백내장을 더 잘 일으킬 뿐만 아니라, 알파 방사선이 베타나 감마 방사선보다 단위 흡수선량당 더 유해하다는 것이 알려져 왔다. 다양한 방사선에 의해 주어진 흡수선량의 상대적 유독성 또는 손상-유발 가능성을 비교해 보면, 방사선 LET율이 클수록, 생물학적 손상을 일으키는 데 더 효과적이라는 것이 밝혀졌다. 어떤 정해진 생물학적 영향을 발생시키기 위해 필요한 다른 방사선 에너지 양에 대해 동일한 생물학적 영향을 발생시키는 데 필요한 250 keV X선 에너지 양의 비를 상대적 생물학적 효과(*relative biological effectiveness*, RBE)라고 부른다. 특정 방사선의 RBE는 특정 실험조건 하에서 어떤 생물 종에 대한 정확한 생물학적 영향에 종속적이다. 예를 들어, 중성자에 의한 치사선량은 X선에 의한 것의 겨우 1/16이기 때문에, 바퀴벌레 애벌레를 살충하기 위한 14 MeV 중성자에 대한 RBE는 16이다. 반면, 쥐의 치사율에 대해, 고속중성자 RBE는 겨우 2이다. 따라서 "RBE"는 방사선생물학 응용에 한정하여 사용한다.

보건물리 목적으로, 기준 X선 이외의 방사선이 인간에게 미치는 가장 관심 있는 생물학적 영향에 대한 RBE의 보수적 상한은 다른 방사선에 의한 선량들을 더할 때 정규화 계수로 사용된다. 미국 원자력규제위원회(Nuclear Regulatory Commission, NRC)는 이 정규화 계수를 선질 계수(*quality factor*)라 부르고, 문자 Q를 기호로 쓴다. ICRP는 선질 계수를 방사선가중인자(*radiation weighting factor*)라는 새로운 이름으로 부르고, 기호로는 w_R을 쓴다. NRC가 Q에, ICRP가 w_R에 부여한 값들을 표 7-15에 정리하였다. ICRP 103에서 w_R에 대한 중성자 값들을 다음 함수를 사용하여 구했다.

$$E_n < 1\text{ MeV},\quad w_R = 2.5 + 18.2e^{-\left(\frac{[\ln(E_n)]^2}{6}\right)} \tag{7.11}$$

$$E_n = 1-50\text{ MeV},\quad w_R = 5.0 + 17.0e^{-\left(\frac{[\ln(2E_n)]^2}{6}\right)} \tag{7.12}$$

$$E_n > 50\text{ MeV},\quad w_R = 2.5 + 3.25e^{-\left(\frac{[\ln(0.04E_n)]^2}{6}\right)} \tag{7.13}$$

ICRP 103에서 사용한 함수는 w_R의 정밀도를 높이는 것과 관련이 없고, 중성자가 특정 에너지 영역에 있다는 것을 현실적으로 고려하기 위한 것이다.

방사선-가중 선량 단위: 시버트와 렘

방사선-가중 선량 단위들은 방사선 안전 목적, 방사학적 공학 설계 기준 그리고 규제 및 관리 목적을 위해 사용된다. ICRP는 문자로는 H로 쓰며, 등가선량(*equivalent dose*)이라고 부르는 방사선-가중 선량의 단위를 시버트(*Sievert*, Sv)라고 이름지었다. 선량한도에 대한 모든 권고는 시버트 단위이다. ICRP는 조직 또는 장기 T의 등가선량 H_T을 다음과 같이 정의하였다.

$$H_T = \sum_R w_R D_{T,R}, \tag{7.14}$$

여기서 $D_{T,R}$은 방사선 R로 인해, 조직 또는 장기 T에 대해 평균한 흡수선량이며, 그레이로 표현된다. 조직이나 장기가 한 종류의 방사선에 의해서만 조사되었다면, 식 (7.14)는 다음과 같이 된다.

$$H_T = w_R D_T \tag{7.15}$$

식 (7.15)와 표 7-13의 w_R 값에 따라 X선, 베타 또는 감마선의 1 mGy 흡수선량은 등가선량 1 mSv에 해당하는 반면, 5 MeV 중성자에 의한 1 mGy 흡수선량은 등가선량 10 mSv와 같다. 선량한도(최대 허용 방사선 선량)는 시버트 또는 밀리시버트와 같은 SI 단위계로 표현된다. 일상적인 보건물리 업무에서 등가선량 사용의 예는 아래 예제 7.2에서 설명하기로 한다.

그 규정들을 관습적 방사선 단위로 적는 미국 NRC는 방사선-가중 선량을 문자 H로 기호를 쓰는 선량당량(*dose equivalent*)이라 하고, 전통적 명칭인 렘(*rem*)을 단위로 쓴다. 선량을 라드로 표현하는 관습적 단위계에서, 선질 계수가 Q_R인 방사선으로부터 선량 D_T을 받은 조직 또는 장기 T의 선량당량 H_T는 다음과 같이 정의된다.

$$H_T(\text{rems}) = D_T(\text{rads}) \cdot Q_R \tag{7.16}$$

맥락이 분명할 때 불필요한 단어들을 피하기 위해, 우리는 방사선-가중 선량을 지칭할 때 일반 용어인 선량(dose)을 자주 사용한다.

표 7-15 다양한 방사선에 대한 선질 계수(Q)와 방사선가중인자(w_R)

방사선	Q	w_R	$^*w_R$
X, 감마, 베타 – 모든 에너지	1	1	1
중성자			
열중성자	2	5	4.4
0.01 MeV	2.5	10	3
0.1 MeV	7.5	10	10
0.5 MeV	10	20	19
> 0.1–2 MeV		20	
> 2–20 MeV		10	
> 20 MeV		5	
미지의 에너지	10		
고에너지 광자	10	5	2
알파 입자, 핵분열생성물, 중원자핵	20	20	20

출처: Q: NRC 규정(10 CFR Part 20)에서 인용; w_R: ICRP 권고 92, 2003:33(4):1-121 에서 인용; $^*w_R$: 모든 값에 대한 중성자 방사선가중치가 계산되었음을 유의하라. ICRP 2007에서 데이터 인용. 국제방사선방호위원회의 2007 권고, ICRP 발행물 103. Ann. ICRP, 37(2-4).

예제 7.2

사이클로트론 차폐물 외부의 선량률이 감마선에 대해 5 μGy/h (0.5 mrad/h), 열중성자에 대해 2 μGy/h (0.2 mrad/h), 그리고 2 MeV 이상 속중성자에 대해 1 μGy/h (0.1 mrad/h)라는 것을 알았다. w_R 에 대한 ICRP 92 값에 따른 혼합 방사선의 등가선량률은 얼마인가?

풀이

흡수선량률에 아래 표에서 볼 수 있는 적정 방사선 가중치를 곱하고 그 곱들을 더하면, 등가선량률이 25 μSg/h임을 알 수 있다.

	$D \times w_R = H$
감마선	5 μSv/h × 1 = 5 μSv/h
열중성자	2 μSv/h × 5 = 10 μSv/h
속중성자	1 μSv/h × 10 = 10 μSv/h
	등가선량률, H = 25μSv/h

요약

일반 대중은 방사선의 생물학적 영향이 상대적으로 덜 알려졌다고 생각하고 있지만, 우리는 다른 대부분의 환경 유해물질 영향보다 방사선의 생물학적 영향을 더 많이 알고 있다. 정보 출처는 직업적으로 또는 의료적으로 피폭된 다수의 사람, 원폭 희생자와 생존자들, 사고 결과로 피폭된 사람들, 배경 방사선 준위가 높은 지역에 살아서 자연 방사선에 피폭된 사람들을 연구한 것들이다.

일반적으로, 방사선의 생물학적 영향은 두 가지 범주, 즉 결정론적 영향과 확률론적 영향 중 하나에 속한다. 결정론적 영향은 매우 큰 방사선 선량에 기인한다. 이들 영향은 문턱 선량이 있으며, 그 영향의 심각성은 선량이 증가할수록 커진다. 이 예로는 1~2 Gy (100~200 rads)의 전신 X선 또는 감마선량 범위에서 문턱 값을 갖는 급성 방사선 증후군, 2~3 Gy (200~300 rads) 범위에서 피부 화상, 그리고 20 Gy 범위에서 피부 궤양 등이 있다. 전신 X선이나 감마선량에 대한 $LD_{50/60-day}$는 3~4 Gy (300~400 rads) 범위에 있다. 결정론적 영향은 분명하고 확실하게 방사선 피폭과 인과관계가 있다.

확률론적 영향은 우연히 발생하고 피폭된 사람뿐만 아니라 피폭되지 않은 사람에게서도 관측되어서 방사선 피폭과 분명한 관계가 없다. 확률론적 영향으로는 암과 유전적 돌연변이가 있다. 방사선피폭은 확률론적 영향의 확률을 증가시키고, 이 확률은 선량 증가에 따라 증가한다. 초기 방사선학자, 원폭 생존자, 방사선치료를 받은 환자와 같이 심한 피폭을 받은 집단들에게서의 암 발병률 증가는 서류로 입증이 돼왔지만, 임의의 선량에 피폭된 모든 인구 집단에서 유전적 변화 발생률 증가는 관측되지 않았다.

인간 또는 동물에게서 관측되었던 확률론적 영향은 피폭되지 않은 집단에서 관측되는 영향과 성질이 다르지 않다. 그 유일한 차이는 발생 빈도이다. 따라서 가장 고도로 숙련된 병리학자라도 피폭된 개인에게서 발병한 암이 그 피폭 때문이라고 분명하게 말할 수 없다. 유일하게 할 수 있는 것은 환자의 피폭 이력에 근거하여, 암이 그 방사선피폭에 기인됐을 확률을 평가하는 것이다. 고선량 사례로부터 저선량의 확률론적 영향을 추론하기 위해 가정해왔던 몇 개의 가능한 모델 중, 0-문턱 값, 선형적 선량-반응 관계가 방사선 안전 기준을 설정하기 위한 근거로 선택됐는데, 그 이유는 이것이 모든 제안된 모델 중 가장 보수적이라고 생각됐기 때문이다.

이 간단한 개요는 방사선 안전 기준을 준수하면 방사선과 방사선원을 안전하게 이용할 수 있다는 큰 확신을 갖고 그 기준을 설정할 수 있을 만큼, 우리가 방사선의 생물의학적 영향을 충분히 알고 있다는 것을 보여주고 있다.

문제

7.1 작은 S−35 입자(지름 0.01 cm)가 피부 위에 있다. 조사를 통해 그 입자의 방사능이 30 MBq이고 1시간 동안 있었던 것이 밝혀졌다.

(a) 입자가 피부에 있었다고 가정한다. 피부 깊이 7 mg/cm^{2}에서 선량을 계산하시오.

(b) 그 사람이 두께 40 mg/cm^{2}의 장갑을 끼고 있었을 때, 선량을 계산하시오.

(c) 위 각각의 경우에서 피부 선량으로 인한 치사암 위험도를 계산하시오.

7.2 폐암 ERR이 Gy 당 0.1~0.4일 때 Gy 당 RR을 구하시오.

7.3 우라늄 채광은 대부분 1968년까지 규제받지 않았다. 100 WLM 피폭을 받은 광부의 폐암 위험도 증가는 얼마인가?

7.4 인구 300,000명이 원자력 사고 후 토양에 침전된 Cs−137로부터 배경방사선보다 0.23 μSv/yr의 초기 선량률을 받은 것으로 예측되고 있다. 70년 수명 동안 이 집단에서의 암 증가를 예측하시오. 모든 선량을 외부 선량으로 가정한다.

7.5 미국에 대해 규정 변경, 특히 방사선 가중치(미국 규정에서는 선질 계수)를 ICRP 26/30 값에서 ICRP 103 값으로 변경하라고 권고돼 왔다. 다음 정보를 가진 작업자에 대해 선량당량(ICRP 26/30)과 등가선량(ICRP 103)의 차이를 계산하시오.

(a) 외부 감마선량 2 mrads, 양성자 선량 1 mrads, 0.7 MeV 중성자 선량 3 mrads

(b) 열중성자 선량 2 mrads

(c) (a)와 (b)의 각 작업자에 대한 치사암 위험도 변화를 계산하시오.

7.6 생애 갑상선 선량 30 mSv를 받은 115,000명에 대한 예상 초과 갑상선 암 환자수를 예측하시오.

7.7 콜로라도 한 지역의 자연 배경방사선 평균 유효선량률이 1.8 mSv/yr라고 하면, 증가된 방사선량에 의한 초과 암환자 수를 예측하시오. 콜로라도와 조지아(자연 배경 유효방사선량 1.02 mSv/yr라고 가정한다)의 실제 암 발생률(비교를 위해 동일한 연령을 사용한다)과 비교하시오.

7.8 차폐되지 않은 50.9 TBq Cs−137 방사선원을 분실했다. 어떤 사람이 그 선원을 1 m 떨어진 소형 카트에 넣고 그것을 2시간에 걸쳐 새로운 장소로 이동했다. 그 사람에 대한 전신선량은 얼마이고, 예상되는 생물학적 영향은 무엇인가?

7.9 어떤 작업자가 우연히 하루에 14 rads (열중성자) 전신 선량을 받았다. 이 경우, 왜 선량당량이 아니라 선량을 사용해야 하는가?

7.10 복부 진단 X선에 의한 임신 작업자의 복부에 예상되는 선량은 얼마인가? NCRP 보고서 174의 정보를 사용했을 때, 이 임신의 위험도는 얼마인가?

7.11 배경 방사선으로부터 평균 300 mrem/yr을 받으며 80년간 사는 자연 방사선 피폭자를 고려하자. 이 사람이 그런 자연 방사선 피폭에 의해 유발된 치사암으로 사망할 확률은 얼마인가?

7.12 보고서에 의하면, 방사선 사고로 76,000명 중 202 백혈병 사례가 있었다. 피폭되지 않은 집단에 대해, 백혈병 발병률은 100,000명당 11.44이다. 이 집단에 대한 RR과 ERR을 예측하시오.

APPENDIX A

몇 가지 유용한 상수

값	기호	양	SI	cgs
전자 전하	e	1.602176565(35) × 10^{-19} C	0.510998928(11) MeV	4.8×10^{-10} sC
전자 질량	m_e	9.10938291(40) × 10^{-31} kg	0.510998928 MeV	0.00054857990946(22) u
양성자 질량	m_p	1.6726217777(74) × 10^{-27} kg	938.272046(21) MeV	1.007276466812(90) u
중성자 질량	m_n	1.674927351(74) × 10^{-27} kg	939.565379(21) MeV	1.00866491600(43) u
양전자 질량	β^+, e^+	9.10938291(40) × 10^{-31} kg	0.510998928 MeV	–
중양자	m_d	3.34358348(15) × 10^{-27} kg	–	–
알파 입자 ($^4He^{+2}$)	m_a	6.64465675(29) × 10^{-27} kg	3727.379240 Mev	–
통합 원자질량 단위	U	1.660538921(73) × 10^{-27} kg	931.494061(21) MeV	–
빛의 속도	c	2.99792458 × 10^8 m/s (exact)	–	–
아보가드로의 수	N_A	6.02214129(27) × 10^{23} mole	–	–

(continued)

값	기호	양	SI	cgs
플랑크 상수	h	6.62606957(29) × 10^{-34} J · s	6.6262 × 10^{-27} ergs	–
기체 상수	R	8.3144621(75) J mole °K^{-1}	8.3144 × 10^{7} ergs mole °K^{-1}	0.082 L atm. mole °K
이상 기체 상수		–	–	22.41396820 L $mole^{-1}$
볼츠만 상수	k	1.3806488(13) × 10^{-23} J°K^{-1}	1.38062 × 10^{-16} erg °K^{-1}	–
중력가속도	g	9.80665ms^{-2} (Exact)	980.665 cms^{-2}	–
만유인력 상수	r	–	6.67384(80) × 10^{-11} Nm^2kg^2	6.673 × 10^{-8} dyne cm^2 g^2
리드베르그 상수	R_∞	10973731.568539 m^{-1}	–	–
쿨롬	C	8.987517873681764 × 10^9 Nm^2C^{-2}	–	2.997924580 × 10^9 sC
101.325 kPa에서 표준공기 밀도	ρ_{air}	0℃에서 1.2930 kg/m^3	20℃에서 1.20447 kg/m^3	

APPENDIX B

원소 표

이름	기호	원자번호	원자질량
Actinium	Ac	89	227
Aluminum	Al	13	26.9815385(7)
Americium	Am	95	(243)
Antimony	Sb	51	121.760(1)
Argon	A	18	39.948(1)
Arsenic	As	33	74.921595(6)
Astatine	At	85	(210)
Barium	Ba	56	137.327(7)
Berkelium	Bk	97	(249)
Beryllium	Be	4	9.0121831(5)
Bismuth	Bi	83	208.98040(1)
Boron	B	5	10.806, 10.821
Bromine	Br	35	79.901, 79.907
Cadmium	Cd	48	112.4114(4)
Calcium	Ca	20	40.078(4)
Californium	Cf	98	(251)
Carbon	C	6	12.0096, 12.0116
Cerium	Ce	58	140.116(1)

(continued)

이름	기호	원자번호	원자질량
Cesium	Cs	55	132.90545196(6)
Chlorine	Cl	17	35.446, 35.457
Chromium	Cr	24	51.9961(6)
Cobalt	Co	27	58.933194(4)
Copper	Cu	29	63.546(3)
Curium	Cm	96	(247)
Dysprosium	Dy	66	162.500(1)
Einsteinium	E	99	(254)
Erbium	Er	68	167.259(3)
Europium	Eu	63	151.964(1)
Fermium	Fm	100	(253)
Fluorine	F	9	18.998403163(6)
Francium	Fr	87	(223)
Gadolinium	Gd	64	157.25(3)
Gallium	Ga	31	69.723(1)
Germanium	Ge	32	72.630(8)
Gold	Au	79	196.966569(5)
Hafnium	Hf	72	178.49(2)
Helium	He	2	4.002602(2)
Holmium	Ho	67	164.93033(2)
Hydrogen	H	1	1.00784, 1.00811
Indium	In	49	114.818(1)
Iodine	I	53	126.90447(3)
Iridium	Ir	77	192.217(3)
Iron	Fe	26	55.845(2)
Krypton	Kr	36	83.798(2)
Lanthanum	La	57	138.90547(7)
Lawrencium	Lw	103	(260)
Lead	Pb	82	207.2(1)
Lithium	Li	3	6.938, 6.997

(continued)

이름	기호	원자번호	원자질량
Lutetium	Lu	71	174.9668(1)
Magnesium	Mg	12	24.304, 24.307
Manganese	Mn	25	54.938044(3)
Mendelevium	Mv	101	(256)
Mercury	Hg	80	200.592(3)
Molybdenum	Mo	42	95.95(1)
Neodymium	Nd	60	144.242(3)
Neon	Ne	10	20.1797(6)
Neptunium	Np	93	(237)
Nickel	Ni	28	58.6934(4)
Niobium	Nb	41	92.90637(2)
Nitrogen	N	7	14.00643, 14.00728
Nobelium	No	102	(254)
Osmium	Os	76	190.23(3)
Oxygen	O	8	15.99903, 15.99977
Palladium	Pd	46	106.42(1)
Phosphorous	P	15	30.973761998(5)
Platinum	Pt	78	195.084(9)
Plutonium	Pu	94	(242)
Polonium	Po	84	209
Potassium	K	19	39.0983(1)
Praseodymium	Pr	59	140.90766(2)
Promethium	Pm	61	(147)
Protactinium	Pa	91	231.03588(2)
Radium	Ra	88	226
Radon	Rn	86	222
Rhenium	Re	75	186.207(1)
Rhodium	Rh	45	102.90550(2)
Rubidium	Rb	37	85.4678(3)
Ruthenium	Ru	44	101.07(2)

(continued)

이름	기호	원자번호	원자질량
Selenium	Se	34	78.971(8)
Samarium	Sm	62	150.36(2)
Scandium	Sc	21	44.955908(5)
Silicon	Si	14	28.084, 28.086
Silver	Ag	47	107.8682(2)
Sodium	Na	11	22.98976928(2)
Strontium	Sr	38	87.62(1)
Sulfur	S	16	32.059, 32.076
Tantalum	Ta	73	180.94788(2)
Technetium	Tc	43	(98)
Tellurium	Te	52	127.60(3)
Terbium	Tb	65	158.92535(2)
Thallium	Tl	81	204.382, 204.385
Thorium	Th	90	232.0377(4)
Thulium	Tm	69	168.93422(2)
Tin	Sn	50	118.710(7)
Titanium	Ti	22	47.867(1)
Tungsten	W	74	183.84(1)
Uranium	U	92	238.02891(3)
Vanadium	V	23	50.9415(1)
Xenon	Xe	54	131.293(6)
Ytterbium	Yb	70	173.054(5)
Yttrium	Y	39	88.90584(2)
Zinc	Zn	30	65.38(2)
Zirconium	Zr	40	91.224(2)

질량에 두 개의 숫자가 주어진 경우, 자연 발생 물질의 상한과 하한을 의미함. 모든 원자질량은 http://www.nist.gov/pml/data/comp.cfm 에서 인용한 것임. 2016.6월 접속

APPENDIX C

참조인 일반 규격

변수	남성 ICRP 23	여성 ICRP 23	남성 ICRP 89	여성 ICRP 89
무게, kg	70	58	73	60
키, cm	170	160	176	163
표면적, m^2	1.8	1.6	1.90	1.66
비중	1.07	1.04	–	–
전신 수분, (kg 당)	0.62	0.52	–	–
세포내 수분, (kg 당)	0.34	0.32	–	–
총 혈액 부피, L	5.2	3.9	5.3	3.9
총 혈액 무게. kg	5.5	4.1	5.6	4.1

연령 함수로서 장기와 조직 질량에 대한 기준치 (ICRP 89)

장기/조직	신생아	1살	5살	10살	15살		성인	
					남성	여성	남성	여성
지방 조직[a]	930	3800	5500	8600	12000	18700	18200	22500
분리가능한 지방조직, 황색 골수 제외	890	3600	5000	7500	9500	16000	14500	19000
신장(2)	6	4	5	7	10	9	14	13
소화계통								
혀	3.5	10	19	32	56	53	73	60
침샘	6	24	34	44	68	65	85	70
식도								
벽	2	5	10	18	30	30	40	35
위								
벽	7	20	50	85	120	120	150	140
내용물	40	67	83	117	200	200	250	230
소장								
벽	30	85	220	370	520	520	650	600
내용물	56	93	117	163	280	280	350	280
대장								
우결장								
벽	7	20	49	85	122	122	150	145
내용물	24	40	50	70	120	120	150	160
좌결장								
벽	7	20	49	85	122	122	150	145
내용물	12	20	25	35	60	60	75	80
직장								
벽	3	10	22	40	56	56	70	70
내용물	12	20	25	35	60	60	75	80
간	130	330	570	830	1300	1300	1800	1400
담낭								
벽	0.5	1.4	2.6	4.4	7.7	7.3	10	8

(continued)

연령 함수로서 장기와 조직 질량에 대한 기준치 (ICRP 89)

장기/조직	신생아	1살	5살	10살	15살		성인	
					남성	여성	남성	여성
내용물	2.8	8	15	26	45	42	58	48
췌장	6	20	35	60	110	100	140	120
뇌	380	950	1310/1180	1400/1220	1420	1300	1450	1300
가슴								
순환계통								
심장 – 피가 있을 때	46	98	220	370	660	540	840	620
심장 – 조직만	20	50	85	140	230	220	330	250
피	290	530	1500	2500	4800	3500	5600	4100
눈 (2)	6	7	11	12	13	13	15	15
지방(저장 지방)[a]	370	2300	3600	6000	9000	14000	14600	1800
피부계통								
피부	175	350	570	820	2000	1700	3300	2300
근육, 골격	800	1900	5600	11000	24000	17000	29000	17500
뇌하수체	0.1	0.15	0.25	0.35	0.5	0.5	0.6	0.6
호흡계통								
후두	1.3	4	7	12	22	15	28	19
기도	0.5	1.5	2.5	4.5	7.5	6	10	8
폐 – 피가 있을 때	60	150	300	500	900	750	1200	950
폐 – 조직만	30	80	125	210	330	290	500	420
골격계통								
총 골격a	370	1170	2430	4500	7950	7180	10500	7800
뼈, 피질골	135	470	1010	1840	3240	2960	4400	3200
뼈, 해면질골	35	120	250	460	810	740	1100	800
뼈, 합계	170	590	1260	2300	4050	3700	5500	4000
골수, 활동성	50	150	340	630	1080	1000	1170	900
골수, 비활동성	0	20	160	630	1480	1380	2480	1800
연골	130	360	600	820	1140	920	1100	900
치아	0.7	5	15	30	45	35	50	40
기타	20	45	55	90	155	145	200	160

조직의 원소 구성, ICRP 보고서 89에서 발췌

장기/조직	원소 구성(질량비 %)									
	H	C	N	O	Na	P	S	Cl	K	기타
신장[b]	10.5	25.6	2.7	60.2	0.1	0.2	0.3	0.2	0.2	–
소화관										
혀[c]	10.2	14.3	3.4	71.0	0.1	0.2	0.3	0.1	0.4	–
식도	10.5	25.6	2.7	60.2	0.1	0.2	0.3	0.2	0.2	–
위	10.6	11.5	2.2	75.1	0.1	0.1	0.1	0.2	0.1	–
소장	10.6	11.5	2.2	75.1	0.1	0.1	0.1	0.2	0.1	–
대장	10.6	11.5	2.2	75.1	0.1	0.1	0.1	0.2	0.1	–
간	10.3	18.6	2.8	67.1	0.2	0.2	0.3	0.2	0.3	–
쓸개	10.5	25.6	2.7	60.2	0.1	0.2	0.3	0.2	0.2	–
췌장	10.6	16.9	2.2	69.4	0.2	0.2	0.1	0.2	0.2	–
혈액	10.2	11.0	3.3	74.5	0.1	0.1	0.2	0.3	0.2	0.1 Fe
뇌	10.7	14.5	2.2	71.2	0.1	0.4	0.2	0.3	0.3	–
심장	10.4	13.9	2.9	71.8	0.1	0.2	0.2	0.2	0.3	–
눈	9.6	19.5	5.7	64.6	0.1	0.1	0.3	0.1	–	–
지방	11.4	59.8	0.7	27.8	0.1	0.1	0.1	–	–	–
피부	10.0	20.4	4.2	64.5	0.2	0.1	0.2	0.3	0.1	–
근육	10.2	14.3	3.4	71.0	0.1	0.2	0.3	0.1	0.4	–
뇌하수체	10.5	25.6	2.7	60.2	0.1	0.2	0.3	0.2	0.2	–
호흡기										
기도[b]	10.5	25.6	2.7	60.2	0.1	0.2	0.3	0.2	0.2	–
후두	9.6	9.9	2.2	74.4	0.5	2.2	0.9	0.3	–	–
폐	10.3	10.5	3.1	74.9	0.2	0.2	0.3	0.3	0.2	–
비장	10.3	11.3	3.2	74.1	0.1	0.3	0.2	0.2	0.3	–
흉선[b]	10.5	25.6	2.7	60.2	0.1	0.2	0.3	0.2	0.2	–
갑상선	10.4	11.9	2.4	74.5	0.2	0.1	0.1	0.2	0.1	0.11
편도선[b]	10.5	25.6	2.7	60.2	0.1	0.2	0.3	0.2	0.2	–
비뇨기계통										
콩팥	10.3	13.2	3.0	72.4	0.2	0.2	0.2	0.2	0.2	0.1 Ca
요관	10.5	25.6	2.7	60.2	0.1	0.2	0.3	0.2	0.2	–
방광	10.5	9.6	2.6	76.1	0.2	0.2	0.2	0.3	0.3	–
요도	10.5	25.6	2.7	60.2	0.1	0.2	0.3	0.2	0.2	–
부고환	10.5	25.6	2.7	60.2	0.1	0.2	0.3	0.2	0.2	–

[a] Based on composition data tabulated in Reprot 46 (ICRU, 1992)

[b] Composition assigned to bulk soft tissue.

[c] Composition assigned to muscle.

응용 생리학

온대성 지역에서 정상적 활동을 하는 성인에 대한 데이터

1. 수분 균형

일일 수분 섭취, ML	남성 ICRP 23	여성 ICRP 23	남성 ICRP 89	여성 ICRP 89
산화수	350	250	300	225
음식에 포함	700	450		
액체 상태로	1,950	1,400	2,600	1,960
합계	3,000	2,100	2,900	2,185

일일 수분 섭취, ML	남성 ICRP 23	여성 ICRP 23	남성 ICRP 89	여성 ICRP 89
땀	650	420	500	375
의식하지 못하는 땀	850	600	690	515
배설물에 포함	100	90	110	95
소변	1,400	1,000	1,600	1,200
합계	3,000	2,100	2,900	2,185

2. 호흡기 데이터

ICRP 보고서 89에서 인용

호흡기 체적 및 폐활량에 대한 기준값 [a]

	3개월	1살	5살	10살	15살		성인	
					남성	여성	남성	여성
TLC (l)	0.28	0.55	1.6	2.9	5.4	4.5	7.0	5.0
FRC (l)	0.15	0.24	0.77	1.5	2.7	2.3	3.3	2.7
VC (l)	0.20	0.38	1.0	2.3	4.0	3.3	5.0	3.6
VD (l)b	0.014	0.020	0.046	0.078	0.13	0.11	0.15	0.12

[a] Rounded values from Table 7 in Publication 66 (ICRP, 1994).

[b] These are secondary values calculated by scaling the airway dimensions for body height.

TLC, total lung capacity, FRC, functional residual capacity, VC, vital capacity, VD, dead space

다른 수준의 신체 활동에 따른 호흡기 변수 기준값 [a]

활동	휴식(수면)			앉아있기			가벼운 운동			심한 운동		
최대 부하 (%)	8			12			32			64		
호흡 변수	$V_T(l)$	$B(m^3/h)$	$f_R(min^{-1})$	$V_T(l)$	$B(m^3/h)$	$f_R(min^{-1})$	$V_T(l)$	$B(m^3/h)$	$f_R(min^{-1})$	$V_T(l)$	$B(m^3/h)$	$f_R(min^{-1})$
나이												
3개월	0.039	0.09	38	N/A	N/A	N/A	0.066	0.19	48	N/A	N/A	N/A
1살	0.074	0.15	34	0.10	0.22	36	0.13	0.35	46	N/A	N/A	N/A
5살	0.17	0.24	23	0.21	0.32	25	0.24	0.57	39	N/A	N/A	N/A
10살												
남성	0.30	0.31	17	0.33	0.38	19	0.58	1.1	32	0.84	2.2	44
여성	0.30	0.31	17	0.33	0.38	19	0.58	1.1	32	0.67	1.8	46
15살												
남성	0.50	0.42	14	0.53	0.48	15	1.0	1.4	23	1.4	2.9	36
여성	0.42	0.35	14	0.42	0.40	16	0.90	1.3	24	1.1	2.6	38
성인												
남성	0.63	0.45	12	0.75	0.54	12	1.3	1.5	20	1.9	3.0	26
여성	0.44	0.32	12	0.46	0.39	14	0.99	1.3	21	1.4	2.7	33

[a] Rounded values from Table 8 of Publication 66 (ICRP, 1994) See Annex B of Publication 66 for data from which these reference values were derived.

V_T tital voulume, B, ventilation rate, f_R, respiration frequency, N/A, not applicable.

피폭 기간

1. 직업상 피폭
직업상 피폭과 관련된 계산을 할 때 다음의 수치들을 채택해 왔다.
하루 8시간
1주당 40시간
1년당 50주
50년 연속 근무 기간
2. 비직업상 피폭
70년의 명목상 수명을 채택해 왔다.

Source: Data from ICRP 30

혈구 수, 성인에 대한 명목상 수치

혈액 성분	남성	여성
적혈구 수 (106/mL)	5.4	4.8
헤모글로빈 (g/100 mL)	16.0	14.0
헤마토크릿 (volume %)	47.0	42.0
백혈구 수		
총 백혈구:	4,300-10,800/mL percent	
분엽핵중성구		34-75
간상핵구		0-8
림프구		12-50
단핵백혈구		3-15
산호성백혈구		0-5
호염기성백혈구		0-3

참고문헌

ICRP 23, *Report of the Task Group on Reference Man*, Oxford, England: Pergamon Press, 1965. Copyright @ 1965 International Commission on Radiological Protection.

ICRP 89, Basic anatomical and physiological data for use in radiological protection: Reference values, *Ann.* ICRP, 32(3–4); 2002.

APPENDIX D 광자 에너지에 따른 비흡수분율

광자 에너지의 비흡수분율

표적	Energy in (MeV)					
	0.010	0.015	0.020	0.030	0.050	0.100
방광 내용물 내 선원						
방광벽	8.49E-04	1.40E-03	1.43E-03	9.83E-04	4.49E-04	2.56E-04
위벽	2.83E-18	4.25E-18†	1.20E-11†	3.28E-08†	4.53E-07	1.05E-06
소장 + 내용물	1.52E-10*	2.28E-10†	1.76E-07	5.11E-06	1.24E-05	1.22E-05
상부대장벽	1.71E-10*	2.57E-10†	1.02E-07†	3.04E-06	8.59E-06	8.31E-06
하부대장벽	3.42E-07*	5.12E-07	7.80E-06	3.51E-05	4.16E-05	3.01E-05
콩팥	1.52E-19*	2.28E-19†	3.95E-12†	2.46E-08†	4.05E-07	9.98E-07
간	2.61E-19*	3.91E-19†	2.37E-12†	2.05E-08	2.72E-07	5.55E-07
폐	4.25E-29*	6.39E-29†	5.55E-17†	7.65E-11†	1.31E-08	8.89E-08
"기타 조직"(근육)	2.00E-07⊗	2.02E-06⊗	5.42E-06⊗	9.69E-06⊗	9.26E-06⊗	6.86E-06⊗
난소	6.23E-09*	9.35E-09†	1.62E-06†	2.78E-05	3.58E-05	2.82E-05
췌장	3.63E-22*	5.45E-22†	2.11E-13†	6.51E-09†	2.92E-07	7.24E-07
골격(모든 골내막 세포)	2.56E-11	3.84E-11⊗	1.60E-08	1.16E-06	4.30E-06	4.06E-06
적색 골수	2.84E-08*	4.25E-08*	5.67E-08	3.88E-06	1.23E-05	1.00E-05
피부	2.66E-08*	3.99E-08	3.75E-07	1.70E-06	2.26E-06	2.12E-06
비장	2.63E-22*	3.94E-22†	1.52E-13†	4.78E-09†	1.96E-07	3.87E-06
고환	1.79E-09*	2.69E-09†	1.39E-06	1.54E-05	2.75E-05	1.88E-05
흉선	5.91E-37*	8.87E-37†	1.32E-20†	2.05E-12†	2.06E-09†	2.67E-08†
갑상선	6.20E-25*	9.31E-25	1.24E-24†	2.86E-14†	1.55E-10†	4.05E-09†
자궁	3.88E-06*	5.83E-06	4.28E-05	1.09E-04	1.02E-04	6.21E-05
전신	1.43E-05	1.43E-05	1.42E-05	1.31E-05	1.00E-05	7.28E-06

(continued)

광자 에너지의 비흡수분율

표적	Energy in (MeV)					
	0.200	0.500	1.000	1.500	2.000	4.000
방광벽	2.47E—4	2.56E—4	2.22E—4	2.07E—4	1.97E—4	1.57E—4
위벽	1.02E—6	1.10E—6	1.86E—6	1.30E—6	1.83E—6	1.53E—6
소장 + 내용물	1.03E—5	8.97E—6	8.84E—6	8.17E—6	8.42E—6	6.65E—6
상부대장벽	8.37E—6	8.18E—6	6.19E—6	6.15E—6	5.80E—6	5.29E—6
하부대장벽	2.51E—5	2.44E—5	2.09E—5	2.16E—5	2.02E—5	1.36E—5
콩팥	1.00E—6	1.33E—6	1.17E—6	1.69E—6	1.26E—6	1.37E—6
간	7.70E—7	9.76E—7	1.02E—6	9.60E—7	1.19E—6	1.04E—6
폐	9.33E—8	1.65E—7	2.83E—7	3.07E—7	3.31E—7	4.61E—7
"기타 조직"(근육)	6.28E—6⊗	6.13E—6⊗	5.71E—6⊗	5.42E—6⊗	5.11E—6⊗	4.27E—6⊗
난소	2.72E—5	2.17E—5	1.35E—5	2.31E—5	1.66E—5	1.48E—5
췌장	1.10E—6	8.92E—7	1.00E—6	8.00E—7	1.40E—6	8.26E—7
골격(모든 골내막 세포)	2.70E—6	2.03E—6	1.78E—6	1.72E—6	1.71E—6	1.55E—6
적색 골수	6.10E—6	4.33E—6	3.72E—6	3.47E—6	3.36E—6	3.07E—6
피부	2.01E—6	2.24E—6	2.35E—6	2.22E—6	2.12E—6	1.89E—6
비장	5.29E—7	7.80E—7	8.59E—7	6.34E—7	1.12E—6	4.63E—7
고환	1.59E—5	1.75E—5	1.57E—5	1.28E—5	1.40E—5	1.21E—5
흉선	6.22E—8†	1.10E—7†	1.54E—7†	1.78E—7†	1.94E—7†	2.10E—7†
갑상선	1.33E—8†	3.27E—8†	5.68E—8†	7.33E—8†	8.55E—8†	1.05E—7†
자궁	5.51E—5	5.11E—5	4.68E—5	3.98E—5	4.04E—5	3.30E—5
전신	6.58E—6	6.44E—6	5.98E—6	5.63E—6	5.35E—6	4.44E—6

* Extrapolation from higher energy.
† Build-up factor method.
⊗ Calculated by difference.
⊕ Adjustment on density or composition.

광자 에너지의 비흡수분율

표적	Energy in (MeV)					
	0.010	0.015	0.020	0.030	0.050	0.100
위 내용물 내 선원						
방광벽	1.61E−8*	2.41E−8†	8.64E−2†	2.82E−8†	5.32E−7	1.17E−6
위벽	3.21E−4	7.61E−4	8.96E−4	6.87E−4	3.28E−4	1.88E−4
소장 + 내용물	1.99E−7*	2.99E−7	1.23E−6	6.72E−6	1.22E−5	1.08E−5
상부대장벽	8.09E−7*	1.21E−6	5.67E−6	1.62E−5	1.90E−5	1.40E−5
하부대장벽	1.71E−9*	2.56E−9†	2.80E−7	1.83E−6	4.78E−6	4.44E−6
콩팥	3.83E−0*	5.74E−0†	4.17E−7	8.18E−6	1.65E−5	1.36E−5
간	2.14E−7*	3.22E−7*	4.29E−7	3.99E−6	8.27E−6	8.06E−6
폐	1.76E−7*	2.64E−7	2.60E−6	7.91E−6	9.61E−6	6.92E−6
"기타 조직"(근육)	3.98E−8⊗	1.15E−6⊗	3.92E−6⊗	7.64E−6⊗	7.31E−6⊗	5.37E−6⊗
난소	1.99E−4*	2.98E−4†	1.05E−9†	2.89E−7†	2.36E−6†	2.13E−6
췌장	8.30E−6*	1.24E−5	6.95E−5	1.40E−4	1.12E−4	7.10E−5
골격(모든 골내막 세포)	3.86E−8*	5.79E−8	6.31E−7	3.05E−6	5.52E−6	4.00E−6
적색 골수	4.00E−8*	6.00E−8	6.67E−7	3.65E−6	8.53E−6	7.12E−6
피부	1.38E−8*	2.07E−8	3.62E−7	1.53E−6	1.94E−6	1.66E−6
비장	1.12E−7*	1.69E−7†	1.06E−5	5.19E−5	5.98E−5	3.96E−5
고환	3.42E−6*	5.13E−6†	1.89E−5†	5.20E−0†	5.50E−8†	1.58E−7
흉선	2.19E−8*	3.29E−8†	1.18E−1†	3.41E−8†	1.58E−6	1.07E−6
갑상선	5.67E−6*	8.51E−6†	2.27E−5†	5.70E−0†	5.82E−8†	2.59E−7
자궁	7.51E−6*	1.13E−5†	2.81E−0†	1.90E−7†	1.45E−6	2.90E−6
전신	1.43E−5	1.43E−5	1.42E−5	1.31E−5	9.75E−6	6.87E−6

(continued)

광자 에너지의 비흡수분율

표적	Energy in (MeV)					
	0.200	0.500	1.000	1.500	2.000	4.000
방광벽	7.91E−7	1.58E−6	1.65E−6	1.48E−6	1.03E−6	1.44E−6
위벽	1.78E−4	1.79E−4	1.65E−4	1.48E−4	1.41E−4	1.15E−4
소장 + 내용물	9.27E−6	9.08E−6	8.16E−6	7.37E−6	7.66E−6	6.38E−6
상부대장벽	1.26E−5	1.13E−5	9.62E−6	1.17E−5	8.40E−6	7.91E−6
하부대장벽	4.65E−6	4.35E−6	4.53E−6	4.51E−6	3.98E−6	2.76E−6
콩팥	1.26E−5	1.13E−5	1.06E−5	9.84E−6	8.97E−6	7.42E−6
간	7.00E−6	7.02E−6	6.34E−6	6.15E−6	6.20E−6	4.89E−6
폐	5.97E−6	6.40E−6	5.72E−6	5.51E−6	4.91E−6	4.28E−6
“기타 조직”(근육)	4.96E−6⊗	4.84E−6⊗	4.60E−6⊗	4.38E−6⊗	4.10E−6⊗	3.45E−6⊗
난소	1.53E−6	1.70E−6	5.09E−6	3.02E−6†	2.86E−6†	2.42E−6†
췌장	6.37E−5	6.02E−5	5.23E−5	5.06E−5	4.40E−5	3.39E−5
골격(모든 골내막 세포)	2.59E−6	2.08E−6	1.89E−6	1.79E−6	1.73E−6	1.61E−6
적색 골수	4.64E−6	3.61E−6	3.18E−6	2.90E−6	2.78E−6	2.66E−6
피부	1.67E−6	2.04E−6	2.07E−6	1.96E−6	2.09E−6	1.70E−6
비장	3.56E−5	3.26E−5	3.04E−5	2.80E−5	2.49E−5	1.84E−5
고환	2.41E−7	8.06E−8	5.72E−7†	5.91E−7†	5.95E−7†	5.61E−7†
흉선	8.91E−7	7.81E−7	2.87E−6	2.26E−6	1.65E−6	1.42E−6†
갑상선	4.35E−7†	5.26E−7†	5.82E−7†	5.96E−7†	6.02E−7†	5.67E−7†
자궁	2.97E−6	3.08E−6	3.22E−6	3.28E−6	2.54E−6	4.00E−6
전신	6.21E−6	6.11E−6	5.74E−6	5.39E−6	5.07E−6	4.22E−6

* Extrapolation from higher energy.
† Build-up factor method.
⊗ Calculated by difference.
⊕ Adjustment on density or composition.

광자 에너지의 비흡수분율

표적	Energy in (MeV)					
	0.010	0.015	0.020	0.030	0.050	0.100
소장+벽 내 선원						
방광벽	4.21E—0	6.31E—0†	1.74E—7†	5.86E—6	1.02E—5	1.02E—5
위벽	5.69E—7	1.80E—6	8.17E—6	1.42E—5	1.77E—5	1.45E—5
소장 + 내용물	7.40E—4	6.61E—4	5.60E—4	3.71E—4	1.87E—4	1.13E—4
상부대장벽	4.50E—4	4.48E—4	3.95E—4	2.74E—4	1.42E—4	8.66E—5
하부대장벽	2.81E—5	5.12E—5	6.84E—5	6.33E—5	4.28E—5	2.82E—5
콩팥	4.94E—9	7.41E—9†	8.43E—7	6.92E—6	1.28E—5	1.30E—5
간	7.60E—8	3.52E—7	1.33E—6	4.59E—6	7.67E—6	7.17E—6
폐	4.44E—8	6.67E—8†	9.65E—2†	6.31E—8	4.61E—7	7.93E—7
"기타 조직"(근육)	6.96E—7⊗	2.14E—6⊗	4.24E—6⊗	7.31E—6⊗	7.49E—6⊗	5.95E—6⊗
난소	1.38E—5	2.07E—5	4.43E—5	6.26E—5	6.51E—5	4.23E—3
췌장	2.64E—1	3.96E—1†	4.11E—8†	2.45E—6	7.92E—6	8.13E—6
골격(모든 골내막 세포)	2.15E—7	7.10E—7	1.79E—6	5.23E—6	8.26E—6	5.61E—6
적색 골수	9.04E—7	2.97E—6	7.39E—6	2.08E—5	3.06E—5	1.92E—5
피부	5.31E—8	7.96E—8	1.06E—7	7.67E—7	1.49E—6	1.52E—6
비장	2.12E—0	3.18E—0†	6.00E—8†	2.67E—6	5.11E—6	5.95E—6
고환	2.76E—8	4.13E—8†	1.68E—1†	4.80E—8†	4.88E—7	1.10E—6
흉선	1.05E—6	1.58E—6†	1.07E—5†	4.01E—0†	4.76E—8†	2.52E—7†
갑상선	4.34E—5	6.50E—5†	1.11E—9†	5.17E—2†	3.48E—9†	3.84E—8†
자궁	1.36E—6	2.05E—6	1.97E—5	5.49E—5	5.74E—5	3.83E—5
전신	1.43E—5	1.43E—5	1.43E—5	1.37E—5	1.08E—5	7.82E—6

(continued)

광자 에너지의 비흡수분율

표적	Energy in (MeV)					
	0.200	0.500	1.000	1.500	2.000	4.000
방광벽	9.28E—6	1.18E—5	6.79E—6	1.07E—5	7.97E—6	5.56E—6
위벽	1.31E—5	1.16E—5	1.14E—5	1.08E—5	9.88E—6	7.84E—6
소장 + 내용물	1.07E—4	1.07E—4	9.57E—5	9.07E—5	8.23E—5	6.68E—5
상부대장벽	8.23E—5	7.83E—5	7.21E—5	6.69E—5	6.31E—5	4.98E—5
하부대장벽	2.52E—5	2.32E—5	2.19E—5	2.03E—5	2.05E—5	1.63E—5
콩팥	1.08E—5	1.09E—5	1.03E—5	8.67E—6	8.59E—6	6.26E—6
간	6.64E—6	6.20E—6	6.11E—6	5.67E—6	5.48E—6	4.39E—6
폐	9.02E—7	1.16E—6	1.17E—6	1.07E—6	1.17E—6	1.13E—6
"기타 조직"(근육)	5.51E—6⊗	5.33E—6⊗	5.00E—6⊗	4.73E—6⊗	4.43E—6⊗	3.77E—6⊗
난소	3.75E—5	3.00E—5	3.39E—5	2.31E—5	2.13E—5	2.81E—5
췌장	7.30E—6	7.17E—6	6.55E—6	5.08E—6	5.74E—6	5.21E—6
골격(모든 골내막 세포)	3.54E—6	2.69E—6	2.53E—6	2.34E—6	2.26E—6	1.95E—6
적색 골수	1.16E—5	8.57E—6	7.78E—6	7.07E—6	6.77E—6	5.52E—6
피부	1.63E—6	1.83E—6	1.93E—6	1.97E—6	1.75E—6	1.54E—6
비장	5.55E—6	5.41E—6	5.05E—6	5.28E—6	5.01E—6†	3.59E—6
고환	1.28E—6	1.24E—6	1.79E—6	1.92E—6	2.12E—6	1.18E—6
흉선	3.89E—7†	4.81E—7†	5.38E—7†	5.54E—7†	5.62E—7†	5.34E—7†
갑상선	8.31E—8†	1.38E—7†	1.85E—7†	2.10E—7†	2.26E—7†	2.40E—7†
자궁	3.31E—5	2.99E—5	2.71E—5	2.42E—5	2.21E—5	1.85E—5
전신	7.02E—6	6.74E—6	6.27E—6	5.92E—6	5.51E—6	4.60E—6

* Extrapolation from higher energy.
† Build-up factor method.
⊗ Calculated by difference.
⊕ Adjustment on density or composition.

광자 에너지의 비흡수분율

표적	Energy in (MeV)					
	0.010	0.015	0.020	0.030	0.050	0.100
상부대작 내용물 내 선원						
방광벽	3.32E—10*	4.97E—10†	1.25E—7†	3.87E—6	7.40E—6	8.92E—6
위벽	2.11E—6*	3.16E—6	1.14E—5	2.22E—5	2.05E—5	1.49E—5
소장 + 내용물	5.46E—6	5.06E—5	1.19E—4	1.50E—4	1.03E—4	6.49E—5
상부대장벽	3.63E—4	8.01E—4	8.62E—4	5.57E—4	2.61E—4	1.52E—4
하부대장벽	2.47E—6*	3.70E—6	1.14E—5	1.81E—5	1.51E—5	1.30E—5
콩팥	3.18E—0*	4.77E—0†	3.55E—7	5.76E—6	1.25E—5	1.14E—5
간	1.58E—7*	2.37E—7	1.93E—6	7.43E—6	1.18E—5	1.00E—5
폐	3.97E—8	5.95E—8†	1.18E—1†	7.16E—8	6.14E—7	9.96E—7
"기타 조직"(근육)	7.42E—8⊗	8.77E—7⊗	3.19E—6⊗	6.95E—6⊗	7.28E—6⊗	5.74E—6⊗
난소	2.01E—5*	3.02E—5	5.33E—5	7.41E—5	5.59E—5	4.53E—5
췌장	2.25E—1	3.38E—1†	5.01E—8†	2.71E—6	8.10E—6	9.01E—6
골격(모든 골내막 세포)	1.64E—7	2.47E—7	1.37E—6	4.87E—6	7.35E—6	5.08E—6
적색 골수	6.91E—7	1.04E—6	5.73E—6	1.93E—5	2.62E—5	1.66E—5
피부	8.49E—0*	1.34E—9†	9.59E—8	9.69E—7	1.64E—6	1.52E—6
비장	5.77E—1	8.66E—1†	5.09E—8†	1.57E—6	6.08E—6	5.82E—6
고환	1.23E—7*	1.85E—7†	2.55E—1†	4.81E—8†	5.08E—7	9.33E—7
흉선	1.34E—6	2.02E—6†	1.58E—5†	5.43E—0†	5.78E—8†	3.51E—7
갑상선	5.27E—5*	7.90E—5†	1.59E—9†	6.86E—2†	4.15E—9†	4.30E—8†
자궁	4.28E—9*	6.41E—9†	1.21E—6	1.39E—5	2.81E—5	2.27E—5
전신	1.43E—5	1.43E—5	1.43E—5	1.35E—5	1.05E—5	7.61E—6

(continued)

광자 에너지의 비흡수분율

표적	Energy in (MeV)					
	0.200	0.500	1.000	1.500	2.000	4.000
방광벽	7.67E—6	6.53E—6	7.06E—6	4.83E—6	7.28E—6	4.26E—6
위벽	1.32E—5	1.24E—5	1.16E—5	9.48E—6	1.01E—5	7.76E—6
소장 + 내용물	5.89E—5	5.61E—5	5.05E—5	4.54E—5	4.21E—5	3.29E—5
상부대장벽	1.47E—4	1.47E—4	1.39E—4	1.24E—4	1.18E—4	9.33E—5
하부대장벽	1.06E—5	1.03E—5	1.08E—6	8.63E—6	8.14E—6	5.99E—6
콩팥	9.84E—6	9.32E—6	9.40E—6	8.59E—6	7.31E—6	6.25E—6
간	9.31E—6	8.45E—6	8.11E—6	7.67E—6	7.24E—6	6.32E—6
폐	9.83E—7	1.17E—6	1.38E—6	1.43E—6	1.28E—6	1.13E—6
"기타 조직"(근육)	5.22E—6	5.10E—6	4.80E—6	4.55E—6	4.36E—6	3.60E—6
난소	4.10E—5	4.39E—5	2.31E—5	1.87E—5	3.33E—5	2.08E—5
췌장	8.74E—6	6.11E—6	6.85E—6	6.31E—6	7.00E—6	7.77E—6
골격(모든 골내막 세포)	3.18E—6	2.49E—6	2.21E—6	2.13E—6	2.04E—6	1.75E—6
적색 골수	9.96E—6	7.45E—6	6.40E—6	6.05E—6	5.86E—6	4.85E—6
피부	1.63E—6	1.92E—6	1.87E—6	1.86E—6	1.82E—6	1.76E—6
비장	5.01E—6	4.21E—6	4.55E—6	4.73E—6	3.66E—6	3.79E—6
고환	1.15E—6	1.78E—6	1.92E—6	1.30E—6	1.74E—6†	1.51E—6†
흉선	4.33E—7†	5.27E—7†	5.80E—7†	5.94E—7†	6.01E—7†	5.66E—7†
갑상선	9.11E—8†	1.48E—7†	1.95E—7†	2.21E—7†	2.37E—7†	2.49E—7†
자궁	1.68E—5	1.53E—5	1.53E—5	1.55E—5	1.44E—5	1.16E—5
전신	6.79E—6	6.57E—6	6.17E—6	5.77E—6	5.46E—6	4.50E—6

* Extrapolation from higher energy.

† Build-up factor method.

⊗ Calculated by difference.

⊕ Adjustment on density or composition.

광자 에너지의 비흡수분율

표적	Energy in (MeV)					
	0.010	0.015	0.020	0.030	0.050	0.100
하부대작 내용물 내 선원						
방광벽	1.38E—7*	2.08E—7†	6.01E—6	2.70E—5	3.34E—5	2.80E—5
위벽	1.25E—8*	1.88E—8†	8.62E—7	5.03E—6	7.97E—6	6.96E—6
소장 + 내용물	2.42E—6	2.78E—5	6.14E—5	7.81E—5	5.42E—5	3.65E—5
상부대장벽	1.03E—5	2.22E—5	3.16E—5	3.07E—5	2.21E—5	1.61E—5
하부대장벽	5.53E—4	1.13E—3	1.16E—3	7.02E—4	2.97E—4	1.76E—4
콩팥	4.24E—2	6.36E—2†	1.31E—8†	8.91E—7	2.59E—6	3.12E—6
간	2.92E—7*	4.38E—7†	2.34E—1†	3.25E—8	4.60E—7	8.95E—7
폐	2.61E—7*	3.92E—0†	4.15E—3†	2.91E—9†	1.15E—7	2.87E—7
"기타 조직"(근육)	6.79E—8⊗	1.35E—6⊗	4.12E—6⊗	7.92E—6⊗	8.26E—6⊗	6.51E—6⊗
난소	4.10E—5*	6.16E—5	1.62E—4	1.77E—4	1.06E—4	6.25E—5
췌장	1.71E—4*	2.57E—4†	1.18E—9†	5.69E—7	1.69E—6	3.05E—6
골격(모든 골내막 세포)	4.30E—8	1.36E—6	5.69E—6	1.31E—5	1.30E—5	7.25E—6
적색 골수	1.81E—7	5.70E—6	2.37E—5	5.24E—5	4.68E—5	2.28E—5
피부	8.10E—8	2.36E—7	4.75E—7	1.14E—6	1.88E—6	1.79E—6
비장	1.52E—2*	2.29E—2†	7.72E—9†	5.72E—7	3.20E—6	3.22E—6
고환	4.67E—0*	7.01E—0†	2.21E—7†	4.41E—6	8.59E—6	6.27E—6
흉선	1.02E—9*	1.53E—9†	2.27E—7†	4.46E—1†	1.03E—8†	7.60E—8†
갑상선	1.05E—7*	1.58E—7†	3.76E—1†	7.26E—3†	8.56E—0†	1.26E—8†
자궁	5.13E—9*	7.69E—9†	2.33E—6	2.25E—5	3.65E—5	2.79E—5
전신	1.43E—5	1.43E—5	1.43E—5	1.37E—5	1.08E—5	7.62E—6

(continued)

광자 에너지의 비흡수분율

표적	Energy in (MeV)					
	0.200	0.500	1.000	1.500	2.000	4.000
방광벽	2.34E—5	1.94E—5	1.62E—5	2.02E—5	1.67E—5	1.04E—5
위벽	6.34E—6	6.23E—6	4.98E—6	4.73E—6	5.49E—6	4.92E—6
소장 + 내용물	3.32E—5	3.07E—5	2.84E—5	2.64E—5	2.51E—5	1.99E—5
상부대장벽	1.50E—5	1.45E—5	1.25E—5	1.35E—5	1.08E—5	9.87E—6
하부대장벽	1.74E—4	1.77E—4	1.62E—4	1.52E—4	1.39E—4	1.08E—4
콩팥	3.47E—6	2.84E—6	3.08E—6	2.98E—6	3.54E—6	2.50E—6
간	1.02E—6	1.19E—6	1.29E—6	1.50E—6	1.24E—6	1.18E—6
폐	3.14E—7	3.49E—7	5.49E—7	5.49E—7	7.81E—7	5.78E—7
"기타 조직"(근육)	6.01E—6⊗	5.84E-6⊗	5.48E—6⊗	5.18E—6⊗	4.89E—6⊗	4.09E—6⊗
난소	7.13E—5	5.42E—5	5.50E—5	5.02E—5	4.63E—5	3.51E—5
췌장	2.49E—6	2.58E—6	2.43E—6	2.00E—6	2.48E—6	1.45E—6
골격(모든 골내막 세포)	4.49E—6	3.59E—6	3.25E—6	3.02E—6	2.97E—6	2.43E—6
적색 골수	1.36E—5	1.07E—5	9.65E—6	8.77E—6	8.46E—6	6.82E—6
피부	1.89E—6	2.03E—6	2.05E—6	2.23E—6	2.03E—6	1.85E—6
비장	2.76E—6	3.24E—6	3.56E—6	3.05E—6	3.20E—6	2.22E—6
고환	7.25E—6	7.14E—6	4.86E—6	4.82E—6	6.10E—6	3.92E—6
흉선	1.39E—7†	2.01E—7†	2.51E—7†	2.74E—7†	2.89E—7†	2.93E—7†
갑상선	3.19E—8†	6.26E—8†	9.34E—8†	1.13E—7†	1.27E—7†	1.45E—7†
자궁	2.53E—5	1.91E—5	1.79E—5	1.78E—5	1.52E—5	1.29E—5
전신	6.77E—6	6.53E—6	6.10E—6	5.76E—6	5.44E—6	4.48E—6

* Extrapolation from higher energy.
† Build-up factor method.
⊗ Calculated by difference.
⊕ Adjustment on density or composition.

광자 에너지의 비흡수분율

표적	Energy in (MeV)					
	0.010	0.015	0.020	0.030	0.050	0.100
콩팥 내 선원						
방광벽	4.59E—9*	6.88E—9†	5.48E—2†	2.72E—8†	3.14E—7	1.04E—6
위벽	1.35E—9*	2.03E—9†	5.45E—7	7.99E—6	1.59E—5	1.47E—5
소장 + 내용물	6.51E—9*	9.77E—9†	9.63E—7	6.48E—6	1.23E—5	1.14E—5
상부대장벽	7.46E—0*	1.12E—9†	3.70E—7	6.25E—6	1.17E—5	1.13E—5
하부대장벽	8.29E—2*	1.24E—1†	1.16E—8†	6.63E—7	1.81E—6	2.49E—6
콩팥	3.28E—3	2.74E—3	2.04E—3	1.03E—3	3.93E—4	2.35E—4
간	4.43E—7*	6.65E—7	4.68E—6	1.54E—5	1.95E—5	1.53E—5
폐	3.57E—8*	5.36E—8*	7.15E—8	1.18E—6	3.27E—6	3.37E—6
"기타 조직"(근육)	1.42E—6⊗	4.42E—6⊗	7.39E—6⊗	8.82E—6⊗	6.78E—6⊗	5.12E—6⊗
난소	3.68E—4*	5.53E—4†	1.76E—9†	4.81E—7†	3.71E—6	4.13E—6
췌장	2.34E—8*	3.51E—8†	4.45E—6	2.44E—5	3.22E—5	2.63E—5
골격(모든 골내막 세포)	2.24E—7*	3.36E—7	2.18E—6	7.54E—6	1.03E—5	6.40E—6
적색 골수	5.99E—7*	8.99E—7	5.72E—6	2.01E—5	2.76E—5	1.69E—5
피부	1.66E—7*	2.49E—7	1.16E—6	2.50E—6	2.23E—6	1.93E—6
비장	6.19E—6*	9.28E—6	3.63E—5	6.69E—5	5.32E—5	3.30E—5
고환	4.39E—7*	6.58E—7†	8.52E—6†	4.33E—0†	5.25E—8†	2.76E—7†
흉선	7.07E—2*	1.06E—1†	2.52E—3†	6.17E—9†	3.51E—7	8.06E—7
갑상선	8.15E—0*	1.22E—9†	3.87E—7†	9.30E—1†	2.07E—8†	1.40E—7†
자궁	1.46E—5*	2.19E—5†	4.32E—0†	3.26E—7	1.85E—6	3.31E—6
전신	1.43E—5	1.43E—5	1.40E—5	1.23E—5	9.01E—6	6.45E—6

(continued)

광자 에너지의 비흡수분율

표적	Energy in (MeV)					
	0.200	0.500	1.000	1.500	2.000	4.000
방광벽	1.12E—6	1.32E—6	1.59E—6	1.47E—6	1.13E—6	1.92E—6
위벽	1.20E—5	1.16E—5	1.07E—5	8.44E—6	1.00E—5	8.14E—6
소장 + 내용물	1.02E—5	9.42E—6	9.02E—6	8.91E—6	8.05E—6	6.66E—6
상부대장벽	1.03E—5	9.90E—6	9.20E—6	9.23E—6	7.29E—6	6.25E—6
하부대장벽	3.05E—6	3.03E—6	2.84E—6	3.39E—6	2.93E—6	2.52E—6
콩팥	2.39E—4	2.52E—4	2.26E—4	2.14E—4	1.93E—4	1.63E—4
간	1.36E—5	1.38E—5	1.22E—5	1.15E—5	1.10E—5	8.79E—6
폐	2.99E—6	3.28E—6	3.30E—6	2.96E—6	2.80E—6	2.72E—6
"기타 조직"(근육)	4.95E—6⊗	4.93E—6⊗	4.7.1E—6⊗	4.47E—6⊗	4.22E—6⊗	3.55E—6⊗
난소	4.44E—6	3.96E—6	5.43E—6	3.83E—6†	3.59E—6†	1.77E—8
췌장	2.28E—5	2.25E—5	2.24E—5	1.96E—5	1.50E—5	1.47E—5
골격(모든 골내막 세포)	4.06E—6	3.39E—6	3.10E—6	2.99E—6	2.76E—6	2.46E—6
적색 골수	1.05E—5	8.59E—6	7.77E—6	7.43E—6	6.81E—6	5.85E—6
피부	2.06E—6	2.29E—6	2.24E—6	2.13E—6	2.15E—6	1.89E—6
비장	3.11E—5	2.85E—5	2.70E—5	2.41E—5	2.20E—5	1.73E—5
고환	4.23E—7†	5.18E—7†	5.77E—7†	5.93E—7†	5.98E—7†	5.65E—7†
흉선	6.92E—7	1.41E—6	2.72E—7	1.13E—6†	4.67E—7	9.90E—7†
갑상선	2.42E—7†	3.27E—7†	3.86E—7†	4.11E—7†	4.24E—7†	4.15E—7†
자궁	3.91E—6	2.87E—6	2.77E—6	3.66E—6	1.95E—6	3.98E—6
전신	5.90E—6	5.84E—6	5.48E—6	5.21E—6	4.87E—6	4.12E—6

* Extrapolation from higher energy.
† Build-up factor method.
⊗ Calculated by difference.
⊕ Adjustment on density or composition.

광자 에너지의 비흡수분율

표적	Energy in (MeV)					
	0.010	0.015	0.020	0.030	0.050	0.100
간 내 선원						
방광벽	5.75E—9*	8.62E—9†	3.52E—2†	1.33E—8†	2.04E—7	6.16E—7
위벽	3.85E—7*	5.78E—7	7.71E—7	4.08E—6	8.90E—6	7.07E—6
소장 + 내용물	1.62E—7*	2.43E—7	7.70E—7	2.95E—6	6.39E—6	6.32E—6
상부대장벽	1.89E—7*	2.84E—7	1.71E—6	8.56E—6	1.18E—5	1.01E—5
하부대장벽	2.73E—7	4.10E—7†	2.02E—1†	2.65E—8†	3.34E—7	8.76E—7
콩팥	8.39E—7*	1.26E—6	4.50E—6	1.57E—5	1.95E—5	1.58E—5
간	5.36E—4	4.96E—4	4.34E—4	2.97E—4	1.52E—4	9.14E—5
폐	7.76E—8	3.19E—6	9.46E—6	1.64E—5	1.45E—5	9.92E—6
"기타 조직"(근육)	6.16E—7⊗	1.92E—6⊗	3.55E—6⊗	5.52E—6⊗	5.25E—6⊗	4.09E—6⊗
난소	9.82E—5*	1.47E—4†	5.55E—0†	1.63E—7†	1.51E—6†	1.63E—6
췌장	1.47E—6*	2.21E—6*	2.94E—6	1.67E—5	2.18E—5	1.77E—5
골격(모든 골내막 세포)	5.83E—8	5.37E—7	2.08E—6	5.80E—6	7.80E—6	4.93E—6
적색 골수	6.03E—8	5.27E—7	1.96E—6	5.68E—6	9.33E—6	7.14E—6
피부	5.76E—8*	8.64E—8	4.77E—7	1.64E—6	1.89E—6	1.81E—6
비장	7.27E—3*	1.09E—2†	4.57E—9†	8.07E—7	2.93E—6	3.56E—6
고환	2.17E—6	3.26E—6†	9.37E—6†	2.77E—0†	3.42E—8†	1.90E—7†
흉선	6.31E—6*	9.47E—6†	1.59E—0†	1.20E—7†	1.67E—6	2.50E—6
갑상선	1.29E—4*	1.94E—4†	1.12E—4†	1.21E—9†	8.81E—8†	3.80E—7†
자궁	1.75E—6*	2.62E—6†	8.22E—11†	8.39E—8†	9.07E—7	1.51E—6
전신	1.43E—5	1.43E—5	1.42E—5	1.29E—5	9.48E—6	6.54E—6

(continued)

광자 에너지의 비흡수분율

표적	Energy in (MeV)					
	0.200	0.500	1.000	1.500	2.000	4.000
방광벽	5.60E−7	1.21E−6	5.80E−7	8.48E−7	9.02E−7	9.93E−7
위벽	6.96E−6	6.50E−6	6.44E−6	6.00E−6	6.11E−6	5.17E−6
소장 + 내용물	6.01E−6	5.44E−6	5.16E−6	5.10E−6	4.64E−6	4.16E−6
상부대장벽	8.71E−6	8.84E−6	7.71E−6	6.52E−6	6.96E−6	5.21E−6
하부대장벽	8.55E−7	1.12E−6	8.88E−7	1.24E−6	9.53E−7	1.40E−6
콩팥	1.36E−5	1.29E−5	1.18E−5	1.14E−5	1.10E−5	8.23E−6
간	8.82E−5	8.85E−5	8.07E−5	7.48E−5	6.86E−5	5.58E−5
폐	8.84E−6	8.23E−6	7.90E−6	7.72E−6	6.96E−6	5.60E−6
"기타 조직"(근육)	3.82E−6⊗	3.85E−6⊗	3.69E−6⊗	3.46E−6⊗	3.30E−6⊗	2.80E−6⊗
난소	1.80E−6	6.53E−7	2.49E−6†	3.44E−6	2.22E−6†	1.92E−6†
췌장	1.35E−5	1.66E−5	1.36E−5	1.21E−5	9.99E−6	8.75E−6
골격(모든 골내막 세포)	3.17E−6	2.53E−6	2.30E−6	2.26E−6	2.20E−6	1.85E−6
적색 골수	4.64E−6	3.72E−6	3.21E−6	3.26E−6	3.17E−6	2.62E−6
피부	1.89E−6	2.08E−6	2.08E−6	2.02E−6	2.10E−6	1.75E−6
비장	3.34E−6	3.44E−6	3.81E−6	2.95E−6	3.14E−6	2.14E−6
고환	3.05E−7†	3.92E−7†	8.76E−7	4.70E−7†	4.79E−7†	4.62E−7†
흉선	2.27E−6	4.64E−6	2.54E−6	2.17E−6	2.65E−6	3.92E−6
갑상선	8.23E−7	6.32E−7†	6.81E−7†	6.87E−7†	6.90E−7†	6.40E−7†
자궁	1.40E−6	1.52E−6	1.28E−6	2.07E−6	1.81E−6	1.38E−6
전신	5.94E−6	5.86E−6	5.49E−6	5.16E−6	4.86E−6	4.06E−6

* Extrapolation from higher energy.
† Build-up factor method.
⊗ Calculated by difference.
⊕ Adjustment on density or composition.

광자 에너지의 비흡수분율

표적	Energy in (MeV)					
	0.010	0.015	0.020	0.030	0.050	0.100
폐 내 선원						
방광벽	3.53E—28	5.30E—28⊕	2.65E—16⊕	2.75E—10⊕	5.21E—08⊕	1.05E—07†
위벽	5.37E—7	8.05E—7	3.45E—6	8.04E—6	9.44E—6	7.19E—6
소장 + 내용물	1.65E—7*	2.47E—7⊕	2.92E—1⊕	4.67E—8	3.60E—7	7.11E—7
상부대장벽	2.53E—7*	3.80E—7⊕	4.52E—1⊕	7.70E—8	5.12E—7	8.35E—7
하부대장벽	6.26E—0*	9.39E—0⊕	1.13E—2⊕	7.29E—9⊕	8.32E—8	1.78E—7
콩팥	6.42E—1	9.64E—1⊕	5.81E—8⊕	1.24E—6	2.97E—6	3.25E—6
간	7.16E—8	2.28E—6	7.25E—6	1.40E—5	1.29E—5	9.52E—6
폐	8.17E—4	6.58E—4	4.71E—4	2.30E—4	8.99E—5	5.05E—5
"기타 조직"(근육)	3.89E—6⊗	6.82E—6⊗	9.44E—6⊗	1.00E—5⊗	7.05E—6⊗	4.87E—6⊗
난소	5.25E—4*	7.88E—4⊕	3.48E—4⊕	3.13E—9⊕	2.30E—7⊕	3.02E—7†
췌장	8.53E—9*	1.28E—8⊕	6.38E—7	9.00E—6	1.27E—5	1.04E—5
골격(모든 골내막 세포)	2.71E—8	7.11E—7	3.56E—6	1.04E—5	1.20E—5	6.56E—6
적색 골수	2.81E—8*	7.53E—7	3.97E—6	1.20E—5	1.46E—5	8.36E—6
피부	4.70E—8	7.05E—8	6.44E—7	1.94E—6	2.19E—6	1.92E—6
비장	6.63E—7	9.95E—7	4.70E—6	1.27E—5	1.10E—5	9.05E—6
고환	8.51E—6	1.28E—5⊕	5.76E—0⊕	5.56E—2⊕	5.03E—9⊕	1.92E—8†
흉선	2.22E—7*	3.33E—7	3.35E—6	1.78E—5	2.09E—5	1.79E—5
갑상선	4.05E—2*	6.07E—2⊕	2.29E—8⊕	8.09E—7	2.30E—6	3.85E—6
자궁	3.81E—5	5.72E—5⊕	1.11E—4⊕	2.07E—9⊕	1.86E—7⊕	2.80E—7
전신	1.43E—5	1.43E—5	1.41E—5	1.26E—5	8.78E—6	5.70E—6

(continued)

광자 에너지의 비흡수분율

표적	Energy in (MeV)					
	0.200	0.500	1.000	1.500	2.000	4.000
방광벽	1.83E—7†	2.55E—7†	3.09E—7†	3.32E—7†	3.43E—7†	3.43E—7†
위벽	6.61E—6	6.32E—6	6.34E—6	6.14E—6	6.45E—6	3.05E—6
소장 + 내용물	7.14E—7	9.57E—7	1.08E—6	1.04E—6	1.16E—6	1.11E—6
상부대장벽	8.57E—7	1.32E—6	1.38E—6	1.45E—6	1.37E—6	1.75E—6
하부대장벽	4.05E—7	2.69E—7	3.21E—7	2.13E—7	2.34E—7	2.69E—7
콩팥	3.14E—6	3.61E—6	3.22E—6	3.61E—6	2.31E—6	2.82E—6
간	8.81E—6	8.18E—6	7.72E—6	7.20E—6	6.52E—6	5.78E—6
폐	5.00E—5	5.01E—5	4.55E—5	4.32E—5	3.92E—5	3.08E—5
"기타 조직"(근육)	4.61E—6⊗	4.62E—6⊗	4.31E—6⊗	4.04E—6⊗	3.81E—6⊗	3.17E—6⊗
난소	4.41E—7†	5.28E—7†	5.74E—7†	5.87E—7†	5.94E—7†	5.58E—7†
췌장	8.94E—6	9.63E—6	7.11E—6	7.54E—6	5.86E—6	6.10E—6
골격(모든 골내막 세포)	4.08E—6	3.45E—6	3.17E—6	2.87E—6	2.93E—6	2.40E—6
적색 골수	5.21E—6	4.35E—6	4.02E—6	3.69E—6	3.70E—6	3.02E—6
피부	2.10E—6	2.34E—6	2.30E—6	2.25E—6	2.16E—6	1.73E—6
비장	8.18E—6	7.31E—6	7.18E—6	5.31E—6	6.23E—6	5.61E—6
고환	4.62E—8†	8.43E—8†	1.22E—7†	1.43E—7†	1.58E—7†	1.74E—7†
흉선	1.42E—5	1.26E—5	1.37E—5	1.35E—5	1.17E—5	8.45E—6
갑상선	2.97E—6	4.15E—6	4.66E—6	2.75E—6	3.00E—6	2.64E—6†
자궁	3.53E—7	3.29E—7	4.05E—7	9.28E—7	5.55E—7†	9.39E—7
전신	5.11E—6	4.99E—6	4.66E—6	4.36E—6	4.12E—6	3.41E—6

* Extrapolation from higher energy.
† Build-up factor method.
⊗ Calculated by difference.
⊕ Adjustment on density or composition.

광자 에너지의 비흡수분율

표적	Energy in (MeV)					
	0.010	0.015	0.020	0.030	0.050	0.100
근육 내 선원 ⊗						
방광벽	2.00E—7	2.02E—6	5.42E—6	9.69E—6	9.26E—6	6.86E—6
위벽	3.98E—8	1.15E—6	3.92E—6	7.64E—6	7.31E—6	4.60E—6
소장 + 내용물	6.96E—7	2.14E—6	4.24E—6	7.31E—6	7.49E—6	5.95E—6
상부대장벽	4.38E—6	4.81E—6	6.20E—6	8.22E—6	7.74E—6	6.12E—6
하부대장벽	6.79E—8	1.35E—6	4.12E—6	7.92E—6	8.26E—6	6.51E—6
콩팥	1.42E—6	4.42E—6	7.39E—6	8.82E—6	6.78E—6	5.12E—6
간	6.16E—7	1.92E—6	3.55E—6	5.52E—6	5.25E—6	4.09E—6
폐	3.89E—6	6.82E—6	9.44E—6	1.00E—5	7.05E—6	4.87E—6
"기타 조직"(근육)	1.81E—5	1.70E—5	1.52E—5	1.15E—5	7.13E—6	5.08E—6
난소	4.11E—6	9.31E—6	1.19E—5	1.23E—5	1.00E—5	7.57E—6
췌장	2.41E—6	6.73E—6	1.04E—5	1.21E—5	9.45E—6	6.87E—6
골격(모든 골내막 세포)	3.85E—7	9.43E—7	1.63E—6	3.06E—6	3.82E—6	3.66E—6
적색 골수	2.01E—6	4.60E—6	8.73E—6	1.59E—5	1.56E—5	8.81E—6
피부	4.00E—6	6.06E—6	6.46E—6	5.41E—6	3.48E—6	2.60E—6
비장	1.18E—6	3.78E—6	6.79E—6	9.42E—6	7.63E—6	5.48E—6
고환	4.99E—8	7.21E—7	2.66E—6	5.71E—6	5.52E—6	4.28E—6
흉선	1.74E—5	2.52E—5	2.59E—5	1.31E—5	1.23E—5	5.93E—6
갑상선	3.35E—6	8.66E—6	1.19E—5	1.16E—5	7.22E—6	4.81E—6
자궁	2.02E—5	1.76E—5	1.80E—5	1.42E—5	1.16E—5	8.77E—6
전신	1.43E—5	1.37E—5	1.25E—5	9.93E—6	6.60E—6	4.86E—6

(continued)

광자 에너지의 비흡수분율

표적	Energy in (MeV)					
	0.200	0.500	1.000	1.500	2.000	4.000
방광벽	6.28E−6	6.13E−6	5.71E−6	5.42E−6	5.11E−6	4.27E−6
위벽	4.96E−6	4.84E−6	4.60E−6	4.38E−6	4.10E−6	3.45E−6
소장 + 내용물	5.51E−6	5.33E−6	5.00E−6	4.73E−6	4.43E−6	3.77E−6
상부대장벽	5.73E−6	5.61E−6	5.31E−6	5.00E−6	4.68E−6	3.97E−6
하부대장벽	6.01E−6	5.84E−6	5.48E−6	5.18E−6	4.89E−6	4.09E−6
콩팥	4.95E−6	4.93E−6	4.71E−6	4.47E−6	4.22E−6	3.55E−6
간	3.82E−6	3.85E−6	3.69E−6	3.46E−6	3.30E−6	2.80E−6
폐	4.61E−6	4.62E−6	4.31E−6	4.04E−6	3.81E−6	3.17E−6
"기타 조직"(근육)	5.03E−6	5.22E−6	4.99E−6	4.65E−6	4.36E−6	3.66E−6
난소	7.02E−6	6.84E−6	6.40E−6	6.00E−6	5.65E−6	4.75E−6
췌장	6.32E−6	6.20E−6	5.71E−6	5.43E−6	5.17E−6	4.20E−6
골격(모든 골내막 세포)	3.74E−6	3.83E−6	3.67E−6	3.54E−6	3.33E−6	2.83E−6
적색 골수	5.58E−6	4.75E−6	4.26E−6	3.85E−6	3.95E−6	2.98E−6
피부	2.74E−6	3.14E−6	3.15E−6	2.96E−6	2.81E−6	2.37E−6
비장	5.14E−6	5.07E−6	4.79E−6	4.55E−6	4.23E−6	3.60E−6
고환	4.14E−6	4.27E−6	4.08E−6	3.97E−6	4.59E−6	3.20E−6
흉선	1.03E−5	5.77E−6	4.35E−6	7.16E−6	5.70E−6	6.00E−6
갑상선	4.63E−6	4.76E−6	4.45E−6	4.19E−6	3.94E−6	3.27E−6
자궁	8.30E−6	6.46E−6	8.93E−6	5.29E−6	7.01E−6	6.15E−6
전신	4.82E−6	4.97E−6	4.75E−6	4.45E−6	4.18E−6	3.51E−6

* Extrapolation from higher energy.
† Build-up factor method.
⊗ Calculated by difference.
⊕ Adjustment on density or composition.

광자 에너지의 비흡수분율

표적	Energy in (MeV)					
	0.010	0.015	0.020	0.030	0.050	0.100
난소 내 선원						
방광벽	1.79E—8*	2.69E—8†	3.42E—6	2.65E—5	3.99E—5	2.91E—5
위벽	8.09E—4*	1.21E—3†	2.07E—9†	5.22E—7	2.40E—6	3.24E—6
소장 + 내용물	2.87E—6	2.23E—5	5.91E—5	9.45E—5	7.22E—5	4.80E—5
상부대장벽	8.94E—6	6.76E—5	1.08E—4	1.03E—4	6.38E—5	4.16E—5
하부대장벽	9.94E—6	8.15E—5	1.46E—4	1.45E—4	8.86E—5	5.62E—5
콩팥	3.71E—4*	5.56E—4†	1.90E—9†	5.45E—7	2.64E—6	3.53E—6
간	1.05E—4*	1.58E—4†	5.74E—0†	2.42E—7	1.34E—6	2.00E—6
폐	5.12E—6*	7.68E—6†	1.02E—4†	9.26E—0†	8.58E—8	2.06E—7
"기타 조직"(근육)	4.11E—6⊗	9.31E—6⊗	1.19E—5⊗	1.23E—5⊗	1.00E—5⊗	7.57E—6⊗
난소	9.68E—2	5.91E—2	3.26E—2	1.15E—2	3.58E—3	2.22E—3
췌장	4.74E—8*	7.10E—8†	3.03E—1†	7.93E—8†	8.55E—7	1.99E—6
골격(모든 골내막 세포)	2.70E—8*	4.06E—8	1.39E—6	7.90E—6	1.14E—5	6.94E—6
적색 골수	1.14E—7*	1.71E—7	5.85E—6	3.28E—5	4.51E—5	2.50E—5
피부	8.61E—2*	1.29E—1†	1.85E—8	5.06E—7	1.35E—6	1.51E—6
비장	1.02E—6*	1.53E—6†	7.80E—1†	9.57E—8	1.03E—6	1.77E—6
흉선	3.01E—3*	4.51E—3†	1.05E—8†	1.83E—1†	8.00E—9†	7.15E—8†
갑상선	2.30E—3*	3.45E—3*	4.61E—3†	2.50E—3†	5.98E—0†	1.09E—8†
자궁	1.82E—6*	2.74E—6	5.12E—5	1.44E—4	1.26E—4	8.03E—5
전신	1.43E—5	1.43E—5	1.43E—5	1.39E—5	1.13E—5	8.10E—6

(continued)

광자 에너지의 비흡수분율

표적	Energy in (MeV)					
	0.200	0.500	1.000	1.500	2.000	4.000
방광벽	2.45E—5	2.29E—5	2.28E—5	2.04E—5	1.72E—5	1.47E—5
위벽	2.82E—6	2.90E—6	2.48E—6	3.25E—6	3.12E—6	3.13E—6
소장 + 내용물	4.19E—5	4.07E—5	3.57E—5	3.34E—5	3.15E—5	2.51E—5
상부대장벽	3.99E—5	3.82E—5	3.36E—5	3.19E—5	2.97E—5	2.21E—5
하부대장벽	5.07E—5	4.88E—5	4.25E—5	4.02E—5	3.84E—5	3.37E—5
콩팥	3.47E—6	3.92E—6	3.63E—6	3.32E—6	3.62E—6	2.98E—6
간	2.11E—6	2.11E—6	2.17E—6	2.14E—6	2.30E—6	1.76E—6
폐	2.56E—7	3.88E—7	5.40E—7	5.62E—7	5.86E—7	7.01E—7
"기타 조직"(근육)	7.02E—6⊗	6.84E—6⊗	6.40E—6⊗	6.00E—6⊗	5.65E—6⊗	4.75E—6⊗
난소	2.48E—3	2.62E—3	2.42E—3	2.28E—3	2.12E—3	1.72E—3
췌장	1.77E—6	1.90E—6	3.18E—6	1.76E—6	9.78E—7	2.66E—6
골격(모든 골내막 세포)	4.18E—6	3.18E—6	2.88E—6	2.69E—6	2.60E—6	2.16E—6
적색 골수	1.43E—5	1.06E—5	9.34E—6	8.52E—6	8.06E—6	6.32E—6
피부	1.63E—6	1.81E—6	1.90E—6	1.75E—6	1.56E—6	1.52E—6
비장	1.99E—6	2.40E—6	2.05E—6	1.62E—6	2.52E—6	1.98E—6
흉선	1.40E—7†	2.11E—7†	2.66E—7†	2.92E—7†	3.08E—7†	3.13E—7†
갑상선	3.01E—8†	6.22E—8†	9.61E—8†	1.17E—7†	1.31E—7†	1.51E—7†
자궁	7.51E—5	6.18E—5	5.32E—5	4.86E—5	4.77E—5	3.91E—5
전신	7.16E—6	6.88E—6	6.38E—6	5.97E—6	5.65E—6	4.70E—6

* Extrapolation from higher energy.
† Build-up factor method.
⊗ Calculated by difference.
⊕ Adjustment on density or composition.

광자 에너지의 비흡수분율

표적	Energy in (MeV)					
	0.010	0.015	0.020	0.030	0.050	0.100
췌장 내 선원						
방광벽	9.31E—22*	1.40E—21†	3.01E—13†	7.08E—9†	1.68E—7	5.22E—7
위벽	2.26E—6	3.91E—5	1.10E—4	1.57E—4	1.13E—4	6.73E—5
소장 + 내용물	2.59E—11*	3.89E—11†	4.01E—8†	1.87E—6	6.39E—6	7.11E—6
상부대장벽	3.88E—11*	5.82E—11†	6.06E—8†	2.79E—6	8.27E—6	8.32E—6
하부대장벽	1.41E—14*	2.12E—14†	8.81E—10†	3.08E—7	1.73E—6	2.22E—6
콩팥	2.26E—8*	3.39E—8†	3.23E—6	2.50E—5	3.37E—5	2.65E—5
간	1.54E—7*	2.30E—7	3.61E—6	1.64E—5	2.24E—5	1.76E—5
폐	2.75E—9*	4.12E—9†	1.16E—6	8.87E—6	1.29E—5	1.02E—5
"기타 조직"(근육)	2.41E—6⊗	6.73E—6⊗	1.04E—5⊗	1.21E—5⊗	9.45E—6⊗	6.87E—6⊗
난소	5.28E—18*	7.92E—18†	3.07E—11†	7.99E—8†	1.29E—6†	1.82E—6
췌장	1.47E—2	1.09E—2	7.14E—3	3.16E—3	1.10E—3	6.51E—4
골격(모든 골내막 세포)	3.77E—8*	5.66E—8	7.68E—7	5.02E—6	9.58E—6	6.58E—6
적색 골수	7.85E—8*	1.18E—7	1.46E—6	9.15E—6	1.78E—5	1.27E—5
피부	7.33E—9*	1.10E—8*	1.47E—8	5.52E—7	1.39E—6	1.50E—6
비장	1.45E—6	4.48E—5	1.31E—4	1.79E—4	1.25E—4	7.62E—5
고환	9.66E—30*	1.45E—29†	4.87E—17†	1.17E—10†	2.50E—8†	1.64E—7†
흉선	1.99E—18*	2.98E—18†	1.78E—11†	5.77E—8†	1.70E—6	1.73E—6
갑상선	1.21E—26*	1.81E—26†	2.08E—15†	7.82E—10†	7.99E—8†	3.78E—7†
자궁	1.65E—18*	2.48E—18†	1.75E—11†	1.10E—7	1.01E—6	1.79E—6
전신	1.43E—5	1.43E—5	1.43E—5	1.39E—5	1.11E—5	7.92E—6

(continued)

광자 에너지의 비흡수분율

표적	Energy in (MeV)					
	0.200	0.500	1.000	1.500	2.000	4.000
방광벽	5.61E—7	6.82E—7	4.03E—7	1.02E—6	1.51E—6	1.19E—6
위벽	6.54E—5	5.84E—5	5.40E—5	4.96E—5	4.54E—5	4.02E—5
소장 + 내용물	6.67E—6	6.06E—6	5.90E—6	5.62E—6	5.27E—6	4.52E—6
상부대장벽	7.94E—6	7.43E—6	7.18E—6	6.76E—6	5.91E—6	5.04E—6
하부대장벽	2.06E—6	1.84E—6	1.85E—6	2.33E—6	1.54E—6	1.91E—6
콩팥	2.27E—5	2.13E—5	1.94E—5	1.82E—5	1.63E—5	1.47E—5
간	1.56E—5	1.41E—5	1.29E—5	1.21E—5	1.08E—5	9.50E—6
폐	8.92E—6	8.21E—6	7.43E—6	6.77E—6	6.54E—6	5.20E—6
"기타 조직"(근육)	6.32E—6⊗	6.20E—6⊗	5.71E—6⊗	5.43E—6⊗	5.17E—6⊗	4.20E—6⊗
난소	1.14E—6	1.28E—6	3.50E—6	2.37E—6†	2.25E—6†	1.94E—6†
췌장	6.88E—4	7.29E—4	6.74E—4	6.33E—4	5.72E—4	4.58E—4
골격(모든 골내막 세포)	4.00E—6	3.17E—6	2.86E—6	2.79E—6	2.60E—6	2.14E—6
적색 골수	7.70E—6	5.97E—6	5.34E—6	5.14E—6	4.76E—6	3.87E—6
피부	1.57E—6	1.74E—6	1.90E—6	1.77E—6	1.69E—6	1.58E—6
비장	6.70E—5	6.59E—5	5.78E—5	5.34E—5	5.07E—5	3.75E—5
고환	2.76E—7†	2.15E—7	4.28E—7†	4.50E—7†	4.61E—7†	4.48E—7†
흉선	3.07E—6	1.83E—6	1.75E—6	2.15E—6	2.05E—6†	1.77E—6†
갑상선	5.52E—7†	6.49E—7†	9.16E—8	7.11E—7†	7.11E—7†	6.61E—7†
자궁	2.32E—6	2.17E—6	2.01E—6	1.87E—6	2.05E—6	1.42E—6
전신	6.99E—6	6.74E—6	6.22E—6	5.90E—6	5.55E—6	4.53E—6

* Extrapolation from higher energy.
† Build-up factor method.
⊗ Calculated by difference.
⊕ Adjustment on density or composition.

광자 에너지의 비흡수분율

표적	Energy in (MeV)					
	0.010	0.015	0.020	0.030	0.050	0.100
골격 내 선원(골해면질, 피질골, 적색 골수, 황색 골수)						
방광벽	2.27E—11*	2.27E—11*	2.00E—8†	2.96E—7	1.51E—6	2.12E—6
위벽	1.45E—7*	1.45E—7*	2.90E—7	1.06E—6	1.73E—6	2.11E—6
소장 + 내용물	1.52E—7*	1.52E—7*	5.01E—7	1.69E—6	3.09E—6	2.81E—6
상부대장벽	2.12E—7*	2.12E—7*	6.44E—7	1.38E—6	2.57E—6	2.56E—6
하부대장벽	6.48E—7*	6.48E—7*	1.84E—6	3.46E—6	4.10E—6	3.97E—6
콩팥	3.02E—7*	3.02E—7*	6.05E—7	1.81E—6	3.26E—6	3.01E—6
간	1.24E—7*	1.24E—7*	4.79E—7	1.67E—6	2.37E—6	2.55E—6
폐	1.69E—7*	1.69E—7*	1.04E—6	3.20E—6	4.42E—6	3.63E—6
"기타 조직"(근육)	3.85E—7⊗	3.85E—7⊗	1.63E—6⊗	3.06E—6⊗	3.82E—6⊗	3.66E—6⊗
난소	2.12E—8*	2.12E—8*	9.03E—7†	3.85E—6†	3.20E—6	2.81E—6
췌장	3.91E—7*	3.91E—7*	7.83E—7†	1.39E—6	3.22E—6	2.78E—6
골격(모든 골내막 세포)	9.34E—5	9.34E—5	8.42E—5	6.84E—5	4.10E—5	1.81E—5
적색 골수	9.42E—5	9.42E—5	8.31E—5	6.45E—5	3.77E—5	1.65E—5
피부	4.95E—7	4.95E—7	1.85E—6	2.27E—6	2.40E—6	2.35E—6
비장	6.52E—7*	6.52E—7*	1.30E—6*	1.96E—6	2.76E—6	2.09E—6
고환	1.81E—11*	1.81E—11*	2.22E—8†	8.29E—7†	1.73E—6	2.59E—6
흉선	2.85E—7*	2.85E—7*	5.69E—7†	7.64E—7	1.87E—6	2.19E—6
갑상선	1.32E—7*	1.32E—7*	2.64E—7†	1.94E—6†	2.91E—6	2.76E—6
자궁	9.28E—11*	9.28E—11*	4.96E—8†	1.23E—6	1.63E—6	2.11E—6
전신	1.43E—5	1.43E—5	1.40E—5	1.28E—5	9.31E—6	5.73E—6

(continued)

광자 에너지의 비흡수분율

표적	Energy in (MeV)					
	0.200	0.500	1.000	1.500	2.000	4.000
방광벽	1.68E—6	2.28E—6	1.37E—6	2.56E—6	1.87E—6	1.94E—6
위벽	2.07E—6	2.02E—6	1.76E—6	1.90E—6	1.72E—6	1.48E—6
소장 + 내용물	2.73E—6	2.77E—6	2.79E—6	2.36E—6	2.35E—6	1.98E—6
상부대장벽	2.67E—6	2.40E—6	2.61E—6	2.33E—6	2.32E—6	1.77E—6
하부대장벽	3.82E—6	3.24E—6	3.58E—6	3.03E—6	2.72E—6	2.54E—6
콩팥	3.29E—6	3.12E—6	4.02E—6	3.16E—6	2.43E—6	2.32E—6
간	2.39E—6	2.44E—6	2.41E—6	2.30E—6	2.50E—6	2.05E—6
폐	3.50E—6	3.38E—6	3.29E—6	3.03E—6	3.09E—6	2.30E—6
"기타 조직"(근육)	3.74E—6⊗	3.82E—6⊗	3.67E—6⊗	3.54E—6⊗	3.33E—6⊗	2.83E—6⊗
난소	2.46E—6	3.75E—6	3.16E—6†	2.79E—6†	2.75E—6†	2.22E—6†
췌장	3.90E—6	3.11E—6	3.29E—6	3.71E—6	3.50E—6	1.59E—6
골격(모든 골내막 세포)	1.29E—5	1.19E—5	1.11E—5	1.01E—5	9.39E—6	7.79E—6
적색 골수	1.15E—5	1.06E—5	1.01E—5	9.19E—6	8.37E—6	7.06E—6
피부	2.63E—6	3.00E—6	2.87E—6	2.85E—6	2.62E—6	2.46E—6
비장	2.32E—6	2.90E—6	2.96E—6	2.02E—6	2.17E—6	1.23E—6
고환	2.23E—6	1.98E—6	2.24E—6	2.37E—6	3.88E—6	2.13E—6
흉선	1.65E—6	2.64E—6	2.84E—6	1.41E—6	2.17E—6†	2.78E—6
갑상선	3.31E—6	3.86E—6	1.60E—6	3.82E—6	1.82E—7	1.91E—6†
자궁	2.24E—6	1.97E—6	3.15E—6	1.98E—6	1.57E—6	1.65E—6
전신	5.01E—6	4.93E—6	4.70E—6	4.43E—6	4.16E—6	3.50E—6

* Extrapolation from higher energy.
† Build-up factor method.
⊗ Calculated by difference.
⊕ Adjustment on density or composition.

광자 에너지의 비흡수분율

표적	Energy in (MeV)					
	0.010	0.015	0.020	0.030	0.050	0.100
피부 내 선원						
방광벽	2.14E—7*	3.20E—7*	4.27E—7	1.91E—6	1.94E—6	1.79E—6
위벽	2.74E—7*	4.11E—7*	5.48E—7	2.02E—6	2.58E—6	2.06E—6
소장 + 내용물	6.45E—8*	9.68E—8*	1.29E—7	8.64E—7	1.72E—6	1.69E—6
상부대장벽	1.26E—7*	1.89E—7*	2.52E—7	1.19E—6	1.95E—6	1.83E—6
하부대장벽	5.72E—8*	8.59E—8*	1.14E—7	9.04E—7	1.65E—6	1.84E—6
콩팥	1.82E—7*	2.72E—7	1.18E—6	2.81E—6	2.91E—6	2.08E—6
간	4.77E—8*	7.15E—8	4.86E—7	1.78E—6	2.32E—6	2.01E—6
폐	8.04E—8*	1.21E—7	7.45E—7	2.54E—6	2.94E—6	2.17E—6
"기타 조직"(근육)	4.00E—6⊗	6.06E—6⊗	6.46E—6⊗	5.41E—6⊗	3.48E—6⊗	2.60E—6⊗
난소	8.61E—12*	1.29E—11†	1.93E—8†	7.68E—7†	1.86E—6	1.22E—6
췌장	1.41E—8*	2.12E—8*	2.83E—8†	9.03E—7	1.45E—6	1.39E—6
골격(모든 골내막 세포)	1.85E—6	4.30E—6	6.58E—6	8.80E—6	8.06E—6	4.19E—6
적색 골수	1.61E—6	3.90E—6	5.97E—6	7.98E—6	7.39E—6	4.02E—6
피부	2.05E—4	1.03E—4	5.57E—5	2.24E—5	8.07E—6	5.33E—6
비장	1.67E—7*	2.50E—7*	3.34E—7	1.57E—6	2.49E—6	2.03E—6
고환	8.27E—7	5.82E—6	8.59E—6	9.45E—6	4.85E—6	3.04E—6
흉선	1.88E—8*	2.82E—8†	5.47E—7	1.56E—6	2.27E—6	2.22E—6
갑상선	1.25E—6*	1.88E—6*	2.50E—6	5.24E—6	3.33E—6	2.50E—6
자궁	5.17E—8*	7.75E—8*	1.03E—7	6.49E—7	1.84E—6	1.61E—6
전신	1.13E—5	9.06E—6	7.77E—6	6.17E—6	4.21E—6	2.87E—6

(continued)

광자 에너지의 비흡수분율

표적	Energy in (MeV)					
	0.200	0.500	1.000	1.500	2.000	4.000
방광벽	1.91E−6	2.16E−6	2.65E−6	2.69E−6	2.28E−6	1.50E−6
위벽	1.97E−6	2.24E−6	2.23E−6	2.04E−6	1.94E−6	1.61E−6
소장 + 내용물	1.73E−6	1.90E−6	2.01E−6	1.93E−6	1.80E−6	1.56E−6
상부대장벽	1.66E−6	2.00E−6	2.25E−6	1.78E−6	1.86E−6	1.44E−6
하부대장벽	1.78E−6	2.08E−6	2.25E−6	1.91E−6	2.08E−6	1.45E−6
콩팥	2.29E−6	2.59E−6	2.60E−6	2.38E−6	2.30E−6	1.98E−6
간	2.02E−6	2.34E−6	2.25E−6	2.20E−6	2.21E−6	1.73E−6
폐	2.27E−6	2.34E−6	2.37E−6	2.33E−6	2.23E−6	1.84E−6
"기타 조직"(근육)	2.74E−6⊗	3.14E−6⊗	3.15E−6⊗	2.96E−6⊗	2.81E−6⊗	2.37E−6⊗
난소	1.77E−6	1.02E−6	2.11E−6	1.75E−6	2.10E−6	1.22E−6
췌장	2.07E−6	2.02E−6	1.63E−6	1.78E−6	1.87E−6	1.35E−6
골격(모든 골내막 세포)	2.99E−6	2.93E−6	2.85E−6	2.74E−6	2.51E−6	2.18E−6
적색 골수	2.85E−6	2.72E−6	2.63E−6	2.59E−6	2.32E−6	2.06E−6
피부	6.05E−6	6.93E−6	6.93E−6	6.38E−6	6.01E−6	4.78E−6
비장	2.06E−6	2.27E−6	2.67E−6	1.87E−6	1.82E−6	1.76E−6
고환	3.82E−6	2.86E−6	3.10E−6	3.06E−6	2.97E−6	3.20E−6
흉선	2.49E−6	2.99E−6	2.43E−6	1.94E−6	2.72E−6	2.13E−6
갑상선	2.73E−6	2.89E−6	2.40E−6	2.31E−6	2.82E−6	2.18E−6
자궁	1.39E−6	1.96E−6	2.58E−6	2.11E−6	1.74E−6	2.19E−6
전신	2.81E−6	3.15E−6	3.15E−6	2.97E−6	2.81E−6	2.35E−6

* Extrapolation from higher energy.
† Build-up factor method.
⊗ Calculated by difference.
⊕ Adjustment on density or composition.

광자 에너지의 비흡수분율

표적	Energy in (MeV)					
	0.010	0.015	0.020	0.030	0.050	0.100
비장 내 선원						
방광벽	6.70E—22*	1.00E—21†	2.23E—13†	5.34E—9†	2.28E—7†	3.15E—7
위벽	8.63E—7*	1.29E—6	1.34E—5	5.33E—5	5.86E—5	4.09E—5
소장 + 내용물	1.77E—0*	2.65E—0†	9.39E—8	1.49E—6	5.08E—6	5.60E—6
상부대장벽	1.18E—0*	1.77E—0†	6.70E—8†	2.18E—6	5.92E—6	6.20E—6
하부대장벽	1.82E—2*	2.73E—2†	5.78E—9†	4.55E—7	2.01E—6	2.35E—6
콩팥	7.02E—6*	1.05E—5	3.63E—5	6.65E—5	5.30E—5	3.61E—5
간	7.20E—3*	1.08E—2†	4.25E—9†	5.99E—7	2.93E—6	3.78E—6
폐	6.50E—7*	9.76E—7	4.97E—6	1.25E—5	1.23E—5	8.97E—6
"기타 조직"(근육)	1.18E—6⊗	3.78E—6⊗	6.79E—6⊗	9.42E—6⊗	7.63E—6⊗	5.48E—6⊗
난소	9.82E—7*	1.47E—6†	7.94E—1†	8.80E—8†	1.19E—6†	1.14E—6
췌장	1.56E—6	4.29E—5	1.26E—4	1.87E—4	1.23E—4	7.35E—5
골격(모든 골내막 세포)	6.83E—9	2.92E—7	1.70E—6	5.79E—6	8.30E—6	5.06E—6
적색 골수	7.07E—9	3.02E—7	1.74E—6	6.07E—6	1.05E—5	7.47E—6
피부	7.80E—9*	1.17E—8	3.10E—8	1.54E—6	1.98E—6	1.74E—6
비장	5.44E—3	4.66E—3	3.59E—3	1.86E—3	7.24E—4	4.21E—4
고환	1.22E—9*	1.83E—9†	4.62E—7†	9.74E—1†	2.09E—8†	1.42E—7†
흉선	5.50E—0*	8.25E—0†	2.18E—2†	1.83E—8†	2.51E—7	9.39E—7
갑상선	6.30E—7*	9.45E—7†	9.31E—6†	4.27E—0†	5.15E—8†	2.70E—7†
자궁	7.54E—9*	1.13E—8†	9.33E—2†	4.07E—8†	6.87E—7	1.61E—6
전신	1.43E—5	1.43E—5	1.42E—5	1.30E—5	9.47E—6	6.52E—6

(continued)

광자 에너지의 비흡수분율

표적	Energy in (MeV)					
	0.200	0.500	1.000	1.500	2.000	4.000
방광벽	6.27E—7	4.52E—7	1.25E—6	8.91E—7	9.65E—7	9.26E—7†
위벽	3.36E—5	3.39E—5	2.93E—5	3.14E—5	2.65E—5	2.06E—5
소장 + 내용물	5.08E—6	4.77E—6	4.57E—6	4.67E—6	4.10E—6	3.55E—6
상부대장벽	4.36E—6	4.81E—6	4.58E—6	4.63E—6	4.65E—6	3.03E—6
하부대장벽	2.27E—6	2.41E—6	2.06E—6	2.11E—6	2.22E—6	1.81E—6
콩팥	3.14E—5	2.93E—5	2.59E—5	2.55E—5	2.33E—5	1.79E—5
간	3.67E—6	3.69E—6	3.53E—6	3.45E—6	3.27E—6	2.82E—6
폐	7.91E—6	7.56E—6	6.87E—6	6.21E—6	6.38E—6	5.23E—6
"기타 조직"(근육)	5.14E—6⊗	5.07E—6⊗	4.79E—6⊗	4.55E—6⊗	4.23E—6⊗	3.60E—6⊗
난소	2.05E—6	3.70E—6	1.70E—6	2.17E—6†	3.46E—7	9.91E—8
췌장	6.58E—5	6.70E—5	5.80E—5	5.13E—5	4.94E—5	3.75E—5
골격(모든 골내막 세포)	3.25E—6	2.65E—6	2.48E—6	2.36E—6	2.18E—6	1.94E—6
적색 골수	5.04E—6	3.90E—6	3.64E—6	3.35E—6	3.19E—6	2.82E—6
피부	1.81E—6	2.18E—6	2.16E—6	2.05E—6	1.80E—6	1.66E—6
비장	4.32E—4	4.49E—4	4.10E—4	3.77E—4	3.55E—4	2.73E—4
고환	2.45E—7†	3.30E—7†	3.88E—7†	4.14E—7†	4.26E—7†	4.17E—7†
흉선	1.33E—6	1.65E—6	2.42E—6	4.14E—7	2.24E—6	1.27E—6†
갑상선	4.16E—7†	5.10E—7†	5.68E—7†	5.83E—7†	5.88E—7†	5.58E—7†
자궁	1.42E—6	1.61E—6	2.11E—6	6.25E—7	1.76E—6	2.23E—6
전신	5.93E—6	5.82E—6	5.46E—6	5.16E—6	4.81E—6	4.02E—6

* Extrapolation from higher energy.
† Build-up factor method.
⊗ Calculated by difference.
⊕ Adjustment on density or composition.

광자 에너지의 비흡수분율

표적	Energy in (MeV)					
	0.010	0.015	0.020	0.030	0.050	0.100
고환 내 선원						
방광벽	5.00E—9*	7.50E—9†	2.26E—6	1.74E—5	2.51E—5	1.89E—5
위벽	1.39E—25*	2.08E—5†	3.73E—5†	6.66E—0†	6.18E—8	8.57E—8
소장 + 내용물	2.67E—18*	4.01E—8†	1.62E—1†	4.66E—8	8.04E—7	1.25E—6
상부대장벽	1.35E—17*	2.03E—7†	2.75E—1†	4.78E—8†	6.70E—7	1.06E—6
하부대장벽	1.30E—9*	1.95E—9†	7.90E—7	6.85E—6	1.31E—5	1.06E—5
콩팥	4.67E—27*	7.01E—7†	9.01E—6†	4.33E—0†	3.81E—8	1.16E—7
간	2.58E—26*	3.87E—6†	9.61E—6†	2.74E—0†	2.73E—8	9.67E—8
폐	2.24E—36*	3.36E—6†	1.83E—0†	1.65E—2†	1.49E—9†	1.23E—8
"기타 조직"(근육)	4.99E—8⊗	7.21E—7⊗	2.66E—6⊗	5.71E—6⊗	5.52E—6⊗	4.28E—6⊗
췌장	9.64E—30*	1.45E—9†	4.97E—7†	1.17E—0†	2.49E—8†	1.63E—7†
골격(모든 골내막 세포)	7.33E—11*	1.10E—0⊕	2.40E—8	1.15E—6	4.36E—6	4.10E—6
적색 골수	3.24E—9*	4.86E—9*	6.49E—9	6.46E—7	3.22E—6	3.12E—6
피부	1.47E—6	9.12E—6	1.53E—5	1.39E—5	7.51E—6	4.93E—6
비장	1.31E—29*	1.97E—9†	4.57E—7†	9.84E—1†	2.10E—8†	6.08E—8
고환	2.43E—2	1.86E—2	1.23E—2	5.34E—3	1.77E—3	1.07E—3
흉선	2.20E—24*	3.30E—4*	4.40E—4†	5.01E—4†	2.17E—0†	5.16E—9†
갑상선	2.50E—28*	3.75E—8*	5.00E—8†	7.32E—6†	1.68E—1†	7.89E—0†
전신	1.43E—5	1.38E—5	1.26E—5	1.00E—5	6.84E—6	5.03E—6

(continued)

광자 에너지의 비흡수분율

표적	Energy in (MeV)					
	0.200	0.500	1.000	1.500	2.000	4.000
방광벽	1.70E—5	1.75E—5	1.74E—5	1.38E—5	1.35E—5	9.58E—6
위벽	1.71E—7	4.07E—7	2.71E—7	4.06E—7	4.80E—7	4.52E—7
소장 + 내용물	1.50E—6	1.85E—6	1.78E—6	1.78E—6	1.86E—6	1.58E—6
상부대장벽	1.33E—6	1.10E—6	1.40E—6	1.16E—6	2.30E—6	1.42E—6
하부대장벽	9.91E—6	9.83E—6	7.24E—6	7.98E—6	7.32E—6	7.40E—6
콩팥	2.04E—7	3.51E—7	5.07E—7	5.63E—7	4.05E—7	7.27E—7
간	1.48E—7	1.77E—7	3.61E—7	4.16E—7	4.07E—7	3.97E—7
폐	4.38E—8	4.94E—8	1.01E—7	1.60E—7	1.20E—7	1.68E—7
“기타 조직”(근육)	4.14E—6⊗	4.27E—6⊗	4.08E—6⊗	3.97E—6⊗	4.59E—6⊗	3.20E—6⊗
췌장	2.76E—7†	1.28E—7	3.61E—7	4.50E—7†	6.34E—7	4.48E—7†
골격(모든 골내막 세포)	2.73E—6	2.28E—6	2.15E—6	2.00E—6	1.95E—6	1.71E—6
적색 골수	2.25E—6	1.81E—6	1.69E—6	1.51E—6	1.61E—6	1.41E—6
피부	5.13E—6	5.48E—6	5.15E—6	5.11E—6	4.59E—6	3.93E—6
비장	7.38E—8	4.55E—7	2.12E—7	2.38E—7	5.73E—7	2.33E—7
고환	1.17E—3	1.23E—3	1.16E—3	1.04E—3	9.82E—4	7.66E—4
흉선	1.62E—8†	3.82E—8†	6.43E—8†	8.18E—8†	9.46E—8†	1.14E—7†
갑상선	3.53E—9†	1.17E—8†	2.46E—8†	3.51E—8†	4.35E—8†	6.00E—8†
전신	4.82E—6	4.91E—6	4.69E—6	4.47E—6	4.23E—6	3.54E—6

* Extrapolation from higher energy.
† Build-up factor method.
⊗ Calculated by difference.
⊕ Adjustment on density or composition.

광자 에너지의 비흡수분율

표적	Energy in (MeV)					
	0.010	0.015	0.020	0.030	0.050	0.100
갑상선 내 선원						
방광벽	6.70E—22*	1.00E—21†	2.23E—13†	5.34E—9†	2.28E—7†	3.15E—7
위벽	8.63E—7*	1.29E—6	1.34E—5	5.33E—5	5.86E—5	4.09E—5
소장 + 내용물	1.77E—0*	2.65E—0†	9.39E—8	1.49E—6	5.08E—6	5.60E—6
상부대장벽	1.18E—0*	1.77E—0†	6.70E—8†	2.18E—6	5.92E—6	6.20E—6
하부대장벽	1.82E—2*	2.73E—2†	5.78E—9†	4.55E—7	2.01E—6	2.35E—6
콩팥	7.02E—6*	1.05E—5	3.63E—5	6.65E—5	5.30E—5	3.61E—5
간	7.20E—3*	1.08E—2†	4.25E—9†	5.99E—7	2.93E—6	3.78E—6
폐	6.50E—7*	9.76E—7	4.97E—6	1.25E—5	1.23E—5	8.97E—6
"기타 조직"(근육)	1.18E—6⊗	3.78E—6⊗	6.79E—6⊗	9.42E—6⊗	7.63E—6⊗	5.48E—6⊗
난소	9.82E—7*	1.47E—6†	7.94E—1†	8.80E—8†	1.19E—6†	1.14E—6
췌장	1.56E—6	4.29E—5	1.26E—4	1.87E—4	1.23E—4	7.35E—5
골격(모든 골내막 세포)	6.83E—9	2.92E—7	1.70E—6	5.79E—6	8.30E—6	5.06E—6
적색 골수	7.07E—9	3.02E—7	1.74E—6	6.07E—6	1.05E—5	7.47E—6
피부	7.80E—9*	1.17E—8	3.10E—8	1.54E—6	1.98E—6	1.74E—6
비장	5.44E—3	4.66E—3	3.59E—3	1.86E—3	7.24E—4	4.21E—4
고환	1.22E—9*	1.83E—9†	4.62E—7†	9.74E—1†	2.09E—8†	1.42E—7†
흉선	5.50E—0*	8.25E—0†	2.18E—2†	1.83E—8†	2.51E—7	9.39E—7
갑상선	6.30E—7*	9.45E—7†	9.31E—6†	4.27E—0†	5.15E—8†	2.70E—7†
자궁	7.54E—9*	1.13E—8†	9.33E—2†	4.07E—8†	6.87E—7	1.61E—6
전신	1.43E—5	1.43E—5	1.42E—5	1.30E—5	9.47E—6	6.52E—6

(continued)

광자 에너지의 비흡수분율

표적	Energy in (MeV)					
	0.200	0.500	1.000	1.500	2.000	4.000
방광벽	8.78E—25*	1.32E—24*	1.76E—24†	3.15E—14†	1.61E—10†	4.12E—9†
위벽	2.07E—25*	3.11E—25†	4.50E—15†	7.26E—10†	2.01E—7	1.90E—7
소장 + 내용물	4.58E—35*	6.87E—35†	1.08E—19†	5.26E—12†	3.49E—9†	1.97E—8
상부대장벽	9.33E—35*	1.40E—34†	1.88E—19†	7.08E—12†	4.20E—9†	4.35E—8†
하부대장벽	8.33E—38*	1.25E—37†	2.75E—21†	5.66E—13†	6.64E—10†	1.00E—8†
콩팥	8.87E—30*	1.33E—29†	3.98E—17†	9.31E—11†	2.06E—8†	1.20E—7
간	1.26E—24*	1.90E—24†	1.16E—14†	1.19E—9†	1.93E—7	3.05E—7
폐	1.52E—13*	2.28E—12†	3.30E—8	1.23E—6	3.89E—6	3.67E—6
“기타 조직”(근육)	3.35E—6⊗	8.66E—6⊗	1.19E—5⊗	1.16E—5⊗	7.22E—6⊗	4.81E—6⊗
난소	2.33E—23*	3.50E—23*	4.66E—23†	2.50E—13†	5.97E—0†	1.09E—8†
췌장	1.24E—26*	1.86E—26†	2.08E—15†	7.80E—10†	7.98E—8†	1.91E—7
골격(모든 골내막 세포)	1.79E—9*	2.69E—9	2.84E—7	2.99E—6	6.35E—6	4.45E—6
적색 골수	2.68E—9*	4.02E—9	3.14E—7	2.74E—6	6.46E—6	4.87E—6
피부	5.06E—7*	7.59E—7	3.26E—6	5.35E—6	3.66E—6	2.64E—6
비장	6.81E—27	1.02E—26†	9.64E—16†	4.29E—10†	1.16E—7	3.75E—7
고환	2.48E—28*	3.72E—8*	4.96E—28†	7.32E—16†	1.67E—11†	7.87E—0†
흉선	1.23E—9*	1.84E—9†	2.53E—7	1.13E—5	2.28E—5	1.65E—5
갑상선	4.29E—2	2.93E—2	1.81E—2	7.41E—3	2.42E—3	1.44E—3
자궁	5.98E—24*	8.97E—24	1.20E—23†	2.03E—13†	5.28E—10†	9.99E—9†
전신	1.43E—5	1.42E—5	1.35E—5	1.08E—5	6.95E—6	4.71E—6

* Extrapolation from higher energy.
† Build-up factor method.
⊗ Calculated by difference.
⊕ Adjustment on density or composition.

광자 에너지의 비흡수분율

표적	Energy in (MeV)					
	0.010	0.015	0.020	0.030	0.050	0.100
전신 내 선원						
방광벽	1.16E—5	1.43E—5	1.84E—5	1.09E—5	1.04E—5	6.41E—6
위벽	1.38E—5	1.41E—5	1.46E—5	1.14E—5	8.61E—6	5.76E—6
소장 + 내용물	1.44E—5	1.45E—5	1.39E—5	1.34E—5	9.92E—6	7.56E—6
상부대장벽	1.47E—5	1.51E—5	1.34E—5	1.36E—5	9.72E—6	7.39E—6
하부대장벽	1.46E—5	1.21E—5	1.37E—5	1.26E—5	1.04E—5	6.69E—6
콩팥	1.40E—5	1.45E—5	1.28E—5	1.06E—5	8.19E—6	6.00E—6
간	1.44E—5	1.42E—5	1.42E—5	1.23E—5	8.99E—6	6.23E—6
폐	1.32E—5	1.34E—5	1.43E—5	1.26E—5	8.40E—6	5.41E—6
"기타 조직"(근육)	1.43E—5⊗	1.37E—5⊗	1.25E—5⊗	9.93E—6⊗	6.60E—6⊗	4.86E—6⊗
난소	1.66E—5	2.47E—5	1.42E—5	1.23E—5	8.16E—6	7.01E—6
췌장	1.49E—5	1.43E—5	1.68E—5	1.24E—5	1.09E—5	6.65E—6
골격(모든 골내막 세포)	1.51E—6	1.61E—5	1.82E—5	2.01E—5	1.64E—5	8.44E—6
적색 골수	1.56E—5	1.69E—5	1.95E—5	2.29E—5	1.90E—5	1.01E—5
피부	1.14E—5	9.15E—6	7.62E—6	5.38E—6	3.49E—6	2.66E—6
비장	1.70E—5	1.20E—5	1.34E—5	1.26E—5	8.43E—6	6.16E—6
고환	1.55E—5	1.27E—5	9.36E—6	8.90E—6	6.16E—6	4.36E—6
흉선	1.37E—5	1.97E—5	2.03E—5	1.06E—5	1.02E—5	5.29E—6
갑상선	1.97E—5	1.30E—5	1.54E—5	8.65E—6	7.45E—6	3.06E—6
자궁	1.58E—5	1.37E—5	1.44E—5	1.23E—5	1.04E—5	7.93E—6
전신	1.42E—5	1.38E—5	1.32E—5	1.14E—5	8.13E—6	5.41E—6

(continued)

광자 에너지의 비흡수분율

표적	Energy in (MeV)					
	0.200	0.500	1.000	1.500	2.000	4.000
방광벽	6.16E—6	6.24E—6	6.78E—6	5.62E—6	4.76E—6	5.41E—6
위벽	6.74E—6	6.14E—6	5.48E—6	4.09E—6	4.60E—6	3.98E—6
소장 + 내용물	7.01E—6	6.81E—6	6.31E—6	5.85E—6	5.40E—6	4.82E—6
상부대장벽	6.31E—6	6.75E—6	6.02E—6	5.34E—6	5.15E—6	4.23E—6
하부대장벽	5.92E—6	6.83E—6	6.38E—6	5.89E—6	7.11E—6	4.03E—6
콩팥	6.10E—6	6.06E—6	5.92E—6	4.88E—6	4.70E—6	3.94E—6
간	5.78E—6	5.99E—6	5.92E—6	5.02E—6	4.74E—6	4.28E—6
폐	4.97E—6	5.36E—6	4.58E—6	4.05E—6	3.85E—6	3.45E—6
"기타 조직"(근육)	4.82E—6⊗	4.97E—6⊗	4.75E—6⊗	4.45E—6⊗	4.18E—6⊗	3.51E—6⊗
난소	6.51E—6	5.84E—6	4.20E—6	6.57E—6	6.14E—6	6.47E—6
췌장	7.65E—6	5.95E—6	5.30E—6	4.90E—6	8.38E—6	3.84E—6
골격(모든 골내막 세포)	5.75E—6	5.16E—6	4.69E—6	4.33E—6	4.22E—6	3.37E—6
적색 골수	6.57E—6	5.68E—6	5.17E—6	4.71E—6	4.65E—6	3.64E—6
피부	2.81E—6	3.09E—6	3.15E—6	3.14E—6	2.81E—6	2.42E—6
비장	6.25E—6	6.16E—6	5.74E—6	4.66E—6	4.24E—6	3.59E—6
고환	3.82E—6	6.49E—6	5.71E—6	4.90E—6	4.58E—6	4.31E—6
흉선	8.53E—6	5.22E—6	4.11E—6	6.07E—6	5.03E—6	5.34E—6
갑상선	4.35E—6	4.94E—6	5.24E—6	4.03E—6	4.12E—6	4.91E—6
자궁	7.52E—6	5.97E—6	8.02E—6	4.98E—6	6.21E—6	5.48E—6
전신	4.95E—6	4.97E—6	4.72E—6	4.40E—6	4.16E—6	3.48E—6

* Extrapolation from higher energy.
† Build-up factor method.
⊗ Calculated by difference.
⊕ Adjustment on density or composition.

APPENDIX E 총 질량감쇠계수, μ/ρ, cm^2/g

총 질량감쇠계수, μ/ρ, cm^2/g

에너지 (MeV)	H	Be	C	N	O	Na	Mg	Al	Si
밀도 (g/cm^3)	8.38E-05	1.848	1.7	0.001165	0.001332	0.971	1.74	2.699	2.33
0.1	0.2944	0.1328	0.1514	0.1529	0.1551	0.1585	0.1686	0.1704	0.1835
0.15	0.2651	0.119	0.1347	0.1353	0.1361	0.1335	0.1394	0.1378	0.1448
0.2	0.2429	0.1089	0.1229	0.1233	0.1237	0.1199	0.1245	0.1223	0.1275
0.3	0.2112	0.09463	0.1066	0.1068	0.107	0.1029	0.1065	0.1042	0.1082
0.4	0.1893	0.08471	0.0955	0.09557	0.09566	0.0919	0.0949	0.0928	0.0961
0.5	0.1729	0.07739	0.0872	0.08719	0.08729	0.0837	0.0865	0.0845	0.0875
0.6	0.1599	0.07155	0.0806	0.08063	0.0807	0.0774	0.0799	0.078	0.0808
0.8	0.1405	0.06286	0.0708	0.07081	0.07087	0.0679	0.0701	0.0684	0.0708
1	0.1263	0.05652	0.0636	0.06364	0.06372	0.061	0.063	0.0615	0.0636
1.25	0.1129	0.05054	0.0569	0.05693	0.05697	0.0545	0.0563	0.055	0.0569
1.5	0.1027	0.04597	0.0518	0.0518	0.05185	0.0497	0.0513	0.0501	0.0518
2	0.08769	0.03938	0.0444	0.0445	0.04459	0.0428	0.0443	0.0432	0.0448
3	0.06921	0.03138	0.0356	0.03579	0.03597	0.0349	0.0361	0.0354	0.0368
4	0.05806	0.02664	0.0305	0.03073	0.031	0.0304	0.0316	0.0311	0.0324
5	0.05049	0.02347	0.0271	0.02742	0.02777	0.0275	0.0287	0.0284	0.0297
6	0.04498	0.02121	0.0247	0.02511	0.02552	0.0256	0.0268	0.0266	0.0279
8	0.03746	0.01819	0.0215	0.02209	0.02263	0.0232	0.0245	0.0244	0.0257
10	0.03254	0.01627	0.0196	0.02024	0.02089	0.0218	0.0231	0.0232	0.0246
15	0.02539	0.01361	0.017	0.01782	0.01866	0.0202	0.0217	0.022	0.0235
20	0.02153	0.01227	0.0158	0.01673	0.0177	0.0197	0.0213	0.0217	0.0234

에너지 (MeV)	P	S	Cl	Ar	K	Ca	Ti	V	Cr
밀도 (g/cm^3)	2.2	2	0.002995	0.001662	0.862	1.55	4.54	6.11	7.18
0.1	0.1865	0.202	0.205	0.2043	0.2345	0.2571	0.2721	0.2877	0.3166
0.15	0.1432	0.1506	0.148	0.1427	0.1582	0.1674	0.1649	0.1682	0.1788
0.2	0.125	0.1302	0.1266	0.1205	0.1319	0.1376	0.1314	0.1318	0.1378
0.3	0.1055	0.1091	0.1054	0.09953	0.108	0.1116	0.1043	0.1034	0.1067
0.4	0.0936	0.0967	0.09311	0.08776	0.095	0.0978	0.0908	0.0897	0.0921
0.5	0.0851	0.0878	0.08453	0.07958	0.086	0.0885	0.0819	0.0807	0.0828
0.6	0.0785	0.081	0.07795	0.07335	0.0792	0.0815	0.0753	0.0741	0.076
0.8	0.0688	0.071	0.06826	0.06419	0.0693	0.0712	0.0657	0.0647	0.0662
1	0.0618	0.0637	0.06128	0.05762	0.0622	0.0639	0.0589	0.0579	0.0593
1.25	0.0553	0.057	0.05478	0.0515	0.0556	0.0571	0.0526	0.0518	0.053
1.5	0.0504	0.0519	0.04994	0.04695	0.0507	0.0521	0.048	0.0472	0.0483
2	0.0436	0.045	0.04328	0.04074	0.044	0.0452	0.0418	0.0412	0.0421
3	0.0359	0.0372	0.03585	0.03384	0.0367	0.0378	0.0351	0.0347	0.0356
4	0.0317	0.0329	0.03188	0.03019	0.0328	0.034	0.0317	0.0314	0.0324
5	0.0292	0.0304	0.0295	0.02802	0.0305	0.0317	0.0298	0.0296	0.0306
6	0.0275	0.0287	0.02798	0.02667	0.0292	0.0304	0.0287	0.0286	0.0296
8	0.0255	0.0268	0.02628	0.02517	0.0277	0.0289	0.0276	0.0276	0.0287
10	0.0245	0.0259	0.02549	0.02451	0.027	0.0284	0.0273	0.0274	0.0286
15	0.0236	0.0252	0.02496	0.02418	0.0269	0.0284	0.0276	0.0279	0.0292
20	0.0236	0.0253	0.0252	0.02453	0.0274	0.029	0.0284	0.0288	0.0303

에너지 (MeV)	Mn	Fe	Co	Ni	Cu	Zn	Zr	Mo	Sn
밀도 (g/cm^3)	7.44	7.874	8.9	8.902	8.96	7.133	6.506	10.22	7.31
0.1	0.3367	0.3717	0.3949	0.444	0.4584	0.4973	0.9658	1.096	1.676
0.15	0.1838	0.1964	0.2023	0.2208	0.2217	0.2341	0.379	0.4208	0.6091
0.2	0.1391	0.146	0.1476	0.1582	0.1559	0.01617	0.2237	0.2423	0.326
0.3	0.1062	0.1099	0.1094	0.1154	0.119	0.1141	0.1318	0.1379	0.1639
0.4	0.0913	0.094	0.0931	0.0977	0.0941	0.0954	0.1018	0.1047	0.1156
0.5	0.0819	0.08411	0.0832	0.087	0.0836	0.0845	0.08693	0.0885	0.0937
0.6	0.0751	0.077	0.076	0.0794	0.0763	0.077	0.07756	0.0785	0.0811
0.8	0.0654	0.067	0.066	0.0689	0.0661	0.0666	0.06571	0.0662	0.0666
1	0.0585	0.06	0.0591	0.0616	0.059	0.0594	0.0581	0.0584	0.058
1.25	0.0522	0.0535	0.0527	0.0549	0.0526	0.053	0.0515	0.0517	0.051
1.5	0.0477	0.0488	0.0481	0.0502	0.048	0.0483	0.047	0.0471	0.0464
2	0.0416	0.0427	0.042	0.0439	0.0421	0.0424	0.04146	0.0416	0.0411
3	0.0352	0.0362	0.0358	0.0375	0.036	0.0363	0.03644	0.0368	0.0369
4	0.0321	0.0331	0.0328	0.0344	0.0322	0.0336	0.03451	0.035	0.0356
5	0.0305	0.0315	0.0313	0.0329	0.0318	0.0323	0.03384	0.0344	0.0355
6	0.0295	0.0306	0.0305	0.0321	0.0311	0.0316	0.03374	0.0344	0.0358
8	0.0288	0.0299	0.0299	0.0316	0.0307	0.0314	0.03441	0.0352	0.0372
10	0.0287	0.0299	0.03	0.0319	0.031	0.0318	0.03554	0.0365	0.039
15	0.0295	0.0309	0.0312	0.0332	0.0325	0.0334	0.03855	0.0398	0.0432
20	0.0307	0.0322	0.0326	0.0348	0.0341	0.0351	0.04122	0.0426	0.0466

에너지 (MeV)	I	Rh	Pd	Cd	In	W	Pt	Tl	Pb
밀도 (g/cm^3)	4.93	12.41	12.02	8.65	7.31	19.3	21.45	11.72	11.35
0.1	1.942	1.314	1.377	1.524	1.609	4.438	4.993	5.398	5.549
0.15	0.6978	0.4916	0.5115	0.5593	0.5876	1.581	1.795	1.957	2.014
0.2	0.3663	0.2742	0.2827	0.3038	0.3167	0.7844	0.8896	0.9696	0.9985
0.3	0.1771	0.1485	0.1506	0.1571	0.1614	0.3238	0.3625	0.3923	0.4031
0.4	0.1217	0.1097	0.1103	0.1129	0.1149	0.1925	0.2118	0.2267	0.2323
0.5	0.097	0.09134	0.09134	0.0925	0.0937	0.1378	0.1492	0.158	0.1614
0.6	0.0831	0.08035	0.0801	0.0806	0.0814	0.1093	0.1168	0.1226	0.1248
0.8	0.0675	0.06711	0.06669	0.0667	0.0671	0.0807	0.0846	0.0875	0.0887
1	0.0584	0.05894	0.05849	0.0583	0.0585	0.0662	0.0686	0.0703	0.071
1.25	0.0511	0.05204	0.05159	0.0513	0.0514	0.0558	0.0573	0.0583	0.0588
1.5	0.0465	0.04744	0.04702	0.0467	0.0468	0.05	0.0511	0.0519	0.0522
2	0.0412	0.04197	0.04162	0.0414	0.0415	0.0443	0.0452	0.0458	0.0461
3	0.0372	0.03728	0.03704	0.037	0.0372	0.0408	0.0416	0.0421	0.0423
4	0.0361	0.03568	0.03552	0.0356	0.0358	0.0404	0.0412	0.0418	0.042
5	0.0361	0.03529	0.03518	0.0354	0.0356	0.041	0.042	0.0425	0.0427
6	0.0366	0.03542	0.03537	0.0356	0.036	0.0421	0.0431	0.0437	0.0439
8	0.0382	0.0365	0.03651	0.0369	0.0373	0.0447	0.0458	0.0465	0.0468
10	0.04	0.03797	0.03802	0.0385	0.039	0.0475	0.0487	0.0494	0.0497
15	0.0446	0.04166	0.04181	0.0425	0.0431	0.0538	0.0554	0.0562	0.0566
20	0.0482	0.04481	0.04501	0.0459	0.0465	0.0589	0.0606	0.0616	0.0621

에너지 (MeV)	U	Air	Concrete	Lead Glass	Tissue	H2O	Fricke	Gafchromic Sensor
밀도 (g/cm^3)	18.95	0.001293, 0.001205*	2.3	6.22	1	1	1.024	1.35
0.1	1.954	0.1541	0.1738	4.216	0.1693	0.1707	0.1708	0.1651
0.15	2.591	0.1356	0.1436	1.55	0.1492	0.1505	0.1503	0.1467
0.2	1.298	0.1233	0.1282	0.782	0.1358	0.137	0.1367	0.1339
0.3	0.5192	0.1067	0.1097	0.3297	0.1175	0.1186	0.1183	0.1161
0.4	0.2922	0.09549	0.09783	0.1984	0.1052	0.1061	0.1058	0.1039
0.5	0.1976	0.08712	0.08915	0.1429	0.096	0.0969	0.0966	0.09487
0.6	0.149	0.08055	0.08236	0.1138	0.0887	0.0896	0.0893	0.08772
0.8	0.1016	0.07074	0.07227	0.08421	0.0779	0.0787	0.0784	0.07704
1	0.079	0.06358	0.06495	0.06914	0.0701	0.0707	0.0705	0.06926
1.25	0.0637	0.05687	0.05807	0.05826	0.0627	0.0632	0.063	0.06194
1.5	0.0559	0.05175	0.05288	0.05208	0.057	0.0575	0.0574	0.05637
2	0.0488	0.04447	0.04557	0.04568	0.049	0.0494	0.0493	0.04835
3	0.0455	0.03581	0.03701	0.04082	0.0393	0.0397	0.0396	0.03872
4	0.0439	0.03079	0.03217	0.03938	0.0337	0.034	0.034	0.03308
5	0.0446	0.02751	0.02908	0.03919	0.03	0.0303	0.0303	0.02935
6	0.0458	0.02522	0.02697	0.03958	0.0274	0.0277	0.0277	0.02672
8	0.0488	0.02225	0.02432	0.04108	0.024	0.0243	0.0243	0.02324
10	0.052	0.02045	0.02278	0.04295	0.0219	0.0222	0.0222	0.02108
15	0.0593	0.0181	0.02096	0.04768	0.0192	0.0194	0.0195	0.01815
20	0.0651	0.01705	0.0203	0.05165	0.0179	0.0181	0.0182	0.01675

*0.012930 g/cm^3 at 101.325 kPa and 0 ℃, 0.00120447 at 101.325 kPa and 20 ℃.

에너지 (MeV)	LiF	Polyethylene	Radiochromic Dye Film	Mylar, Polyethylene Terephalate	NaI	Plastic Scintillator (Vinyltoluene)
밀도 (g/cm^3)	2.635	0.93	1.08	1.38	3.67	1.032
0.1	0.1441	0.1719	0.1666	0.1586	1.66	0.1635
0.15	0.126	0.1534	0.1482	0.1406	0.6087	0.1458
0.2	0.1145	0.1402	0.1353	0.1282	0.3274	0.1331
0.3	0.099	0.1217	0.1174	0.1111	0.1655	0.1155
0.4	0.0885	0.1089	0.1051	0.09947	0.117	0.1034
0.5	0.0808	0.09947	0.09592	0.09079	0.09488	0.09443
0.6	0.0747	0.09198	0.08869	0.08395	0.08217	0.08732
0.8	0.0656	0.08078	0.07789	0.07372	0.06751	0.07668
1	0.0589	0.07262	0.07003	0.06628	0.05878	0.06894
1.25	0.0527	0.06495	0.06263	–	–	0.06166
1.5	0.048	0.0591	0.05699	0.05395	0.04696	0.05611
2	0.0412	0.05064	0.04887	0.0463	0.04118	0.0481
3	0.0332	0.04045	0.03912	0.03715	0.03681	0.03848
4	0.0286	0.03444	0.0339	0.03181	0.0352	0.03282
5	0.0255	0.03045	0.0296	0.02829	0.03477	0.02907
6	0.0234	0.0276	0.02692	0.02582	0.03487	0.02641
8	0.0207	0.02383	0.02338	0.02257	0.03586	0.0229
10	0.019	0.02145	0.02117	0.02057	0.03723	0.02069
15	0.0169	0.01819	0.01817	0.01789	0.04082	0.0177
20	0.0159	0.01658	0.01672	0.01664	0.04385	0.01624

APPENDIX F 질량에너지흡수계수, μ/ρ, cm^2/g

질량에너지흡수계수, μ/ρ, cm^2/g

표 5-4도 참조

에너지 (MeV)	H	Be	C	N	O	Na	Mg	Al	Si
밀도(g/cm^3)	8.38E-05	1.848	1.7	0.001165	0.001332	0.971	1.74	2.699	2.33
0.1	0.04063	0.01836	0.02147	0.02231	0.02355	0.02931	0.0341	0.03794	0.04513
0.15	0.04813	0.02157	0.02449	0.02472	0.02506	0.02579	0.02766	0.02827	0.03086
0.2	0.05254	0.02353	0.02655	0.02665	0.02679	0.02635	0.02761	0.02745	0.02905
0.3	0.05695	0.02548	0.0287	0.02873	0.02877	0.02771	0.02871	0.02816	0.02932
0.4	0.0586	0.0262	0.0295	0.02952	0.02953	0.02833	0.02928	0.02862	0.02968
0.5	0.059	0.02639	0.02969	0.02969	0.02971	0.02845	0.02938	0.02868	0.02971
0.6	0.05875	0.02627	0.02956	0.02956	0.02957	0.0283	0.02921	0.02851	0.02951
0.8	0.05739	0.02565	0.02885	0.02886	0.02887	0.0276	0.02848	0.02778	0.02875
1	0.05556	0.02483	0.02792	0.02792	0.02794	0.02669	0.02753	0.02686	0.02778
1.25	0.05311	0.02373	0.02669	0.02669	0.02669	0.02549	0.02629	0.02565	0.02652
1.5	0.05075	0.02268	0.02551	0.0255	0.02551	0.02437	0.02514	0.02451	0.02535
2	0.0465	0.02083	0.02345	0.02347	0.0235	0.02249	0.02322	0.02266	0.02345
3	0.03992	0.01806	0.02048	0.02057	0.02066	0.01997	0.02067	0.02024	0.02101
4	0.03523	0.01617	0.01849	0.01867	0.01882	0.01842	0.01915	0.01882	0.01963
5	0.03174	0.01479	0.0171	0.01734	0.01757	0.01743	0.01819	0.01795	0.01878
6	0.02905	0.01377	0.01607	0.01639	0.01668	0.01675	0.01756	0.01739	0.01827
8	0.02515	0.01233	0.01468	0.01512	0.01553	0.01595	0.01683	0.01678	0.01773
10	0.02247	0.01138	0.0138	0.01434	0.01483	0.01552	0.01646	0.0165	0.01753
15	0.01837	0.01001	0.01258	0.01332	0.01396	0.01508	0.01614	0.01631	0.01746
20	0.01606	0.009294	0.01198	0.01285	0.0136	0.01496	0.01609	0.01633	0.01757

에너지 (MeV)	P	S	Cl	Ar	K	Ca	Ti	Vl	Cf
밀도(g/cm^3)	2.2	2	0.002995	0.001662	0.862	1.55	4.54	6.11	7.18
0.1	0.05068	0.06052	0.06745	0.07344	0.09161	0.1085	0.1312	0.1469	0.1701
0.15	0.03188	0.03516	0.03639	0.03703	0.04346	0.04876	0.05393	0.05821	0.06536
0.2	0.02899	0.0308	0.03067	0.02998	0.03378	0.03639	0.03726	0.03879	0.04211
0.3	0.0287	0.02983	0.02898	0.02757	0.03015	0.03146	0.03007	0.03019	0.0316
0.4	0.02892	0.02991	0.02887	0.02727	0.02959	0.0306	0.02864	0.02843	0.02938
0.5	0.02891	0.02984	0.02874	0.02708	0.02929	0.03019	0.02804	0.0277	0.02849
0.6	0.02869	0.02959	0.02847	0.02679	0.02895	0.02979	0.02756	0.02717	0.02788
0.8	0.02793	0.02878	0.02767	0.02601	0.02807	0.02884	0.02661	0.02618	0.0268
1	0.02698	0.0278	0.02671	0.0251	0.02707	0.0278	0.02561	0.02518	0.02576
1.25	0.02575	0.02652	0.02549	0.02394	0.02581	0.0265	0.02439	0.02396	0.0245
1.5	0.02462	0.02535	0.02436	0.02288	0.02467	0.02532	0.0233	0.02289	0.0234
2	0.02279	0.02349	0.02258	0.02123	0.0229	0.02352	0.02166	0.0213	0.02178
3	0.02049	0.02118	0.02043	0.01927	0.02084	0.02147	0.01989	0.01961	0.02011
4	0.01921	0.01993	0.01931	0.01827	0.01985	0.02052	0.01913	0.01892	0.01947
5	0.01846	0.01923	0.01871	0.01777	0.01935	0.02007	0.01884	0.01869	0.01929
6	0.01801	0.01884	0.01839	0.01753	0.01914	0.01992	0.01879	0.01869	0.01933
8	0.0176	0.0185	0.01819	0.01742	0.0191	0.01997	0.01899	0.01896	0.0197
10	0.01747	0.01845	0.01824	0.01754	0.01928	0.02022	0.01933	0.01937	0.02016
15	0.01754	0.01864	0.01861	0.018	0.01983	0.02088	0.02013	0.02022	0.02112
20	0.01771	0.01889	0.01899	0.01842	0.02029	0.0214	0.02067	0.02079	0.02174

Source: Data from Hubbell, J. H. and Seltzer, S. M. Tables of X-Ray Mass Attenuation Coefficients and Mass Energy-Absorption Coefficients from 1 keV to 20 MeV for Elements Z=1 to 92 and 48 Additional Substances of Dosimetric Interest, Radiation Physics Division, PML, NIST

질량에너지흡수계수, μ/ρ, cm^2/g

에너지 (MeV)	Mn	Fe	Co	Ni	Cu	Z	Zr	Mo	Sn
밀도(g/cm^3)	7.44	7.874	8.9	8.902	8.96	7.133	6.506	10.22	7.31
0.1	0.1894	0.2177	0.2397	0.2781	0.2949	0.3278	0.708	0.8042	1.189
0.15	0.07085	0.07961	0.08597	0.09812	0.1027	0.1128	0.2361	0.2693	0.4119
0.2	0.04421	0.04825	0.05071	0.05649	0.05781	0.06225	0.1164	0.1316	0.199
0.3	0.03196	0.03361	0.03406	0.03659	0.03617	0.03764	0.0542	0.05919	0.08179
0.4	0.02932	0.03039	0.03034	0.03209	0.03121	0.03195	0.03885	0.04117	0.05138
0.5	0.02877	0.02914	0.0289	0.03036	0.02933	0.02979	0.03311	0.03437	0.0398
0.6	0.0276	0.02836	0.02805	0.02937	0.02826	0.02861	0.03025	0.03104	0.03417
0.8	0.02647	0.02714	0.02677	0.02795	0.02681	0.02704	0.02726	0.02764	0.02878
1	0.02541	0.02603	0.02564	0.02674	0.02562	0.0258	0.02547	0.02567	0.02601
1.25	0.02416	0.02472	0.02434	0.02536	0.02428	0.02443	0.0238	0.0239	0.02379
1.5	0.02307	0.0236	0.02323	0.0242	0.02316	0.02329	0.02257	0.02263	0.02233
2	0.02149	0.02199	0.02165	0.02257	0.0216	0.02174	0.02112	0.02118	0.02085
3	0.01989	0.02042	0.02016	0.02107	0.02023	0.02041	0.02033	0.02046	0.02044
4	0.01933	0.0199	0.01971	0.02066	0.01989	0.02014	0.02061	0.02084	0.02115
5	0.0192	0.01983	0.01969	0.0207	0.01998	0.02028	0.02123	0.02153	0.02213
6	0.0193	0.01997	0.01988	0.02094	0.02027	0.02061	0.02193	0.02231	0.02312
8	0.01973	0.0205	0.02048	0.02163	0.021	0.02143	0.02335	0.02382	0.02496
10	0.02025	0.02108	0.0211	0.02234	0.02174	0.02223	0.0246	0.02513	0.02649
15	0.02127	0.02221	0.0223	0.02368	0.02309	0.02367	0.0267	0.02731	0.02901
20	0.02193	0.02292	0.02303	0.02446	0.02387	0.02451	0.02778	0.0284	0.03018

에너지 (MeV)	I	Rh	Pd	Cd	In	W	Pt	Tl	Pb
밀도(g/cm^3)	4.93	12.41	12.02	8.65	7.31	19.3	21.45	11.72	11.35
0.1	1.342	0.9581	1	1.096	1.15	2.1	2.081	2.007	1.976
0.15	0.4742	0.3241	0.3397	0.3753	0.396	0.9378	1.006	1.044	1.056
0.2	0.2295	0.1571	0.1644	0.1813	0.1913	0.4913	0.5413	0.5753	0.587
0.3	0.09257	0.06776	0.07007	0.0758	0.07923	0.1973	0.2216	0.2393	0.2455
0.4	0.0565	0.04517	0.04611	0.04868	0.05031	0.11	0.1233	0.1334	0.137
0.5	0.04267	0.03663	0.03704	0.03838	0.03932	0.0744	0.08265	0.08897	0.09128
0.6	0.03598	0.03247	0.03262	0.03339	0.03398	0.05673	0.0623	0.06661	0.06819
0.8	0.02962	0.02834	0.02828	0.02854	0.02883	0.04028	0.04325	0.04557	0.04644
1	0.02646	0.02608	0.02594	0.02597	0.02615	0.03276	0.03459	0.036	0.03654
1.25	0.02399	0.02413	0.02395	0.02387	0.02398	0.02761	0.02871	0.02955	0.02988
1.5	0.02243	0.02278	0.02259	0.02247	0.02254	0.02484	0.0256	0.02616	0.0264
2	0.02092	0.02131	0.02112	0.02099	0.02105	0.02256	0.02307	0.02345	0.0236
3	0.02059	0.02071	0.02056	0.02051	0.0206	0.02236	0.02279	0.02309	0.02322
4	0.02142	0.02122	0.02111	0.02114	0.02127	0.02363	0.02408	0.02437	0.02449
5	0.0225	0.02204	0.02196	0.02206	0.02223	0.0251	0.02557	0.02587	0.026
6	0.02357	0.0229	0.02284	0.023	0.02321	0.02649	0.02699	0.02731	0.02744
8	0.02553	0.02456	0.02453	0.02477	0.02502	0.02886	0.02939	0.02975	0.02989
10	0.02714	0.02597	0.02595	0.02625	0.02653	0.03072	0.03127	0.03167	0.03181
15	0.0298	0.02831	0.02832	0.02869	0.02903	0.0336	0.03418	0.03463	0.03478
20	0.03101	0.02943	0.02944	0.02985	0.0302	0.03475	0.03529	0.03578	0.03595

질량에너지흡수계수, μ/ρ, cm^2/g

에너지 (MeV)	U	Air	Concrete	Lead Glass	Tissue	H_2O	Fricke	Gafchromic Sensor
밀도(g/cm^3)	18.95	0.001293, 0.001205*	2.3	6.22	1	1	1.024	1.35
0.1	1.502	0.02325	0.03649	1.498	0.02545	0.02546	0.02588	0.05368
0.15	1.083	0.02496	0.02897	0.8042	0.02745	0.02764	0.02769	0.02674
0.2	0.6746	0.02672	0.02868	0.4508	0.02942	0.02967	0.02963	0.02894
0.3	0.305	0.02872	0.02969	0.1934	0.03164	0.03192	0.03184	0.03125
0.4	0.1732	0.02949	0.03024	0.1114	0.03249	0.03279	0.03269	0.03212
0.5	0.1152	0.02966	0.03033	0.07676	0.03269	0.03299	0.03289	0.03233
0.6	0.08494	0.02953	0.03015	0.05918	0.03254	0.03284	0.03273	0.03218
0.8	0.05574	0.02882	0.0294	0.04246	0.03176	0.03206	0.03196	0.03142
1	0.04241	0.02789	0.02843	0.03468	0.03074	0.03103	0.03093	0.0304
1.25	0.03351	0.02666	0.02716	0.02931	0.02938	0.02965	0.02955	0.02906
1.5	0.02891	0.02547	0.02595	0.02636	0.02807	0.02833	0.02824	0.02778
2	0.02523	0.02345	0.02395	0.02373	0.02583	0.02608	0.026	0.02553
3	0.02434	0.02057	0.0212	0.02281	0.02259	0.02281	0.02275	0.02227
4	0.02546	0.0187	0.01951	0.02343	0.02045	0.02066	0.02061	0.02008
5	0.02689	0.0174	0.0184	0.02439	0.01895	0.01915	0.01912	0.01853
6	0.02829	0.01647	0.01763	0.0254	0.01786	0.01806	0.01804	0.01739
8	0.03068	0.01525	0.01669	0.02724	0.01639	0.01658	0.01659	0.01583
10	0.03259	0.0145	0.01617	0.02878	0.01547	0.01566	0.01568	0.01483
15	0.03552	0.01353	0.01559	0.03137	0.01422	0.01441	0.01446	0.01344
20	0.03662	0.01311	0.01539	0.03257	0.01362	0.01382	0.01388	0.01275

*0.012930 g/cm3 at 101.325 kPa and 0 ℃, 0.00120447 at 101.325 kPa and 20 ℃.

에너지 (MeV)	LiF	Polyethylene	Radiochromic Dye Film	Mylar	NaI	Scintillator (Vinyltoluene)
밀도(g/cm^3)	2.635	0.93	1.08	1.38	3.67	1.032
0.1	0.02229	0.02423	0.02381	0.02297	1.158	0.0231
0.15	0.02332	0.02789	0.02701	0.02567	0.4118	0.0265
0.2	0.02484	0.03029	0.02925	0.02772	0.2013	0.02876
0.3	0.02663	0.03276	0.03159	0.0299	0.08414	0.0311
0.4	0.02734	0.03368	0.03247	0.03073	0.05293	0.03197
0.5	0.02749	0.0339	0.03268	0.03093	0.041	0.03218
0.6	0.02736	0.03375	0.03254	0.03079	0.03513	0.03204
0.8	0.02671	0.03295	0.03177	0.03005	0.02949	0.03128
1	0.02585	0.0319	0.03074	0.02909	0.02659	0.03027
1.25	0.0247	0.03049	0.02939	–	–	0.02894
1.5	0.02361	0.02914	0.02809	0.02657	0.02272	0.02765
2	0.02173	0.02677	0.02582	0.02444	0.0211	0.02542
3	0.01907	0.02328	0.0225	0.02135	0.02041	0.02214
4	0.01733	0.02091	0.02027	0.01931	0.02083	0.01992
5	0.01614	0.01921	0.01869	0.01787	0.02154	0.01835
6	0.01528	0.01794	0.01752	0.01682	0.02228	0.01718
8	0.01414	0.0162	0.01592	0.0154	0.02379	0.01558
10	0.01345	0.01506	0.01489	0.0145	0.02497	0.01455
15	0.01253	0.01344	0.01345	0.01327	0.02688	0.01309
20	0.01211	0.0126	0.01272	0.01267	0.02803	0.01236

APPENDIX G 단일 에너지 전자에 대한 질량저지능(cm²/g 단위)

단일 에너지 전자에 대한 질량저지능 (cm^2/g 단위)

MeV	Air		Water		Graphite 1.7 g/cm^3		Adipose Tissue		B-100 Bone-equivalent Plastic		Bone, Compact (ICRU)	
	Collision	Total	Collision	Total	Collision	Total	Collision	Total	Collision	Total	Collision	Total
0.1	3.633	3.637	4.115	4.119	3.674	3.677	4.238	4.241	3.837	3.842	3.82	3.826
0.15	2.861	2.865	3.238	3.242	2.886	2.89	3.33	3.334	3.022	3.027	3.01	3.016
0.2	2.469	2.474	2.793	2.798	2.485	2.489	2.871	2.875	2.608	2.614	2.599	2.605
0.25	2.236	2.241	2.528	2.533	2.245	2.249	2.597	2.601	2.362	2.368	2.354	2.361
0.3	2.084	2.089	2.355	2.36	2.087	2.092	2.418	2.422	2.201	2.208	2.194	2.201
0.35	1.978	1.984	2.235	2.241	1.977	1.981	2.294	2.299	2.089	2.096	2.08	2.087
0.38	1.93	1.936	2.179	2.186	1.925	1.93	2.236	2.242	2.036	2.043	2.026	2.034
0.4	1.902	1.908	2.148	2.154	1.896	1.901	2.204	2.209	2.005	2.013	1.996	2.004
0.45	1.845	1.852	2.083	2.09	1.835	1.841	2.135	2.141	1.942	1.95	1.932	1.941
0.5	1.802	1.809	2.034	2.041	1.788	1.794	2.081	2.087	1.893	1.902	1.883	1.893
0.6	1.743	1.751	1.963	1.972	1.722	1.729	2.005	2.011	1.825	1.835	1.815	1.825
0.662	1.718	1.727	1.932	1.941	1.693	1.701	1.971	1.979	1.795	1.806	1.785	1.796
0.7	1.706	1.715	1.917	1.926	1.679	1.687	1.954	1.962	1.78	1.791	1.77	1.782
0.8	1.683	1.694	1.886	1.896	1.65	1.659	1.921	1.929	1.75	1.763	1.74	1.753
0.9	1.669	1.681	1.864	1.876	1.631	1.64	1.897	1.907	1.73	1.743	1.719	1.734
1	1.661	1.674	1.849	1.862	1.617	1.627	1.88	1.891	1.715	1.731	1.705	1.721
1.17	1.655	1.67	1.833	1.848	1.603	1.615	1.863	1.875	1.701	1.718	1.691	1.709
1.33	1.656	1.673	1.825	1.842	1.596	1.61	1.854	1.868	1.694	1.714	1.684	1.705
1.5	1.661	1.68	1.822	1.841	1.593	1.609	1.849	1.865	1.691	1.714	1.68	1.705
2	1.684	1.711	1.824	1.85	1.597	1.619	1.85	1.873	1.695	1.726	1.684	1.718
2.5	1.712	1.747	1.834	1.868	1.608	1.637	1.86	1.889	1.705	1.747	1.696	1.739
3	1.74	1.783	1.846	1.889	1.621	1.657	1.872	1.908	1.719	1.769	1.709	1.762
3.5	1.766	1.817	1.858	1.91	1.634	1.677	1.885	1.928	1.733	1.793	1.722	1.786

MeV	Air		Water		Graphite 1.7 g/cm^3		Adipose Tissue		B-100 Bone-equivalent Plastic		Bone, Compact (ICRU)	
	Collision	Total	Collision	Total	Collision	Total	Collision	Total	Collision	Total	Collision	Total
4	1.79	1.85	1.87	1.931	1.647	1.697	1.897	1.948	1.745	1.816	1.735	1.809
4.5	1.812	1.881	1.882	1.951	1.658	1.716	1.909	1.968	1.757	1.838	1.747	1.832
5	1.833	1.911	1.892	1.971	1.669	1.735	1.92	1.987	1.768	1.86	1.758	1.855
6	1.87	1.967	1.911	2.01	1.689	1.771	1.939	2.023	1.788	1.902	1.778	1.898
7	1.902	2.02	1.928	2.047	1.706	1.804	1.956	2.057	1.806	1.942	1.795	1.939
8	1.931	2.068	1.943	2.082	1.72	1.836	1.972	2.09	1.821	1.981	1.81	1.979
9	1.956	2.115	1.956	2.116	1.733	1.867	1.985	2.121	1.834	2.018	1.823	2.018
10	1.979	2.159	1.968	2.149	1.745	1.896	1.997	2.151	1.846	2.054	1.835	2.055
15	2.069	2.359	2.014	2.306	1.787	2.032	2.042	2.291	1.89	2.225	1.879	2.233
20	2.134	2.539	2.046	2.454	1.816	2.157	2.073	2.421	1.92	2.386	1.909	2.402

Note: Relative stopping power = Total stopping power − Collision stopping power

Source: From Berger, M. J. Coursey, J. S., Zucker, M. A. and Chang, J. ESTAR, PSTAR, and ASTAR: Computer Programs for Calculating Stopping Power and Range Tables for Electrons, Protons and Helium Ions (version 1,2,3), [Online] Available: http://physics.nist.gov/Star [June 2016]. National Institute of Standards and Technology, Gaithersburg, MD: 2005.

단일 에너지 전자에 대한 질량저지능 (cm^2/g 단위)

MeV	Bone, Cortical (ICRP)		Muscle, Skeletal (ICRP)		Muscle, Straited (ICRU)		Tissue,Soft (ICRP)		Tissue, Soft (ICRU Four-Compartment)	
	Collision	Total	Collision	Total	Collision	Total	Collision	Total	Collision	Total
0.1	3.679	3.685	4.071	4.075	4.08	4.084	4.107	4.111	4.076	4.081
0.15	2.901	2.908	3.203	3.207	3.21	3.214	3.23	3.235	3.207	3.211
0.2	2.507	2.514	2.763	2.768	2.769	2.774	2.786	2.791	2.767	2.771
0.25	2.272	2.28	2.501	2.506	2.506	2.511	2.522	2.527	2.504	2.509
0.3	2.119	2.127	2.33	2.335	2.335	2.34	2.349	2.354	2.333	2.338
0.35	2.011	2.02	2.211	2.217	2.215	2.221	2.229	2.234	2.214	2.219
0.38	1.961	1.97	2.156	2.162	2.161	2.167	2.173	2.179	2.159	2.165
0.4	1.932	1.941	2.125	2.131	2.129	2.136	2.142	2.148	2.128	2.134
0.45	1.872	1.881	2.061	2.068	2.065	2.072	2.077	2.084	2.064	2.07
0.5	1.825	1.836	2.012	2.019	2.016	2.023	2.027	2.034	2.015	2.022
0.6	1.76	1.772	1.941	1.949	1.945	1.953	1.955	1.963	1.944	1.952
0.662	1.732	1.745	1.91	1.919	1.914	1.922	1.924	1.932	1.914	1.922
0.7	1.718	1.732	1.895	1.904	1.898	1.907	1.908	1.917	1.898	1.907
0.8	1.69	1.705	1.863	1.874	1.867	1.877	1.876	1.886	1.867	1.877
0.9	1.671	1.688	1.842	1.853	1.845	1.856	1.854	1.865	1.846	1.857
1	1.659	1.677	1.827	1.839	1.83	1.842	1.839	1.851	1.831	1.843
1.17	1.645	1.667	1.811	1.826	1.814	1.828	1.822	1.837	1.815	1.829
1.33	1.64	1.664	1.803	1.82	1.806	1.823	1.814	1.831	1.807	1.824
1.5	1.638	1.665	1.799	1.818	1.802	1.821	1.81	1.829	1.803	1.822
2	1.643	1.681	1.801	1.828	1.804	1.83	1.812	1.838	1.806	1.832
2.5	1.656	1.704	1.812	1.846	1.814	1.848	1.822	1.855	1.816	1.85
3	1.67	1.73	1.824	1.866	1.826	1.869	1.835	1.876	1.828	1.87
3.5	1.684	1.755	1.836	1.887	1.839	1.89	1.847	1.896	1.841	1.891

MeV	Bone, Cortical (ICRP)		Muscle, Skeletal (ICRP)		Muscle, Straited (ICRU)		Tissue,Soft (ICRP)		Tissue, Soft (ICRU Four-Compartment)	
	Collision	Total	Collision	Total	Collision	Total	Collision	Total	Collision	Total
4	1.697	1.781	1.848	1.908	1.851	1.91	1.859	1.917	1.853	1.912
4.5	1.709	1.805	1.86	1.928	1.862	1.931	1.871	1.937	1.864	1.932
5	1.72	1.829	1.87	1.948	1.873	1.951	1.881	1.957	1.875	1.952
6	1.74	1.876	1.889	1.987	1.892	1.989	1.901	1.955	1.894	1.99
7	1.758	1.921	1.906	2.023	1.909	2.026	1.918	2.031	1.911	2.026
8	1.773	1.964	1.921	2.058	1.924	2.061	1.932	2.065	1.925	2.061
9	1.787	2.006	1.934	2.092	1.937	2.094	1.946	2.099	1.939	2.095
10	1.799	2.046	1.946	2.125	1.949	2.127	1.958	2.131	1.95	2.128
15	1.844	2.241	1.992	2.281	1.995	2.282	2.003	2.283	1.996	2.282
20	1.874	2.427	2.023	2.427	2.026	2.428	2.035	2.425	2.028	2.427

Note: Relative stopping power = Total stopping power − Collision stopping power

Source: From Berger, M. J. Coursey, J. S., Zucker, M. A. and Chang, J. ESTAR, PSTAR, and ASTAR: Computer Programs for Calculating Stopping Power and Range Tables for Electrons, Protons and Helium Ions (version 1,2,3), [Online] Available: http://physics.nist.gov/Star [June 2016]. National Institute of Standards and Technology, Gaithersburg, MD; 2005.

물질 밀도

물질	밀도(g/cm^3)
Air	1.20479×10^{-3}
Water	1.0
Graphite	1.7
Adipose tissue (ICRP)	0.92
B-100 bone equivalent plastic	1.45
Bone, compact, ICRU	1.85
Bone, cortical, ICRP	1.85
Muscle, skeletal, ICRP	1.04
Muscle, striated, (ICRU)	1.04
Tissue, soft, ICRP	1.0
Tissue, soft (ICRU 4 component)	1.0

INDEX

B

C

D

E

I

J

K

L

M

N

O

P

Q

R

S

T

U

ㄱ

ㅈ